Tumoren der Lunge und des Mediastinums

MANUAL

Tumorzentrum München

an den Medizinischen Fakultäten
der Ludwig-Maximilians-Universität
und der Technischen Universität

Empfehlungen zur Diagnostik, Therapie und Nachsorge

Weitere in dieser Reihe erschienene Manuale:

Endokrine Tumoren
Gastrointestinale Tumoren
Hirntumoren und spinale Tumoren
Kopf-Hals-Malignome
Knochentumoren und Weichteilsarkome
Leukämien, myelodysplastische und myeloproliferative Syndrome
Maligne Lymphome
Maligne Melanome
Maligne Ovarialtumoren
Malignome des Corpus uteri
Mammakarzinome
Multiples Myelom
Psychoonkologie
Supportive Maßnahmen und symptomorientierte Therapie in der Hämatologie und Onkologie
Urogenitale Tumoren
Vulvakarzinom
Zervixkarzinom

ZUCKSCHWERDT

W. Zuckschwerdt Verlag
München Wien New York

MANUAL

Tumoren der Lunge und des Mediastinums

Bandherausgeber:

Prof Dr. med. R. M. Huber
Pneumologie, Medizinische Klinik
Klinikum der Universität München – Innenstadt
Ziemssenstraße 1
D-80336 München

8. Auflage 2009

Herausgeber:

Tumorzentrum München
Geschäftsstelle
Pettenkoferstraße 8a
D-80336 München
Telefon (089) 51 60-22 38
Telefax (089) 51 60-47 87
E-Mail TZMuenchen@med.uni-muenchen.de
Internet http://www.tumorzentrum-muenchen.de

ZUCKSCHWERDT

W. Zuckschwerdt Verlag
München Wien New York

Im Internet sind auf der Seite
http://www.tumorzentrum-muenchen.de
folgende Manuale abrufbar:

Endokrine Tumoren
Gastrointestinale Tumoren
Hirntumoren und spinale Tumoren
Knochentumoren und Weichteilsarkome
Kopf-Hals-Malignome
Leukämien, myelodysplastische und
myeloproliferative Syndrome
Maligne Lymphome
Maligne Melanome
Maligne Ovarialtumoren
Malignome des Corpus uteri
Mammakarzinome
Multiples Myelom
Psychoonkologie
Supportive Maßnahmen und symptomorientierte
Therapie in der Hämatologie und Onkologie
Tumoren der Lunge und des Mediastinums
Urogenitale Tumoren
Vulvakarzinom
Zervixkarzinom

Weitere Informationen auch bei:
http://www.krebsinfo.de

Titelbild
Vordergrund: Tumorstenose rechter Unterlappen (bronchoskopischer Aspekt)
(Quelle: Pneumologie – Klinikum der Universität München– Innenstadt).
Hintergrund: Histolgisches Bild eines Adenokarzinoms der Lunge (HE-Färbung)
(Quelle: Dr. Kai Wagner)

Auslieferungen W. Zuckschwerdt Verlag GmbH

Brockhaus Commission
Verlagsauslieferung
Kreidlerstraße 9
D-70806 Kornwestheim

Österreich:
Maudrich Verlag
Spitalgasse 21a
A-1097 Wien

USA:
Scholium International Inc.
151 Cow Neck Road
Port Washington, NY 11050

Bibliografische Information Der Deutschen Bibliothek
Die Deutsche Bibliothek verzeichnet diese Publikation in der Deutschen Nationalbibliografie; detaillierte bibliografische Daten sind im Internet über http://dnb.ddb.de abrufbar.

Printed in Germany by Kessler Druck + Medien GmbH, Bobingen

ISBN 978-3-88603-950-0

Vorwort

Das jetzt bereits in der 8. Auflage vorliegende und erneut aktualisierte Manual gibt die Empfehlungen des Tumorzentrums München zur Diagnostik, Therapie und Nachsorge bei Tumoren der Lunge und des Mediastinums wieder.

Die Kapitel wurden – wie in unserer Gruppe üblich – interdisziplinär überarbeitet, sodass die Ärzte der verschiedenen Fachrichtungen die Möglichkeit haben, ihre Patienten entsprechend den aktuellen Standards und Richtlinien zu behandeln. Insbesondere die Kapitel zur multimodalen Therapie des Lungenkarzinoms und der Therapieplan sollen die stadiengerechte Therapie der Lungenkarzinome erleichtern.

Über lange Zeit war eher wenig Änderung im Management der thorakalen Tumoren zu erkennen. Klare Fortschritte wurden aber in den letzten Jahren zuerst im Bereich der multimodalen Therapie, jetzt aber auch im Verständnis der Biologie dieser thorakalen Tumoren erreicht. Letzteres hat inzwischen zur Zulassung einer molekularbiologisch basierten Substanz in der Rezidivtherapie des nichtkleinzelligen Lungenkarzinoms und eines VEGF-Inhibitors in der Erstlinientherapie des nichtkleinzelligen Lungenkarzinoms geführt. Ebenso hat die genauere Analyse der histologischen Untergruppen des nichtkleinzelligen Lungenkarzinoms zur selektiven Zulassung von Substanzen geführt. Insbesondere die Patienten mit einem Adenokarzinom der Lunge können von dieser Entwicklung profitieren.

Das vorliegende Manual ist wieder das Resultat einer intensiven Zusammenarbeit der verschiedenen Disziplinen und Institutionen. Daher möchten wir nicht nur den Autoren der einzelnen Kapitel, sondern auch den aktiven Mitgliedern unserer Projektgruppe danken, die durch ihre Anregungen und Korrekturvorschläge entscheidend zur Überarbeitung und Aktualisierung der Kapitel beigetragen haben.

Wie schon bei der letzten Auflage möchten wir wieder den Mitarbeitern des Zuckschwerdt Verlages für die so rasche und schöne Gestaltung des vorliegenden Buches danken. Bei der Realisation leisteten erneut einige der pharmazeutischen Firmen entscheidende finanzielle Beiträge, für die wir uns im Namen des Tumorzentrums München ebenfalls sehr herzlich bedanken möchten.

Wir hoffen, dass auch die neue Auflage unserer Empfehlungen zur Diagnostik, Therapie und Nachsorge von Tumoren der Lunge und des Mediastinums wieder gleichermaßen großen Anklang bei Ärzten in Klinik und Praxis finden wird und dazu beiträgt, unsere gemeinsamen Patienten möglichst kompetent und effektiv zu behandeln.

München, im Januar 2009

Rudolf Huber

Inhalt

Ätiologie des Lungenkarzinoms

K. Häußinger, W. Gesierich

Hauptursache des Lungenkarzinoms ist mit zirka 85 % das inhalative Zigarettenrauchen. Der Prozentsatz von Krebstodesfällen durch berufsbedingte Karzinogene ist dagegen vergleichsweise gering [1] (Abbildung 1). Im Zigarettenrauch sind mindestens 55 Karzinogene nachweisbar, insbesondere polyzyklische aromatische Kohlenwasserstoffe (PAH) und Nitrosamine sowie andere Tumorpromotoren und Ko-Karzinogene [2].

In Deutschland raucht derzeit etwa jeder dritte Erwachsene [3] wobei zirka 50 % der rauchenden Männer und zirka ein Drittel der rauchenden Frauen angeben, mehr als 20 Zigaretten täglich zu rauchen [3]. Der Anteil rauchender Männer sank zwar in den letzten 20 Jahren geringgradig, der Anteil der rauchenden Frauen stieg jedoch kontinuierlich an [4] (Abbildung 2). Nach den Ergebnissen des Jugendgesundheits-Surveys rauchen derzeit in der Gruppe der 11–17-Jährigen 20,5 % der Jungen und 20,3 % der Mädchen. Die Verbreitung des Rauchens nimmt im Altersgang deutlich zu, bei den 17-jährigen Jungen und Mädchen rauchen über 40 %. Das Einstiegsalter in den Tabakkonsum liegt im Durchschnitt bei 14,2 Jahren [5]. In der Europäischen Union ist Deutschland unter den Ländern mit dem höchsten Tabakkonsum [6]. Bei Tabakkontrollmaßnahmen ist Deutschland unter den Schlusslichtern [7].

Zwischen dem Lungenkrebsrisiko und der Zahl der täglich gerauchten Zigaretten sowie der Dauer des Zigarettenkonsums besteht eine klare Dosisabhängigkeit. Beim lebenslangen Raucher erhöht sich das Lungenkrebsrisiko im Vergleich zum Nichtraucher um den Faktor 20 bis 30 [8]. Rauchen erhöht das Lungenkrebsrisiko für alle histologischen Typen des Lungenkarzinoms, wobei das relative Risiko für die Entwicklung von Plattenepithelkarzinomen und kleinzelligen Karzinomen größer ist als für Adenokarzinome. Letztere treten häufiger bei Frauen auf [9]. Eine Nikotinkarenz von 2–9 Jahren reduziert bei Männern und Frauen das relative Risiko, ein Lungenkarzinom zu entwickeln, signifikant. Das Niveau des Nichtrauchers wird jedoch auch nach einer Karenz von über 30 Jahren nicht erreicht.

Der Zusammenhang zwischen Passivrauch-Exposition und dem Auftreten eines Lungenkarzinoms ist ausreichend belegt. Bereits 1992 erklärte die amerikanische Umweltbehörde Passivrauchen zu einem humanen Karzinogen der Klasse A, das heißt zu einer Stoffgruppe mit nachgewiesener Karzinogenität beim Menschen [10]. Eine aktuelle prospektive Studie ergab, dass sich das Risiko, durch Passivrauchen am Arbeitsplatz ein Lungenkarzinom zu entwickeln, gegenüber dem Nichtexponierten um 20–30 % erhöht [11]. Diese Schätzung deckt sich weitgehend mit den Ergebnissen einer Meta-Analyse von *Hackshaw* [12], in der sich unabhängig vom Expositionsort eine Odds ratio von 1,24 fand. Die Risikoerhöhung durch häusliche Exposition gegenüber Passivrauch wurde in einer kürzlich erschienenen Meta-Analyse von *Taylor* auf 27 % berechnet [13]. Unter der Annahme einer Risikozunahme durch Aktivrauchen um den Faktor 20 beträgt das Lungenkrebsrisiko von Passivrauchern somit etwa 6 % des Risikos von Aktivrauchern. Für die höchstexponierte Gruppe der Nichtraucher im Gaststättengewerbe kann das Risiko nach 40-jähriger Tätigkeit im Vergleich zu Nichtexponierten um bis zu 10-fach erhöht sein [14].

Die volkswirtschaftlichen Kosten durch rauchbedingte Erkrankungen betrugen 2002 fast 20 Milliarden Euro. Fast ein Drittel der gesamten Kosten, insgesamt etwa 7 Milliarden Euro, entfällt auf die medizinische Versorgung, die Hälfte davon entfällt auf Kosten für die Versorgung von Atemwegs- und Lungenkrebserkrankungen. Die restlichen 12,4 Milliarden entstehen durch Arbeitsausfall. Raucher sterben vorzeitig, dadurch gehen 1,6 Millionen Lebensjahre verloren, die Hälfte davon im erwerbsfähigen Alter. Ungefähr ein Drittel des Arbeitsausfalls entsteht durch frühzeitigen Tod, zwei Drittel gehen auf Arbeitsunfähigkeit und Frühverrentung zurück [15].

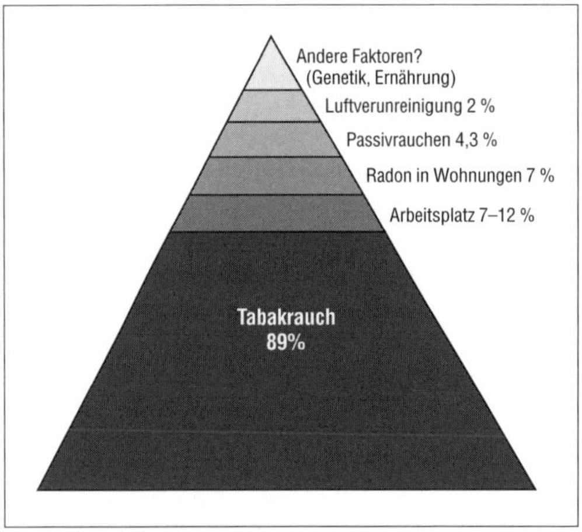

Abbildung 1. Zuschreibbarer Risikoanteil (attribute risk percent) bei wichtigen Risikofaktoren des Lungenkarzinoms.

Darüber hinaus gilt als gesichert, dass zwischen der Entstehung von Tumoren des Atemtrakts und der beruflichen Exposition gegenüber folgenden Stoffen ein Kausalzusammenhang besteht: Asbest, Arsen, Chrom-6-Verbindungen, Dichlordiäthylsulfid, Haloether, ionisierende Strahlen, Kokerei-Rohgase, Nickelmetall, polyzyklische aromatische Kohlenwasserstoffe und Quarzstaub. Stoffe und Stoffgruppen, die als sicher bzw. wahrscheinlich humankanzerogen eingestuft sind, werden nach deutscher Einstufung (Kanzerogenitätsklassen 1 und 2 der DFG-Senatskommission) beziehungsweise nach der IARC-Einstufung (Klasse 1 und 2A) gelistet. Die Zunahme der anerkannten berufsbedingten Krebserkrankungen ist vor allem auf Spätfolgen einer Exposition gegenüber Asbest in der frühen zweiten Hälfte des 20. Jahrhunderts und auf die Einbeziehung der Lungenkrebserkrankungen durch Radon der Wismut AG Urangewinnung infolge der Wiedervereinigung Deutschlands zurückzuführen. Für die meisten der genannten beruflich bedingten Karzinogene gilt dagegen, dass das Karzinomrisiko in den letzten Jahren durch Arbeitsschutzmaßnahmen deutlich reduziert wurde und daher zahlenmäßig eine unter-

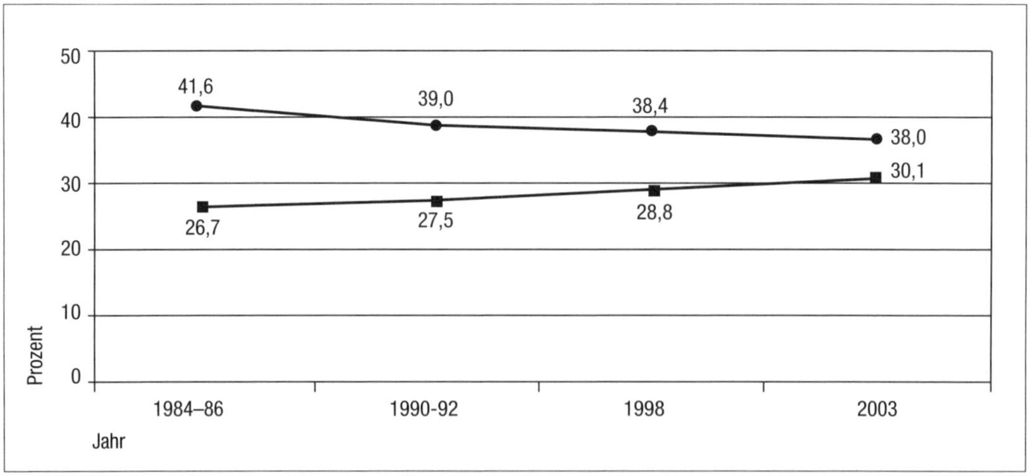

Abbildung 2. Entwicklung des Anteils der Raucher (●) und Raucherinnen (■) der 26- bis 65-jährigen Bevölkerung Deutschlands zwischen 1984 und 2003 [4].

geordnete Rolle spielt [16]. Rauchgewohnheiten stellen im Zusammenhang mit beruflichen Karzinogenen nicht nur konkurrierende Risikofaktoren dar, sondern führen bei Einwirkung von Radon, Asbest und Arsen zu einer überadditiven Gefährdung [14].

Wichtige umweltbezogene Risikofaktoren sind das radioaktive Edelgas Radon und Kfz-Abgase aus Dieselfahrzeugen.

Radon kann als einziges gasförmiges Element der Uran-Radium-Zerfallsreihe im Rahmen des natürlichen Zerfalls in die Atemluft gelangen. In ungünstigen Fällen reichert es sich in Wohnungen an und fördert die Entstehung von Lungenkarzinomen. Die europaweite Analyse der Daten von über 7148 Lungenkrebspatienten und 14 208 Vergleichspersonen unterstützt die Annahme eines linearen Zusammenhangs zwischen Radonkonzentrationen in Wohnungen und dem Risiko, an Lungenkrebs zu erkranken. Eine „statistische Signifikanz" des Lungenkrebses durch Radon ist im Bereich von 100–200 Bq/m^3 nachgewiesen worden [17]. Abbildung 3 zeigt eine Übersicht über die Radonkonzentration in der Bodenluft der Bundesrepublik Deutschland in

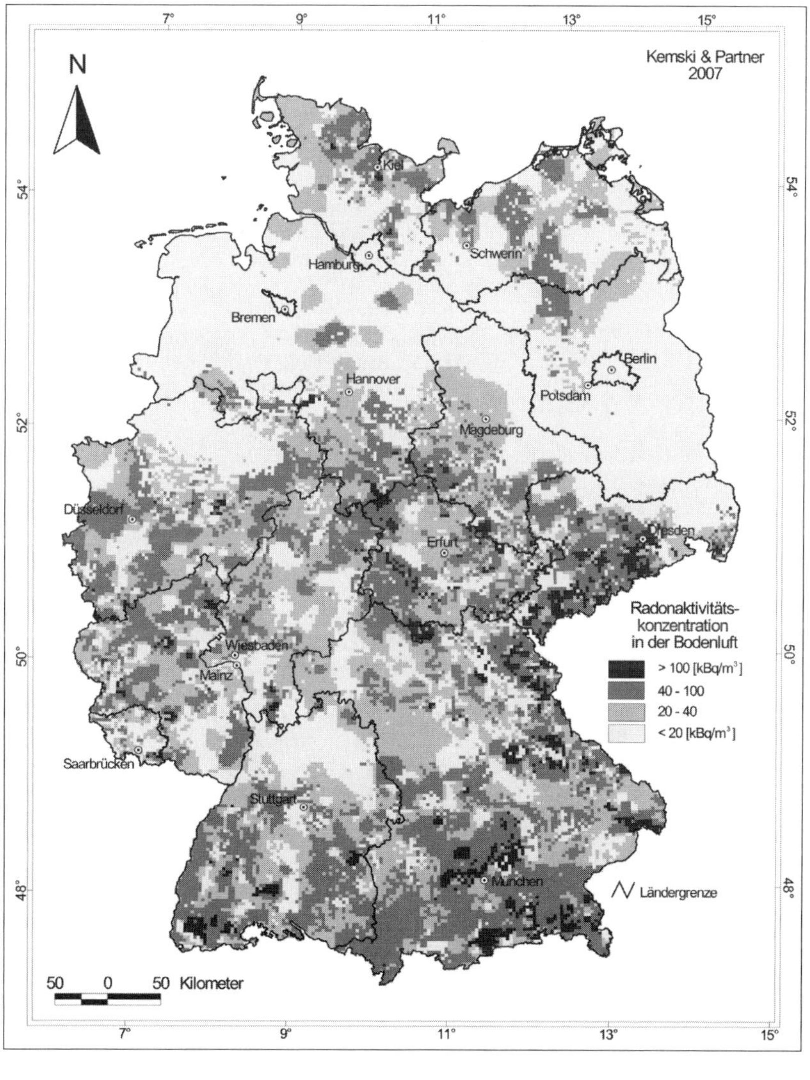

Abbildung 3. Übersicht über die Radonkonzentration in der Bodenluft in 1 m Tiefe auf der Datenbasis von 2007. Dies ist eine Karte für Planungszwecke. Die Datenbasis reicht nicht für detaillierte Aussagen über kleinräumige Gebiete oder für Prognosen der Belastung von Einzelhäusern aus. Erläuterungen in [17]. Mit freundlicher Genehmigung Dr. Joachim Kemski www.radon-info.de.

1 m Tiefe auf der Datenbasis von September 2003. Radon wird für etwa 9 % der gesamten Lungenkrebsmortalitätsrate in Europa verantwortlich gemacht. Eine Erhöhung der Radonkonzentration um 100 Bq/m^3 führt zu einem Anstieg des Lungenkarzinomrisikos um etwa 16 %. Das Risiko, durch Radon ein Lungenkarzinom zu entwickeln, ist allerdings bei Rauchern 25-mal höher als bei Nichtrauchern [18].

Kfz-Abgase aus Dieselfahrzeugen verursachen etwa 1100 bis 2200 Todesfälle durch ein Lungenkarzinom in Deutschland [19]. Dieser Schätzung liegt eine aktuelle Studie der „American Cancer Society" zugrunde [20], die einen linearen Zusammenhang zwischen der Exposition gegenüber lungengängigem Schwebstaub mit Partikeln unter 2,5 μm Durchmesser und der Sterblichkeit an Lungenkrebs gezeigt hat. Der Kenntnisstand über die Belastung der Bevölkerung in Deutschland durch Feinstaub ist jedoch wegen weitgehend fehlender Messungen rudimentär [19].

Literatur

1 Parrott S, Godfrey C, Raw M et al (1998) Guidance for commissioners on the cost effectiveness of smoking cessation interventions. Health educational authority. Thorax 53 Suppl. 5 PT 2: 1–38

2 Hecht SS (1999) Tobacco smoke carcinogens and lung cancer. J Natl Cancer Inst 91: 1194–1210

3 Lampert T, Burger M (2004) Rauchgewohnheiten in Deutschland – Ergebnisse eines telefonischen Bundesgesundheitssurveys 2003. Gesundheitswesen 66: 511–517

4 Lampert T, Burger M (2005) Verbreitung und Strukturen des Tabakkonsums in Deutschland. Bundesgesundheitsblatt – Gesundheitsforschung – Gesundheitsschutz 48: 1231–1241

5 Kurth EM (2007) Ein Überblick über Planung, Durchführung und Ergebnisse unter Berücksichtigung von Aspekten eines Qualitätsmanagements. Bundesgesundheitsblatt – Gesundheitsforschung – Gesundheitsschutz 50: 547–556

6 Tonnesen P, Carozzi L, Fagerstrom K et al (2007) Smoking cessation in patients with respiratory disease: a high priority, integral component of therapy. Eur Respir J 29: 390–417

7 Janson C, Kunzli N, de Marco R et al (2006) Changes in active and passive smoking in the European Community Respiratory Health Survey. Eur Respir J 27: 517–524

8 European Network of Cancer Registries (2002) Cancer fact sheets, Vol 1

9 Simonato L, Agudo A, Ahrens B et al (2001) Lung cancer and cigarette smoking in Europe: an update of risk estimates and an assessement of intercountry heterogeneticy. Int J Cancer 91: 876–887

10 US Environmental Protection Agency (1992) Respiratory health effects of passive smoking: Lung cancer and other disorders. EPA/600/6–006 F

11 Vineis P, Hiek G, Krzyzanowski M et al (2007) Lung cancers attributable to environmental tobacco smoke and air pollution in non-smokers in different European countries: a prospective study. Environ Health 6: 7

12 Hackshaw AK, Law MR, Wald NJ (1997) The accumulated evidence on lung cancer and environmental tobacco smoke. BMJ 315: 980–988

13 Taylor R, Najafi F, Dobson A (2007) Meta-analysis of studies of passive smoking and lung cancer: effects of study type and continent. Int J Epidemiol 36: 1048–1059

14 Repace JL, Lowrey AH (1993) An enforceable indoor air quality standard for environmental tobacco smoke in the workplace. Risk Anal 13: 463–475

15 Leidl R (2004) Vortrag im Rahmen der 2. Deutschen Konferenz für Tabakkontrolle. Veranstalter: Deutsches Krebsforschungszentrum, Heidelberg

16 Popp W, Brüning TH, Straif K (2003) Krebserkrankungen durch den Beruf. Dtsch Ärztebl 100: A 35–40

17 Kemski J, Siehl A, Stegemann R, Valdivia-Manchego M (1999) Geogene Faktoren der Strahlenexposition unter besonderer Berücksichtigung des Radonpotentials. Schriftenreihe Reaktorsicherheit und Naturschutz, BMU-1999–534, Bonn

18 Baysson H, Tirmache M, Tymen G et al (2004) Indoor radon and lung cancer in France. Epidemiology 15: 709–716

19 Wichmann E (2003) Abschätzung positiver gesundheitlicher Auswirkungen durch den Einsatz von Partikelfiltern bei Dieselfahrzeugen in Deutschland. Gutachten im Auftrag des Umweltbundesamtes Berlin. (www.umweltbundesamt.org/fpdf-1/2352.pdf)

20 Pope CA, Burnett RT, Thun MJ et al (2002) Lung cancer, cardiopulmonary mortality and long-term exposure to fine particulate air pollution. JAMA 287: 1132–1141

Epidemiologie des Lungenkarzinoms

M. Schmidt, D. Hölzel

Epidemiologische Kenngrößen

Das Lungenkarzinom (LK, ICD-10: C33–C34) ist in Deutschland mit einer rohen Inzidenz von 80,8 je 100 000 bei Männern nach dem Prostata- und dem kolorektalen Karzinom sowie mit einer rohen Inzidenz von 29,6 bei den Frauen nach dem Mamma- und ebenfalls dem kolorektalen Karzinom die dritthäufigste Tumorerkrankung (Jahr 2002; Europa-Standard: 66,8 bzw. 21,0 je 100 000; 14,9 % bzw. 6,0 % aller Krebsneuerkrankungen) [1]. In der Gruppe der unter 60-jährigen Männer ist das LK die häufigste Krebsform. Bei den tumorbedingten Todesfällen steht das LK bei den Männern mit 71,3 je 100 000 (rohe Mortalität) an erster Stelle, während es bei den Frauen mit 24,6 auf dem dritten Platz hinter dem Mamma- und dem kolorektalen Karzinom rangiert (Jahr 2002; Europa-Standard: 58,7 bzw. 16,3 je 100 000; 26,2 % bzw. 10,4 % aller Krebstodesfälle). Von allen Todesursachen nimmt bei Männern das LK den dritten, bei Frauen den siebten Platz ein [2]. Ein Mortalitäts/Inzidenz-Index von 0,88 bei den Männern und 0,83 bei den Frauen belegt die schlechte Prognose des Tumors. Seit Ende der 1980er Jahre ist die Inzidenz des LK bei den Männern in Deutschland als Folge des geänderten Rauchverhaltens rückläufig [3], wobei dieser Trend in den USA noch stärker zu beobachten ist (Abbildung 1) [4]. Dagegen steigt die Inzidenz bei den Frauen in Deutschland durch den vermehrten Zigaretten-

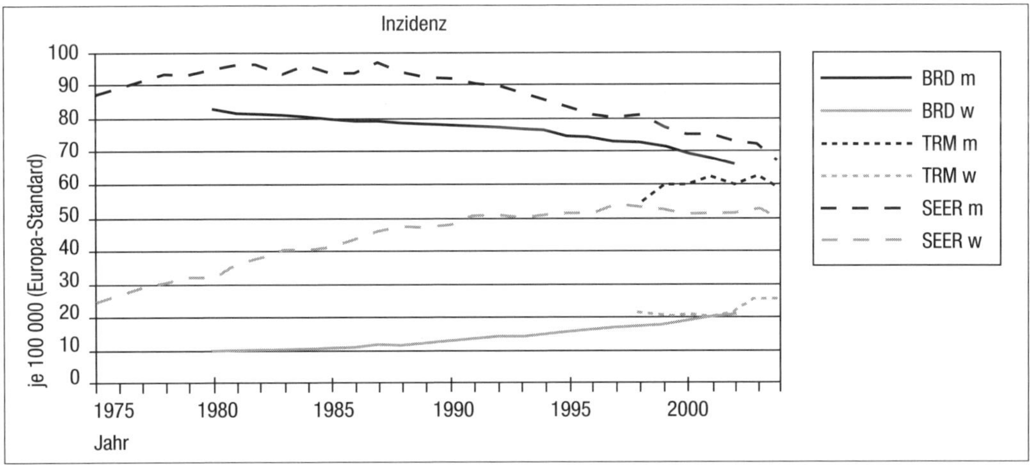

Abbildung 1. Trends von Inzidenzraten beim Lungenkarzinom, altersstandardisiert nach Europa-Standard in Deutschland (—), im Einzugsgebiet des TRM (- - - -) und in den USA (— —), getrennt nach Geschlecht (Männer schwarz, Frauen grau).

konsum besonders bei den jüngeren Frauen nach wie vor an, während man in den USA nach einer länger dauernden Plateauphase bereits von einem Rückgang der Neuerkrankungen ab 2004 ausgeht. Die Mortalität fällt bei den Männern in Deutschland ebenfalls seit 1990 ab, während sich die jährlichen Raten bei den Frauen kontinuierlich ohne erkennbaren Trendwechsel erhöhen (Abbildung 2).

Der Vergleich der Mortalität mit den USA zeigt ebenfalls seit Jahrzehnten einen Abfall bei den Männern, ein langjähriges Plateau bei den Frauen lässt hier einen kommenden Trendwechsel nach unten erwarten. Weltweit werden die höchsten LK-Inzidenzraten bei den Männern in Osteuropa bzw. den Staaten der ehemaligen Sowjetunion berichtet (Inzidenz nach Welt-Standard 2002: Ungarn: 94,6, Polen: 82,0, Kasachstan: 77,4, USA: 61,9 je 100 000) [5]. Bei den Frauen hingegen werden die höchsten Inzidenzraten wie beschrieben in den USA und dahinter in den nordeuropäischen Ländern registriert [6]. Mit Abstand die niedrigsten Erkrankungszahlen mit teilweise weniger als einer Diagnose je 100 000 finden sich bei beiden Geschlechtern in Zentral- und Westafrika. Im Einzugsgebiet des Tumorregisters München (TRM) waren Inzidenz und Mortalität des LK bei den Männern zunächst deutlich niedriger als im Bundesgebiet [7], allerdings scheinen sie sich in den letzten Jahren anzugleichen. Bei den Frauen sind die Inzidenz- und Mortalitätraten des TRM praktisch identisch mit den bundesrepublikanischen Zahlen. Aufgrund der für einen Bevölkerungsbezug notwendigen Vollzähligkeit der registrierten Krebspatienten in Oberbayern, die durch die Umsetzung des Bayerischen Krebsregistergesetzes erreicht wurde, sind seit kurzem Erkrankungszahlen aus dem Tumorzentrum München im Standardwerk „Cancer Incidence in Five Continents" der IARC im internationalen Vergleich einzusehen [8]. Bis zu 90 % aller Lungenkrebserkrankungen werden auf das aktive Rauchen zurückgeführt. Das Lebenszeitrisiko, an einem LK zu erkranken, wird für männliche Nichtraucher mit 1,3 % und für weibliche Nichtraucher mit 1,4 %, dagegen für männliche Raucher mit 17,2 % und für weibliche Raucher mit 11,6 % angegeben [9]. Männer sind zum Zeitpunkt der Diagnose im Median 67,6 Jahre alt (Q1–Q3: 60,5–75,1), Frauen 68,6 (Q1–Q3: 59,2–78,0) (Abbildung 3). Die altersspezifische Inzidenz erreicht bei den Männern in der Altersklasse 80–85 Jahre ihren Gipfel, bei den Frauen etwa 5 Jahre früher.

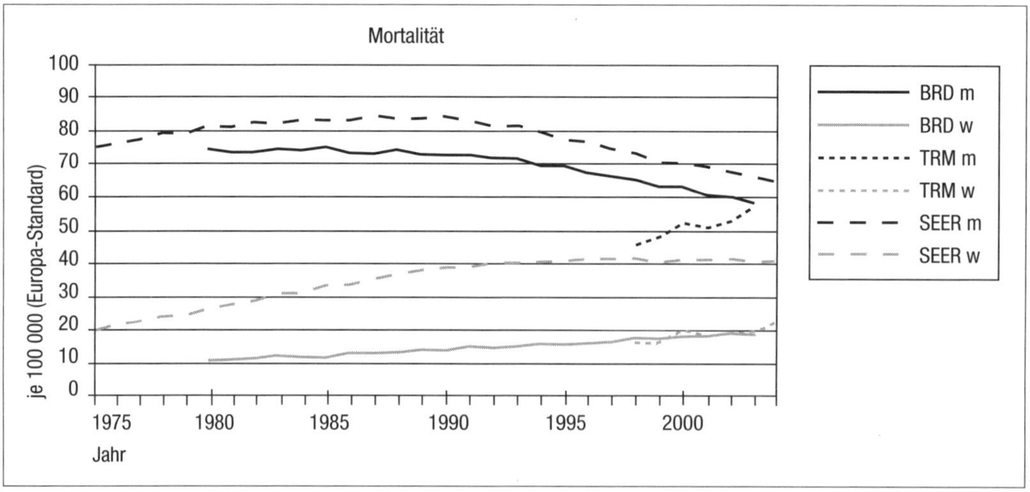

Abbildung 2. Trends von Mortalitätsraten beim Lungenkarzinom, altersstandardisiert nach Europa-Standard in Deutschland (—), im Einzugsgebiet des TRM (- - - -) und in den USA (– –), getrennt nach Geschlecht (Männer schwarz, Frauen grau).

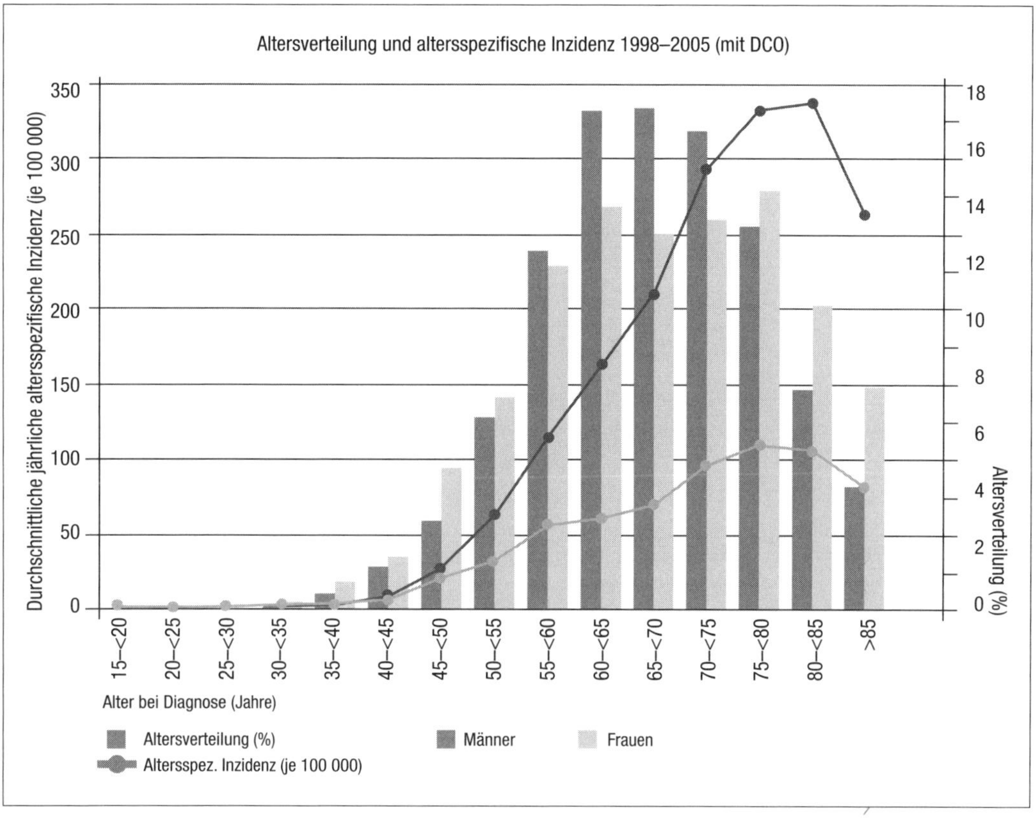

Abbildung 3. Altersverteilung und altersspezifische Inzidenz aus den Diagnosejahrgängen 1998 bis 2005 für Männer (n = 7449, dunkelgrau) und Frauen (n = 3695, hellgrau) einschließlich DCO-Fälle.

Überleben (Survival)

Das Lungenkarzinom ist nicht nur aus therapeutischer Sicht als eine heterogene Tumorentität zu betrachten. So unterscheidet sich die Prognose eines kleinzelligen LK (SCLC) nicht unerheblich von der eines nichtkleinzelligen LK (NSCLC), wobei das Verhältnis von SCLC zu NSCLC etwa 1 : 4 ist. Die unterschiedliche Prognose wird beispielsweise bei der Darstellung des relativen Überlebens deutlich, wo die hypothetische Überlebenskurve der Normalbevölkerung mit identischer Alters- und Geschlechtsstruktur wie die der LK-Patienten auf der 100 %-Linie liegen würde, und wo der Abstand einer beliebigen Kurve zu dieser 100 %-Linie den Anteil tumorbedingt Verstorbener zu einem definierten Zeitpunkt repräsentiert. Nach den Ergebnissen des TRM beträgt das relative Überleben nach 5 Jahren für ab 1990 diagnostizierte Patienten mit SCLC 6,7 % und mit NSCLC 20,2 %, nach 10 Jahren sind zirka 95 % der SCLC- und 85 % der NSCLC-Patienten tumorbedingt verstorben (Abbildung 4). Diese Daten sind weitgehend mit internationalen Statistiken konform, sie unterscheiden sich z. B. nur marginal von den Resultaten aus den USA, wobei im TRM ein geringer Bias bezüglich operativ versorgter Patienten zu vermuten ist. Wie in den USA ist im Vergleich der Diagnosezeiträume vor und nach 1990 keine wesentliche Änderung der Prognose im Langzeit-Follow-up aller LK-Patienten erkennbar, auch wenn einzelne Subkollektive einen Survival-Benefit aus diagnostischen oder therapeutischen Innovationen erfahren mögen.

Wie bei anderen Tumoren ist die Lebenserwartung nach Diagnose eines LK stark abhängig

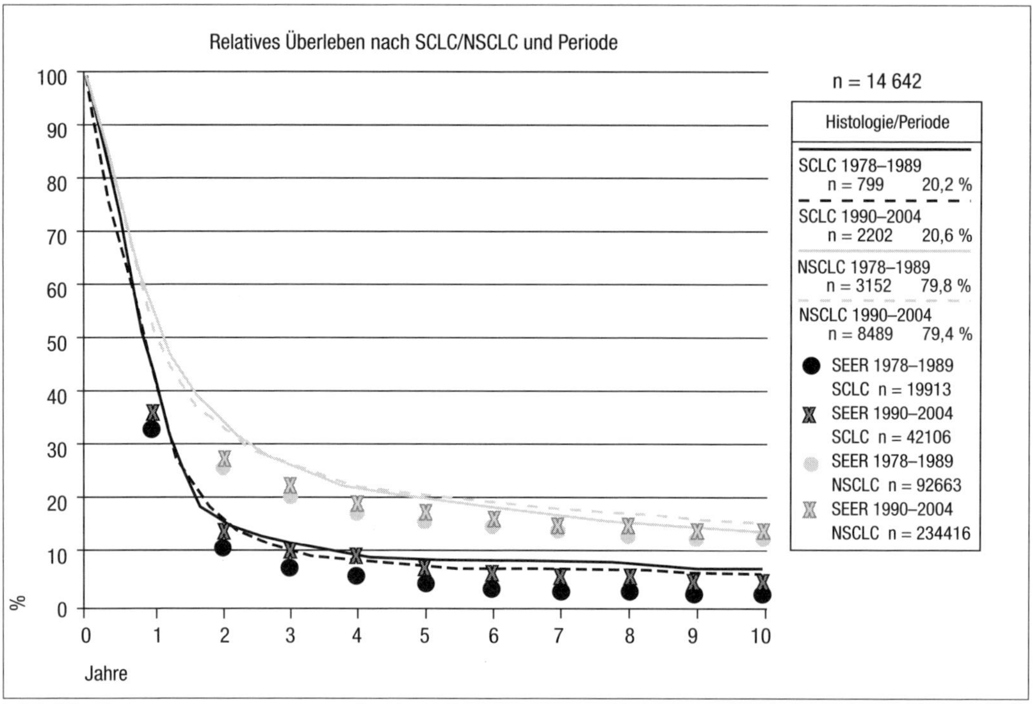

Abbildung 4. Relatives Überleben des Lungenkarzinoms (n = 14 642) nach Histologie kleinzellig (SCLC, schwarz) und nichtkleinzellig (NSCLC, grau) und der Periode vor 1990 (durchgezogene Linie) und ab 1990 (gestrichelte Linie) aus den Daten des Tumorregisters München. Zum Vergleich die Survival-Ergebnisse aus den USA (vor 1990: Kreis, ab 1990: Kreuz).

vom Stadium zum Zeitpunkt der Diagnose, wie auch die Analysen des TRM für Patienten ab 1990 zeigen (Abbildung 5). Deutlich ist die infauste Prognose von primär fern metastasierten Patienten, von denen über 90 % nach 2 Jahren tumorbedingt verstorben sind, wobei 66,8 % der SCLC- und 41,7 % der NSCLC-Patienten im Stadium UICC IV diagnostiziert werden. Im Stadium UICC III sind etwa Dreiviertel aller Lungenkarzinom-Patienten nach 2 Jahren verstorben. Im Stadium UICC I und II zeigen sich erhebliche Unterschiede zwischen SCLC und NSCLC. So erreichen NSCLC-Patienten im Stadium UICC I nach 5 Jahren ein relatives Überleben von 64,8 % im Vergleich zu SCLC-Patienten mit 34,4 % (UICC II: 34,5 % bzw. 18,5 %), wobei nur knapp 5 % der Kleinzeller und zirka 20 % der Nichtkleinzeller in diesem Stadium diagnostiziert werden. Im Vergleich zu Patientenkohorten vor 1990 zeigt sich ein bemerkenswerter Stadien-Shift in Richtung der schlechteren Stadien, der als Effekt des Diagnostikfortschritts interpretiert werden kann.

Follow-up

Im Rahmen eines suffizienten Nachsorge-Managements ist die frühzeitige Erkennung von Rezidiven wichtig. Die unterschiedlich zu erwartenden Metastasierungsmuster für primär und sekundär Metastasierte, getrennt nach SCLC und NSCLC, sind in Tabelle 1 dargestellt, wobei bei M0-Patienten die erste Filialisierung im Follow-up und bei primär metastasierten Patienten nur die M1-Befunde gewertet werden. Auffällig ist der hohe Prozentsatz multipler Metastasenlokalisationen bei M1-Patienten (SCLC: 36,7 %, NSCLC: 32,7 %). Daneben dominieren im Follow-up sekundäre ZNS-Metastasen mit 47,0 % bei SCLC- und 24,6 % bei den NSCLC-Patienten. Auch Lebermetastasen, vor allem beim

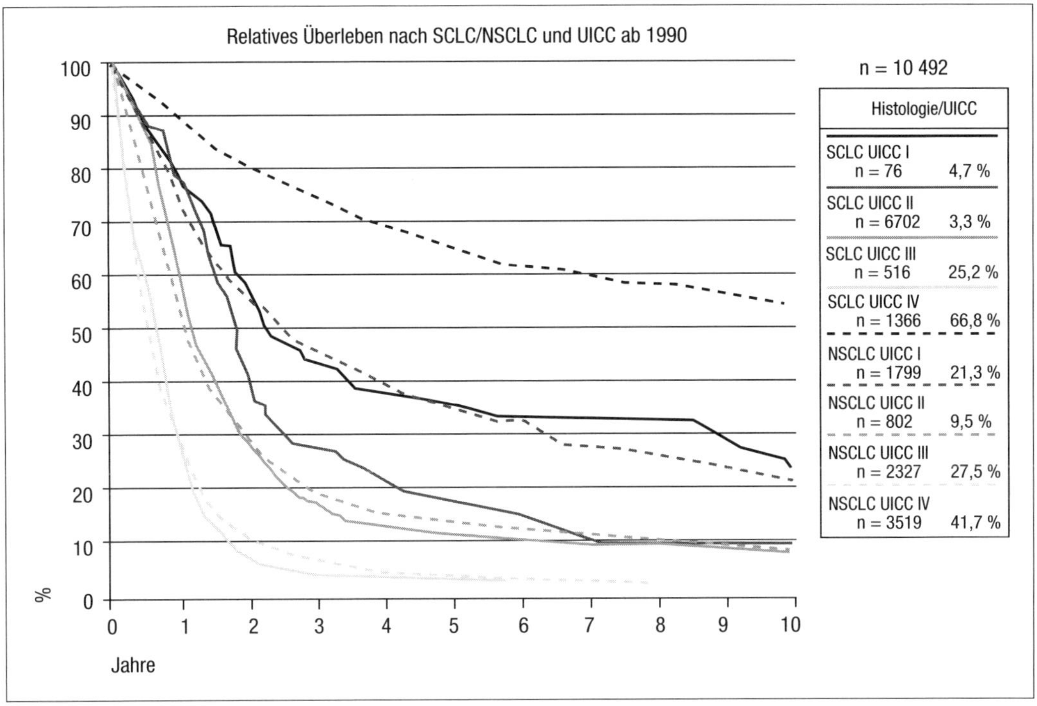

Abbildung 5. Relatives Überleben des Lungenkarzinoms (n = 10 492) nach Histologie kleinzellig (SCLC, durchgezogene Linie) und nichtkleinzellig (NSCLC, gestrichelte Linie) und UICC-Stadium (UICC I: schwarz bis UICC IV: hellgrau).

Tabelle 1. Metastasierungsmuster beim Lungenkarzinom für primär metastasierte Patienten (M1) und bei sekundären Rezidiven nach M0-Staging, getrennt für Kleinzeller (SCLC) und Nichtkleinzeller (NSCLC).

Metastasenlokalisation	SCLC		NSCLC	
	primär (M1) n = 1642 (%)	sekundär n = 543 (%)	primär (M1) n = 3991 (%)	sekundär n = 1984 (%)
Lunge/Pleura	5,4	7,0	18,4	19,4
Leber	21,1	7,4	5,4	6,2
Knochen	8,8	7,9	17,6	17,9
ZNS	14,7	47,0	14,0	24,6
Haut	0,3	0,4	0,9	1,2
Nebenniere	5,0	1,8	4,4	2,3
Fernlymphknoten	5,0	4,2	4,5	4,6
Andere Organe	3,0	4,2	2,1	5,5
Multipel	36,7	20,1	32,7	18,1

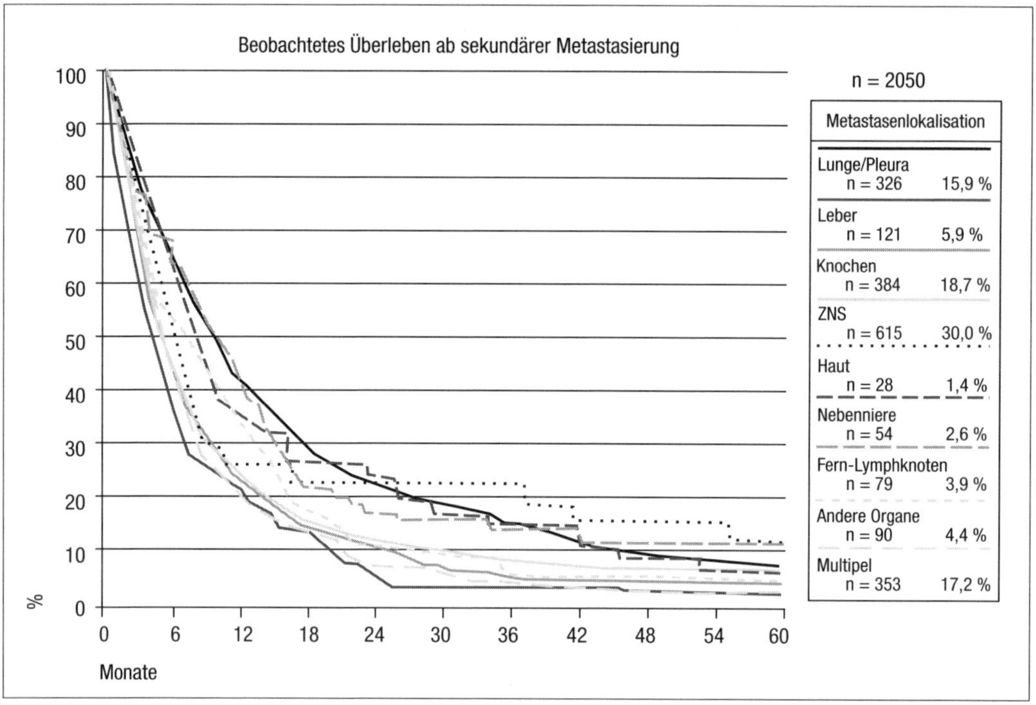

Abbildung 6. Beobachtetes Überleben ab Metastasierung für verschiedene Metastasenlokalisationen (n = 2050).

SCLC, und Knochenmetastasen beim NSCLC kommen gehäuft vor. Das Überleben ab Metastasierung ist wie erwartet schlecht, die mediane Überlebenszeit beträgt nach einem Metastasenrezidiv zwischen 3 Monaten für einen multiplen Befall und 9 Monaten für Lungen- oder Nebennierenfiliae (Abbildung 6).

Literatur

1 Krebs in Deutschland (2006) 5. überarbeitete, aktualisierte Ausgabe. Gesellschaft der epidemiologischen Krebsregister in Deutschland e.V. und das RKI. Saarbrücken (www.gekid.de)

2 Robert Koch-Institut (2006) Gesundheit in Deutschland. Gesundheitsberichterstattung des Bundes. Robert Koch-Institut, Berlin (www.gbe-bund.de)

3 Robert Koch-Institut (RKI) Gesundheitsberichtserstattung und Epidemiologie. Dachdokumentation Krebs. Interaktive Datenbankabfragen (www.rki.de)

4 Surveillance, Epidemiology, and End Results Program SEER*Stat Database: Incidence – SEER 9 Regs Limited-Use, Nov 2006 Sub (1973–2004), National Cancer Institute, DCCPS, Surveillance Research Program, Cancer Statistics Branch, released April 2007, based on the November 2006 submission (www.seer.cancer.gov)

5 Ferlay J, Bray F, Pisani P, Parkin DM (2004) GLOBOCAN 2002: Cancer Incidence, Mortality and Prevalence Worldwide IARC CancerBase No. 5. version 2.0, IARC Press, Lyon (www-dep.iarc.fr)

6 World Health Organization (WHO) Regional Office for Europe. (2007) Data and publications. European health for all database (HFA-DB) 2007. (www.euro.who.int/hfadb)

7 Tumorregister München (TRM) (www.tumorregister-muenchen.de)

8 Curado MP, Edwards B, Shin HR, Storm H, Ferlay J, Heanue M, Boyle P (2007) Cancer Incidence in Five Continents, Vol. IX. IARC Scientific Publications No. 160. IARC Press, Lyon (www-dep.iarc.fr)

9 Villeneuve PJ, Mao Y (1994) Lifetime probability of developing lung cancer, by smoking status, Canada. Can J Public Health Nov(Dec 85(6): 385–388

Diagnostik des Lungenkarzinoms

J. Behr, A. K. Buck, S. Gallenberger, R. W. Hauck, K. Häußinger, R. M. Huber, U. G. Mueller-Lisse

Leitsätze

- Die Prognose des Patienten und das therapeutische Konzept hängen beim Lungenkarzinom (LK) wesentlich vom histologischen Typ und von der Tumorausdehnung ab. Primäres Ziel der Diagnostik des LK ist es daher, beide Komponenten exakt und effizient zu bestimmen.
- Eine potenziell kurative Operation ist beim nichtkleinzelligen LK je nach Patientenauswahl und Stadium in zirka 15–30 % der Fälle durchführbar. Aufgabe der Diagnostik des LK ist es daher, operable Patienten effizient zu identifizieren und alle Patienten der bestmöglichen Therapie zuzuführen.
- Die Wahl der diagnostischen Methoden für das LK hängt ab vom erwarteten Tumortyp (kleinzelliges oder nichtkleinzelliges Lungenkarzinom), von der Größe und der Lokalisation des Primärtumors, vom Vorhandensein von Metastasen und vom klinischen Gesamtzustand des Patienten. Die Wahl der diagnostischen Maßnahme orientiert sich prinzipiell an den therapeutischen Optionen und sollte interdisziplinär abgestimmt werden.
- Beweisend für ein LK sind stets nur positive histologische oder zytologische Befunde.
- Solitäre Lungenrundherde bedürfen einer definitiven Abklärung, sofern sich bei Nachweis eines Tumors therapeutische Konsequenzen ergeben.
- Neben der Diagnostik zur Klärung von Art und Ausdehnung des Tumors muss auch die Komorbidität des Patienten in Hinblick auf das gewählte Therapiekonzept adäquat erfasst werden. Im Falle eines operativen Verfahrens umfasst dies insbesondere die Sicherstellung der allgemeinen, kardiovaskulären und funktionellen Operabilität.

[18, 36, 49, 50, 66]

Basisdiagnostik bei Verdacht auf Lungenkarzinom
(Abbildung 1 und Abbildung 2)

Der klinische Verdacht auf ein LK gründet sich zumeist auf einer pathologischen Röntgen-Thorax- oder CT-Thorax-Untersuchung und/oder auf lokalen oder systemischen Symptomen, die vom Tumor hervorgerufen werden. Die Basisdiagnostik umfasst dementsprechend Anamnese, klinische Untersuchung, Laboruntersuchungen sowie bildgebende Verfahren und Untersuchungen aus histologischem und zytologischem Material des Tumors.

Anamnese

Risikofaktoren

Zu berücksichtigen sind eine familiäre Karzinombelastung, berufliche Schadstoffexposition (z. B. Asbest, Arsenverbindungen, Chrom, Nickel, etc., wichtig auch für die Anerkennung als Berufskrankheit!) sowie persönliche Risikofaktoren (insbesondere inhalatives Zigarettenrauchen, Malignom in der Eigenanamnese).

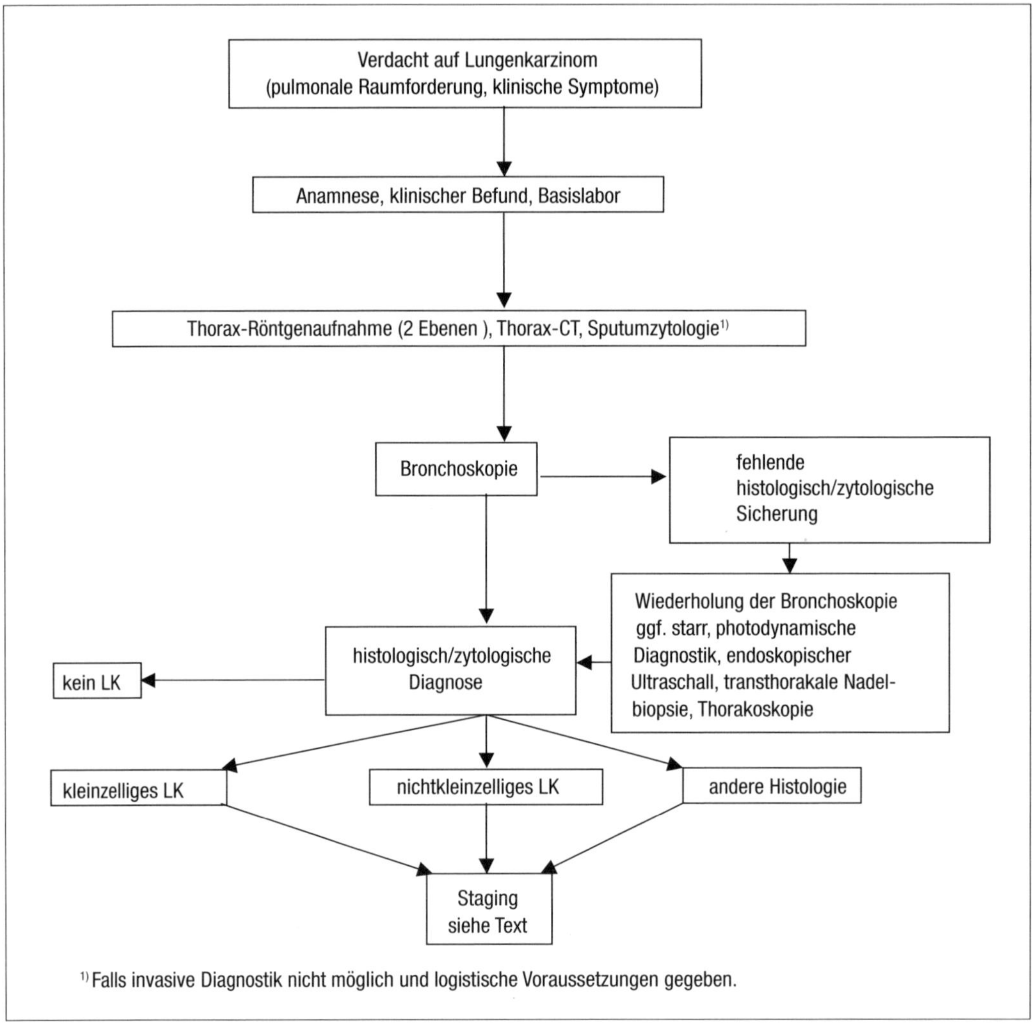

Abbildung 1. Basisdiagnostik bei Verdacht auf Lungenkarzinom (LK).

Symptome

Die bei Erstvorstellung eines Patienten mit LK genannten Symptome sind mit abnehmender Häufigkeit: Husten, Dyspnoe, Brustschmerzen, Gewichtsverlust, supraklavikuläre Lymphknotenschwellungen, Hämoptysen, Knochenschmerzen, Heiserkeit und Schluckbeschwerden. Die Ausprägung und die Dauer der Symptome sind hierbei von prognostischer Bedeutung.

Vorerkrankungen

Die Wahl des Therapieverfahrens wird durch die Komorbidität des Patienten wesentlich beeinflusst. So können Organinsuffizienzen – Herz, Lunge, Leber, Niere, Knochenmark – sowohl die operativen als auch die chemo- und radiotherapeutischen Optionen erheblich einschränken.

Lebensqualität und Krankheitseinstellung

Die bisherige Lebensqualität des Patienten und die Einstellung zu seiner Krankheit müssen bei allen Therapieentscheidungen berücksichtigt werden, weil sie den Erfolg des gewählten Therapieansatzes wesentlich beeinflussen. Eine Dokumentation in geeigneter Form sollte erfolgen.

Klinische Untersuchung

Die klinische Untersuchung umfasst den somatischen Status unter besonderer Berücksichtigung der Thoraxorgane sowie der Lymphknotenstationen supraklavikulär, zervikal und axillär. Besonders zu achten ist auf Hinweise für das Vorliegen eines Pleuraergusses, einer Atelektase, einer Pneumonie, einer Einflussstauung, einer Rekurrensparese, einer Phrenikusparese, eines Horner-Syndroms, einer respiratorischen Insuffizienz oder einer Herzinsuffizienz.

Hinweise für paraneoplastische Syndrome

Bereits bei der Erstuntersuchung sollten auch Hinweise auf eine Paraneoplasie erfasst werden (siehe hierzu auch gesondertes Kapitel). Zu denken ist an neuromuskuläre Erkrankungen (z. B. Lambert-Eaton-Syndrom, periphere Polyneuropathie u. a), ossäre Veränderungen (hypertrophe Osteoarthropathie), Hautmanifestation (Dermatomyositis, Acanthosis nigricans, Erythema gyratum repens u. a), endokrinologische Erkrankungen (z. B. Cushing-Syndrom, Syndrom der inadäquaten Adiuretin-Sekretion (SIADH), Hyperkalzämie u. a.), angiologische Befunde (z. B. Venenthrombosen oder oberflächliche Thrombophlebitiden) sowie Kachexie und Anämie.

Basis-Laboruntersuchung

Zur Basisdiagnostik gehören die Bestimmung der Elektrolyte einschließlich Natrium (Hyponatriämie?), Kalzium (Hyperkalzämie?), Leber- und Nierenwerte sowie Blutgerinnung und Blutbild einschließlich Thrombozyten. Die hämostaseologischen Befunde dienen auch zur Vorbereitung der invasiven Diagnostik. LDH und AP können Hinweise auf einen erhöhten Zellumsatz bzw. Knochenmetastasen geben. Die Tumormarker – CYFRA 21-1, CEA, NSE und ProGRP – dienen als Ausgangspunkt für die Verlaufsbeurteilung und insbesondere zur Erfassung der Therapieeffizienz. Tumormarker können nur in Ausnahmefällen zur Diagnosestellung mit herbeigezogen werden, insbesondere dann, wenn eine zytologische oder histologische Diagnose mit vertretbarem Aufwand und Risiko nicht gestellt werden kann. In der Regel erfolgt die Bestimmung der Tumormarker erst nach einer zytologischen oder histologischen Sicherung des Karzinoms. Ausnahmsweise, wenn ein zytologischer oder histologischer Tumornachweis nicht gelingt und aufgrund der Bildgebung ein dringender Tumorverdacht besteht, können Tumormarker zur weiteren Erhärtung der Diagnose herangezogen werden.

Bildgebende Verfahren

Thorax-Röntgenaufnahmen

Die Röntgen-Thoraxaufnahme in zwei Ebenen stellt nach wie vor die Grundlage der bildgebenden Diagnostik dar. Als technische Neuerung hat sich die digitale Direktradiographie mit Festkörperdetektoren gegenüber alternativen Verfahren (z. B. Speicherfoliensystemen oder Selen-Trommeldetektoren) als qualitativ überlegen und dosissparend im klinischen Alltag etabliert. Trotz dieser technischen Verbesserungen bleibt festzuhalten, dass ein normaler Röntgenbefund einen zentralen Lungen- und vor allem einen Mediastinaltumor nicht ausschließt. Problematisch bleiben weiterhin Tumoren bei parakardialer, retrokardialer oder zwerchfellnaher Lokalisation. Dennoch ist die Röntgen-Thoraxaufnahme in zwei Ebenen fester Bestandteil der Diagnostik und kann in vielen Fällen den Tumorverdacht erhärten oder einen Ausgangspunkt für weitere bildgebende Diagnostik liefern.

Thoraxsonographie

Die transthorakale Sonographie erfolgt mittels (3,5–)5 Mhz Konvexsonde, 7,5 (10) Mhz Linearschallsonde oder 3,5–5 Mhz Sektorschallsonde. Empfehlenswerte Zusatzeinrichtungen sind eine Farbduplexeinrichtung (CFM-Doppler, Power-Mode) und „harmonic imaging“ sowie für interventionelle Verfahren eine perforierte Punktionsschallsonde (5 Mhz). Die Thoraxsonographie dient in erster Linie der Abklärung thoraxwandnaher Prozesse bzw. der Lokalisation und Quantifizierung von Ergüssen. Sie besitzt bei der Abklärung einer lokalen Thoraxwandinfiltration einen hohen prädiktiven Wert. Die Limitationen ergeben sich durch Schallauslöschung an knöchernen und lufthaltigen Strukturen sowie durch die begrenzte Eindringtiefe und Auflösung.

Mithilfe der transthorakalen Sonographie lassen sich die Thoraxwand mit Hautgewebe, Unterhautgewebe, Interkostalmuskulatur sowie Interkostalgefäße und knöcherne Strukturen darstellen. Darüber hinaus können Lymphknoten supraklavikulär, zervikal und axillär lokalisiert und vermessen werden. Transjugulär lassen sich Teile des oberen Mediastinums mit Aortenbogen und supraaortalen Ästen sowie A. und V. subclavia darstellen. Sie erlaubt außerdem eine Beurteilung der Pleura parietalis, des Pleuraspalts, der Pleura visceralis sowie subpleuraler Lungenbläschen. Mittels Ultraschall lassen sich außerdem Morphologie und Funktion von Herz und Zwerchfell feststellen.

Die Domäne der transthorakalen Sonographie ist die Diagnostik von liquiden, soliden, verkalkten, abgekapselten oder infiltrativen Raumforderungen der Thoraxwand sowie die Darstellung von entzündlichen, verkalkten oder neoplastischen Veränderungen der Pleura parietalis oder visceralis, einschließlich des Nachweises und der quantitativen sowie qualitativen Beurteilung von Pleuraergüssen (echofrei, echoreich, frei auslaufend oder septiert). Darüber hinaus kann die transthorakale Sonographie differenzialdiagnostische Hinweise bei radiologisch nachgewiesenen peripheren Rundherden liefern, z. B. Nachweis von Atelektasen, pneumonischen Infiltraten, Abszessen oder Tumoren sowie durch die Gewinnung von zytologischen oder histologischen Präparaten mittels sonographiegesteuerter Punktion. Interventionelle Verfahren mittels transthorakaler Sonographie umfassen die diagnostische und therapeutische Punktion von Pleura- und Perikardergüssen sowie die Feinnadelpunktion von Tumoren der Thoraxwand, der Pleura und der Lungenperipherie mittels Punktionsschallsonde. Die Vorteile der Thoraxsonographie liegen insbesondere in ihrer universellen Einsetzbarkeit als „bedside"-Technik, in ihrer Vielseitigkeit und Nichtinvasivität, insbesondere in der Ergänzung anderer bildgebender Verfahren. Aufgrund fehlender großangelegter Studien erreicht der Einsatz der transthorakalen Sonographie zur Primärdiagnostik des LK nur den Evidenzgrad III und den Empfehlungsgrad D.

Thorax-Computertomographie (Thorax-CT)

Nach der Röntgenaufnahme des Thorax in zwei Ebenen stellt die Thorax-CT gegenwärtig die wichtigste radiologische Methode zur weiteren bildgebenden Abklärung pulmonaler und mediastinaler Raumforderungen dar. Form, Lage und Größe pulmonaler und mediastinaler Raumforderungen sowie deren Lagebeziehung zu Bronchien, Blutgefäßen, Pleura visceralis, Pleura mediastinalis und Pleura parietalis, zu den Lappenspalten, zur Lungenspitze, zum Zwerchfell und zu zwerchfellnahen Organen sowie zum Skelett können ebenso überlagerungsfrei dargestellt werden wie Lymphknoten und perikardiale Umschlagfalten im Mediastinum und in den Lungenhili.

Durch intravenöse Injektion jodhaltiger Röntgen-Kontrastmittel wird die Unterscheidung von Blutgefäßen einschließlich des Herzens und anderen anatomischen Strukturen im Thorax deutlich erleichtert.

Insbesondere seit Einführung der *CT-Durchleuchtung (synonym: CT-Fluoroskopie)* ist die CT hervorragend geeignet, perkutane transthorakale Punktionen für diagnostische und therapeutische Zwecke zu steuern.

Als technische Neuerung in der CT entwickelt sich die seit 1998 verfügbare *Mehrzeilen-CT (synonym: Mehrschicht-CT, Multislice-CT, Multidetektor-CT, Multidetector-row CT, MSCT, MDCT)* stetig weiter. Dabei ermöglichen primäre, axiale Schichtrekonstruktionen im Sub-Millimeter-Bereich sekundäre Bildreformatierungen in jeder beliebigen Ebene einerseits sowie virtuell dreidimensionale Darstellungen thorakaler Strukturen, wie z. B. bei der virtuellen Bronchoskopie, andererseits. Außerdem erleichtern Bilddaten mit gleichbleibend hoher Auflösung in allen drei Raumrichtungen rechnerunterstützte Auswertungen, z. B. die Messung von Tumorvolumina. Durch große Detektorbreite (bei aktuellen 64-

Zeilen-CT bis zirka 4 cm) einerseits und kurze Rotationszeiten von Röntgenröhre und Detektoren (bei aktuellen CT bis unter 0,5 Sekunden) andererseits kann die Untersuchungsdauer bei der Thorax-CT – in Abhängigkeit von Körpergröße des Patienten und CT-Tischvorschub pro Röhrenrotation (Pitch) – auf deutlich unter 10 Sekunden verkürzt werden. Damit ist es möglich, auch sehr kurzatmige Patienten ohne Atmungsartefakt mittels Thorax-CT zu untersuchen.

Mit der *Niedrigdosis-CT (synonym: low-dose CT, Niedrigdosis-Spiral-CT, low-dose helical CT)* der Lunge steht seit 1999 ein zunehmend genutztes Werkzeug zur Beurteilung des Lungenparenchyms und der luftgefüllten Alveolarräume der Lunge sowie der Bronchien zur Verfügung. Durch Verringerung des Röhrenstroms kann die Dosisexposition bei der Thorax-CT auf bis zu ein Zehntel des Standardwertes eines CT-Untersuchungsgerätes verringert werden, ohne dass wesentliche anatomische Information über die Lunge verloren geht. Zu beachten ist allerdings, dass bei solch niedrigen Dosiswerten eine differenzierte Beurteilung mediastinaler Strukturen nicht mehr möglich ist. Da die Niedrigdosis-CT nur auf die differenzierte Darstellung von Lungenparenchym und luftgefüllten Räumen abstellt, wird sie im Allgemeinen nativ, d. h. ohne intravenöse Injektion von Röntgenkontrastmittel, durchgeführt. Die Niedrigdosis-CT ist in verschiedenen wissenschaftlichen Studien zum Screening auf Lungentumoren eingesetzt worden; bei bereits bestehendem Verdacht auf ein Lungen- oder Bronchialkarzinom oder zum Staging bei bekanntem Malignom sollte auf Grund der Einschränkungen der Niedrigdosis-CT jedoch die Standarddosis-CT mit i.v. Kontrastmittelgabe bevorzugt werden.

Bei der *High-Resolution CT (HR-CT oder HRCT)* der Lunge handelt es sich ursprünglich um ein Verfahren zur räumlich hochauflösenden Darstellung des Lungenparenchyms. Dabei werden an verschiedenen Stellen des Thorax jeweils auf 1 mm Schichtbreite kollimierte Einzelschichtbilder aufgezeichnet. Sinn und Zweck der HRCT ist die überlagerungsfreie und von Partialvolumeneffekten weitgehend unbeeinträchtigte Darstellung des Lungenparenchyms. Da die HRCT – je nach Vorgehensweise bei der Untersuchung – in den meisten Fällen so angefertigt wird, dass nur alle 10 mm entlang der Körperlängsachse eine jeweils auf 1 mm Schichtbreite kollimierte Aufnahme angefertigt wird, in einzelnen Fällen sogar insgesamt nur drei einzelne Schichten, z. B. auf Höhe der Trachealkarina sowie jeweils 50 mm darüber und darunter – eignet sich die HRCT im ursprünglichen Sinne nicht für die Abklärung von Tumorerkrankungen der Lunge. Aufgrund der unvollständigen Abbildung des Lungenparenchyms wäre nämlich zu erwarten, dass die HRCT kleine Raumforderungen der Lunge unter Umständen gar nicht erfasst und die tatsächliche Ausdehnung großer Raumforderungen falsch einschätzen könnte. Aufgrund der unvollständigen Abtastung des Thorax bei der ursprünglichen HRCT ist die mit der Untersuchung verbundene Dosisexposition deutlich geringer als bei vollständiger Abtastung des Thorax. Dennoch handelt es sich bei der HRCT begrifflich nicht um das gleiche Verfahren wie bei der Niedrigdosis-CT, da bei der Niedrigdosis-CT der gesamte Thorax abgetastet wird, wenn auch mit deutlich verringertem Röhrenstrom, bei der HRCT aber nur ein Teil des Thorax dargestellt wird, das aber mit normalem oder sogar erhöhtem Röhrenstrom. Bei der HRCT handelt es sich ursprünglich um ein Verfahren mit inkrementaler CT-Untersuchung der Lunge, d. h. mit abwechselndem Vorschub des Untersuchungstisches und Röhrenumlauf mit Aufzeichnung von Bilddaten. Während bei den ersten Spiral-CT-Untersuchungsgeräten mit einer Detektorzeile, kontinuierlichem Tischvorschub und kontinuierlichem Röhrenumlauf noch ein deutlicher Unterschied in der erzielbaren Schichtbreite entlang der Körperlängsachse des Patienten im Spiral-Modus im Vergleich zum ebenfalls durchführbaren Inkremental-Modus im HRCT-Verfahren bestand, hat dieser Unterschied seit Einführung der Mehrzeilen-CT mit zunehmender Zahl der verfügbaren Detektorzeilen immer weiter abgenommen. Moderne 16-, 40- und 64-Zeilen-Mehrzeilen-CT-Untersuchungsgeräte bieten Standard-Kollimationen von unter 1 mm (meistens 0,625 mm) an. Damit sind primäre Bildrekonstruktionen mit Schichtbreiten unter 1 mm auch in der axialen (transversalen oder horizontalen) Ebene möglich, die wenigstens theoretisch die räumliche Auflösung der ursprünglichen HRCT erreichen. Auch wenn HRCT-artige

CT-Darstellungen der Lunge heute auf der Grundlage von Mehrzeilen-CT-Aufnahmen möglich sind, sollte der Begriff „HRCT" im strengen Sinne auf die ursprüngliche, inkrementale Lungendarstellung mit besonders eng kollimierten Einzelschichtaufnahmen beschränkt bleiben.

CT-Untersuchungen des Thorax (oder des gesamten Körpers) bei Verdacht auf oder Staging von Lungen- und Bronchialkarzinomen dienen auch als Verfahren zur morphologischen Korrelation von Bildaufnahmen aus der *Positronenemissionstomographie (PET)*. Gegenwärtig sind neue PET-Untersuchungsgeräte meistens mit CT-Untersuchungsgeräten zu gemeinsamen PET-CT-Untersuchungsgeräten zusammengefasst. Dabei kann eine diagnostische CT in gleicher Sitzung mit einer 18F-FDG-PET aufgenommen und beurteilt werden. Neben logistischen Vorteilen können die so erhobenen, synoptischen Befunde neben der Morphologie und Größenbeurteilung auch Faktoren wie Tumorstoffwechsel und -vitalität einbeziehen – was insbesondere bei Fragen zum Therapieansprechen eine deutlich verbesserte diagnostische Genauigkeit gewährleistet. Eine PET-CT kann sowohl eine Reduktion vitalen Tumorgewebes innerhalb einer Raumforderung bei neoadjuvanter Behandlung darstellen und der OP- oder Bestrahlungsplanung zugänglich machen wie auch ein Ansprechen einer palliativen Chemotherapie früher als die CT nachweisen.

[2, 9, 12, 16, 17, 22, 24, 27, 37, 41, 45, 54, 55, 58, 65]

Positronenemissionstomographie mit Computertomographie (PET/CT)

Die integrierte funktionelle und anatomische Bildgebung mit PET/CT hat den Diagnose-Algorithmus bei Patienten mit potenziell operablem LK verändert. Aufgrund des Nachweises bislang unbekannter Fernmetastasen können überflüssige, in kurativer Zielsetzung durchgeführte Operationen vermieden werden, aufgrund des genaueren Lymphknoten-Stagings kann die Zahl von Mediastinoskopien vermindert werden. Die Wirtschaftlichkeit der PET/CT-Diagnostik wurde kürzlich vom Gemeinsamen Bundesausschuss festgestellt und das Verfahren in den Leistungskatalog der gesetzlichen Krankenversicherung aufgenommen. Als zweckmäßig und wirtschaftlich erachtet wurde insbesondere der Einsatz der PET/CT zur Bestimmung des initialen Tumorstadiums des LK, zum Nachweis eines Rezidivs und zur Charakterisierung solitärer Lungenrundherde.

Thorax-Magnetresonanztomographie (Thorax-MRT)

Die Magnetresonanztomographie (MRT, synonym: Kernspintomographie) kann – neben der Sonographie (synonym: Ultraschall-Untersuchung) – als einziges radiologisches Verfahren Bilder des menschlichen Körpers ohne Verwendung ionisierender Strahlen erzeugen. Die Voraussetzungen dafür sind Gewebe bzw. Organe, die eine ausreichend hohe Dichte an Atomkernen mit ungeraden Protonen- und/oder Neutronenzahlen aufweisen. In der Praxis werden die magnetischen Momente von Wasserstoffkernen zur Bildgebung genutzt. Nach Ausrichtung der Kerne in einem starken äußeren Magnetfeld und zusätzlichem Einstrahlen von Energie in Form von elektromagnetischen Hochfrequenzwellen werden die aus dem Gewebe als elektromagnetische Hochfrequenzwellen zurückkehrenden Kernspin-Relaxationen (Magnetresonanz, MR, T1-Spin-Gitter- und T2-Spin-Spin-Relaxation) aufgenommen und nach verschiedenen Gewichtungen ausgelesen (z. B. T1- und T2-Gewichtung).

Die Gewebestruktur und die Lagebeziehung der Lunge stellen die MR-Bildgebung aber vor erhebliche Schwierigkeiten, die sich auf drei hauptsächliche Probleme zurückführen lassen:

1. Der Hauptbestandteil der Lungen ist Luft. Die Anzahl der zum MR-Signal beitragenden Atomkerne ist daher so gering, dass Luft in der MRT kein Signal gibt. Die geringe Menge an signalgebendem Gewebe führt zu einem niedrigen Signal-zu-Rausch-Verhältnis im MR-Bild.
2. Die vielen Grenzflächen zwischen Luft in den Alveolarräumen bzw. in den luftleitenden Strukturen und dem Lungen- und Bronchialparenchym führen zu lokalen Inhomogenitäten im Magnetfeld mit signifikanten, die Bild-

gebung erheblich störenden Suszeptibilitätsartefakten. Die Folgen sind unscharfe Abbildung der Lungenstrukturen und schlechte Bildqualität.

3. Die Bildqualität wird zudem durch die physiologischen Bewegungen im Thorax beeinträchtigt, im Einzelnen durch Atmung, Herz- und Gefäßpulsationen, aber auch durch mehr oder weniger willkürliche Bewegungen des Patienten. Durch technische Fortschritte konnten in den letzten Jahren gerade diese Einschränkungen der MRT verringert werden (z. B. Atemanhaltetechniken, respiratorisches Gating, größere Anzahl an Akquisitionen, neue MR-Aufnahmespulen mit der Möglichkeit der parallelen Bildgebung, Fettsättigung und EKG-Triggerung).

Für einen sinnvollen diagnostischen Einsatz der MRT ist es wichtig, dass der Anwender die Vor- und Nachteile des Verfahrens kennt, gerade auch im Hinblick auf die mittlerweile als Standardmethode anerkannte Computertomographie (CT, siehe oben). Eine Steigerung der Spezifität muss sich aus einer verbesserten morphologischen Information und Gewebecharakterisierung ergeben, eine Steigerung der Sensitivität aus einer verbesserten räumlichen Auflösung. Dies alles dient letztlich einem exakteren Staging des Lungentumors gemäß dem TNM-System.

[1, 6, 7, 14, 18, 20, 21, 28, 30, 31, 32, 33, 34, 35, 40, 42, 43, 44, 47, 51, 52, 56, 57, 59, 63, 66]

Sputumzytologie

Die Sputumzytologie stellt eine nichtinvasive diagnostische Methode dar, die das Vorliegen eines malignen Tumors sichern kann. Bei Patienten mit zentraler Raumforderung, mit oder ohne Hämoptysen, stellt die Sputumzytologie eine sinnvolle primärdiagnostische Maßnahme dar, wenn mindestens drei Sputumproben gewonnen werden und ein Programm zur Gewinnung, Weiterverarbeitung und Interpretation der Sputumproben etabliert ist (Evidenzgrad II b, Grad der Empfehlung B). Existieren die genannten Voraussetzungen, so stellt die Sputumzytologie auch bei peripheren Lungenläsionen ein potenziell erfolgversprechendes diagnostisches Verfahren zum Nachweis eines LK dar, allerdings müssen bei negativem Befund weitere diagnostische Maßnahmen eingeleitet werden (Evidenzgrad II b, Grad der Empfehlung B). Liegt ein definitiver Tumornachweis in einer Sputumprobe vor, so müssen zunächst Tumoren im HNO-Bereich sowie im Gastrointestinaltrakt differenzialdiagnostisch ausgeschlossen werden. Aufgrund der höheren Irrtumswahrscheinlichkeit hinsichtlich der Tumorklassifikation eines LK mittels Zytologie im Vergleich zur Histologie und der daraus resultierenden, relevanten therapeutischen Konsequenzen sollte in der Regel jedoch eine histologische Diagnosesicherung in jedem Fall angestrebt werden.

Bronchoskopie

Primär wird in der Regel die flexible Bronchoskopie eingesetzt. Sie kann unter Lokalanästhesie und leichter Sedierung sicher und gefahrlos durchgeführt werden, wobei die bestehenden Leitlinien zur Bronchoskopie eingehalten werden müssen.

Indikationen

Das Indikationsspektrum der Bronchoskopie umfasst unklare Rundherde, rezidivierende oder therapieresistente Pneumonien, unklare Heiserkeit – auch ohne pathologischen Röntgen-Thorax-Befund – Hämoptysen, klinische Tumorhinweise und Primärtumorsuche bei extrapulmonalen Metastasen auch ohne pathologischen Röntgen-Thorax-Befund.

Diagnostisches Vorgehen

Die zur Bronchoskopie vorgelegte bildgebende Diagnostik sollte nicht älter als maximal 3 Wochen sein. Bei radiologischem Tumorverdacht kann in zirka 50 % der Fälle bronchoskopisch ein Tumor erfasst werden. Bei endobronchial nicht sichtbaren Tumoren erleichtert eine Thorax-CT die Lokalisationsbestimmung. Für endobronchial sichtbare Tumoren oder Schleimhautalterationen ist die Zangenbiopsie der Goldstandard. Drei bis fünf Biopsien sind bei sichtbaren Tumoren ausreichend. Durch Biopsien aus Randbereichen kann vermieden werden, dass nur nekrotische Tumoranteile erfasst werden. Mittels der transbronchialen Nadelaspiration können zytologische Präparate aus tiefer liegenden Tumoranteilen gewonnen werden, besonders bei endobronchial nicht sichtbaren oder pellotierenden Tumoren oder Lymphknoten. Eine Bronchiallavage zur zytologischen Aufarbeitung sollte sich anschließen. Als zusätzliche zytologische Methode mit niedriger Komplikationsrate und hoher diagnostischer Ausbeute kann der Bürstenabstrich eingesetzt werden. Dies gilt insbesondere für Tumoren, bei denen ein hohes Blutungsrisiko besteht.

Endoskopisch nicht sichtbare Prozesse haben generell eine geringere bioptische Ausbeute. Für die transbronchialen Zangenbiopsien wird deshalb eine Anzahl von mindestens fünf (bis zu zehn) Biopsien empfohlen. Die diagnostische Sicherheit der endobronchialen Zangenbiopsie beträgt, ebenso wie die des Bürstenabstrichs, bei sichtbaren Läsionen zirka 95 %, für die Bronchiallavage beträgt sie zirka 75 %. Bei peripheren Tumoren hängt die Trefferquote von deren Größe und Lokalisation ab. Für periphere Tumoren mit einem Durchmesser von mehr als 4 cm beträgt die Trefferquote 81 %, bei weniger als 4 cm Durchmesser nur 58 %. Ungünstigere Ergebnisse ergeben sich bei kleineren Tumoren, so beträgt die Trefferquote bei peripheren Rundherden unter 2 cm Durchmesser nur noch zirka 33 %, bei über 2 cm Durchmesser 62 %. Die Ergebnisse von Bürstenabstrich und Lavage bei peripheren LK variieren stark, so ergeben sich diagnostisch weiterführende Befunde mittels Bürstenabstrich in 25–65 % und mittels Lavage in 40–65 % der Fälle. Die Kombination der verschiedenen Techniken erhöht die Wahrscheinlichkeit, mit der eine gesicherte Diagnose bronchoskopisch gestellt werden kann. Insgesamt ist festzuhalten, dass die Bronchoskopie bei Patienten mit zentraler Tumorlokalisation das sensitivste Verfahren zur Sicherung der Tumordiagnose ist (Evidenzklasse IIb, Grad der Empfehlung B). Allerdings müssen bei klinischem bzw. radiologischem Tumorverdacht und negativem oder unspezifischem Ergebnis der Bronchoskopie weitere diagnostische Maßnahmen zur Abklärung des Befundes erfolgen (Evidenzklasse III, Grad der Empfehlung B). Bei Patienten mit einem kleinen peripheren Rundherd (unter 2 cm) ist die Sensitivität der Bronchoskopie gering, weshalb ein unspezifisches Ergebnis der Bronchoskopie weitere Untersuchungen zum Ausschluss bzw. Nachweis eines Malignoms erforderlich macht (Evidenzklasse IIa, Grad der Empfehlung A).

Ergänzung der bronchoskopischen Verfahren

Der endobronchiale Ultraschall (EBUS) bietet die Möglichkeit einer direkten Lokalisation von hilären und mediastinalen Lymphknoten sowie von submukös wachsenden Tumoren und erlaubt darüber hinaus eine ultraschallgesteuerte Feinnadelpunktion dieser Strukturen. Dieses diagnostische Verfahren ist deshalb zur Primärdiagnose endoluminal nicht sichtbarer Tumoren und insbesondere zur Ergänzung des mediastinalen Lymphknoten-Stagings geeignet (siehe dort). Daneben erlaubt die Autofluoreszenzdiagnostik oder die Fluoreszenzbronchoskopie unter Einsatz eines Photosensibilisators (z. B. 5-Aminolävulinsäure inhalativ) eine verbesserte Diagnostik von Dysplasien und Karzinomata in situ im Tracheobronchialtrakt. Technische Verbesserungen heutiger Videobronchoskope einerseits und die nicht abschließend geklärte therapeutische Konsequenz bei Nachweis einer Bronchialschleimhautdysplasie limitieren die klinische Bedeutung dieser Verfahren.

Komplikationen

Als Komplikationen der Bronchoskopie können Blutungen, Pneumothorax, Hypoxie, Bronchospasmus, Laryngospasmus sowie kardiale und kreislaufbedingte Komplikationen oder Fieber auftreten. Die kumulativen Mortalitäten der einzelnen Biopsietechniken und der flexiblen Bronchoskopie betragen weniger als 0,1 %, Morbiditätsraten belaufen sich auf bis zu 7 % (insbesondere Pneumothorax und Blutung). Gelingt die histologische Tumordiagnose nicht, ist zu erwägen, ob eine zweite Bronchoskopie (gegebenenfalls unter stationären Bedingungen, gegebenenfalls auch als starre Bronchoskopie für tiefgreifendere Biopsien) erfolgversprechend ist. Die Entscheidung, ob eine zweite Bronchoskopie oder ein alternatives Diagnoseverfahren einzusetzen ist, kann nur im Einzelfall anhand der topographischen Lage des Tumors und den individuellen Gegebenheiten des jeweiligen Patienten getroffen werden.

[8, 25, 26, 38, 50, 60, 62]

Vorgehen bei anhaltend fehlender histologischer Klärung

Gelingt die histologische oder zytologische Sicherung des Tumorverdachts mit keiner der hier aufgeführten Untersuchungsmethoden, so sollte zunächst die funktionelle Operabilität des Patienten geklärt werden. Ist diese gegeben, so erfolgt die diagnostische Thorakoskopie. Bei funktionell inoperablen Patienten muss die Entscheidung über weitere diagnostische Maßnahmen von den möglichen therapeutischen Konsequenzen abhängig gemacht werden. Erscheint der Patient von seiner klinischen Gesamtsituation geeignet für eine Chemo- und/oder eine Radiotherapie, so werden zunächst die Staging-Untersuchungen durchgeführt. Ergeben sich metastasenverdächtige Befunde, so kann die histologische Sicherung des Tumorverdachts durch eine gezielte Feinnadelpunktion oder Biopsie bzw. operative Entfernung der Metastase erfolgen.

Weitere diagnostische Maßnahmen bei (wiederholt) negativer Bronchoskopie und/oder sehr peripherem Sitz des Tumors richten sich nach Lokalisation der verdächtigen Raumforderung. Es kommen folgende Untersuchungen in Betracht:

- Pleurapunktion/Pleurabiopsie
  Die Pleurapunktion und/oder Pleurabiopsie sind bei Pleuraergüssen oder pleuralen Raumforderungen indiziert. Die zytologische, bakteriologische und chemische (Eiweißgehalt, LDH, eventuell Tumormarker) Untersuchung des Ergusses gibt in vielen Fällen entscheidende diagnostische Hinweise. Besteht ein Pleuraerguss, so ist dessen Punktion auch als primärer Ansatz zur Diagnosesicherung eines LK indiziert (Evidenzgrad III, Grad der Empfehlung C). Die Pleurablindbiopsie hat zugunsten der Thorakoskopie an Bedeutung verloren.

- Thorakoskopie
  Die videoassistierte Thorakoskopie (VATS) ermöglicht die direkte Inspektion des Pleuraraumes und die gezielte Entnahme von Gewebeproben. Sie ist besonders effektiv bei Pleurakarzinose, beim Pleuramesotheliom und bei sehr peripher gelegenen pulmonalen Raumforderungen. Bei klinischem Verdacht auf ein LK und vorhandenem Pleuraerguss, jedoch negativem zytologischen Befund im Pleuraerguss ist die Thorakoskopie als nächster diagnostischer Schritt anzustreben (Evidenzgrad III, Grad der Empfehlung C).

- Mediastinoskopie
  Als diagnostische Maßnahme zur Diagnosesicherung eines LK kommt die Mediastinoskopie nur in Betracht, wenn die Thorax-CT eine Raumforderung ergeben hat, die mit weniger invasiven Methoden nicht abgeklärt werden kann und wenn die histologische Sicherung für die Therapieplanung entscheidend ist (Indikation siehe entsprechendes Kapitel).

- Perkutane Feinnadelpunktion

  Eine perkutane Punktion einer pulmonalen Raumforderung kann unter Durchleuchtung, sonographisch oder CT-gesteuert erfolgen. Indikationsstellung erfolgt in der Regel nur bei nicht oder nicht kurativ operablen Patienten, während bei kurativ operablen Patienten primär eine thorakoskopische Resektion anzustreben ist. Bei transthorakaler Punktion eines LK werden Impfmetastasen im Stichkanal mit einer Häufigkeit von etwa 1 % beobachtet. Bei mediastinalen Raumforderungen ist eine CT-gesteuerte Punktion zur Sicherung des Tumorverdachts erst dann indiziert, wenn Bronchoskopie und Mediastinoskopie negativ waren oder wenn diese Untersuchungen technisch oder aus Patientengründen nicht durchführbar sind. Alternativ zur CT-gesteuerten Punktion kommen auch ultraschallgesteuerte, transösophageale oder transbronchiale Punktionstechniken in Betracht, die jedoch in der Regel nicht zur Sicherung der primären Tumordiagnose, sondern zum Lymphknoten-Staging eines LK eingesetzt werden (siehe entsprechendes Kapitel).

Diagnostik spezieller Befunde

Peripherer solitärer Lungenrundherd (Abbildung 2)

Lungenrundherde gehören zu den häufigsten radiologischen Lungenbefunden überhaupt. Da viele verschiedene pulmonale Pathologien mit der Ausbildung von radiologisch als Rundherde erscheinenden Läsionen einhergehen, ist der Begriff „Rundherd" an sich nicht spezifisch. Insbesondere ist „Rundherd" nicht einfach mit dem Nachweis einer malignen Erkrankung gleichzusetzen. Da jedoch etwa 40 % aller pulmonalen Malignome in der Lungenperipherie diagnostiziert werden (per definitionem mindestens 2 cm distal der Karina), ist die Differenzialdiagnose eines peripheren Lungenkarzinoms bei „unklaren" Lungenrundherden immer einzuschließen [24].

Die Beurteilung morphologischer Kriterien von Lungenrundherden in der CT kann bei der Differenzierung benigner von malignen Läsionen helfen und eine weitergehende Abklärung indizieren. Es gibt allerdings eine ausgeprägte Überlappung intrinsischer Charakteristika benigner und maligner Läsionen.

- Der Nachweis von Fettgewebe ist ein relativ guter Indikator für die Benignität eines Rundherdes, kann jedoch in kleineren Läsionen durch Partialvolumeneffekte mit benachbarter Luft imitiert werden.
- Der Nachweis und die Verteilung von Verkalkungen (exzentrisch oder disseminiert, bzw. in weniger als 10 % des Läsionsquerschnitts) kann ebenfalls bei der Differenzierung benigner Rundherde helfen [24]. Die CT ist etwa 10–20-mal sensitiver als die konventionelle Radiographie und erlaubt eine quantitative Erfassung von Verkalkungen.
- Eine glatte Berandung bei Benignität und ein irregulär spikulierter Rand bei Malignität sind weniger spezifische morphologische Kriterien.

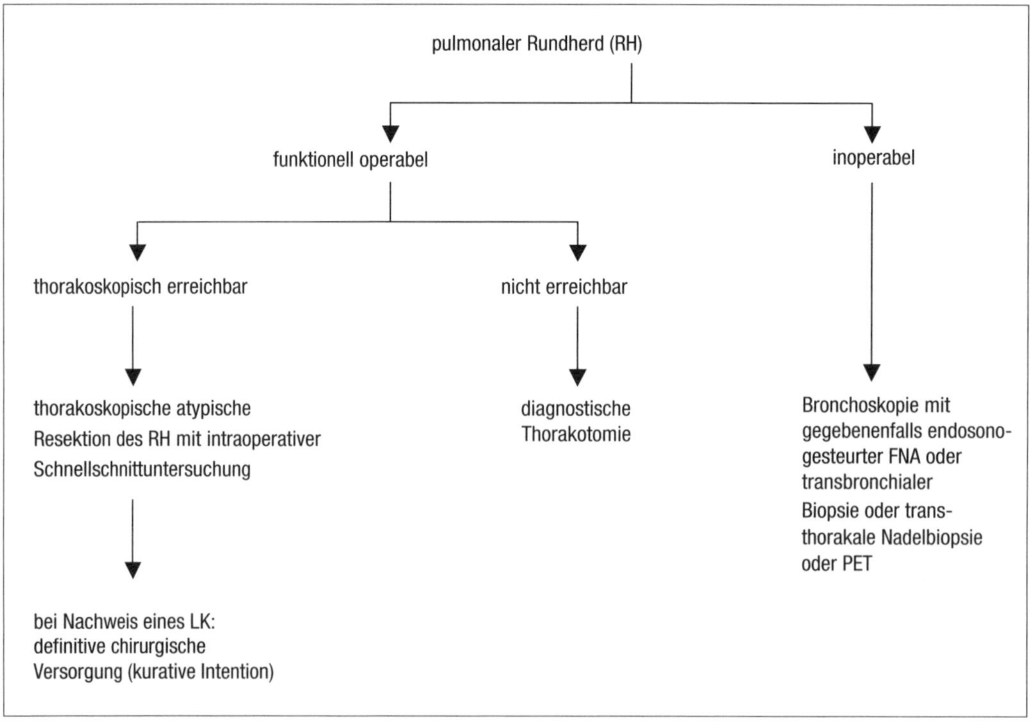

Abbildung 2. Abklärung pulmonaler Rundherd.

- Weitere, weniger spezifische morphologische Kriterien der Malignität sind ein Tumordurchmesser von mehr als 3 cm, exzentrische dickwandige Kavitationen mit mehr als 8 mm Wanddicke, eine Retraktion umliegender Strukturen, zum Tumor hin konvergierende Gefäße, eine drainierende Lungenvene sowie die Ausbildung eines „Pleurafingers", welcher vom Tumor zur benachbarten Pleura visceralis reicht [24, 45].
- Auch die Evaluation der Kontrastmittelaufnahme von Lungenrundherden in der CT kann bei der Differenzierung gutartiger von malignen Läsionen helfen und eine weitergehende Abklärung indizieren [24, 45].

Eine negative CT schließt in einem diagnostisch unklaren Fall ein LK keinesfalls aus und weitere diagnostische Tests, wie z. B. die Fluoreszenzbronchoskopie, komplementiert von wiederholter Biopsie, können in der Abklärung notwendig werden. Generell steigert ein Bronchusanschluss peripherer Lungenkarzinome die positive Sputumzytologierate von zirka 15 % auf 60 % und hilft bei der Entscheidung für das weitere diagnostische Prozedere (Bronchoskopie versus Biopsie).

Für die Wahl der weiteren diagnostischen Methoden spielen die Größe und Lage des Rundherdes sowie die möglichen therapeutischen Konsequenzen und das individuelle Risikoprofil der Patienten die entscheidende Rolle. Da mindestens 50 % aller peripheren Rundherde Malignome und von diesen zirka 80 % primäre LK sind, ist eine Operation nach extrapulmonalem Tumorausschluss bei funktioneller Operabilität das Mittel der Wahl (Evidenzgrad III, Grad der Empfehlung C). Durch die minimal-invasive Thoraxchirurgie können heute periphere Herde zunächst thorakoskopisch atypisch reseziert und einer intraoperativen Schnellschnittuntersuchung unterzogen werden. Bestätigt sich ein LK, erfolgt in gleicher Sitzung bei kurativem Therapieansatz die definitive chirurgische Versorgung. Eine Computertomographie mit Kontrastmittelverstärkung ist präoperativ obligat für Staging und Wahl des operativen Zugangs.

Ein von dieser Strategie abweichendes Vorgehen ist nur gerechtfertigt, wenn radiologisch Hinweise für einen benignen Charakter der Raumforderung bestehen (z. B. ausgeprägte Verkalkungen oder Befundkonstanz über einen Zeitraum von mehr als 2 Jahren) oder wenn der Rundherd einen Durchmesser von 5 mm oder weniger aufweist. Im letzteren Fall ist eine CT-Kontrolle nach 3 Monaten vertretbar.

Vorschläge zur Verlaufsbeobachtung von peripheren solitären Lungenrundherden

Nach modifizierter Empfehlung der American Society for Thoracic Radiology ist die Größenzunahme das verlässlichste Kriterium für den Follow-up von unklaren Rundherden unter 1 cm (Evidenzgrad III, Grad der Empfehlung C):

- Rundherde unter 4 mm sollten nach 12 Monaten kontrolliert werden.
- Rundherde von 4–8 mm sollten in dreimonatigem Abstand kontrolliert, bei Größenzunahme sollte die Resektion erwogen werden.
- Rundherde von 8–20 mm sollten grundsätzlich mittels CT-Enhancement-Protokoll oder PET weiter abgeklärt und über 20 mm biopsiert oder reseziert werden.
- Lungenrundherde können als benigne angesehen werden, wenn über mindestens zwei Jahre keine Größenänderung eintritt.
- Nur sehr selten liegt die Volumenverdoppelungsrate primärer Malignome über 18 Monaten.

In solchen Fällen handelt es sich meist um BAK, mukoepidermoide Tumoren oder adenoidzystische Karzinome.

Diagnose unklarer Lungenrundherde mit PET/CT

Die PET/CT ermöglicht die Beurteilung der Dignität von Lungenrundherden aufgrund der unterschiedlichen Glukose-Utilisation von gut- und bösartigen Läsionen. Ab einer Größe von 10 mm weist das Verfahren eine hohe Sensitivität und Spezifität für maligne Lungentumoren auf. Zahlreiche prospektive Studien geben eine Sensitivität zwischen 89 % und 100 %, eine Spezifität von 52–100 % und eine Treffsicherheit von 89–96 % an.

Multiple pulmonale Rundherde

Bei mehreren pulmonalen Rundherden (mehr als drei) kommen neben intrapulmonalen Metastasen bei primärem LK differenzialdiagnostisch pulmonale Metastasen extrapulmonaler Tumoren in Betracht (z. B. Mammakarzinom, Schilddrüsenkarzinom, Hypernephrom, etc.) aber auch benigne entzündliche Grunderkrankungen, wie z. B. Tuberkulose, Sarkoidose, M. Wegener, Nokardiose oder Histoplasmose etc. Aus diesem Grund ist in solchen Fällen eine umfangreiche Abklärung erforderlich, die insbesondere auch mikrobiologische und immunologische Untersuchungsverfahren umfasst.

Bei peripheren Adenokarzinomen und bronchoalveolären Karzinomen (BAK), den bislang in Screeningstudien am häufigsten detektierten primären malignen Lungentumoren, kommen neben solitär nodulären Manifestationen auch multizentrische Manifestationen bzw. lobäre Konsolidierungen vor. Dabei ist zu bemerken, dass ausgedehntere milchglasartige Anteile in solitären peripheren Herdbefunden in der Dünnschicht-CT mit einem höheren nichtinvasiven BAK-Anteil einhergehen, während Adenokarzinome mit invasiven Anteilen eher als solide Rundherde erscheinen (Evidenzgrad IV, Grad der Empfehlung D).Wegen der guten Korrelation dieser CT-Charakteristika mit der histologischen Klassifizierung und ihrer prognostischen Relevanz ist es deshalb sinnvoll, zwischen soliden, teilsoliden und nichtsoliden bzw. milchglasartigen peripheren Herdbefunden zu differenzieren. Nichtsolide solitäre Herdbefunde eines BAK sind mit einer sehr hohen chirurgischen Heilungsrate assoziiert und diese Patienten benötigen lediglich eine Keilresektion statt einer Standardlobektomie (Evidenzgrad IV, Grad der Empfehlung D). Fälle mit multizentrischen bzw. konsolidierenden Formen von Adenokarzinomen und BAK entsprechen hingegen fortgeschritteneren Stadien. Eine lobäre Konsolidierung mit Aerobronchogrammen ist in diesen Fällen eventuell nicht von einem pneumonischen Infiltrat differenzierbar (58).

Pancoast-Tumor

Klinische Präsentation mit Schulterschmerzen, zerviko-bronchialem Syndrom und Horner-Syndrom. Wegen der peripheren Lage des Primärtumors mit überwiegend extrapulmonalem Wachstum gelingt die histologische Diagnosesicherung bronchoskopisch häufig nicht. Soweit sich die Diagnose nicht durch Biopsien vergrößerter supraklavikulärer oder zervikaler Lymphknoten sichern lässt, kommen als diagnostische Maßnahmen in Betracht: Mediastinoskopie, Skalenusbiopsie, Thorakoskopie und Probethorakotomie. Eine Thorax-CT oder eine MRT ist hilfreich bezüglich der Wahl des diagnostischen Verfahrens. Infrage kommt auch eine transthorakale, gegebenenfalls CT-gesteuerte Punktion.

Isolierte Nebennierenrindenvergrößerungen

Bei einer isolierten Vergrößerung einer oder beider Nebennieren ohne weitere Hinweise auf Fernmetastasen kann in der Regel mittels CT oder MRT, noch besser mittel PET-CT, die Differenzierung zwischen einem Adenom (sogenanntes Inzidentalom) und einer malignitätsverdächtigen Raumforderung erfolgen. In Zweifelsfällen kommt eine sonographisch oder CT-gesteuerte Feinnadelpunktion zur Abklärung in Betracht.

[8, 11, 15, 18, 20, 25, 26, 29, 35, 36, 38, 49, 50, 60, 62, 67]

Dokumentation der Tumorbefunde

Alle Patienten sollen nach Sicherung der Tumordiagnose den zuständigen Tumorzentren gemeldet werden, soweit der Patient sein Einverständnis im Nachsorgekalender schriftlich bekundet hat. Die Dokumentation soll dabei entsprechend den Richtlinien des örtlichen Tumorzentrums oder der Arbeitsgemeinschaft Deutscher Tumorzentren (ADT) mithilfe des Basisdokumentationsbogens erfolgen.

Stadieneinteilung (Staging)

Das Staging ist von entscheidender Bedeutung für die prognostische Einschätzung und für die Therapieplanung. Der therapeutische Ansatz hängt bei Patienten mit Lungenkarzinom von der Tumorgröße, der lokalen Tumorausbreitung mit Lappen- oder Organüberschreitung, dem Befall hilärer und mediastinaler Lymphknoten und von einer potenziellen Fernmetastasierung ab. Das Staging hilft bei der Patientenselektion für die operative Therapie oder Radiochemotherapie und deren Planung und ist wertvoll in der Verlaufsbeurteilung dieser Patienten. Nur bei Patienten, die aufgrund des fortgeschrittenen LK und/oder wegen des schlechten Allgemeinzustandes nur noch supportiv behandelt werden können, werden Staging-Untersuchungen wegen fehlender Konsequenzen unterbleiben. Die Ergebnisse der Staging-Untersuchungen ermöglichen eine Einteilung des LK nach dem TNM-System (Tabelle 1, Tabelle 2, Tabelle 3, Tabelle 4), wobei 2009 eine offizielle neue Version der WHO veröffentlicht wird. Die TNM-Klassifikation ermöglicht eine stadiengerechte Therapieplanung für jedes LK. Im Fall eines kleinzelligen LK ist die Einteilung in „Limited disease" und „Extensive disease" nach wie vor klinisch relevant. Dabei umfasst „Limited disease" die Stadien I–IIIb, während „Extensive disease" immer die Metastasierung außerhalb des primär betroffenen Hemithorax bedeutet. Beim kleinzelligen LK wird das Stadium I nach TNM auch als „Very limited disease" bezeichnet (Tabelle 4). Die höchste Wahrscheinlichkeit einer lymphatischen Metastasierung besteht beim kleinzelligen Lungenkarzinom. Von hämatogener Metastasierung sind am häufigsten Leber, Nebennieren und Zerebrum mit je etwa 40 % betroffen, gefolgt vom Skelett, den abdominellen Lymphknoten und den Nieren in etwa 25–30 % der Fälle [24].

Ausbreitungsdiagnostik des Primärtumors (T-Staging)

T-Staging mit Computertomographie (CT)

Bei der Beurteilung der lokalen Tumorinvasivität liegt die Treffsicherheit der CT bei nur 50–70 % [24]. CT und MRT haben dieselben Limitationen in der Evaluation von Hauptbronchus-, Karinal- und Trachealinvasion oder Lobär- bzw. Hauptpulmonalarterieninfiltration. Eine Kontrastmittelgabe ermöglicht häufig, den Tumor von Arealen poststenotischer Atelektase und Pneumonie abzugrenzen, welche ein stärkeres Enhancement aufweisen. Indirekte Zeichen einer Tumormanifestation innerhalb eines Konsolidierungsareals schließen einen S-förmigen Lobärspalt, einen fehlenden Volumenverlust bei Atelektase, hiläre Lymphadenopathie und fehlendes Ansprechen einer Konsolidierung auf Antibiotikatherapie ein. In der Beurteilung fissurenüberschreitenden Tumorwachstums sind multiplanare Reformationen (MPR) insbesondere bei Dünnschichttechnik sehr sensitiv.

Das Vorliegen eines Pleuraergusses erfordert den zytologischen Malignitätsausschluss (Tumorstadium IV) im Pleurapunktat und gegebenenfalls bei entsprechenden therapeutischen Konsequenzen den thorakoskopischen Ausschluss eines Pleurabefalls.

Die lokale Infiltration mediastinalen Fettgewebes ist nicht notwendigerweise mit einer Irresektabilität des Primärtumors verbunden. Vielmehr kann das Vorliegen von drei Kriterien zur Diagnose einer Tumorresektabilität (T3) herangezogen werden:

- weniger als 3 cm Mediastinalkontakt,
- erhaltene mediastinale Fettlinie, oder
- Aortenkontakt an weniger als 90° der Zirkumferenz

(Evidenzklasse III, Grad der Empfehlung C) [22]

Eine Invasion des Mediastinums (T4-Tumor) sollte hingegen bei kompletter Ummauerung oder Konstriktion vitaler mediastinaler Strukturen (Trachea, große Gefäße, Herz, Ösophagus), Wirbelkörperdestruktion bzw. -ummauerung oder bei Tumorüberschreitung der Medianlinie angenommen werden [24]. Die Invasion der oberen Lungenvene ist ein zuverlässiger Indikator einer Perikardinfiltration, während die der unteren Lungenvene nicht als solcher angesehen werden kann. Auch eine Invasion der Thoraxwand ist nicht länger zwingend eine Kontraindikation für die operative Therapie. Knöcherne Rippenarrosionen gelten in der CT und MRT als

Tabelle 1. TNM-Klassifikation: geänderte T- und M-Deskriptoren nach IASLC 2007, adaptiert nach [23, 46, 49].

Bisherige Einteilung		Neue Klassifikation	
T1	(≤ 3 cm)	T1a T1b	(< 2 cm) (2–3 cm)
T2	(> 3 cm)	T2a T2b	(3–5 cm) (> 5–7 cm)
T3	(> 7 cm)	T3	
T4	(Herd in gleichem Lappen)	T3	
M1	(Herd ipsilateral, anderer Lappen)	T4	
pleuraler Befall		M1	
Lungenmetastase, kontralateral		M1	
Fernmetastase, extrapulmonal		M2	

sicheres Kriterium einer Thoraxwandinvasion. Weder CT noch MRT erlauben jedoch eine Differenzierung zwischen früher Thoraxwandinvasion durch Tumor und inflammatorischer Thoraxwandadhäsion. Die dynamische CT oder andere Schnittbilduntersuchungen (z. B. Sonographie), die die freie Mobilität der Lunge zum Ausschluss einer Thoraxwandinvasion nutzen, sind nur in den unteren beiden Thoraxdritteln aussagekräftig. Im Vergleich zur CT, der bisher bevorzugten Standardmethode beim T-Staging, liefert die Multidetektor-CT mit KM-Bolusinjektion bei Tumoren im oberen Sulcus unter Verwendung koronarer und sagittaler multiplanarer Reformationen zur MRT identische Informationen in dieser Region (Region von Plexus brachialis und Vasa subclavia). Die MRT ist jedoch weiterhin zur Darstellung einer intraspinalen Tumorextension vorzuziehen.

Suche nach Lymphknotenmetastasen (N-Staging)

Wesentlich, vor allem beim nichtkleinzelligen LK, ist ein genaues mediastinales LK-Staging, um den Patienten im frühen Tumorstadium eine kurative Operation zu ermöglichen, andererseits aber auch Patienten mit fortgeschrittenen Stadien unnötige Operationen zu ersparen.

N-Staging mit Computertomographie (CT)

Bei der kontrastverstärkten CT des Thorax hat die Abschätzung der Lymphknotengröße (Grenzwert für die pathologische Vergrößerung eines mediastinalen Lymphknotens ist eine Länge der kurzen Achse des Lymphknotens von 10 mm) unbefriedigende Sensitivitäten (41–67 %) und Spezifitäten (50–86 %) für das Erkennen von Lymphknotenmetastasen (Evidenzklasse III, Grad der Empfehlung C) [2, 24]. Bei Lymphknoten mit einem Durchmesser von weniger als 10 mm in der kurzen Achse ist eine Metastasierung zwar selten, in einer Studie konnte unter Verwendung einer transösophagealen, ultraschallgesteuerten Feinnadelaspiration jedoch auch in derart kleinen Lymphknoten in zirka 4 % der Fälle der Nachweis maligner Zellen geführt werden.

Das Hinzuziehen verschiedener morphologischer Daten der Lymphknotenform und der angrenzenden Pleura in der hochauflösenden Mehrschicht-CT kann jedoch diese Werte verbessern. Meist metastasieren LK kontinuierlich entlang der drainierenden Lymphknotenstationen. Eine relative Vergrößerung von Lymphknoten im Bereich der mediastinalen Drainagewege um mehr als 5 mm im Vergleich zu anderen Lymphknotenstationen kann einen relativ hohen positiven Vorhersagewert von 95 % für Metastasen ermöglichen [9]. Tumoren der rechten Lunge metastasieren eher ipsilateral nodal (besonders Unterlappentumoren), wohingegen linksseitige Malignome häufig die kontralateralen Lymphknoten befallen. Zentrale Adenokarzinome haben zum Zeitpunkt der Diagnose bereits vielfach in „normal große“ mediastinale Lymphknoten metastasiert, im Gegensatz zu zentralen Plattenepithelkarzinomen [24].

Die CT hilft bei der Auswahl der am besten geeigneten invasiven Methoden zum Sampling unklarer Lymphknoten. Dieses schließt die Thorakoskopie und die kontralaterale lymphatische Dissektion während der Thorakotomie ein. Allerdings erlaubt keines der gegenwärtig verfügbaren Schnittbildverfahren eine Aussage über eine lokale mediastinale Lymphangiosis carcino-

Tabelle 2. Klinische TNM-Klassifikation nach IASLC 2007.

T	Primärtumor
Tx	Primärtumor kann nicht beurteilt werden, oder Nachweis von malignen Zellen im Sputum oder bei Bronchialspülungen, jedoch Tumor weder radiologisch noch bronchoskopisch sichtbar
T0	kein Anhalt für Primärtumor
Tis	Carcinoma in situ
T1a	Tumor weniger als 2 cm in größter Ausdehnung, umgeben von Lungengewebe oder viszeraler Pleura, kein bronchoskopischer Nachweis einer Infiltration proximal eines Lappenbronchus (Hauptbronchus frei)[1]
T1b	Tumor 2–3 cm in größter Ausdehnung, umgeben von Lungengewebe oder viszeraler Pleura, kein bronchoskopischer Nachweis einer Infiltration proximal eines Lappenbronchus (Hauptbronchus frei)[1]
T2a	Tumor 3–5 cm in größter Ausdehnung
T2b	Tumor 5–7 cm in größter Ausdehnung T2a und T2b: – Hauptbronchus bis 2 cm distal der Karina frei – kein Befall der Pleura – keine Atelektase einer ganzen Lunge
T3	Tumor > 7 cm in größter Ausdehnung Tumorinfiltration weniger als 2 cm distal der Karina, aber Karina selbst nicht befallen, oder Tumor mit Atelektase oder obstruktiver Entzündung der ganzen Lunge
T4	Tumor jeder Größe mit zusätzlichem Herd im gleichen Lappen oder Infiltration einer der folgenden Strukturen: Mediastinum, Herz, große Gefäße, Trachea, Ösophagus, Wirbelkörper, Karina
N	**Regionäre Lymphknoten**
Nx	regionäre Lymphknoten (LK) können nicht beurteilt werden
N0	keine regionären Lymphknotenmetastasen
N1	Metastasen in ipsilateralen peribronchialen LK und/oder in ipsilateralen Hilus-LK (einschließlich einer direkten Ausbreitung des Primärtumors)
N2	Metastasen in ipsilateralen, mediastinalen und/oder subkarinalen LK
N3	Metastasen in kontralateralen mediastinalen, kontralateralen Hilus-, ipsi- oder kontralateralen Skalenus- oder supraklavikulären LK
M	**Metastasen**
Mx	Das Vorliegen von Fernmetastasen kann nicht beurteilt werden
M0	keine Metastasen
M1	pleuraler Befall[2] oder Lungenmetastase kontralateral
M2	Fernmetastasen, extrapulmonal

1 Seltener, sich oberflächlich ausbreitender Tumor jeder Größe mit einer nur auf die Bronchialwand begrenzten Infiltration wird auch dann, wenn er sich weiter proximal ausdehnt, als T1 klassifiziert.

2 Die meisten Pleuraergüsse bei Lungenkarzinom sind durch den Tumor verursacht. Soweit die maligne Genese durch mehrfache zytologische Untersuchungen oder zuverlässiger thorakoskopisch ausgeschlossen wurde, kann der Tumor als T1, T2 oder T3 eingestuft werden.

Tabelle 3. Stadiengruppierung des Lungenkarzinoms unter Berücksichtigung von T, N, M (*Mountain* 1996 und UICC 1997).

Okkultes Karzinom		Tx	N0	M0
Stadium	0	Tis	N0	M0
Stadium	IA	T1	N0	M0
	IB	T2a,b	N0	M0
Stadium	IIA	T1	N1	M0
	IIB	T2a,b	N1	M0
		T3	N0	M0
Stadium	IIIA	T3	N1	M0
		T1	N2	M0
		T2a,b	N2	M0
		T3	N2	M0
	IIIB	jedes T	N3	M0
		T4	jedes N	M0
Stadium	IV	jedes T	jedes N	M1

Tabelle 4. Stadieneinteilung des kleinzelligen Lungenkarzinoms.

Very limited disease (Stadium I) T1 oder T2 ohne ipsilaterale hiläre Lymphknotenmetastasen
Limited disease (Stadium I–III nach TNM) Befall eines Hemithorax mit oder ohne – ipsilaterale hiläre Lymphknotenmetastasen – ipsi- oder kontralaterale mediastinale Lymphknotenmetastasen – Skalenus- oder supraklavikuläre Lymphknotenmetastasen – Pleuraerguss (auch bei positiver Zytologie!)
Extensive disease (Stadium IV nach TNM) alle Patienten, die nicht Limited disease sind

matosa, die in der Regel eine explorative Dissektion unmöglich macht. Der Lymphknotenstatus von zentralen T3-Adenokarzinomen, oberen Sulkustumoren und von anderen, die Thoraxwand infiltrierenden Malignomen sollte präoperativ mediastinoskopisch abgeklärt werden, um ein gegebenenfalls unnötiges Operationsrisiko vermeiden zu können.

N-Staging mit Positronenemmissionstomographie mit Computertomographie (PET/CT)

Die FDG-PET hat im Lymphknoten-Staging des Lungenkarzinoms eine der Einzelschicht-CT deutlich überlegene diagnostische Genauigkeit und sollte deshalb der Einzelschicht-CT vorgezogen werden. Die mittlere Sensitivität und Spezifität liegen bei 88 % (76–100 %) bzw. 93 % (81–100 %) (Evidenzgrad III, Grad der Empfehlung C) [37]. Die Mehrschicht-CT (MSCT, siehe oben unter Thorax-Computertomographie) relativiert einige Nachteile der Einzelschicht-CT beim N-Staging. Ideal ist selbstverständlich die Kombination der PET und der MSCT in einem Verfahren in Form einer PET/CT, die hohen Kosten schränken die Indikationsstellung unter Umständen auf unklare Fälle ein.

Bei der PET/CT zeigt sich bei pathologisch vergrößerten Lymphknoten eine höhere Sensitivität der PET, im Vergleich zur CT jedoch eine geringere Spezifität. Entsprechend gilt für normal große Lymphknoten, dass die PET eine höhere Rate richtig negativer Befunde und somit eine höhere Spezifität aufweist, während die Sensitivität im Vergleich zu vergrößerten Lymphknoten geringer ist. Bekannte Ursachen für falsch positive Befunde im Mediastinum sind etwa granulomatöse Erkrankungen und pneumonische Infiltrate. Aufgrund der negativen Auswirkungen falsch positiver Befunde sollten PET-positive Lymphknoten weiter histologisch untersucht werden. Die Sensitivität der PET bzw. PET/CT-Diagnostik für mediastinale Lymphknotenfiliae bei zentral gelegenen Tumoren ist reduziert. Der Nachweis intrapulmonaler Lymphknotenfiliae ist ein Hinweis auf Mikrometastasen in mediastinalen Lymphknoten, welche weder in der CT noch in der PET nachweisbar sind. Diese Problematik kann jedoch durch die CT-Ko-Registrierung weitgehend vermieden werden. Die FDG-PET/CT kann somit eine Mediastinoskopie in solchen Fällen ersetzen, in denen der Primärtumor nicht zentral lokalisiert ist und intrapulmonale/mediastinale Lymphknoten in der CT und der PET negativ sind. Bei Patienten mit malignem, aber PET-negativem Primarius, PET-positiven zentralen Tumoren und Patienten mit positiven intrapulmonalen Lymphknoten ist eine zytologische oder histologische Klärung des Befundes weiterhin erforderlich, um einen falsch negativen Befund im PET/CT sicher auszuschließen. Positive PET- bzw. PET-CT-Befunde sollten ebenfalls durch eine gezielte Gewinnung von zytologischem oder histologischem Material bestätigt werden, um falsch positive Befunde z. B. bei granulomatösen Erkrankungen oder Infektionen zu identifizieren. Für die weitere Abklärung stehen neben der Mediastinoskopie auch bronchoskopische und ultraschallgesteuerte bronchoskopische und ösophagoskopische Verfahren zur Verfügung.

FDG-PET zur Diagnostik des kleinzelligen Lungenkarzinoms

Im Unterschied zu den nichtkleinzelligen Subtypen ist die Rolle der PET-Diagnostik bei kleinzelligem LK (SCLC) weniger gut charakterisiert. In einigen Studien mit jeweils geringen Fallzahlen konnte gezeigt werden, dass PET bei der Unterscheidung von Patienten mit begrenzten (Limited disease) oder ausgedehnten Tumormanifestationen (Extensive disease) hilfreich sein kann und eine prognostische Bedeutung haben könnte.

N-Staging mit der Magnetresonanztomographie (MRT)

Während bei N2-Läsionen (Befall ipsilateraler mediastinaler Lymphknoten) prinzipiell noch ein kurativer Ansatz verfolgt werden kann, gelten N3-Läsionen (unter anderem Befall der kontralateralen mediastinalen Lymphknoten) als weitgehend nicht resektabel.

Die gute Abgrenzbarkeit der Lymphknoten auf T1-gewichteten MRT-Bildern im umgebenden mediastinalen Fett führt dazu, dass CT und MRT vergleichbar sensitiv und spezifisch sind (zwischen 50 % und 80 %, wechselnd in verschiedenen Studien). Die erhoffte spezifischere Gewebecharakterisierung durch intravenöse Kontrastmittelapplikation hat sich leider nicht erfüllt. Neuere pharmazeutische Präparationen geben aber zu der Hoffnung Anlass, dass sich die Lymphknoten-Charakterisierung mit der MRT noch verbessern lässt. Intravenös injizierte ultrakleine Eisenoxidpartikel (USPIO) lagern sich im retikulo-endothelialen System (RES) gesunder Lymphknoten ab und induzieren dort ein lokales Magnetfeld. Dies führt auf T2-gewichteten Bildern zu einer Signalreduktion, d. h. gesunde Lymphknoten werden auf dem Bild dunkel. Im Gegensatz dazu können tumorinfiltrierte Lymphknoten die Eisenpartikel nicht speichern und bleiben daher hell. In 24 von 27 mediastinalen Lymphknoten konnte in einer Studie die Einschätzung einer Tumorinfiltration histologisch bestätigt werden. Es ergeben sich daraus eine Sensitivität von 92 % und eine Spezifität von 86 %. Allerdings gibt es in Deutschland gegenwärtig kein für den klinischen Einsatz zugelassenes USPIO-Präparat.

Mediastinoskopie

Mit der klassischen Mediastinoskopie nach *Carlens* ist eine Palpation, Inspektion und Biopsie peritrachealer Lymphknoten oder sich bis zur Trachea erstreckender Tumoranteile möglich. Es handelt sich hierbei um die paratrachealen, die tracheobronchialen (Azygos-Gruppe rechts) und die ventralen Bifurkationslymphknoten. Nicht erfassbar sind Lymphknotengruppen im vorderen Mediastinum, im aorto-pulmonalen Fenster und präaortal sowie die paraösophagealen Lymphknotenstationen 7 und 8. Die für die klassische Mediastinoskopie nicht erreichbaren Lymphknotenstationen lassen sich entweder über eine parasternale diagnostische Mediastinotomie (im 2. oder 3. ICR, Montgomery-Procedure) oder gegebenenfalls über eine Thorakoskopie erreichen. Die klassische Mediastionoskopie nach *Carlens* ist zur Abklärung mediastinaler Lymphknotenmetastasen vor allem bei Patienten mit nichtkleinzelligem Lungenkarzinom und ohne Fernmetastasen wegen ihrer geringen Rate falsch negativer Befunde (zirka 10 %) und einer geringen Morbidität (zirka 2 %) zu empfehlen (Evidenzklasse IIb, Grad der Empfehlung B).

Endosonographie mit ultraschallgesteuerter Nadelaspiration

Eine Endosonographie mit ultraschallgesteuerter Nadelaspiration ist sowohl endobronchial als auch endoösophageal durchführbar und erreicht in geübter Hand eine sehr hohe Sensitivität und Spezifität (jeweils mehr als 90 %) für den Nachweis mediastinaler Lymphknotenmetastasen. Darüber hinaus können diese Verfahren auch für die Primärtumordiagnostik oder Rundherddiagnostik eingesetzt werden. Die Abklärung mediastinaler Lymphknotenmetastasen mittels Endosonographie-gesteuerter Feinnadelaspiration ist dementsprechend der klassischen Mediastinoskopie mit Evidenzklasse IIb und Grad der Empfehlung B gleichzustellen. Dies hat auch in den neuesten Guidelines der European Society for Thoracic Surgery seinen Niederschlag gefunden. Dabei ergibt sich eine differenzialdiagnostische Indikation für die unterschiedlichen Verfahren je nach Lage der auffälligen Lymphknoten, weil das optimale Einsatzgebiet der verschiedenen Techniken sich nur teilweise überlappt. Einschränkend muss festgestellt werden, dass keines der Verfahren bei negativem Befund einen definitiven Ausschluss mediastinaler Lymphknotenmetastasen erlaubt. In geübter Hand ist die Rate der falsch negativen Ergebnisse jedoch für alle drei Verfahren – Mediastinoskopie, endobronchiale und endoösophageale ultraschallgesteuerte Feinnadelaspiration – vergleichbar. Bei Verfügbarkeit der Methode spricht die geringere Invasivität für ein primäres endosonographisch gesteuertes Lymphknoten-Staging.

Ein invasives Lymphknoten-Staging mittels endosonographisch gesteuerter Feinnadelaspiration oder chirurgischer Mediastinoskopie ist in folgenden Situationen zu fordern:

1. Operabilitätsbeurteilung und exaktes Staging mit Nachweis oder Ausschluss eines mediastinalen Lymphknotenbefalls.
2. Histologische Tumorsicherung bei mediastinalem Lymphknotenbefall (N2/N3). Im Falle eines bronchoskopisch nicht gesicherten Primärtumors (vor allem bei onkologisch oder funktionell inoperablen Patienten).
3. Nachweis einer kontralateralen Lymphknotenmetastasierung (N3) als allgemein akzeptiertes Kriterium der (kurativen) Inoperabilität.
4. Nachweis eines ipsilateralen Lymphknotens (N2), sofern man daraus eine Kontraindikation zur Operation ableitet oder die Indikation zu einer neoadjuvanten Therapie gestellt wird.
5. Kleinzelliges LK im Stadium I vor geplanter Operation (nur in Ausnahmefällen).
6. Eine Mediastinoskopie bei kleinzelligen LK im Rahmen der präoperativen Diagnostik ist nur vor einem potenziellen kurativen Eingriff indiziert, nicht dagegen bei palliativer OP-Indikation.

Suche nach Fernmetastasen (M-Staging)

Prinzipiell gilt, dass jeder Patient, bei dem der Verdacht auf ein Lungenkarzinom besteht, klinisch (körperliche Untersuchung, Symptome, Laborchemie) nach Metastasen zu evaluieren ist (Evidenzgrad I, Empfehlung A). Bei klinischem Verdacht auf Metastasen sollte mittels Bildgebung (Schädel-CT, Skelettszintigraphie, Abdomen-CT) die weitere organbezogene Diagnostik durchgeführt werden (Evidenzgrad I, Empfehlung A). Patienten mit dem klinischen Stadium I und II brauchen keine Metastasendiagnostik (Evidenzgrad I, Empfehlung A), Patienten mit dem klinischen Stadium IIIA und IIIB sollten routinemäßig nach Metastasen evaluiert werden (Evidenzgrad III, Grad der Empfehlung C). Für den Einsatz der MRT im M-Staging von Lungenkarzinomen sind Evidenzgrade bislang jedoch noch nicht verfügbar.

Oberbauch-CT

Sie dient der Beurteilung von Leber, Milz, Nieren, Nebennieren und Lymphknoten in Bezug auf Metastasen und andere pathologische Prozesse. Oberbauch- und Thorax-CT sollten zweckmäßigerweise zur gleichen Zeit erfolgen.

Oberbauch-Sonographie

Gegebenenfalls in Ergänzung zur Computertomographie und zur Verlaufskontrolle bei Nachweis von Metastasen.

Oberbauch-MRT

In Ergänzung zur Computertomographie und/ oder Sonographie der Oberbauchorgane kann die MRT insbesondere zur Charakterisierung diagnostisch unklarer fokaler Leberläsionen eingesetzt werden.

Allerdings gibt es keine eindeutigen bildgebenden Eigenschaften von Lebermetastasen, die Überlappung der Erscheinungsmuster mit primären hepatischen Malignomen und benignen Läsionen ist daher groß. Es ist zudem wichtig zu wissen, dass kleine, benigne hepatische Raumforderungen insgesamt häufig vorkommen. Sogar bei Patienten mit einem bekannten extrahepatischen Malignom ist die Wahrscheinlichkeit, dass es sich bei einem Leberherd mit einer Größe von weniger als 15 mm um eine Metastase handelt, nur zirka 50 %.

In der MRT sind Metastasen im Allgemeinen auf T1-gewichteten Bildern hypointens (dunkel) und auf T2-gewichteten Bildern hyperintens (hell). Sie haben darüber hinaus meist ein heterogenes Signal mit unscharfen Randkonturen. Unter den Lebermetastasen haben 15–27 % eine zentrale Hyperintensität auf T2-gewichteten Bildern, was für eine zentrale Nekrose spricht (Target-Zeichen). Nach i.v. Gabe von Gadolinium zeigen hypovaskuläre Metastasen ein Ring-Enhancement in der arteriellen Phase, hypervaskuläre Metastasen sind hyperintens in der arteriellen Phase, können aber während der portalen Phase ein Äquilibrium erreichen, sodass sie maskiert sind und daher dem Nachweis entgehen können.

Trotz nicht ganz einheitlicher Ergebnisse in der Literatur weist die MRT gegenüber der CT eine höhere Sensitivität in der Detektion von Lebermetastasen auf. Dies liegt im Wesentlichen an den folgenden Faktoren:

- Höherer intrinsischer Gewebekontrast
- Eine Fettleber kann die Metastasendetektion in der CT erheblich erschweren, mitunter sogar unmöglich machen, die MRT wird dadurch nicht beeinflusst.
- Kleine Metastasen können durch Rand-Enhancement in der CT maskiert werden, im nicht kontrastverstärkten MRT aber gut erkennbar sein.
- Kleine Zysten können in der CT durch Partialvolumeneffekte ein mäßiges Kontrastmittel-Enhancement aufweisen und so als Metastasen fehlinterpretiert werden. In der T2-MRT sind die Zysten aber im Regelfall deutlich signalreicher als Metastasen, sodass sich hier die differenzialdiagnostische Schwierigkeit nicht in gleichem Maße ergibt.
- Unter Einsatz neuer MRT-Kontrastmittel für die Leber (eisenhaltige KM, leberspezifische KM) und moderner Sequenztechniken ist die MRT im Hinblick auf die Detektion von Lebermetastasen der CT wahrscheinlich überlegen.

Dennoch bleibt zusammenfassend die CT das Mittel der Wahl in der Detektion von Lebermetastasen beim LK. Die Vorteile der CT liegen in der breiteren Verfügbarkeit, geringeren Kosten, kürzeren Untersuchungszeiten und höheren Detektionsraten für weitere, extrahepatische Metastasen.

Lungenkarzinome weisen – neben Mammakarzinomen – die höchsten Wahrscheinlichkeiten für das Auftreten von Nebennierenmetastasen (NN-Metastasen) auf. Bei 19 % der Patienten mit einem Lungenkarzinom werden mittels CT NN-Metastasen gefunden. Ein Drittel aller Raumforderungen in den NN ist bei Patienten mit bekanntem intrapulmonalen Malignom benigne. In der MRT können sich NN-Metastasen unterschiedlich darstellen. T1-gewichtet haben sie im Regelfall eine zum Leberparenchym identische oder abgesenkte Signalintensität, meist der von Adenomen vergleichbar. Auf T2-gewichteten Bildern sind NN-Metastasen heterogen, aber im Vergleich zur Leber signalreicher. Weil Metastasen kein Fett produzieren, weisen sie keine Signalminderung in Opposed-Phase-MRT-Bildern auf, was eine wertvolle Hilfe zur differenzialdiagnostischen Abgrenzung zu Adenomen darstellt. Nach KM lässt sich bei NN-Metastasen ein kräftiges und heterogenes Enhancement finden, das für mehrere Minuten persistiert. Auch darin unterscheiden sie sich von Adenomen.

In den meisten Fällen lassen sich NN-Metastasen auch sicher mit der CT detektieren. Die MRT sollte den Fällen vorbehalten bleiben, in denen die Diagnose nicht sicher mit der CT gestellt werden kann und sich das therapeutische Vorgehen ändern würde. Auch muss auf den Nutzen von Verlaufskontrollen hingewiesen werden, da Adenome nur ein sehr langsames Wachstumsverhalten aufweisen und daher bei Kontrollen in wenigen Monaten größenkonstant sind, während Metastasen ein Wachstum zeigen. Falls eine definitive Abklärung erforderlich erscheint, bleibt noch die sonographisch oder CT-gesteuerte Feinnadelpunktion.

Schädel-CT (CCT) und Schädel-MRT

Das Lungenkarzinom ist – neben dem Mammakarzinom und dem malignen Melanom sowie Malignomen des Urogenital- und Gastrointestinaltraktes – die häufigste Ursache für zerebrale Metastasen. Eine Schädel-CT (CCT) ist wegen der relativ hohen Inzidenz stummer Hirnmetastasen obligater Bestandteil des Stagings beim kleinzelligen Lungenkarzinom, bei nichtkleinzelligen Lungenkarzinomen, die histologisch keine Plattenepitheldifferenzierung aufweisen, sowie bei neurologischen Symptomen. Die CCT sollte sowohl vor („nativ") als auch nach intravenöser Kontrastmittelapplikation („kontrastverstärkt") erfolgen. Die native CCT weist (im Parenchymfenster) vor allem Einblutungen, Hirnödeme, Infarktareale, Verlagerungen der Mittellinie und Einklemmungen sowie (im Knochenfenster) gegebenenfalls Osteolysen nach. Die kontrastverstärkte CCT zeigt Störungen der Blut-Hirn-Schranke, die von Hirnmetastasen verursacht werden können. Allerdings ist die MRT des Schädels (cMRT) empfindlicher für den Nachweis von Hirnmetastasen als die CCT und deutlich überlegen beim Nachweis meningealer Veränderungen, wie z. B. einer Meningeosis carcinomatosa. Insbesondere, wenn der Nachweis einzelner oder zusätzlicher Hirnmetastasen über die Wahl des Therapieverfahrens entscheidet (z. B. Ganzhirnbestrahlung anstatt von Gamma-Knife oder Cyber-Knife-Bestrahlung), sollte gegebenenfalls sogar zusätzlich zur CCT eine MRT des Schädels durchgeführt werden.

Die kontrastverstärkte MRT gilt als Methode der Wahl zur Detektion und Evaluation von intrakraniellen Metastasen. Dabei erscheinen nichthämorrhagische Metastasen typischerweise hypo- bis isointens auf T1-gewichteten Bildern, auf T2-gewichteten meist hyperintens. Hämorrhagische Metastasen haben variable Signalintensitäten, in Abhängigkeit von ihrem Gehalt an Blut und Blutabbauprodukten. Umgebendes Ödem kommt auf T2-gewichteten Bildern hyperintens zur Darstellung. Bei MRT-Untersuchungen ohne KM ist es hingegen oft nicht möglich, zwischen Metastasen, fokaler Ischämie, Ödem und Demyelinisation zu unterscheiden. So ist es gerade vor geplanten chirurgischen Interventionen an Hirnmetastasen wichtig zu wissen, ob es sich um eine Solitärläsion handelt oder ob weitere intrazerebrale Metastasen vorliegen. Die verschiedentlich propagierte Hochdosis-MRT mit zwei- bis dreifacher KM-Menge hatte zwar die Sensitivität erhöhen können, d. h. eine bessere Metastasendetektion erzielt, war aber auch in vielen Fällen falsch positiv, d. h. es wurden kleine KM-aufnehmende Läsionen als Metastasen gewertet, die tatsächlich z. B. nur kleinen Gefäßektasien entsprochen haben. Es wurde dann Patienten die unter Umständen kurative kranielle Metastasenresektion vorenthalten, weil fälschlich weitere Läsionen beschrieben wurden.

Insgesamt herrscht aber Einigkeit darüber, dass die KM-verstärkte MRT eine höhere Sensitivität und Spezifität in der Detektion von Hirnmetastasen hat als die KM-verstärkte CT und die native MRT. Gerade in der hinteren Schädelgrube ist die MRT der CT eindeutig überlegen, da es bei der MRT nicht zu Aufhärtungsartefakten kommt, die die CT-Diagnostik in dieser Lokalisation erheblich einschränken können.

PET/CT bei Fernmetastasen

Die Diagnostik mit PET/CT kann auch Fernmetastasen des LK innerhalb und außerhalb des Thorax mit hoher Sensitivität nachweisen (82 %, Spezifität 93 %). Bei bis zu 15 % aller Patienten mit primär operablem LK identifiziert PET/CT zuvor unbekannte Fernmetastasen. PET bzw. PET/CT weisen eine hohe Sensitivität für Nebennierenfiliae und ossäre Metastasen auf. In einer PET/CT-Untersuchung sind auch Filiae detektierbar, die selten auftreten, wie etwa Weichteilmetastasen, retroperitoneale und supraklavikuläre Lymphknotenfiliae. Zur Erkennung zerebraler Filiae ist die PET/CT-Diagnostik jedoch weniger geeignet und der MRT unterlegen.

Skelettszintigraphie

Eine Skelettszintigraphie ist nur bei klinischen Symptomen (Knochenschmerzen) oder laborchemischen Hinweisen (Hyperkalzämie, Erhöhung der alkalischen Phosphatase) indiziert. Im positiven Falle ist gegebenenfalls eine weitere Abklärung mittels CT oder MRT bzw. eine zytologische bzw. histologische Diagnosesicherung in therapierelevanten Zweifelsfällen erforderlich.

Knochenmarksbiopsie

Sie ist indiziert bei Verdacht auf Knochenmarkskarzinose (z. B. Anämie, Thrombozytopenie, Leukozytopenie) sowie beim kleinzelligen LK zum sicheren Nachweis eines Limited-disease-Stadiums, soweit die anderen Staging-Untersuchungen noch keine Fernmetastasen ergeben haben und eine Operation geplant ist. Meist wird sie mit der sogenannten Jamshidi-Nadel durchgeführt.

Der optimale Einsatz der verfügbaren Methoden zum Tumor-Staging wird in Abbildung 3 und Abbildung 4 zusammengefasst.

Das Staging ist von entscheidender Bedeutung für die prognostische Einschätzung und für die Therapieplanung. Nur bei Patienten, die aufgrund des fortgeschrittenen LK und/oder wegen des schlechten Allgemeinzustandes nur noch supportiv behandelt werden können, werden Staging-Untersuchungen wegen fehlender Konsequenzen unterbleiben. Nach erfolgter Sicherung des Primärtumors mit exakter histologischer Differenzierung kommen für das Staging in Abhängigkeit zum histologischen Tumortyp und von der Verfügbarkeit eines im optimalen Falle kombinierten Positronenemissionstomographen/Computertomographen unterschiedliche Vorgehensweisen in Betracht (Abbildung 3 und Abbildung 4).

1. Das Staging des nichtkleinzelligen LK bei Nichtverfügbarkeit eines PET bzw. PET/CT umfasst eine kontrastmittelverstärkte Computertomographie des Thorax sowie der Oberbauchorgane bis in Höhe der Nebennieren, eine Abdomensonographie und die Bestimmung der Tumormarker (Abbildung 3). Eine Skelettszintigraphie ist nur bei klinischen Symptomen oder laborchemischen Hinweisen indiziert. Eine Schädel-CT erfolgt bei neurologischen Symptomen und wenn keine Plattenepitheldifferenzierung vorliegt. Nur bei kleinem Primärtumor (kleiner 3 cm im größten Durchmesser) mit Plattenepitheldifferenzierung und negativen mediastinalen Lymphknoten (maximal 1 cm Durchmesser in der kurzen Achse) ist ein weiteres invasives, mediastinales Lymphknoten-Staging entbehrlich, in allen anderen Fällen muss ein mediastinales Lymphknoten-Staging erfolgen, wobei wegen geringerer Invasivität endoskopische Verfahren oder die nichtinvasive Diagnostik mit PET bzw. PET/CT – bei Verfügbarkeit – Vorrang haben (Abbildung 3).
2. Handelt es sich nicht um ein nichtkleinzelliges LK und ist eine PET oder PET/CT verfügbar, so sollte eine Ganzkörperuntersuchung mit diesem Verfahren erfolgen. Ergeben sich außer dem Primärtumor keine weiteren Herde, so kann bei operablen Patienten direkt im nächsten Schritt die chirurgische Therapie durchgeführt werden (Abbildung 4). Ausnahmen hiervon bestehen für zentrale Tumoren, Tumoren mit niedriger FDG-Aufnahme sowie bei Nachweis PET-positiver N1-Lymphknoten oder PET-negativer Lymphknoten mit einem Durchmesser von mindestens 1,6 cm; in

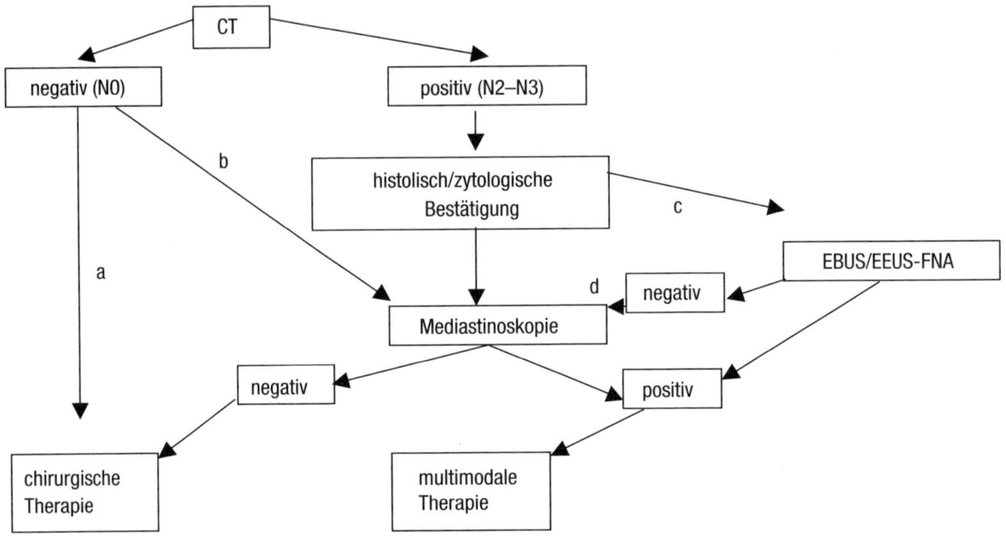

a: Nur bei Plattenepitheldifferenzierung und T1N0 kein invasives Staging erforderlich.

b: Bei allen anderen histologischen Tumortypen müssen Lymphknotenmetastasen mittels Mediastinoskopie ausgeschlossen werden.

c: Endokopische Techniken können wegen ihrer geringeren Invasivität bevorzugt werden.

d: Bei negativem Befund bleibt die Mediastinoskopie wegen ihres höheren negativen prädiktiven Wertes indiziert.

adaptiert nach [36]

Abbildung 3. Mediastinales Lymphknoten-Staging bei Nichtverfügbarkeit eines PET/PET-CT.

all diesen Fällen ist ein weitergehendes, invasives Staging mittels Mediastinoskopie, EBUS oder EEUS mit Feinnadelaspiration indiziert. Stellen sich neben dem Primärherd positive Herde in der PET- oder PET/CT-Untersuchung dar, so ist das weitere Vorgehen von der Lokalisation der Herde abhängig (Abbildung 4).

3. Für das kleinzellige LK ist das PET- bzw. PET/CT bisher nicht ausreichend validiert. Das Staging erfolgt mittels kontrastmittelverstärkter Computertomographie des Thorax und der Oberbauchorgane einschließlich der Nebennieren; Oberbauchsonographie und Schädel-CT sowie Tumormarker sind obligat, Skelettszintigraphie bei klinischen Symptomen oder laborchemischen Hinweisen. Für das kleinzellige LK ist die Einteilung in „limited disease“ und „extensive disease“ nach wie vor klinisch relevant, wobei „limited disease“ die Stadien I–IIIb umfasst, während „extensive disease“ immer die Metasierung außerhalb des primär betroffenen Hemithorax bedeutet. Bei kleinzelligen Lungenkarzinomen ist das Stadium Ia nach TNM auch als „very limited disease“ bezeichnet (Tabelle 4).

[8, 11, 15, 18, 20, 25, 26, 29, 35, 38, 49, 50, 60, 62, 67]

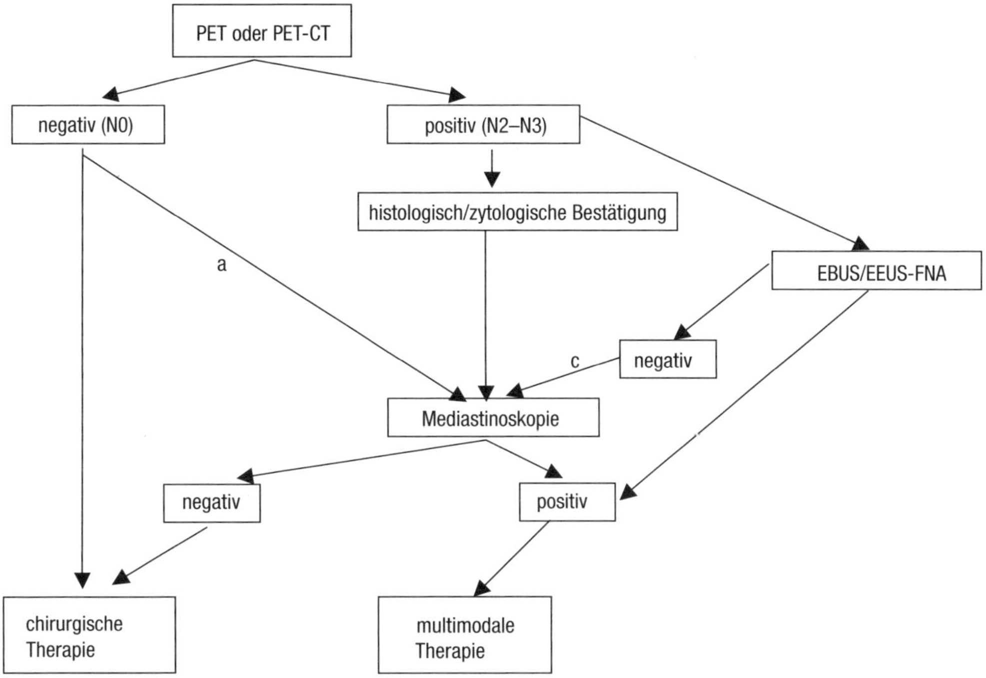

a: Bei zentralen Tumoren, Tumoren mit geringer FDG-Aufnahme, Lymphknoten ≥ 1,6 cm und/oder PET N1-Stadium bleibt das invasive Staging indiziert.

b: Endokopische Techniken können wegen ihrer geringeren Invasivität bevorzugt werden.

c: Bei negativem Befund bleibt die Mediastinoskopie wegen ihres höheren negativen prädiktiven Wertes indiziert.

adaptiert nach [36]

Abbildung 4. Mediastinales Lymphknoten-Staging bei Verfügbarkeit eines PET/PET-CT.

Klinische TNM-Klassifikation

Aufgrund von Analysen großer Datenbanken mit über 100 000 Fällen wurde die bisher gültige TNM-Klassifikation für das Lungenkarzinom überarbeitet und spezifiziert, die hieraus resultierende, neue TNM-Klassifikation des Lungenkarzinoms wird ab dem Jahr 2009 in Kraft treten. Im Folgenden werden die wesentlichen Änderungen dargestellt:

1. Das bisherige Stadium T1 umfasst die Tumoren mit einer Größe < 3 cm und wurde aufgrund prognostisch relevanter Unterschiede in die Stadien T1a (Tumorgröße < 2 cm) und T1b (Tumorgröße 2–3 cm) unterteilt.
2. Das bisherige Tumorstadium T2 (Tumorgröße > 3 cm) wurde ebenfalls unterteilt aufgrund prognostischer Gruppenunterschiede in das Stadium T2a (Tumorgröße 3–5 cm) und T2b (Tumorgröße 5–7 cm). Die bisherigen Tumorstadien T2 mit einem Durchmesser > 7 cm werden wegen deutlich ungünstigerer Prognose in Stadium T3 umklassifiziert.

3. Zusätzliche Herde im gleichen Lungenlappen wie der Primärtumor wurden bisher als T4 klassifiziert und werden in der neuen Klassifikation aufgrund günstigerer Prognose in T3 klassifiziert.
4. Ein zum Primärtumor ipsilateraler Herd in einem anderen Lappen als der Primärtumor wurde bisher als M1 klassifiziert und wird ab 2009 in T4 klassifziert.
5. Pleurabefall wird generell in M1 klassifiziert.
6. Lungenmetastasen in den kontralateralen Lungen werden ebenfalls in M1 klassifiziert.
7. Fernmetastasen extrapulmonal werden wegen der deutlich ungünstigen Prognose als M2 klassifiziert.

Eine Zusammenfassung der Änderungen in der neuen TNM-Klassifikation zeigt Tabelle 1. Tabelle 2, Tabelle 3 und Tabelle 4 fassen das TNM-Klassifikationssystem für nichtkleinzellige und kleinzellige Lungenkarzinome zusammen.

[23, 46, 49]

Operabilität

Kriterien der Operabilität

Der Begriff der Operabilität des LK ist zu differenzieren in eine kurative und eine palliative Operabilität, darüber hinaus müssen unterschiedliche Gründe für eine Inoperabilität differenziert werden: die technische Inoperabilität, meist bedingt durch die Tumorausbreitung, die funktionelle Inoperabilität durch Limitationen der Lungenfunktion und die allgemeine Inoperabilität durch gravierende Begleiterkrankungen. In diesem Sinne sind die folgenden Festlegungen der Inoperabilität nach Intention und Ursache genau zu differenzieren.

Kriterien der Inoperabilität in kurativer Absicht (palliative OP möglich)

Eine kurative Operation ist bei den folgenden Kriterien nicht mehr möglich. Im Einzelfall können aber palliative Eingriffe durchgeführt werden:

- gesicherte Fernmetastasen
- gesicherte Pleurametastasen
- gesicherter Tumorbefall der Hauptkarina (Tumorentfernung < 1 cm)
- tumorbedingte Rekurrensparese
- ipsilaterale supraklavikuläre, kontralaterale hiläre oder mediastinale Lymphknotenmetastasen
- tumorbedingte Phrenikus-Parese (Zwerchfelllähmung)

Technische Inoperabilität

Infolge lokaler Gegebenheiten ist eine kurative und eine palliative Operation technisch nicht mehr durchführbar. Dies ist meist der Fall bei Infiltration des Ösophagus, der Wirbelsäule, des Herzens und der Trachea. In Einzelfällen ist auch bei dieser Tumorausbreitung noch eine Operation in kurativer oder wenigstens palliativer Intention möglich.

Kriterien der allgemeinen Operabilität

Bei diesen Kriterien ist auch das Ausmaß der angestrebten Operation (z. B. Lobektomie oder Pneumonektomie) zu berücksichtigen.

- biologisches Alter über 80 Jahre
- Karnofsky-Index unter 50 bzw. ECOG-Index über 2
- gravierende andere Erkrankungen (z. B. Herzinfarkt innerhalb der letzten 6 Monate) oder manifeste Herzinsuffizienz der NYHA Klasse III

Funktionelle Grenzwerte der Lunge
(Abbildung 5)

Die Untersuchung der funktionellen Operabilität sollte in der Regel vor ergänzenden Untersuchungen zur Stadieneinteilung erfolgen, da die entsprechenden Tests den Patienten wenig belasten, ohne Zeitverlust und ambulant kostensparend durchführbar sind, während sich z. B. invasive Staging-Untersuchungen erübrigen, wenn bereits eine funktionelle Inoperabilität festgestellt wird. Das weitere Vorgehen bei funktioneller Inoperabilität orientiert sich ausschließlich an den möglichen therapeutischen Konsequenzen.

Lungenfunktionsprüfung

Mit der präoperativen Lungenfunktionsprüfung soll festgestellt werden, welches Ausmaß einer Lungenresektion für die Erhaltung einer hinreichenden postoperativen Lebensqualität nicht überschritten werden darf. Der prognostisch bedeutsamste Lungenfunktionsparameter ist die forcierte exspiratorische Einsekundenkapazität (FEV_1). Ist die FEV_1 auf weniger als 80 % des Sollwertes vermindert, so ist die Durchführung einer Ganzkörperplethysmographie obligat.

Die arterielle oder kapilläre Blutgasanalyse dient in erster Linie dem Ausschluss von Patienten von einer Lungenresektion. Präoperativ sollte der arterielle Sauerstoffpartialdruck (PaO_2) mindestens 50–60 mm Hg betragen, der Kohlendioxidpartialdruck ($PaCO_2$) sollte 50 mm Hg nicht überschreiten. Aussagekräftiger als die Blutgasanalyse in Hinblick auf die Resektabilität eines Patienten ist die Diffusionskapazität im Single-Breath-Verfahren (DLco) (Abbildung 5).

Ergeben die Messungen von FEV_1 und DLco Werte über 60 % des Sollwertes, so ist von einer Resektabilität des Patienten bis hin zur Pneumonektomie ohne besondere Gefährdung und mit guter postoperativer Funktionalität auszugehen. Liegen jedoch einer oder beide Werte unter 60 % des Sollwertes, so sollte eine Ergospirometrie mit Bestimmung der maximalen Sauerstoff-

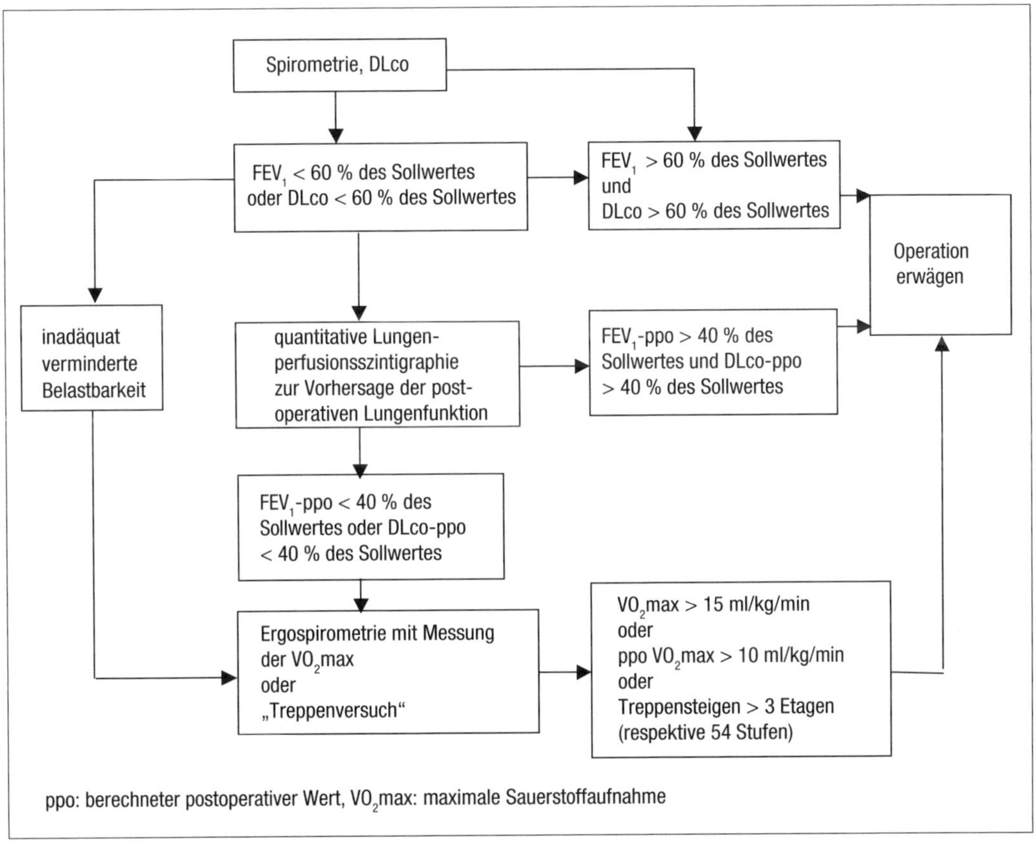

Abbildung 5. Algorithmus zur Beurteilung der funktionellen Operabilität vor Lungenresektion.

aufnahme (VO_2max) erfolgen. Ergibt sich dabei eine VO_2max von über 15 ml/kg/min bzw. über 75 % des Sollwertes, so ist eine Pneumonektomie möglich, bei Werten unter 10 ml/kg/min bzw. unter 40 % des Sollwertes besteht Inoperabilität. Im Zwischenbereich müssen die postoperativen Werte für FEV_1, DLco und VO_2max vorausgeschätzt werden. Hierzu bedient man sich der Lungen-Perfusionsszinigraphie mit Quantifizierung. Das postoperative verbleibende Lungenvolumen ergibt sich aus der gesamten präoperativen Radioaktivitätsmenge (= 100 %), vermindert um den prozentualen Anteil der Radioaktivität im zu resezierenden Lungenanteil an der Gesamtaktivität. Mit dem sich hieraus ergebenden Prozentsatz multipliziert man die präoperativen Messwerte für FEV_1, DLco und VO_2max und erhält die zu erwartenden postopertiven Werte („predicted postoperative", ppo): FEV_1-ppo, DLco-ppo und VO_2max-ppo. Ergeben sich für FEV_1-ppo und DLco-ppo Werte über 40 % des Sollwertes, so ist die vorgesehene Resektion mit vertretbarem Risiko durchführbar. Liegen einer oder beide Werte unter 40 % des Sollwertes, so ist eine Resektion, die eine Absenkung der VO_2max-ppo bis zu einer Grenze von 10 ml/kg/min bzw. 35 % des Sollwertes zur Folge hätte, möglich; liegt die VO_2max-ppo auch für die kleinste technisch mögliche und onkologisch sinnvolle Resektion unter 35 % des Sollwertes bzw. unter 10 ml/kg/min, so besteht Inoperabilität (Evidenzklasse IIb, Grad der Empfehlung B).

Bei primär funktioneller Inoperabilität muss zunächst jede Möglichkeit einer Verbesserung der Lungenfunktion durch medikamentöse und physikalische Therapiemaßnahmen genutzt werden, um gegebenenfalls dennoch eine Operabilität zu erzielen bzw. das Operationsrisiko zu senken. In Abhängigkeit von der Vorbehandlung können langwirksame Beta-Mimetika in Kombination mit kurz oder lang wirkenden Anticholinergika oder auch inhalative oder systemische Kortikosteroide sinnvoll sein. Letzteres insbesondere, wenn sich anamnestisch Hinweise auf eine erst kurz (Wochen) zurückliegende Exazerbation ergeben. Bei mukopurulentem Sputum ist außerdem der Einsatz eines Breitspektrum-Antibiotikums indiziert. Für COPD-Patienten sollte auf die Einhaltung der Therapieleitlinien geachtet werden.

Lungenperfusionsszintigraphie

Sie ermöglicht bei quantitativer Methodik zusammen mit der Lungenfunktion eine Abschätzung der zu erwartenden postoperativen Werte der Einsekunden-Kapazität (FEV_1-ppo), der Diffusionskapazität (DLco-ppo) und der maximalen Sauerstoffaufnahme (VO_2max-ppo). Daraus leitet sich entsprechend Abbildung 5 das weitere Vorgehen ab (siehe auch Text oben).

Kardiale präoperative Funktionsdiagnostik

Beim kardial beschwerdefreien Patienten ohne Vorerkrankungen sind die klinische Untersuchung und das Ruhe-EKG ausreichend; allerdings sollte die Indikation zum Belastungs-EKG und gegebenenfalls Echokardiographie großzügig gestellt werden, da der perioperative Herzinfarkt eine wesentliche Mortalitäts- und Morbiditätsursache der LK-Patienten darstellt. Die Ergospirometrie mit Messung der maximalen Sauerstoffaufnahme erlaubt eine gute prognostische Risikobeurteilung, wobei eine VO_2 max unter 15 ml/kg/min Patienten mit deutlich erhöhtem perioperativem Risiko charakterisiert. Ergeben sich in der Ergometrie oder Echokardiographie Hinweise auf eine kardiale Einschränkung, so ist eine Herzkatheteruntersuchung mit Koronarangiographie indiziert. Die Rechtsherzkatheteruntersuchung mit Messung des PA-Druckes ist in ihrer prognostischen Aussage eher weniger bedeutsam. Lediglich hohe PA-Mitteldrucke über 35 mmHg sind als Kontraindikation für eine Pneumonektomie anzusehen.

Vorgehen bei funktionell grenzwertiger Operabilität

Ergeben sich nach erweiterter Lungenfunktionsdiagnostik und allen oben dargestellten funktionellen Zusatzuntersuchungen (Abbildung 5) trotz konservativ optimierter Therapie noch Zweifel an der Operabilität des Patienten bei sonst fehlender Kontraindikation, so sollte die

Entscheidung im Rahmen eines interdisziplinären Konsils unter Abwägung des zu erwartenden Operationserfolges (Wahrscheinlichkeit eines kurativen Eingriffs) und des einzugehenden Risikos gestellt werden.

[3, 4, 5, 10, 19, 39, 48, 53, 61, 64, 66]

Posttherapeutischer Follow-up und Tumornachsorge

Die CT ist die bildgebende Modalität der Wahl zum postoperativen Follow-up sowie eingeschränkt zur Detektion eines Rezidivs in der Tumornachsorge. Jede neu aufgetretene inhomogene Raumforderung in der Pneumonektomiehöhle ist tumorverdächtig im Sinne eines Lokalrezidivs. Problematischer sind jedoch die CT-Reevaluation residualen Tumorgewebes oder Befunde nach neoadjuvanter Chemotherapie, welche oft mit den gängigen CT-Kriterien überschätzt werden. Dies gilt auch für die Verlaufsbeurteilung nach Radiochemotherapie. Hier zeigt die PET einen methodischen Vorteil und besitzt entsprechend einen erhöhten diagnostischen Wert [45], wobei auch hier posttherapeutische Reparaturvorgänge und Entzündungen die Beurteilung anfangs erschweren. Die wichtigsten CT-morphologischen Kriterien zur Beurteilung eines Restbefundes bzw. rezidivverdächtigen Areals sind die Größenänderung im Verlauf, die Randkonfiguration und das Enhancement im Zeitverlauf.

Literatur

1 Antoch G, Stattaus J, Nemat AT, Marnitz S, Beyer T, Kuehl H, Bockisch A, Debatin JF, Freudenberg LS (2003) Non-small cell lung cancer: dual-modality PET/CT in preoperative staging. Radiology 299: 526–533

2 Arita T, Matsumoto T, Kuramitsu T et al (1996) Is it possible to differentiate malignant mediastinal nodes from benign nodes by size? Reevaluation by CT, transespohageal echocardiography, and nodal specimen. Chest 110: 1004–1008

3 Behr J (2002) Optimizing preoperative lung function. Current Opin Anaesthesiol 14: 65–69

4 Bollinger CT, Jordan P, Soler M, Stulz P, Tamm M, Wyser C, Gonon M, Perruchoud AP (1996) Pulmonary function and exercise capacity after lung resection. Eur Respir J 9: 415–421

5 Bollinger CT, Perruchoud AP (1998) Functional evaluation of the lung resection candidate. Eur Respir J 11: 198–212

6 Braga L, Guller U, Semelka RC (2004) Modern hepatic imaging. Surg Clin North Am 84(2): 375–400

7 Brink I, Schumacher T, Mix M, Ruhland S, Stoelben E, Digel W, Henke M, Ghanem N, Moser E, Nitzsche EU (2004) Impact of [18F]FDG-PET on the primary staging of small-cell lung cancer. Eur J Nucl Med Mol Imaging 31: 1614–1620

8 British Thoracic Society: BTS guidelines on diagnostic flexible bronchoscopy (2001) Thorax 56(S1): 1–21

9 Buy JN, Ghossain MA, Poirson F (1988) Computed tomography of mediastinal lymph nodes in non-small cell lung cancer: a new approach based on the lymphatic pathway of tumour spread. J Comp Assist Tomogr 12: 545–552

10 Celli BR, MacNee W, Agusti A, Anzueto A, Berg B, Buis AS, Calverley PMA, Chavannes N, Dillard T, Fahy B, Fein A, Heffner J, Lareau S, Meek P, Martinz F, McNicholas W, Muris J, Austegard E, Pauwels R, Rennard S, Rossi A, Siafakas N, Tiep B, Vestbo J, Wouters E, ZuWallack R (2004) Standards for the diagnosis and treatment of patients with COPD a summary of the ATS/ERS position paper. Eur Respir J 23: 932–946

11 Cerfolio RJ, Bryant AS, Eloubeidi MA (2006) Routine mediastinoscopy and esophageal ultrasound fine-needle aspiration in patients with non-small cell lung cancer who are clinically N2 negative. Chest 130: 1791–1795

12 Coppenrath E, Mueller-Lisse UG, Lechel U, Veit R, Weber C, Banac S, Eibel R, Bitterling H, De Lorenzo C, Fischer R, Meindl T, Reiser M (2004) Niedrigdosis-Spiral-CT des Thorax in der Verlaufskontrolle nichtmaligner Lungenerkrankungen. Rofo 176: 522–528

13 Coppenrath E, Mueller-Lisse UG, Lechel U, Veit R, Weber C, Banac S, Eibel R, Bitterling H, De Lorenzo C, Fischer R, Meindl T, Reiser M (2004) Niedrigdosis-Spiral-CT des Thorax in der Verlaufskontrolle nichtmaligner Lungenerkrankungen. Rofo 176: 522–528

14 De Leyn P, Stroobants S, De Wever W, Lerut T, Coosemans W, Decker G, Nafteux P, Van Raemdonck D, Mortelmans L, Nackaerts K, Vansteenkiste J (2006) Prospective comparative study of integrated positron emission tomography-computed tomography scan compared with remediastinoscopy in the assessment of residual mediastinal lymph node disease after induction chemotherapy for mediastinoscopy-proven stage IIIA-N2 non-small-cell lung cancer: a Leuven Lung Cancer Group Study. J Clin Oncol 24: 3333–3339

15 Detterbeck FC, DeCamp MM, Kohman LJ, Silvestri GA (2003) Invasive Staging. Chest 123: 167S–175S
16 Diederich S, Wormanns D, Lenzen H, Semik M, Thomas M, Peters PE (2000) Screening for asymptomatic early bronchogenic carcinoma with low dose CT of the chest. Cancer 89 (suppl): 2483–2484
17 Diederich S, Wormanns D, Semik M et al (2002) Screening for early lung cancer with low-dose spiral CT. Prevalence in 817 asymptomatic smokers. Radiology 222: 773–781
18 Felip E, Sthale RA, Pavlidis N (2005) ESMO minimum clinical recommendations for diagnosis, treatment and follow-up of non-small-cell lung cancer (NSCLC). Annals of Oncology 16 (1): i28–i29
19 Ferguson MK, Vigneswaran WT (2008) Diffusing capacity predicts morbidity after lung resection in patients without obstructive lung disease. Ann Thorac Surg 85: 1158–1165
20 Fritscher-Ravens A, Bohuslaviszki KH, Brandt L, Bobrowski C, Lund C, Knöfel T, Pforte A (2003) Endoscopic ultrasound, positron emission tomography, and computerized tomography for lung cancer. Am J Respir Crit Care Med 168(11): 1293–1297
21 Ghanem N, Kelly T, Altehoefer C, Winterer J, Schafer O, Bley TA, Moser E, Langer M (2004) Ganzkörper-MRT vs. Skelettszintigraphie bei der Detektion ossärer Metastasen solider Tumoren. Radiologe 44(9): 864–873
22 Glazer HS, Kaiser LR, Anderson DJ et al (1989) Indeterminate mediastinal invasion in bronchogenic carcinoma: CT evaluation. Radiology 173: 37–42
23 Groome PA, Bolejack V, Crowley JJ, Kennedy C, Krasnik M, Sobin LH, Goldstraw P (2007) The IASLC lung cancer staging project: Validation of the proposals for revision of the T, N, and M descriptors and consequent stage groupings in the forthcoming (seventh) edition of the TNM classification of malignant tumours. J Thoracic Oncology 2(8): 694–705
24 Hansell DM, Armstrong P (2004) Imaging of diseases of the chest. Mosby, Harnoncourt Publishers Ltd.
25 Häussinger K, Ballin A, Becker HD, Bölcskei P, Dierkesmann R, Dittrich I, Frank W, Freitag L, Gottschall R, Guschall WR, Hartmann W, Hauck R, Herth F, Kirsten D, Kohlhäufl M, Kreuzer A, Loddenkemper R, Macha N, Markus A, Stanzel F, Steffen H, Wagner M (2004) Recommendations for quality standards in bronchoscopy. Pneumologie 58(5): 344–356
26 Hauck RW (2001) Die transbronchiale Nadelaspiration (TBNA). Atemw Lungenkrankh 27: 20–31
27 Henschke CI, Naidich DP, Yankelevitz DF et al (2001) Early Lung Cancer Action Project: initial findings on repeat screening. Cancer 92: 153–159
28 Hoekstra CJ, Stroobants SG, Smit EF, Vansteenkiste J, van Tinteren H, Postmus PE, Golding RP, Biesma B, Schramel FJ, van Zandwijk N, Lammertsma AA, Hoekstra OS (2005) Prognostic relevance of response evaluation using [18F]-2-fluoro-2-deoxy-D-glucose positron emission tomography in patients with locally advanced non-small-cell lung cancer. J Clin Oncol 23: 8362–8370
29 Jiao J, Magistrelli P, Goldstraw P (1997) The value of cervical mediastinoscopy combined with anterior mediastinotomy in the preoperative evaluation of bronchogenic carcinoma of the left upper lobe. Eur J Cardiothorac Surg 11: 450–454
30 Juweid ME, Cheson BD (2006) Positron-emission tomography and assessment of cancer therapy. N Engl J Med 354: 496–507
31 Kalff V, Hicks RJ, MacManus MP, Binns DS, McKenzie AF, Ware RE, Hogg A, Ball DL (2001) Clinical impact of 18F-fluorodeoxyglucose positron emission tomography in patients with non-small cell lung cancer: a prospective study. J Clin Oncol 19: 111–118
32 Kauczor HU, Kreitner KF (2000) Contrast-enhanced MRI of the lung. Eur J Radiol 34: 196–207
33 Kelly RF, Tran T, Holmstrom A, Murar J, Segurola RJ Jr (2004) Accuracy and cost-effectiveness of [18F]-2-fluoro-deoxy-D-glucose-positron emission tomography scan in potentially resectable non-small cell lung cancer. Chest 125: 1413–1423
34 Lardinois D, Weder W, Hany TF, Kamel EM, Korom S, Seifert B, von Schulthess GK, Steinert HC (2003) Staging of non-small-cell lung cancer with integrated positron-emission tomography and computed tomography. N Engl J Med 348: 2500–2507
35 Lee BE, von Haag D, Lown T, Lau D, Calhoun R, Follette D (2007) Advances in positron emission tomography technology have increased the need for surgical staging in non-small cell lung cancer. J Thorac Cardiovasc Surg 133: 746–752
36 Leyn PD, Lardinois D, Van Schil PE, Rami-Porta R, Passlick B, Zielinski M, Waller DA, Lerut T, Weder W (2007) ESTS guidelines for preoperative lymph node staging for non-small cell lung cancer. Eur J Cardiothorac Surg 32: 1–8
37 Lowe VJ, Naunheim KS (1998) Positron emission tomography in lung cancer. Ann Thorac Surg 65: 1821–1829
38 Micames CG, McCrory DC, Pavey DA, Jowell PS, Gress FG (2007) Endoscopic ultrasound-guided fine-needle aspiration for non-small cell lung cancer staging. Chest 131(2): 539–548
39 Nagamastu Y, Maeshiro K, Kimura NY, Nishi T, Shima I, Yamana H, Shirouzu K (2007) Long-term recovery of exercise capacity and pulmonary function after lobectomy. J Thorac Cardiovasc Surg 134: 1273–1278
40 Nguyen BC, Stanford W, Thompson BH et al (1999) Multicenter clinical trial of ultrasmall superparamagnetic iron oxide in the evaluation of mediastinal lymph nodes in patients with primary lung carcinoma. J Magn Reson Imaging 10: 468–473

41 Patz EF Jr, Goodman PC, Bepler G (2000) Screening for lung cancer. N Engl J Med 343: 1627–1633
42 Pauls S, Buck K, Hohl K, Halter G, Hetzel M, Blumstein N, Mottaghy FM, Glatting G, Krüger S, Sunder-Plassmann L, Moller P, Hombach V, Brambs HJ, Reske SN (2007) Non-invasive T-staging in non-small cell lung cancer (NSCLC) is improved by integrated [18F]FDG PET/CT. Nuklearmedizin: in press
43 Pieterman RM, van Putten JW, Meuzelaar JJ, Mooyaart EL, Vaalburg W, Koeter GH, Fidler V, Pruim J, Groen HJ (2000) Preoperative staging of non-small-cell lung cancer with 18F-fluorodeoxyglucose positron-emission tomography. N Engl J Med 343: 254–261
44 Pozo-Rodriguez F, Martin de Nicolas JL, Sanchez-Nistal MA, Maldonado A, Garcia de Barajas S, Calero-Garcia R, Pozo MA, Martin-Escribano P, Martin-Garcia I, Garcia-Lujan R, Lopez-Encuentra A, Arenas de Pablo A (2005) Accuracy of helical computed tomography and [18F]fluorodeoxyglucose positron emission tomography for identifying lymph node mediastinal metastases in potentially resectable non-small-cell lung cancer. J Clin Oncol 23: 8348–8356
45 Prokop M, Galanski M (2003) Spiral and multislice computed tomography of the body, 1st edition. Thieme, Stuttgart
46 Rami-Porta R, Ball D, Crowley J, Giroux DJ, Jett J, Travis WD, Tsuboi M, Valliéres E, Goldstraw P, on behalf of the International Staging Committee (2007) The IASLC lung cancer staging project: Proposals for the revision of the T descriptors in the forthcoming (seventh) edition of the TNM classification for lung cancer. J Thorac Oncol 2: 593–602
47 Rivera P, Detterbeck F, Mehta AC (2003) Diagnosis of lung cancer. The guidelines. Chest 123: 129S–136S
48 Santini M, Florello A, Vicidomini G, Di Crescenzo VG, Laparuta P (2007) Role of diffusing capacity in predicting complications after lung resection for cancer. Thorac Cardiov Surg 55: 391–394
49 Serke M, Schönfeld N (2007) Lungenkarzinom: Diagnostik und Staging. Dtsch Med Wochenschr 132 (21): 1165–1169
50 Singh P, Camazine B, Jadhav Y, Gupta R, Mukhopadhyay P, Khan A, Reddy R, Zheng Q, Smith DD, Khode R, Bhatt B, Bhat S, Yaqub Y, Shah RS, Sharma A, Sikka P, Erickson RA (2007) Endoscopic ultrasound as a first test for diagnosis and staging of lung cancer. Am J Respir Crit Care Med 175: 345–354
51 Shim SS, Lee KS, Kim BT, Chung MJ, Lee EJ, Han J, Choi JY, Kwon OJ, Shim YM, Kim S (2005) Non-small cell lung cancer: prospective comparison of integrated FDG PET/CT and CT alone for preoperative staging. Radiology 236: 1011–1019
52 Silvestri GA, Tanoue LT, Margolis ML, Barker J, Detterbeck F (2003) The non-invasive staging of non-small cell lung cancer. The guidelines. Chest 123: 147S–156S
53 Subotic DR, Mandaric DV, Eminovic TM, Gajic MM, Mujovic NM, Atanasijadis ND, Dzeletovic PP, Andric LD, Bulajic BM, Dimitrijevic ID, Sobic DP (2007) Influence of chronic obstructive pulmonary disease on postoperative lung function and complications in patients undergoing operations for primary non-small cell lung cancer. J Thorac Cardiovasc Surg 134: 1292–1299
54 Swensen SJ, Jett JR, Hartman TE et al (2005) CT screening for lung cancer: five-year prospective experience. Radiology 235: 259–265
55 Swensen SJ, Jett JR, Hartman TE et al (2003) Lung cancer screening with CT: Mayo Clinic experience. Radiology 226: 756–761
56 Thompson BH, Stanford W (2000) MR imaging of pulmonary and mediastinal malignancies. MRI Clin North Am 8 (4): 729–739
57 Toloza EM, Harpole L, McCrory (2003) Noninvasive staging of non-small cell lung cancer. Chest 123: 137S–146S
58 Travis WD, Garg K, Franklin WA et al (2005) Evolving concepts in the pathology and computed tomography imaging of lung adenocarcinoma and bronchioloalveolar carcinoma. J Clin Oncol 23: 3279–3287
59 van Tinteren H, Hoekstra OS, Smit EF, van den Bergh JH, Schreurs AJ, Stallaert RA, van Velthoven PC, Comans EF, Diepenhorst FW, Verboom P, van Mourik JC, Postmus PE, Boers M, Teule GJ (2002) Effectiveness of positron emission tomography in the preoperative assessment of patients with suspected non-small-cell lung cancer: the PLUS multicentre randomised trial. Lancet 359: 1388–1393
60 Varadarajulu S, Schmulewitz N, Wildi SF, Roberts S, Ravenel J, Reed CE, Block M, Hoffmann BJ, Hawes RH, Wallace MB (2004) Accuracy of EUS in staging of T4 lung cancer. Gastrointest Endosc 59: 345–348
61 Vogelmeier C, Buhl R, Criée CP, Gillissen A, Kardos P, Köhler D, Magnussen H, Morr H, Nowak D, Pfeiffer-Kascha D, Petro W, Rabe KF, Schultz K, Sitter H, Teschler H, Welte T, Wettengel R, Worth H (2007) Leitlinie der Deutschen Atemwegsliga und der Deutschen Gesellschaft für Pneumologie und Beatmungsmedizin zur Diagnostik und Therapie von Patienten mit chronisch obstruktiver Bronchitis und Lungenemphysem (COPD). Pneumologie 61: 1–40
62 Wallace MB, Pascual JM, Raimondo M, Woodward TA, McComb BL, Crook JE, Johnson MM, Al-Haddad MA, Gross SA, Pungpapong S, Hardee JN, Odell JA (2008) Minimally invasive endoscopic staging of suspected lung cancer. JAMA 299: 540–546
63 Weber WA, Petersen V, Schmidt B, Tyndale-Hines L, Link T, Peschel C, Schwaiger M (2003) Positron emission tomography in non-small-cell lung cancer:

prediction of response to chemotherapy by quantitative assessment of glucose use. J Clin Oncol 21: 2651–2657

64 Weisman IM (2001) Cardiopulmonary exercise testing in the preoperative assessment for lung resection surgery. Semin Thorac Cardiovasc Surg 13: 116–125

65 Westlin JE, Janson ET, Arnberg H et al (1993) Somatostatin receptor scintigraphy of carcinoid tumors using the [111In-DTPA-D-Phe1]-octreotide. Acta Oncol 32: 783–786

66 Win T, Sharples L, Groves AM, Ritchie AJ, Wells FC, Laroche CM (2008) Predicting survival in potentially curable lung cancer patients. Lung 186: 97–102

67 Yasufuku K, Nakajima T, Motoori K, Sekine Y, Shibuya K, Hiroshima K, Fujisawa T (2006) Comparison of endobronchial ultrasound, positron emission tomography, and CT for lymph node staging of lung cancer. Chest 130: 710–718

Immunologische Diagnostik und Tumormarker

P. Stieber, S. Holdenrieder, R. Lamerz

Einleitung

Der Einsatz serologischer und immunologischer Untersuchungen, speziell der Tumormarker, beim Lungenkarzinom basiert auf dem immunhistologischen Nachweis entsprechender Substanzen im Tumor. Unter diesen sind zu nennen: intermediäre Filamente wie Keratin (über 20 verschiedene Zytokeratin-Typen, 38–70 kDa), Vimentin, Desmin, Neurofilamente, das gliale fibrilläre azidische Protein (GFAP), ferner epitheliale Membranantigene (EMA, HMFG1, HMFG2), das onkofötale Protein CEA, das neurale Antigen S-100, Faktor VIII-related Antigen (von Willebrand-Faktor) für vaskuläre Tumoren und die einzigen lungenspezifischen Tumormarker Surfactant-Apoprotein und Clara-Zell-Antigen. In den neuroendokrinen Lungentumoren lassen sich histologisch generelle neuroendokrine Marker (neuronenspezifische Enolase, Protein-Genprodukt 9.5, Chromogranin A oder Synaptophysin) oder Tumorprodukte wie Peptidhormone nachweisen, zusätzlich als autokrine Wachstumsfaktoren Gastrin-releasing Peptide (GRP), Insulin-like Growth Factor, Transferrin und Epidermal Growth Factor. Beim kleinzelligen Lungenkarzinom (SCLC) wurden durch Cluster-Charakterisierung mittels monoklonaler Antikörper als wesentliche Antigene das Cluster-1-Antigen als NCAM (CD56, Neural Cell Adhesion Molecule), Cluster-w6-Antigen (Ley) sowie Cluster-w8-Antigen (Blutgruppen-Trisaccharid) identifiziert. Zu den bisher verfügbaren serologischen Markern beim SCLC zählen die neuroendokrinen Marker L-DOPA-Decarboxylase (DDC), die neuronenspezifische Enolase (NSE), Kreatinkinase BB (CK-BB) sowie die Peptidhormone Bombesin, Gastrin-releasing Peptide (GRP) bzw. ProGRP, Neurotensin, Synaptophysin und Chromogranin A.

Definition und allgemeine Kriterien der Anwendung serologischer Tumormarker

Tumormarker sind krebsassoziierte Signalsubstanzen des Tumorgeschehens von Protein-, Lipid- und/oder Kohlenhydratcharakter, die in oder auf Tumorzellen gebildet oder in ihrer Umgebung induziert werden. Die bis heute bekannten sogenannten Tumormarker sind aber nicht tumorspezifisch, sondern sind von Geburt an bei jedem Menschen ein physiologischer Bestandteil des Blutes. Die Konzentration der Tumormarker ist als Summe aus Tumormarker-Expression, -Synthese, -Freisetzung, -Katabolismus, -Exkretion, der Tumorblutversorgung, der Tumormasse und -ausbreitung zu sehen. Aufgrund der nicht gegebenen Tumorspezifität, aber auch aufgrund der nur gering gesteigerten Freisetzung mancher Marker in frühen Tumorstadien und der daraus resultierenden Überlappung von gesunden Personen und Karzinompatienten in einem frühen Tumorstadium sind die meisten Tumormarker zum Screening (asymptomatische Personen) nicht geeignet (Ausnahme z. B. PSA beim Prostatakarzinom, aber auch ProGRP beim Lungenkarzinom). Bisher haben sie nur vereinzelt in der Überwachung von Risikogruppen Bedeutung erlangt (AFP bei chronischen Lebererkrankungen) und sich bei einigen Tumortypen als nützlich für die Stadieneinteilung (AFP, HCG und LDH bei Keimzelltumoren) und Prognose erwiesen. Zum Zeitpunkt der Primärdiagnostik eines Lungenkarzinoms sind Tumormarker in der Differenzialdiagnose unklarer Lungenrundherde sowie auch in der Unterstützung des histologischen Subtyps durchaus hilfreich.

Die entscheidende klinische Bedeutung der Tumormarker liegt in der Verlaufskontrolle nach Operation bzw. unter Radio-, Chemo- oder Hormontherapie maligner Tumoren. Je nach Empfindlichkeit der eingesetzten Bildgebung können regelmäßige Messungen der Tumormarker mit einer Vorzeitigkeit (lead time) von 1–6 Monaten vor klinischen Beschwerden das Tumorverhalten widerspiegeln. Im Verlauf serieller Tumormarker-Messungen sind drei wichtige Verlaufsmuster zu erkennen:

1. Ein postoperativer Markerspiegel-Abfall bis zur Normalisierung innerhalb von einem Tag (CYFRA 21-1, SCCA, ProGRP, NSE) oder 1–3 Wochen (CEA) in Abhängigkeit von der physiologischen Halbwertszeit des Markers (Abklingquote) ist typisch für eine vollständige Tumorentfernung. Unter einer Chemotherapie spricht ein Abfall für ein Ansprechen auf die Therapie, die Werte fallen aber im Allgemeinen langsamer ab als nach einer operativen Tumorentfernung.
2. Ein fehlender oder nur geringfügiger Markerspiegel-Abfall mit anschließendem Wieder- oder Weiteranstieg kann Hinweis auf einen Residualtumor, eine Metastasierung bzw. ein Therapieversagen sein.
3. Ein oft vorzeitiger Markerspiegel-Wiederanstieg (ausgehend von den individuellen Basiswerten, somit unabhängig von dem sogenannten Referenzbereich) nach erfolgter Normalisierung und nach vermeintlich kurativer Resektion ist verdächtig auf ein Tumorrezidiv.

Die Häufigkeit von Tumormarker-Spiegelkontrollen nach der obligaten prätherapeutischen Abnahme hängt vor allem von der noch möglichen Behandlungsfähigkeit einer Tumorerkrankung ab. Im Falle einer R0-Resektion ist die erste postoperative Kontrolluntersuchung zur Ermittlung der individuellen Basiswerte der Patienten (biochemische Remission) von besonderer Relevanz. Diese erste Kontrolluntersuchung sollte zirka 3 Wochen nach der Operation stattfinden, im Falle einer adjuvanten Radio-/Chemotherapie 3 Wochen nach Ende der adjuvanten Therapie. Anschließend erfolgen die Messungen im ersten und zweiten Jahr meist vierteljährlich, vor größeren Therapiemaßnahmen und bei einer unklaren Änderung im klinischen Bild.

Obligat für die Verlaufsbeobachtung ist die Beibehaltung der gleichen Methodik zur Bestimmung der tumorassoziierten Antigene (Angabe von Hersteller und Testsystem in Befund und Arztbrief ist deshalb zwingend erforderlich). Bei einem notwendigen Wechsel der Methodik muss zum Auffinden der individuellen Basiswerte über ein bis zwei Untersuchungsintervalle die neue mit der alten Methodik parallel vermessen werden.

Spezielle Tumormarker beim Lungenkarzinom

Serologische Tumormarker beim Lungenkarzinom sind weder ausreichend spezifisch noch sensitiv für Screeningzwecke, eine Ausnahme stellt aus diasgnostischer Sicht ProGRP als Marker für das SCLC dar. Die Bedeutung der meisten Marker liegt jedoch in einer differenzialdiagnostischen Unterstützung unklarer Lungenrundherde, in der Einengung des möglichen histologischen Typs der Lungenkarzinome, der Definition des Ausmaßes der Erkrankung und damit der Prognose sowie der Überwachung des Therapieansprechens mit Hinweisen auf ein Rezidiv oder Metastasen. Von den serologischen Tumormarkern haben beim Lungenkarzinom der Zytokeratin-Marker (CYFRA 21-1), die neuronenspezifische Enolase (NSE), das Pro Gastrin Releasing Peptide (ProGRP), das karzinoembryonale Antigen (CEA) und das Squamous Cell Carcinoma Antigen (SCCA) eine wichtige Bedeutung erlangt.

CYFRA 21-1

CYFRA 21-1 stellt ein wasserlösliches Zytokeratin-19-Fragment dar, das mit zwei monoklonalen Antikörpern (Fänger: Mab Ks19.1; Detektor BM 19.21) gegen gut charakterisierte Epitope (auf stabförmiger Region von Coil-2) detektiert werden kann, und erfasst damit ein lösliches Produkt aus Zytoskelettproteinen (zwischen 40 und 68 kDa), von denen Zytokeratin-19 in normalen Epithelzellen und vermehrt in Tumoren epithelialen Ursprungs einschließlich der Lunge exprimiert wird. Gegenüber Gesunden (n = 562) wurde eine 95 %ige Referenzgrenze bei 1,8 ng/ml gefunden – ohne Einfluss von Alter, Geschlecht oder Raucherstatus. Je nach Zusammensetzung des Kollektivs kann bei Patienten mit benignen Lungenerkrankungen (insbesondere bei Tuberkulose, akut-entzündlichen Prozessen, chronisch-obstruktiver Erkrankung und Fibrose) der 95 %ige Cut-Off von CYFRA 21-1 zwischen 2,1 und 3,6 ng/ml schwanken [1, 2]. Nach Pilotstudien zeigte CYFRA 21-1 eine Sensitivität von 47 % in einem Sammelkollektiv verschiedener histologischer Lungenkarzinom-Typen mit der höchsten Rate beim Plattenepithelkarzinom (60–68 %) und der niedrigsten Rate beim kleinzelligen Lungenkarzinom (SCLC, 3–46 %). Seine Sensitivität für andere epitheliale Tumoren lag bei weniger als 20–30 % und für das Ovarialkarzinom bei 40–50 %. Ferner kann die CYFRA 21-1-Bestimmung im Pleuraexsudat signifikant zwischen benigner und maligner Erkrankung (vor allem Plattenepithelkarzinom der Lunge) unterscheiden (Median 13,9 versus 84,5 ng/ml; $p < 0,01$) [1, 2, 4, 5, 29]. In der multivariaten Überlebensanalyse bei NSCLC-Patienten erwies sich CYFRA 21-1 neben dem Performance-Status und dem Stadium als unabhängiger Prognosefaktor [6, 7, 8, 9, 10]. In einer gepoolten Analyse von Daten aus neun europäischen Zentren wurde die unabhängige prognostische Wertigkeit von CYFRA 21-1 sowohl in frühen wie auch in fortgeschrittenen Stadien von NSCLC-Patienten unabhängig von der verabreichten Therapie gezeigt [11]. Bei der Mehrzahl der Patienten mit einem lokal fortgeschrittenen oder metastasierten NSCLC (Stadien IIIA–IV) spiegelte der Verlauf des CYFRA 21-1 die Effektivität der Chemotherapie wider. Bei Patienten, die eine Remission erzielten, kam es praktisch immer zu einem Abfall des CYFRA 21-1. Andererseits ging das biochemische Ansprechen nur in einem Teil der Fälle auch mit einem Ansprechen in der Bildgebung einher. Ein kontinuierlicher Anstieg der Tumormarker wies praktisch immer auf ein Fortschreiten der Erkrankung hin. Daher sollten im Verlauf (über mehrere Messungen) ansteigende CYFRA 21-1-Spiegel zu einem früheren Abbruch einer ineffektiven Chemotherapie führen [5, 12, 14, 15]. In der Nachsorge insbesondere der operablen NSCLC-Patienten, die zum Zeitpunkt der Primärdiagnose und -therapie CYFRA 21-1-positiv waren, zeigt CYFRA 21-1 mit sehr hoher Wahrscheinlichkeit zeitgleich und oft bereits bis zu einem Jahr früher ein Rezidiv bzw. eine Metastasierung an [5]. CYFRA 21-1 erweist sich gegenüber anderen Zytokeratin-Markern wie TPA und TPS bezüglich der Spezifität, Sensitivität und der klinischen Relevanz als eindeutig überlegen [16].

Neuronenspezifische Enolase (NSE)

Die neuronenspezifische Enolase oder γ-Enolase (Referenzbereich 0–10/20 ng/ml) ist ein glykolytisches Enzym aus Hirngewebe oder APUD-Zellen, wie dem medullären Schilddrüsenkarzinom oder dem SCLC, deren Isoenzyme α/γ oder γ/γ als Neuronen- bzw. ZNS-spezifisch und Speziesunspezifisch gelten. Die NSE-Bestimmung ist besonders empfindlich gegenüber Hämolyse (NSE-Freisetzung aus Erythrozyten und Thrombozyten). Beim Lungenkarzinom wurden Sensitivitäten (Grenzwerte meist über 25 ng/ml) von 7–25 % beim nichtkleinzelligen (NSCLC), 30–38 % beim großzelligen, 18–30 % beim Adenokarzinom und von 13–30 % beim Plattenepithelkarzinom beschrieben [17]. Beim kleinzelligen Lungenkarzinom weist die NSE zusammen mit ProGRP von allen Tumormarkern die höchste Sensitivität auf, wobei eine klare Addition der beiden Marker besteht [13, 20, 21, 26, 46]. Eine Erhöhung findet sich beim neu diagnostizierten kleinzelligen Lungenkarzinom insgesamt in zirka 70–85 % der Fälle. Es besteht eine enge Korrelation der NSE-Werte zum klinischen Stadium. Bei einem Grenzwert von 12,5 ng/ml fanden sich im Stadium Limited disease in 40–60 % und bei Extensive disease sogar in 80–90 % der Fälle erhöhte NSE-Spiegel [5, 13, 17, 20]. Prätherapeutische NSE-Werte haben sowohl beim SCLC [7, 21] wie auch beim NSCLC [7, 8, 22] prognostische Aussagekraft. Nach einer Chemotherapie eines SCLC gilt ein temporärer NSE-Anstieg innerhalb von 24–72 Stunden (Tumorlyse) als prognostisch günstig (Ansprechen der Therapie). Danach führt eine effektive Chemotherapie immer zu einem kontinuierlichen Abfall der

NSE. In der Remission finden sich überwiegend normale NSE-Spiegel, wohingegen Rezidive mit ansteigenden Serumwerten einhergehen und mit einer Vorzeitigkeit von 1–4 Monaten ein Rezidiv anzeigen können [5, 21, 23].

ProGRP

Pro Gastrin Releasing Peptide (ProGRP) ist ein längerlebiger Vorläufer des Gastrin Releasing Peptide, welches das Korrelat der Säugetiere zum Bombesin der Amphibien darstellt. Das Hormon GRP wurde erstmals aus Schweinemagen isoliert, sein Vorkommen ist beim Menschen insbesondere im Gastrointestinaltrakt, den Atemwegen und dem Nervensystem beschrieben.

Es wurde mehrfach darüber berichtet, dass GRP durch Zellen des kleinzelligen Lungenkarzinoms freigesetzt wird und in der Zellkultur das Wachstum von SCLC-Zellen sogar stimulieren kann [24, 25, 26, 27). Unter Zugrundelegung einer 95 %igen Spezifität gegenüber den verschiedensten benignen Lungenerkrankungen erreicht ProGRP eine Empfindlichkeit von 47 % (NSE: 45 %). Besonders interessant ist, dass ProGRP bereits in frühen Stadien gesteigert freigesetzt wird und teilweise sehr hohe Konzentrationen erreicht (über 20 % der SCLC-Patienten weisen ProGRP-Werte auf, die das Zehnfache des Grenzwertes benigner Lungenerkrankungen überschreiten), sodass zum einen die Differenzialdiagnose eines unklaren Lungenrundherdes, zum anderen die Therapieeffizienzkontrolle und Verlaufsbeobachtung erleichtert werden. Dennoch zeigte sich, dass ProGRP die NSE keineswegs ersetzen kann, sondern dass beide tumorassoziierte Antigene von SCLC-Tumoren unterschiedlich freigesetzt werden, sodass durch den kombinierten Einsatz von ProGRP und NSE zum Zeitpunkt der Erstdiagnose eine additive Empfindlichkeit von über 60 % erreicht werden kann. Im Vergleich zur NSE besitzt ProGRP eine deutlich höhere Spezifität für das SCLC gegenüber anderen histologischen Lungenkarzinom-Typen (Sensitivität weniger als 5 %) [3, 26, 27]. Darüber hinaus wird ProGRP im Gegensatz zu anderen Biomarkern nur von kleinzelligen Lungenkarzinomen gesteigert freigesetzt [26], in sehr seltenen Fällen bei Lungenmetastasen eines medullären Schilddrüsenkarzinoms oder eines neuroendokrinen Prostatakarzinoms. Die Summe der gesteigerten Freisetzung bereits im Stadium Limited disease zusammen mit der Nichtfreisetzung durch benigne Erkrankungen und andere Karzinome würde ProGRP als Screening-Marker qualifizieren. Problematisch ist sicherlich einerseits, dass durch den Einsatz von ProGRP aufgrund seiner Spezifität für das kleinzellige Lungenkarzinom nur ein kleiner Teil der Lungenkarzinome entdeckt würde und zudem, dass es bislang keine prospektive Studie gibt, die den Einsatz von ProGRP in der Screening-Situation untersucht hätte. Hinsichtlich der prognostischen Wertigkeit von ProGRP liegen derzeit noch keine Daten an großen Kollektiven vor. Hingegen wurde ProGRP mehrfach als wichtiger Marker zur Kontrolle der Therapieeffizienz sowie zur frühzeitigen Entdeckung eines Rezidivs beim SCLC beschrieben [3, 5, 24, 28].

Karzinoembryonales Antigen (CEA)

Trotz fehlender Organspezifität ist CEA auch für das Lungenkarzinom ein brauchbarer immunhistologischer wie serologischer Tumormarker. Nimmt man alle Lungenkarzinome zusammen, liegt die Sensitivität zum Zeitpunkt der Primärdiagnose bei zirka 30 %, wobei die Spezifität gegenüber benignen Lungenerkrankungen 95 % beträgt. Von den verschiedenen histologischen Typen des Lungenkarzinoms ist die Sensitivität des CEA beim Adenokarzinom mit zirka 40 % am höchsten. Es besteht eine signifikante Korrelation zwischen Höhe und Häufigkeit pathologischer Spiegel und Tumorausbreitung sowie dem klinischen Stadium und eine prognostische Bedeutung prätherapeutischer Spiegel zum Überleben [5, 9, 20, 22, 29]. Im Verlauf konnte eine Korrelation zwischen dem Abfall der CEA-Werte und einer Remission bzw. einem Ansprechen auf die Therapie gesichert werden. Auch bei diesem Tumormarker weist ein kontinuierlicher Anstieg auf eine Progression des Tumorleidens bzw. ein Therapieversagen hin [5, 20, 29]. Auch im durch BAL (broncho-alveoläre Lavage) gewonnenen Bronchialsekret und in Pleuraergüssen kann die Bestimmung des CEA in der Abgrenzung gegenüber nicht neoplastischen Prozessen hilfreich sein [30]. Stark erhöhte

CEA-Spiegel im Erguss würden für dessen maligne Genese sprechen. Bei Mesotheliomen sind die CEA-Werte im Erguss im Gegensatz zu Karzinombefall im Allgemeinen nicht oder nur gering erhöht.

Squamous Cell Carcinoma Antigen (SCCA)

Das SCCA-Antigen kann als ein zirkulierendes tumorassoziiertes Antigen (MG 48 kDa, Referenzgrenze 2 ng/ml) bei Plattenepithelkarzinomen von Cervix uteri, Kopf, Hals, Ösophagus und Lunge erhöht sein. Trotz seiner gegenüber CYFRA 21-1 geringeren Sensitivität weist es eine deutlich höhere Spezifität für das Plattenepithelkarzinom auf und ist insbesondere für die histologische Differenzialdiagnose des Lungenkarzinoms ein wichtiger Marker [18, 20, 31].

Andere Tumormarker

Chromogranin A

Das saure, lösliche Protein mit einem Molekulargewicht von 49 kDa wird beim kleinzelligen Lungenkarzinom in erhöhten Konzentrationen gefunden. Für die Differenzialdiagnose finden sich gegenüber NSE und ProGRP keine oder nur geringe Vorteile, allerdings kann es in seltenen NSE- und ProGRP-negativen SCLC-Fällen als alternativer Marker zur Verlaufsbeobachtung eingesetzt werden. Darüber hinaus wurde von einer prognostischen Wertigkeit des Chromogranin A beim SCLC berichtet [32, 33, 34].

CA 125

Der Zielmarker des serösen Ovarialkarzinoms CA 125 kann mit Serumspiegel-Erhöhungen bei benignen Erkrankungen (Transsudat/Exsudat: Pleura, Aszites, Perikard) einhergehen. Auffällige Erhöhungen von klinischer Bedeutsamkeit wurden aber auch bei primären (insbesondere Adenokarzinomen) wie sekundären Lungentumoren (z. B. Mammakarzinom) gefunden [19, 35]. Im klinischen Alltag besteht jedoch keine Indikation zur Bestimmung des CA 125 bei den verschiedenen Lungenkarzinomtypen.

Vergleich der beim Lungenkarzinom empfohlenen Tumormarker

Differenzialdiagnose

Nach einer großen europäischen Multicenterstudie unter Verwendung der Tumormarker CYFRA 21-1, CEA, SCCA und NSE bei 244 Patienten mit Lungenkarzinom verschiedener Histologie und Stadien, 526 Patienten mit benignen Lungenerkrankungen und 562 gesunden Erwachsenen war CYFRA 21-1 der Tumormarker mit der größten Sensitivität [31]. Bei einer Spezifität von 95 % lag die Sensitivität von CYFRA 21-1 in der Gesamtgruppe der Lungenkarzinome bei 46 %, während die Werte für CEA, SCCA und NSE 32 %, 25 % und 28 % betrugen. Betrachtet man nur die Gruppe der nichtkleinzelligen Lungenkarzinome, war CYFRA 21-1 ebenfalls der sensitivste Tumormarker.

In der Analyse der verschiedenen Histologietypen lag die Sensitivität beim Plattenepithelkarzinom für CYFRA 21-1 bei 58 %, gefolgt von CEA und SCCA mit 23 % bzw. 32 %. Beim Adenokarzinom der Lunge lagen die Werte von CYFRA 21-1 und CEA mit 42 % bzw. 44 % in etwa gleichauf, während SCCA und NSE unter 15 % lagen. In der Gruppe der kleinzelligen Lungenkarzinome war erwartungsgemäß die NSE mit einer Sensitivität von 77 % der führende Marker [31].

In unseren eigenen Untersuchungen ergab sich ein ähnliches Bild, wobei sich, wiederum bei einer Spezifität von 95 %, beim SCLC ProGRP als Marker mit der höchsten Sensitivität erwies. Deutliche additive Sensitivitäten wurden beim SCLC für ProGRP und NSE gefunden sowie für CEA und CYFRA 21-1 beim NSCLC und den histologischen Subgruppierungen Plattenepithel-, Adeno- und großzelliges Karzinom (Tabelle 1) [5]. Hinsichtlich der differenzialdiagnostischen Einordnung suspekter Lungenrundherde (n = 1747) zeigte sich, dass sowohl CYFRA 21-1, CEA, NSE und ProGRP in hohen Wertlagen nur beim Lungenkarzinom freigesetzt werden [36]. Fordert man eine Spezifität von mehr als 99 % (nicht mehr als 1 % falsch positive Testergebnisse), so erlaubt die kombinierte Bestimmung der vier Marker in 50 % der Fälle eine Aussage darüber, ob es sich um einen benignen oder malignen Lungentumor handelt (Tabelle 2, Tabelle 3). Nur selten werden CYFRA 21-1 und NSE bei Lungenmetastasen anderer Primärtumoren gesteigert freigesetzt, bei ProGRP geschieht diese gesteigerte Freisetzung durch Lungenmetastasen nur in extrem seltenen Fällen von metastasierten medullären Schilddrüsenkarzinomen. CEA hingegen als klassischer Adenokarzinom-Marker wird häufiger von Lungenmetastasen anderer Primärtumoren freigesetzt (Tabelle 2). Jeder der vier Biomarker erreicht bei bestimmten Wertlagen Tumorspezifität (die je nach verwendetem Test unterschiedlich liegen können):

CEA: 30 ng/ml (Abbott, AxsYM)

CYFRA 21-1: 490 ng/ml (Roche, Elecsys)

NSE: 45 ng/ml (Roche, Elecsys)

ProGRP: 250 pg/ml (ALSI, ELISA)

In niedrigen Wertlagen ist die Unterscheidung von benignen Erkrankungen, Lungenmetastasen und primären Lungenkarzinomen hingegen nicht möglich (Abbildung 1) [36].

Prognose

Für die Abschätzung der Prognose liegen für das NSCLC mehrfach bestätigte Daten für CYFRA 21-1 als unabhängigen Marker und mit Einschränkungen auch für NSE und CEA vor [6, 7, 8, 9, 10, 11, 22]. Beim SCLC gelten NSE und eventuell auch CYFRA 21-1 als prognostische Parameter [21, 34]. Neben diesen sind auch klassische Labormarker wie Albumin, LDH, Hämoglobin etc. als Prognosemarker beschrieben [37, 38]. Eine definitive Bewertung der verschiedenen Prognosestudien wird erschwert durch

- die Heterogenität der untersuchten Populationen (frühe und späte Stadien, verschiedene histologische Subgruppen),
- die Verwendung von univariaten und multivariaten Modellen,
- die Untersuchung eines einzelnen oder einiger Parameter ohne Einbeziehung von bereits etablierten oder früher beschriebenen prognostischen Parametern und
- der Verwendung von unterschiedlichen Grenzwerten, die zum Teil willkürlich gewählt sind oder auf unterschiedlichen Rationalen beruhen (optimierte Cut-Offs versus Median etc).

So konnte kürzlich im Rahmen einer externen Validierung ein multivariat erhobener prognostischer Score für NSCLC-Patienten im Stadium I, bestehend aus CYFRA 21-1 und CEA [39] aus nicht erkennbaren Gründen nicht bestätigt werden [40]. Multiparametrische Studien, die in einheitlich definierten Populationen alle relevanten klinischen, „klassischen" laborchemischen Parameter sowie Tumormarker berücksichtigen, diese in vergleichbarer Weise (mit ei-

Tabelle 1. Sensitivitäten von CYFRA 21-1, CEA, NSE und ProGRP beim Lungenkarzinom (LK; Spezifität gegenüber benignen Lungenerkrankungen 95 %) [5].

Marker	alle LK	NSCLC	SCLC	Plattenepithel-LK	Adeno-LK	Groß-zelliges LK
CYFRA 21-1	40	43	34	53	22	48
CEA	25	25	23	16	33	22
NSE	32	26	*45*	33	15	35
ProGRP	21	3	*47*	5	4	0
ProGRP und NSE	38	27	62	33	19	35
ProGRP und CYFRA 21-1	50	28	61	54	26	48
ProGRP und CEA	35	26	51	16	35	21
NSE und CYFRA 21-1	46	45	47	58	26	48
CEA und CYFRA 21-1	47	*57*	43	*66*	*44*	*58*
CEA und NSE	42	38	51	35	35	33

Tabelle 2. Sensitivität [%] von CEA, CYFRA 21-1, NSE und ProGRP für maligne Lungenerkrankungen bei einer Spezifität von mehr als 99 % für benigne Lungenerkrankungen [36].

Diagnose Marker	benigne Lungenerkrankungen	maligne Lungenerkrankungen	Lungenmetastasen
CEA ≥ 12 ng/ml	0,3	17	16
CYFRA 21-1 ≥ 15 ng/ml	0,3	8	7
NSA ≥ 35 ng/ml	0,6	8	5
ProGRP ≥ 85 pg/ml	0,6	12	0
wenigstens 1 Marker ≥ 99 % Spezifität	3	50	56

Tabelle 3. Sensitivität [%] von CEA, CYFRA 21-1, NSE und ProGRP für Lungenkarzinome in Abhängigkeit der Histologie bei einer Spezifität von mehr als 99 % für benigne Lungenerkrankungen [36].

Diagnose Marker	alle Lungen-Karzinome	NSCLC					SCLC	Histlogie unbekannt und andere
			platten-epithelial	adeno	groß-zellig	NSCLC ohne weitere Klas-sifizierung		
CEA ≥ 12 ng/ml	18	18	9	29	20	17	16	17
CYFRA 21-1 ≥ 15 ng/ml	8	9	12	5	8	14	5	3
NSA ≥ 35 ng/ml	8	3	1	2	6	8	40	4
ProGRP ≥ 85 pg/ml	13	2	0,6	1	4	8	57	9
wenigstens 1 Marker ≥ 99 % Spezifität	50	44	36	53	51	39	78	38

Tabelle 4. Empfohlene Tumormarker beim Lungenkarzinom.

Histologie	Vor Therapie	Verlaufskontrolle
Unbekannt	CYFRA 21-1, NSE, ProGRP, CEA, SCCA	je nach Histologie
Adenokarzinom	CYFRA 21-1 und CEA	CYFRA 21-1 und/oder CEA
Plattenepithelkarzinom	CYFRA 21-1 und SCCA	CYFRA 21-1 und/oder SCCA
Großzelliges Lungenkarzinom	CYFRA 21-1 und CEA	CYFRA 21-1 und/oder CEA
Kleinzelliges Lungenkarzinom	NSE, ProGRP, CYFRA 21-1	NSE, ProGRP und/oder CYFRA 21-1

ner einheitlichen Rationale zur Definition eines Grenzwertes oder in linearer Weise) sowohl univariat wie auch multivariat bewerten und Modelle zur Prognoseabschätzung entwickeln, sind für eine allgemeine Empfehlung von Richtlinien zu fordern und werden in nächster Zukunft zu erwarten sein.

Verlaufsbeobachtung

Die postoperative Verlaufsbeobachtung, die Kontrolle der Therapieeffizienz einer systemischen Chemo- oder Radiotherapie sowie die Detektion einer Rezidiverkrankung bzw. Progression der Erkrankung sind die Hauptindikationen

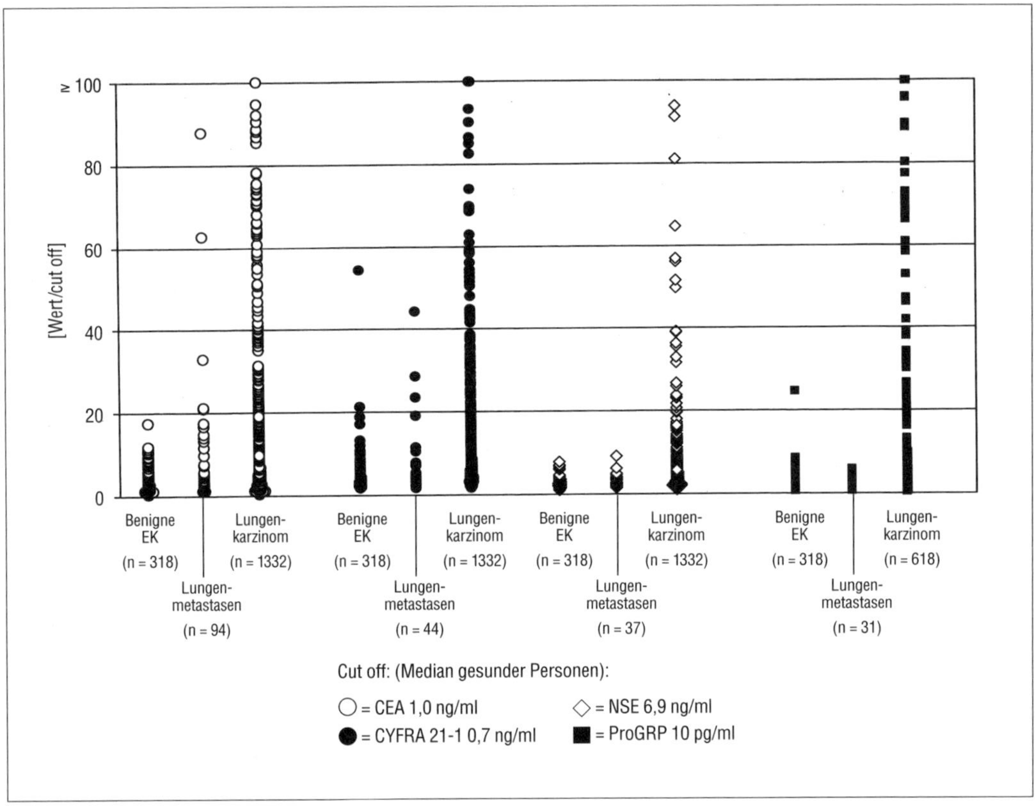

Abbildung 1. Werteverteilung von CEA, CYFRA 21-1, NSE und ProGRP bei benignen Lungenerkrankungen, Lungenmetastasen und primären Lungenkarzinomen [36].

für Tumormarkerbestimmungen beim Lungenkarzinom.

Postoperative Verlaufsbeobachtung

Die Geschwindigkeit und Vollständigkeit des Tumormarker-Abfalls nach Resektion des Tumors gibt bereits Hinweise auf die weitere Prognose des Patienten. Nach einem kurzfristigen Anstieg unmittelbar nach dem operativen Eingriff aufgrund der Freisetzung von Tumormarkern aus dem geschädigten Tumor- bzw. normalen Gewebe hängt der Abfall der Tumormarker-Konzentration sowohl von der biologischen Halbwertszeit des Markers wie auch vom Verbleib residualer Tumorzellen ab [41, 42, 43]. Nach kurativer Resektion gehen die Werte von CYFRA 21-1, TPA, SCCA und ProGRP (Halbwertszeit 1,5–3 Stunden) gewöhnlich schnell zurück und erreichen nach 1–2 Tagen das Niveau gesunder Personen [31], während der CEA-Abfall verzögert erfolgt und von der oft unterschiedlichen Glykosylierung abhängt (Halbwertszeit 2–8 Tage) [41, 42, 44]. Wenn eine renale oder hepatische Dysfunktion, welche die Elimination der Tumormarker zum Teil erheblich verlängern können [2, 3, 46], ausgeschlossen sind, weist eine verzögerte Marker-Clearance und/oder ein nach wie vor erhöhtes Plateau der Wertlagen auf das Vorhandensein residualer Tumorzellen und ein baldiges Rezidiv bzw. Progression der Erkrankung hin [41].

Kontrolle der Therapie-Effizienz einer systemischen Therapie

Bei der Kontrolle der Effizienz einer systemischen Chemo- oder Radiotherapie anhand von

Tumormarkern korreliert ein substanzieller Abfall häufig mit einem guten Ansprechen der Therapie, während ein Anstieg oder ein nur langsamer und insuffizienter Abfall meist mit einer Progression der Erkrankung einhergeht. Beim NSCLC zeigt die CYFRA 21-1-Kinetik die beste Übereinstimmung mit dem Therapieansprechen (59–75 %) [12, 45, 47]. Für die Entdeckung einer Progression erreicht die Sensitivität 52 % bzw. 69 % bei einer Spezifität von 100 % [45, 47]; für die Erkennung einer Remission liegt die Sensitivität etwas niedriger (42 %). Außerdem zeigen Veränderungen der CYFRA 21-1-Konzentrationen bereits nach dem ersten Zyklus einer Chemotherapie das spätere Therapieansprechen an [10, 15]. Beim SCLC spiegelt die Kinetik von NSE und ProGRP den klinischen Verlauf und die Therapie-Effizienz wider [28, 49]. Initial steigen die Wertlagen häufig temporär als Ausdruck der Tumorlyse an [50], fallen danach jedoch schnell auf die individuellen Basiswerte ab [51]. Hingegen ist auch beim SCLC ein Therapieversagen mit kontinuierlich hohen oder nur unzureichend abfallenden Marker-Konzentrationen assoziiert. In Fällen mit gleichzeitig erhöhtem NSE und ProGRP kann die kombinierte Bestimmung eine additive Aussage erlauben [28].

Bezüglich der multivariaten prognostischen Aussagekraft von CEA und CYFRA 21-1 nach dem zweiten Zyklus der First-line-Chemotherapie des fortgeschrittenen NSCLC erwiesen sich der Performance-Status (p = 0,005), der Basis-LDH-Spiegel (p = 0,02), die CEA-Response (höher als 20 % vom Basiswert, p = 0,03) und die CYFRA 21-1-Response (höher als 20 % vom Basiswert, p = 0,01) als unabhängige prognostische Faktoren für das Überleben, wohingegen die objektive radiologische Responserate (OR) nicht bestätigt wurde [52].

In einem vergleichbaren Studienansatz wurde der CYFRA 21-1-Abfall (über 35 %) nach zwei Chemotherapie-Zyklen im Vergleich zur radiologischen Response evaluiert: In der multivariaten Überlebensanalyse waren nur der CYFRA 21-1-Abfall und ein radiologischer Non Progression Status als Hauptdeterminanten eines verlängerten Überlebens mit einem RR von 0,37 bzw. 0,63 (p = 0,01) zu sichern. Bei Patienten mit fortgeschrittenem NSCLC reflektiert die Nichtprogression nach obiger Definition die therapeutische Effektivität besser als die traditionelle OR; ferner scheint der mindestens 35 %ige CYFRA 21-1-Abfall ein zuverlässiger Surrogatmarker für die Behandlungswirksamkeit entsprechend dem Überleben zu sein [53].

Erkennung einer Rezidiverkrankung

Auch bei der posttherapeutischen Überwachung sind Tumormarker sensitive Indikatoren für das Wiederauftreten bzw. die Progression der Tumorerkrankung, oft mit einer Vorlaufzeit (lead time) von mehreren Monaten vor bildgebenden Verfahren. Beim NSCLC weist CYFRA 21-1 für die Erkennung einer Rezidiverkrankung eine Sensitivität von 79 % auf, die bei Patienten mit einem präoperativen Wert von mehr als 3,3 ng/ml sogar bis auf 100 % ansteigt. Die Lead time beträgt dabei 2–15 Monate [14]. Beim SCLC sind NSE, ProGRP und CEA wertvolle Parameter für die Detektion einer rekurrenten Erkrankung [28]. Unter diesen weist ProGRP die höchste Detektionsrate mit einer Sensitivität von 67 % auf (NSE: 20 %; CEA: 38 %); durch eine Kombination mit NSE kann eine Sensitivität von 79 % erreicht werden. Die mediane Lead time beträgt 35 Tage für ProGRP, während für NSE keine Lead time beschrieben ist [54]. Absolute Voraussetzung für jede Art von Verlaufsuntersuchungen ist die Beibehaltung derselben Methode für die Tumormarker-Bestimmungen. Bei Methodenwechsel sollten ein oder zwei Parallelmessungen mit beiden Methoden durchgeführt werden.

Tumormarker-Bestimmungen in Pleuraflüssigkeiten

Seit Jahren wird immer wieder die diagnostische Relevanz von Tumormarkern in Pleuraflüssigkeiten unklarer Dignität untersucht. Insbesondere aufgrund der schwierigen Matrix einer Körperflüssigkeit, die vielen unbekannten Einflussgrößen ausgesetzt ist, ist jedoch eine hochwertige diagnostische Aussage schwierig.

Eine kürzlich durchgeführte Meta-Analyse über die diagnostische Genauigkeit von Tumormarker-Bestimmungen (CA 125, CA 15-3, CA 19-9, CYFRA 21-1, CEA) in malignen versus benignen Pleuraflüssigkeiten [55] unter Berücksichtigung von 29 Publikationen ergab Summenschätzungen von Sensitivität/Spezifität für CA 125 (48 %/85 %), CA 15-3 (51 %/96 %), CA 19-9 (25 %/96 %) und CYFRA 21-1 (55 %/91 %) mit besseren summierten ROC-Werten für die Kombination von CA 15-3 mit CYFRA 21-1 als für CA 125 mit CA 19-9 und einer Zunahme verschiedenen Ausmaßes bei zwei oder mehr Tumormarkern oder in Kombination mit CEA. Danach erscheint die Verwendung eines einzigen Tumormarkers zur malignen Pleuraexsudat-Diagnose nicht evident, aber eine Kombination von zwei oder mehr Tumormarkern sensitiver zu sein und ihre Interpretation nur im Zusammenhang mit klinischen Befunden und konventionellen Tests empfehlenswert.

Zusammenfassung

Für die Differenzialdiagnose unklarer Lungenrundherde sowie die Verlaufsbeobachtung von Lungenkarzinomen empfiehlt sich somit die Verwendung der in Tabelle 4 aufgeführten Tumormarker. Insbesondere ist dabei zu berücksichtigen:

- In der Screeningsituation sowie bei Hochrisikopatienten ist die Bestimmung von Tumormarkern nicht indiziert.
- Bei „niedrigen" Konzentrationen von Tumormarkern kann das Vorliegen eines Karzinoms nicht ausgeschlossen werden!
- Präoperativ ist die Bestimmung von Tumormarkern wünschenswert (gegebenenfalls Differenzialdiagnose, prognostische Abschätzung, Hinweis auf Fernmetastasierung) entsprechend den Empfehlungen in Tabelle 2 – 4.
- Postoperativ (zirka 2–3 Wochen) bzw. nach Beendigung der adjuvanten Chemo- und/oder Strahlentherapie (zirka 3 Wochen) ist die Bestimmung der Tumormarker (unabhängig vom Ausgangswert) zum Auffinden der für den gesamten weiteren Krankheitsverlauf relevanten individuellen Basiswerte der Patienten von Bedeutung.
- Die postoperative Kontrolle muss unabhängig vom präoperativen Ausgangswert durchgeführt werden, auch wenn die präoperativen Werte innerhalb des sogenannten Referenzbereichs liegen, das gleiche gilt für die weitere Nachsorge bzw. Verlaufsbeobachtung.
- Bei inoperablen Tumoren und Fehlen eines histologischen Befundes können Tumormarker Hilfestellung für die Differenzialdiagnose bieten: deutlich erhöhte CEA, CYFRA 21-1, NSE oder ProGRP-Konzentrationen (Tabelle 2, Tabelle 3) weisen auf einen malignen Lungentumor hin, stark erhöhte NSE- und/oder ProGRP-Konzentrationen weisen auf ein kleinzelliges, SCCA auf ein Plattenepithelkarzinom hin.
- Referenzbereiche haben im Krankheitsverlauf bzw. in der Nachsorgesituation keinerlei Bedeutung, es zählt nur die Kinetik im Vergleich zu den individuellen Basiswerten jedes einzelnen Patienten.
- Grundvoraussetzung für die Interpretation von Tumormarkern im Verlauf ist die Beibehaltung des gleichen Testsystems (die Angabe von Hersteller und Methodik auf dem Befund und im Arztbrief ist daher zwingend erforderlich) während des gesamten Krankheitsverlaufs. Muss der Test dennoch gewechselt werden, so muss die gleiche Probe mit beiden Testen parallel untersucht werden, um die individuellen Basiswerte mit dem neuen Test zu erstellen.
- Sorgfältige Berücksichtigung präanalytischer Faktoren und klinischer Störgrößen ist für die Bewertung der Tumormarker-Konzentrationen essenziell: In-vitro-Hämolyse kann zu erhöhten NSE-Werten führen. Eine Beeinträchtigung der Nierenfunktion muss insbesondere bei erhöhten Werten von CYFRA 21-1, SCCA und ProGRP ausgeschlossen werden. Dermatologische Erkrankungen sind bei erhöhten SCCA-Werten differenzialdiagnostisch zu beachten.

Literatur

1 Stieber P, Hasholzner U, Bodenmüller H et al (1993) CYFRA 21-1 – A new marker in lung cancer. Cancer 72: 707–713
2 Stieber P (2005) CYFRA 21-1. In: Thomas L (ed) Labor und Diagnose, 6. Auflage, TH-Books, Frankfurt/Main, pp 1323–1328
3 Stieber P (2005) ProGRP. In: Thomas L (ed) Labor und Diagnose, 6. Auflage, TH-Books, Frankfurt/Main, pp 1338–1341
4 Satoh H, Sumo M, Yagyu H et al (1995) Clinical evaluation of CYFRA 21-1 in malignant pleural fluids. Oncology 52: 211–214
5 Schalhorn A, Fuerst H, Stieber P (2001) Tumor markers in lung cancer. J Lab Med 25: 353–361
6 Wieskopf B, Demangeat C, Purohit A et al (1995) CYFRA 21-1 as a biological marker of non-small cell lung cancer. Chest 108: 163–169
7 Pujol JL, Boher JM, Grenier J et al (2001) CYFRA 21-1, neuron specific enolase and prognosis of non small cell lung cancer: prospective study in 621 patients. Lung Cancer 31: 221–231
8 Kulpa J, Wojcik E, Reinfuss M et al (2002) Carcinoembryonic antigen, squamous cell carcinoma antigen, CYFRA 21-1, and neuron-specific enolase in squamous cell lung cancer patients. Clin Chem 48: 1931–1937
9 Muley T, Dienemann H, Ebert W (2004) CYFRA 21-1 and CEA are independent prognostic factors in 153 operated stage I NSCLC patients. Anticancer Res 24: 1953–1956
10 Vollmer RT, Govindan R, Graziano SL et al (2003) Serum CYFRA 21-1 in advanced stage non-small cell lung cancer: an early measure of response. Clin Cancer Res 9: 1728–1733
11 Pujol JL, Molinier O, Ebert W et al (2004) CYFRA 21-1 is a prognostic determinant in non-small-cell lung cancer: results of a meta-analysis in 2063 patients. Br J Cancer 90: 2097–2105
12 van der Gaast A, Kok TC, Kho GS et al (1995) Disease monitoring by the tumour markers CYFRA 21-1 and TPA in patients with non-small cell lung cancer. Eur J Cancer 31A: 1790–1793
13 Stieber P, Dienemann H, Schalhorn A et al (1999) Pro-gastrin-releasing peptide (ProGRP) – a useful marker in small cell lung carcinomas. Anticancer Res 19: 2673–2678
14 Stieber P, Zimmermann A, Reinmiedl J et al (1999) CYFRA 21-1 in the early diagnosis of recurrent disease in non-small cell lung carcinomas (NSCLC). Anticancer Res 19: 2665–2668
15 Holdenrieder S, Stieber P, von Pawel J et al (2004) Circulating nucleosomes predict the response to chemotherapy in patients with advanced non-small cell lung cancer. Clin Cancer Res 10: 5981–5987
16 Stieber P, Dienemann H, Hasholzner U et al (1994) Comparison of CYFRA 21-1, TPA and TPS in lung cancer, urinary bladder cancer and in benign diseases. Int J Biol Markers 9: 82–88
17 Lamerz R (2005) NSE. In: Thomas L (Hrsg.) Labor und Diagnose, 6. Auflage, TH-Books, Frankfurt/Main, pp 1334–1338
18 Lamerz R (2005) SCC. In: Thomas L (Hrsg.) Labor und Diagnose, 6. Auflage, TH-Books, Frankfurt/Main, pp 1351–1355
19 Lamerz R (2005) CA 125. In: Thomas L (Hrsg.) Labor und Diagnose, 6. Auflage, TH-Books, Frankfurt/Main, pp 1306–1309
20 Molina R, Filella X, Auge JM et al (2003) Tumor markers (CEA, CA 125, CYFRA 21-1, SCC and NSE) in patients with non-small cell lung cancer as an aid in histological diagnosis and prognosis. Comparison with the main clinical and pathological prognostic factors. Tumour Biol 24: 209–218
21 Shibayama T, Ueoka H, Nishii K et al (2001) Complementary roles of pro-gastrin-releasing peptide (ProGRP) and neuron-specific enolase (NSE) in diagnosis and prognosis of small cell lung cancer (SCLC). Lung Cancer 32: 61–69
22 Barlesi F, Gimenez C, Torre JP et al (2004) Prognostic value of combination of CYFRA 21-1, CEA and NSE in patients with advanced non-small cell lung cancer. Respir Med 98: 357–362
23 Pinson P, Joos G, Watripont P et al (1997) Serum neuron-specific enolase as a tumor marker in the diagnosis and follow-up of small-cell lung cancer. Respiration 64: 102–107
24 Yamaguchi K, Aoyagi K, Urakami K et al (1995) Enzyme-linked immunoabsorbant assay of progastrin-releasing peptide for small cell lung cancer patients in comparison with neuron-specific enolase measurement. Jpn J Cancer Res 86: 698–705
25 Stieber P, Dienemann H, Schalhorn A et al (1997) Pro-Gastrin-Releasing Peptide (ProGRP) – ein neuer Marker beim kleinzelligen Lungenkarzinom. J Lab Med 21: 336–344
26 Stieber P, Yamaguchi K (2002) ProGRP enables diagnosis of small-cell lung cancer. In: Diamandis EP, Frische HA, Lilja H, Chan DW, Schwartz MK (eds) Tumor markers; physiology, pathobiology, technology, and clinical applications 1st edition. AACC press, Washington DC, pp 517–521
27 Molina R, Filella X, Auge JM (2004) ProGRP: a new biomarker for small cell lung cancer. Clin Biochem 37: 505–511
28 Niho S, Nishiwaki Y, Goto K et al (2000) Significance of serum pro-gastrin-releasing peptide as a predictor of relapse of small cell lung cancer: comparative evaluation with neuron-specific enolase and carcinoembryonic antigen. Lung Cancer 27: 159–167
29 Barak V, Goike H, Panaretakis KW et al (2004) Clinical utility of cytokeratins as tumor markers. Clin Biochem 37: 529–540
30 Alvarez-Sala R, Prados C, Gomez de Terreros FJ et al (1995) Carcinoembryonic antigen in the diagno-

sis of lung cancer using broncho-alveolar lavage: a comparative study with healthy subjects, chronic bronchitis, respiratory infections and interstitial pulmonary diseases. Int J Oncol 6: 1–6
31 Ebert W, Dienemann H, Fateh-Moghadam A et al (1994) Cytokeratin 19 fragment CYFRA 21-1 compared with carcinoembryonic antigen, squamous cell carcinoma antigen and neuronspecific enolase in lung cancer. Eur J Clin Chem Clin Biochem 32: 189–199
32 Hasholzner U, Stieber P, Dienemann H et al (1996) Chromogranin A in benign and malignant diseases. Tumordiagn Ther 17: 82–87
33 Seregni E, Ferrari L, Bajetta E et al (2001) Clinical significance of blood chromogranin A measurement in neuroendocrine tumours. Ann Oncol 12 (S2): 69–72
34 Pujol JL, Quantin X, Jacot W et al (2003) Neuroendocrine and cytokeratin serum markers as prognostic determinants of small cell lung cancer. Lung Cancer 39: 131–138
35 Picardo AL, Diez M, Torres A et al (1996) Analysis of the prognostic significance of cytosolic determination of CA 125, CEA and SCC in patients with NSCLC. Cancer 77: 1066–1072
36 Gruber C, Hatz R, Reinmiedl J, Nagel D, Stieber P (2008) CEA, CYFRA 21-1, NSE and ProGRP in the diagnosis of lung cancer: a multivariate approach. J Lab Med 32 (5): 361–371
37 Watine J (1999) Laboratory variables as additional staging parameters in patients with small cell lung carcinoma. A systematic review. Clin Chem Lab Med 37: 931–938
38 Watine J (2000) Prognostic evaluation of primary non-small cell lung carcinoma patients using biological fluid variables. Scand J Clin Lab Invest 60: 259–274
39 Muley T, Dienemann H, Ebert W (2004) CYFRA 21-1 and CEA are independent prognostic factors in 153 operated stage I NSCLC patients. Anticancer Res 24 (3b): 1953–1956
40 Blankenburg F, Hatz R, Nagel D et al (2008) Preoperative CYFRA 21-1 and CEA as prognostic factors in patients with stage I non-small cell lung cancer: external validation of a prognostic score. Tumor Biol 29(4): 272–277
41 Yoshimasu T, Miyoshi S, Maebeya S et al (1997) Analysis of the early postoperative serum carcinoembryonic antigen time-course as a prognostic tool for bronchogenic carcinoma. Cancer 79: 1533–1540
42 Yoshimasu T, Maebeya S, Suzuma T et al (1999) Disappearance curves for tumor markers after resection of intrathoracic malignancies. Int J Biol Markers 14: 99–105
43 Bidart JM, Thuillier F, Augeneau C et al (1999) Kinetics of serum tumor marker concentrations and usefulness in clinical monitoring. Clin Chem 45: 1695–1707
44 Rapellino M, Piantino P, Pecchio F et al (1994) Disappearance curves of tumor markers after radical surgery. Int J Biol Markers 9: 33–37
45 Nisman B, Lafair J, Heching N et al (1998) Evaluation of tissue polypeptide specific antigen, CYFRA 21-1 and carcinoembryonic antigen, in non-small cell lung carcinoma. Does the combined use of cytokeratin markers give any additional information? Cancer 82: 1850–1859
46 Nisman B, Lafair J, Lyass O, Dranitzki-Elhalel M, Barak V (1998) Serum levels of CEA, SCC, TPS and CYFRA 21-1 in hemodialysis patients. J Tumor Marker Oncol 13: 87–93
47 Ebert W, Muley T (1999) CYFRA 21-1 in the follow-up of inoperable non-small cell lung cancer patients treated with chemotherapy. Anticancer Res 19: 2669–2672
48 Schneider J, Philipp M, Velcovsky HG et al (2003) Pro-gastrin-releasing peptide (ProGRP), neuron specific enolase (NSE), carcinoembryonic antigen (CEA) and cytokeratin 19-fragments (CYFRA 21-1) in patients with lung cancer in comparison to other lung diseases. Anticancer Res 23: 885–893
49 Schneider J, Philipp M, Salewski L, Velcovsky HG (2003) Pro-gastrin-releasing peptide (ProGRP) and neuron specific enolase (NSE) in therapy control of patients with small cell lung cancer. Clin Lab 49: 35–42
50 Fischbach W, Schwarz-Wallrauch C, Jany B (1989) Neuron-specific enolase and thymidine kinase as an aid to the diagnosis and treatment monitoring of small cell lung cancer. Cancer 63: 1143–1149
51 Burghuber OC, Worofka B, Schernthaner G et al (1990) Serum neuron-specific enolase as a useful tumor marker for small cell lung cancer. Cancer 65: 1386–1390
52 Ardizzoni A, Cafferata MA, Tiseo M et al (2006) Decline in serum carcinoembryonic antigen and cytokeratin 19 fragment during chemotherapy predicts objective response and survival in patients with advanced non small cell lung cancer. Cancer 107: 2842–2849
53 Nisman B, Biran H, Heching N et al (2008) Prognostic role of serum cytokeratin 19 fragments in advanced non-small cell lung cancer: association of marker changes after two chemotherapy cycles with different measures of clinical response and survival. Br J Cancer 98: 77–79
54 Okusaka T, Eguchi K, Kasai T et al (1997) Serum levels of pro-gastrin-releasing peptide for followup of patients with small cell lung cancer. Clin Cancer Res 3: 123–127
55 Liang QL, Shi HZ, Qin XJ et al (2008) Diagnostic accuracy of tumour markers for malignant pleural effusion: a meta-analysis. Thorax 63: 35–41

Paraneoplastische Syndrome

R. Lamerz, U. Hasholzner, R. M. Huber, P. Stieber

Einleitung

Als paraneoplastische Syndrome (PNS) werden klinische Syndrome definiert, die als Begleitreaktion maligner Tumoren auftreten können, ohne dass sie auf einer vaskulären oder infektiösen Ätiologie oder einer Therapienebenwirkung beruhen. Sie werden durch vom Tumor freigesetzte Hormone oder hormonähnliche Substanzen oder immunologische Mechanismen hervorgerufen, die ihre Wirkung fern vom primären und/oder metastatischen Tumorort entfalten. PNS kommen in weniger als 15 % aller malignen Erkrankungen und dann überwiegend bei Tumoren der Lunge, des Magens und der Brust vor. Beim Lungenkarzinom werden Häufigkeiten meist zwischen 10 % und 20 % in der Literatur angegeben. Die verschiedenen Formen sind in den verschiedenen Histologien des Lungenkarzinoms unterschiedlich häufig anzutreffen (Tabelle 1). Sie können bereits vor Diagnose des Primärtumors oder gleichzeitig manifest werden. Ihr Erkennen kann Schlüssel zur früheren Entdeckung der zugrunde liegenden malignen Erkrankung sein. PNS können in vier Hauptgruppen eingeteilt werden: endokrinologische, neurologische, hämatologische und dermatologische. Wichtige PNS aus diesen vier Gruppen sind in Tabelle 2 dargestellt.

Endokrinologische PNS

Sie sind Ausdruck der ektopen Hormonproduktion und Sekretion von Tumoren nichtendokrinologischen Ursprungs. Es werden nur Peptidhormone ektop sezerniert. Die wichtigsten PNS sind in Tabelle 2 aufgeführt.

Das *ektope Cushing-Syndrom (CS)* beruht auf der ektopen Bildung von ACTH und führt zu 15–20 % aller Cushing-Syndrome. Dies bedeutet, dass zirka ein Viertel aller Cushing-Syndrome paraneoplastisch bedingt sind. Besonders das *kleinzellige Lungenkarzinom (kleinzelliges LK, SCLC),* medulläre Schilddrüsenkarzinome, Kar-

Tabelle 1. Verteilungsmuster ausgewählter paraneoplastischer Syndrome beim Lungenkarzinom.

	Kleinzelliges LK	Großzelliges LK	Adenokarzinom	Plattenepithelkarzinom
Inappropriate ADH-Sekretion	+++			
Ektope ACTH-Produktion	+++			
Gynäkomastie	++	+		
Eaton-Lambert	++			
Nichtmetastatische Hyperkalzämie		+++	+++	
Hypertrophische Osteoarthropathie		+++		+++
Thrombozytose	++	++	++	++
Hyperkoagulabilität	++	++	++	++

Tabelle 2. Auswahl paraneoplastischer Syndrome.

Syndrome	Häufig assoziierte Neoplasien
Endokrine PNS	
Cushing-Syndrom	SCLC, Karzinoid, medulläres Schilddrüsenkarzinom
Hyperkalzämie	Mamma, Plattenepithelkarzinom (Lunge, Ösophagus, HNO)
SIADH	SCLC
Neurologische PNS	
Zerebrale Syndrome:	
zerebelläre Degeneration	Mamma, Ovar (Yo), Lunge (Hu), M. Hodgkin (Tr), Hoden (Ta)
limbische Enzephalopathie	SCLC (Hu), Hoden (Ta)
Opsoclonus-Myoclonus	Mamma (Ri), SCLC (Hu)
krebsassoziierte Retinopathie	SCLC
Spinale paraneoplastische Syndrome:	
subakute Myelopathie	Lungentumoren (Hu), Lymphome
Syndrome der peripheren Nerven:	
subakute sensorische Neuropathie	SCLC (Hu, Amphiphysin, CV2)
Guillain-Barré-Syndrom	M. Hodgkin, Non-Hodgkin-Lymphome
Neuromuskuläre Paraneoplasien:	
Lambert-Eaton-Syndrom	SCLC (VGCC)
Myasthenia gravis	Thymom (Titin)
Dermatomyositis	Mamma, Ovar, Lunge
Hämatologische PNS	
Leukozytose	verschiedene
chronische Anämie	verschiedene
autoimmunhämolytische Anämie	Lymphome, CLL
mikroangiopathische hämolytische Anämie	muzinöses Adenokarzinom
Erythrozytose	Nierenzellkarzinom
Thrombozytose	verschiedene
Thrombozytopenie	verschiedene
Koagulopathie	verschiedene
Dermatologische PNS	
Acanthosis nigricans	gastrointestinale Adenokarzinome
Acanthosis palmaris	Magen, Lunge
bullöses Pemphigoid	Lunge, verschiedene
Erythema gyratum repens	Lunge, Mamma
nekrolytisches migrierendes Erythem	Glukagonom
exfoliative Dermatitis	T-Zell-Lymphom
Sweet-Syndrom	CML

zinoidtumoren, Thymome und Pankreasinselzelltumoren können für diese PNS verantwortlich sein. Das kleinzellige LK macht 60 % der Fälle ektopen CS aus; insgesamt muss bei 2–8 % der Patienten mit kleinzelligem LK mit einem klinisch apparenten CS gerechnet werden. Klinische Zeichen sind Hypokaliämie, Alkalose, Hyperglykämie, Hochdruck, Muskelschwäche oder -atrophie, weniger Stammfettsucht, Hyperpigmentation und Striae (biochemische Diagnose: erhöhte 24-Stunden-Urinausscheidung von freiem Kortisol > 100 µg pro Tag und ein erhöhter ACTH-Serumspiegel > 200 pg/ml). Der Kortisol-Plasmaspiegel ist nicht mit Dexamethason supprimierbar. Neben der Primärbehandlung des Tumors kann die ACTH-Produktion durch Aminogluthetimid, Metyrapon, Mitotane und Ketokonazol beeinflusst werden.

Die *Hyperkalzämie* wird durch Tumoren auf drei Arten bedingt: durch direkte metastatische Knochenzerstörung, als humorale Hyperkalzämie von Malignomen (HHM) und durch lokale osteolytische Hyperkalzämie (LOH), die beiden letzteren als PNS. Die *HHM* wird durch solide Tumoren (Mammakarzinom, Plattenepithelkarzinome der Lunge, Ösophaguskarzinom, HNO-Tumoren, Ovarialkarzinom) mittels eines Peptids (PTH-related peptide, PTHrP) verursacht, welches strukturell ähnlich, aber nicht identisch mit PTH ist. PTHrP fehlt im Serum von Normalpersonen oder Tumorpatienten ohne Hyperkalzämie und kann inzwischen mittels kommerzieller Tests bestimmt werden. Möglicherweise spielen auch Zytokine wie G-CSF, IL-1 eine zusätzliche Rolle.

Die *LOH* entsteht durch Substanzen aus Tumorzellen am Ort der Bildung (z. B. Multiples Myelom, Mammakarzinom). Diese Substanz wird als Osteoklasten-aktivierender Faktor (OAF) bezeichnet und stimuliert lokal eine Osteoklasten-vermittelte Knochenresorption. Beim Multiplen Myelom wurde OAF als TNF-beta (Lymphotoxin) identifiziert. Auch Prostaglandin E2 sowie andere Zytokine (IL-6, TNF-alpha, IL-1 und TGF-beta) können bei manchen Tumoren Bedeutung haben. In diesen Fällen ist das PTHrP nicht erhöht und es fehlt eine Hypophosphatämie. Ferner kommt oft eine milde metabolische Alkalose vor (Therapie: Hydrierung, forcierte Diurese, Steroide, Bisphosphonate, Kalzitonin, Galliumnitrat).

Das *Syndrom der inappropriaten antidiuretischen Hormonsekretion (SIADH)* entsteht durch Produktion und Sekretion von Arginin-Vasopressin (AVP) durch Tumorzellen und wurde z. B. beim kleinzelligen LK (Zelllinie) nachgewiesen. Hyponatriämie beim kleinzelligen LK kann auch durch das atriale natriuretische Peptid (ANP) hervorgerufen werden. 60 % von SIADH-Fällen lassen sich auf das kleinzellige LK zurückführen, während das SIADH andererseits bei 9 % von Patienten mit kleinzelligem LK vorkommt (andere Quellen: Dünndarm-, Pankreas-, Ösophagus-, Kolonkarzinom, Lymphome, Bronchialkarzinoid). Wegweisend für dieses Syndrom sind insbesondere eine Hyponatriämie, eine Serum-Hypoosmolalität sowie eine Hyperosmolalität des Urins. Eine therapeutische Beeinflussung ist kausal durch eine spezifische Tumortherapie und symptomatisch durch Flüssigkeitsrestriktion möglich.

Trotz des Vorkommens ektop gebildeter Hormone vor allem beim SCLC findet sich bei den meisten Patienten jedoch keine entsprechende Klinik (z. B. Hypo- oder Hyperkalzämie, Cushing-Syndrom, SIADH, Gynäkomastie), da die Marker-Hormone oft als hormoninaktive Prohormon-Vorstufen, wie z. B. Big-ACTH mit höherem Molekulargewicht auftreten.

Vorwiegend beim SCLC kann in Verdachtsfällen der Nachweis ektop gebildeter Hormone von zusätzlicher Bedeutung sein. Neben Bombesin sowie Peptidmarkern wie Gastrin-releasing Peptide (GRP) u. a. sind die wichtigsten Hormonmarker beim LK mit unterschiedlicher Häufigkeit je nach Zelltyp in Tabelle 3 aufgeführt.

Neurologische PNS

Neurologische PNS treten am häufigsten beim kleinzelligen LK, Mamma- und Ovarialkarzinom oder bei Hodentumoren auf und sind durch eine (entzündliche) Enzephalomyelitis,

Tabelle 3. Inzidenz von erhöhten Serum-Hormonkonzentrationen beim LK (Lungenkarzinom).

Name	Kleinzelliges LK	Großzelliges LK	Plattenepithel-LK
ACTH	36–56 %	5–10 %	9–17 %
ADH	30–45 %	26 %	
PTH	27 %	21 %	32 %
HCG	33 %	26 %	19 %
beta-Endorphin	66 %	18 %	13 %
alpha-MSH	19 %		

Polyneuropathie, (neuronale Degeneration, Demyelinisierung), neuromuskuläre Überleitungs-(Verbindungs)anomalitäten oder Myositiden gekennzeichnet und gehen mit verschiedenen spezifischen, meist antineuronalen Antikörper-Reaktivitäten einher. Die bekanntesten Störungen sind in Tabelle 2 aufgeführt.

Die *paraneoplastische zerebelläre Degeneration* ist eine subakute progressive Ataxie auf dem Boden einer Degeneration von Purkinje-Zellen des zerebellaren Kortex. Klinisch imponieren Ataxie, Nystagmus, Dysarthrie, Schwindel und Diplopie. Diagnostisch im Liquor sind eine milde Pleozytose, erhöhtes Gesamteiweiß und oligoklonale Banden. Als spezifische Marker finden sich Anti-Hu bei SCLC, anti-Yo bei gynäkologischen Tumoren, anti-Tr bei M. Hodgkin und anti-Ta bei Hodentumoren.

Die *limbische Enzephalopathie* äußert sich in Störungen des Kurzzeitgedächtnisses, Persönlichkeitsveränderungen, epileptischen Anfällen oder anderen psychiatrischen Symptomen (z. B. Halluzinationen). Der Liquor kann entzündlich verändert sein, die MRT des Schädels kann mesio-temporale Signalveränderungen ergeben. Anti-Hu findet sich bei SCLC, anti-Ta bei Hodentumoren.

Eine *karzinomassoziierte Retinopathie* besteht aus der Trias von Lichtempfindlichkeit, visuellen Skotomen und einem verminderten Durchmesser der Retinalarterie, welche zum degenerativen Verlust von Photorezeptorzellen in der Retina führt. Ein Befall des N. opticus liegt nicht vor. Antikörper gegen Retinazellen (z. B. anti-Recoverin) wurden beschrieben.

Beim *Lambert-Eaton-Myasthenie-Syndrom* bestehen klinisch eine Muskelschwäche (proximal Beine > Arme), Störungen des autonomen Nervensystems, wie Mundtrockenheit, Impotenz, Harnverhalt und Obstipation, sensible Symptome, wie Parästhesien und Myalgien, sowie eine häufige Überlappung mit anderen paraneoplastischen Syndromen. Diagnostisch sind zusätzlich nachweisbar ein posttetanisches Inkrement im EMG sowie serologisch anti-P/Q-Typ-VGCC-Antikörper (pathogen, VGCC auf Tumorzellen und Neuronen exprimiert, besonders hilfreich bei Überlappungssyndromen). Therapeutisch können 3,4-Diaminopyridin, i.v. Immunglobuline oder eine Plasmapherese versucht werden, beim SCLC (Assoziation bis zu 60 %) steht die Chemotherapie der Grunderkrankung im Vordergrund.

Das *Anti-Hu-Syndrom* ist gekennzeichnet durch eine sensible Neuronopathie, Kleinhirnsymptomatik, eine limbische Enzephalopathie, Hirnstammzeichen, Beeinträchtigung von Hirnnerven (besonders VIII) und des autonomen Nervensystems (intestinale Pseudoobstruktion). Diagnostisch sind Anti-Hu-Antikörper (hochtitrig, bei 20 % aller SCLC, niedrigtitrig ohne neurologische Symptome mit besserer Prognose) typisch. Diese Antikörper sind wahrscheinlich nicht pathogen (eher zytotoxische T-Zellen). Das Hu-Antigen ist auf allen SCLC und Neuronen exprimiert. Therapeutisch steht die Tumortherapie im Vordergrund, ein Versuch mit Steroiden oder i.v. Immunglobulinen scheint wenig hilfreich zu sein. Häufig besteht hier eine neurologische und nicht eine onkologische Todesursache.

Hämatologische PNS

Hierzu gehören eine Leukozytose, seltener eine leukämoide Reaktion mit Leukozytenzahlen bis zu 100 000 sowie eine Kombination von Leukozytose, Hyperkalzämie und Kachexie z. B. bei oralen Neoplasien. Ferner kommen Anämien (Erythropoetinmangel, autoimmunologisch, aplastisch, mikroangiopathisch-hämolytisch), Erythrozytosen, Thrombozytosen und Thrombozytopenien (auch immunvermittelt), Koagulationsstörungen (Trousseau'sches Syndrom mit wandernder Thrombophlebitis) sowie eine disseminierte intravaskuläre Koagulation vor. Beim Lungenkarzinom sind unter anderem auch paraneoplastische Vaskulitiden sowie besonders häufig das Anorexie-Kachexie-Syndrom beschrieben worden.

Dermatologische und skelettale PNS

Viele Hautläsionen können auch bei benignen Erkrankungen auftreten, einige werden als krebs-pathognomonisch angesehen, wie z. B. das Erythema necrolyticum migrans für das Glukagonom. Oft lenken die Geschwindigkeit des Auftretens oder die Änderung der Läsion den Verdacht auf ein PNS, wie z. B. ein plötzliches Auftreten von zahlreichen seborrhoischen Warzen (Zeichen von Leser-Trélat). Manche Hautläsionen können auf Sekretionsprodukte zurückgeführt werden (z. B. Flush beim Karzinoid), meist aber sind sie völlig unbekannt. Die bekanntesten Störungen sind in der Tabelle 2 aufgeführt. Dazu gehören *muskuloskelettale Störungen* (Trommelschlegelfinger/-nägel, die hypertrophische Osteoarthropathie, die Dermatomyositis und die multizentrische Retikulohistiozytose), *reaktive Erytheme* wie das Erythema gyratum repens (wandernde schuppende erythematöse Läsionen an Stamm und proximalen Extremitäten) und das Erythema necrolyticum migrans und *vaskuläre Dermatosen* wie das Trousseau'sche Syndrom (Thrombophlebitis migrans) und *papulosquamöse Störungen* wie die Acanthosis nigricans (an intertriginösen Flächen wie Nacken, Axilla, Leiste als pigmentierte Hyperkeratosen und Papillomatose auftretend) und das bullöse Pemphigoid.

Literatur

1 Agarwala SS (1996) Paraneoplastic syndromes. Med Clin North Am 80: 173–184
2 Batsis JA, Morgenthaler TI (2005) Troussea syndrome and the unknown cancer: use of positron emission tomographic imaging in a patient with a paraneoplastic syndrome
3 Cosar-Alas R, Yurut-Caloglu V, Karagol H, Caloglu M, Yalcin O, Turgut B, Saynak M, Uzal C (2007) Paraneoplastic syndrome of non-small cell lung carcinoma: a case with pancytopenia, leukocytoclastic vasuclitis, and hypertrophic osteoarthropathy. Lung Cancer 56: 455–458
4 Darnell RB, Posner JB (2006) Paraneoplastic syndromes affecting the nervous system. Sem Oncol 33: 270–298
5 Hinton RC (1996) Paraneoplastic neurologic syndromes. Hematol Oncol Clin North Am 10: 909–925
6 Heckmayr M (2003) Das Anorexie-Kachexie-Syndrom beim Bronchialkarzinom. Pneumologie 57: 328–334
7 Kurzrock R, Cohen PR (1995) Cutaneous paraneoplastic syndromes in solid tumors. Am J Med 99: 662–671
8 O'Neill JH, Murray NM, Newson-Davis J (1998) The Lambert-Eaton myasthenic syndrome. A review of 50 cases. Brain 111: 577–796
9 Pellkofer H, Schubart AS, Höftberger R, Schutze N, Pagany M, Schüller M, Lassmann H, Hohlfeld R, Voltz R, Linington C (2004) Modeling paraneoplastic disease: Onconeuronal antigen specific T cells mediate autoimmune encephalomyelitis in the rat. Brain 127(8): 1822–1830
10 Rudnicki SA, Dalmau J (2005) Paraneoplastic syndromes of the peripheral nerves. Curr Opin Neurol 18: 598–603
11 Spiro SG, Gould MK, Colice GL (2007) Initial evaluation of the patient with lung cancer: symptoms, signs, laboratory tests, and paraneoplastic syndromes. ACCP evidencec-based clinical practice guidelines (2nd edition). Chest 132: 149S–160S
12 Voltz R, Carpentier AF, Rosenfeld MR, Posner JB, Dalmau J (1999) P/Q-type VGCC antibodies in paraneoplastic disorders of the central nervous system. Muscle Nerve 22: 119–122
13 Voltz R (2002) Paraneoplastic neurological syndromes: An update on diagnosis, pathogenesis and therapy. Lancet Neurology 1: 294–305
14 Watz H, Hammerl P, Matter C et al (2004) Bronchioloalveoläres Karzinom der Lunge assoziiert mit einem hochpositiven pANCA-Titer und dem klinischen Bild einer mikroskopischen Polyangiitis. Pneumologie 58: 493–498

Molekularbiologie und Genetik der Lungenkarzinome

R. M. Huber, I. Bittmann, F. Gamarra

Einleitung

Lungenkarzinome sind das Ergebnis komplexer genetischer und epigenetischer Veränderungen, die durch eine schrittweise maligne Transformation von Zellen durch Akkumulation genetischer Veränderungen entstehen. Dieser Prozess wird als Mehrschritt-Kanzerogenese bezeichnet.

Diese schrittweise Akkumulation genetischer Veränderungen tritt in allen wichtigen histologischen Subtypen der Lungenkarzinome auf. Es finden sich allelische Verluste (LOH), chromosomale Instabilitäten und Imbalancen, Mutationen von Onkogenen und Tumorsupressorgenen, epigenetisches „Gene-Silencing" wie durch Promoter-Hypermethylierung und aberrrante Expressionen von Genen, die für die Zellzykluskontrolle relevant sind [1].

Obwohl zahlreiche dieser genetischen Veränderungen vielen Lungenkarzinomen gemeinsam sind, bestehen doch Unterschiede zwischen kleinzelligen (SCLC) und nichtkleinzelligen Karzinomen (NSCLC) sowie auch bei den NSCLC zwischen Plattenepithel- (SCC) und Adenokarzinomen (ADC).

Häufige genetische Veränderungen

Invasive Lungenkarzinome zeigen eine Vielzahl genetischer Aberrationen. Drei Aberrationen in den Signalwegen finden sich jedoch in der Regel bei allen histologischen Subtypen.

Tp53-Mutationen

Die Mutation des p53-Tumorsuppressorgens ist die am häufigsten auftretende Mutation. p53 kodiert für das p53-Protein, das eine wichtige Rolle im Zellzyklus spielt, z. B. mit antiproliferativer Wirkung als Antwort auf genotoxischen Stress. Inaktivierende Tp53-Mutationen (in der Regel Missense-Mutationen) sind in bis zu 50 % der NSCLC und in über 70 % der SCLC nachweisbar [2]. Sowohl in Plattenepithel- als auch in Adenokarzinomen zeigt sich, dass mit der Tumorprogression, d. h. im Verlauf von primären In-situ-Läsionen zu fortgeschrittenen metastasierten Karzinomen, die Prävalenz von Mutationen steigt.

Retinoblastoma-Signalweg

Die zweithäufigste Alteration betrifft eine Inaktivierung des Signalweges, der das Rb1 (Retinoblastoma-Gen, 13q11), ein Supressorgen, kontrolliert. Rb1 kodiert für das Rb-Protein, das entscheidend für die G1- zu S-Phase-Transition des Zellzyklus ist. Die häufigsten Mechanismen, die zu einer Inaktivierung dieses Signalweges führen, sind der Verlust der Rb1-Expression, Inaktivierung von INK4 (CDKN2 kodierend für p16) durch LOH („loss of heterozygosity" oder Verlust der Heterozygotie) auf dem Chromosom 9p21 und eine Promoter-Hypermethylierung und Überexpression von CCDN1 (kodierend für Cyclin D1), teils mit gleichzeitiger Genamplifikation (11q13). Diese drei Gene agieren in einer sequenziellen Art und Weise innerhalb der Signalkaskade, die zu einer Inaktivierung von Rb durch Phosporylierung führt. Es besteht eine konstante inverse Korrelation zwischen dem Verlust des Rb-Proteins, der Inaktivierung von p16 und der Überexpression von Cyclin D1, wobei alle diese Veränderungen ähnliche funktionelle Konsequenzen haben.

Die diesen Signalweg verändernden Mechanismen unterscheiden sich zwischen NSCLC und SCLC. Ein Verlust der Rb-Protein-Expression ist in 80–100 % der hochmalignen neuroendokrinen Tumoren nachweisbar, wobei die meisten eine normale Expression von p16 und Cyclin D1 beibehalten [3]. Im Gegensatz dazu ist der Verlust des Rb-Proteins bei NSCLC weniger häufig (15 %), die Inaktivierung von INK4 findet sich jedoch in etwa 70 % der Fälle. Die Amplifikation von CCDN1 findet sich in einer signifikanten Anzahl von Plattenepithelkarzinomen (10 %) [4].

LOH 3p

Die dritte wichtige genetische Veränderung, die in praktisch allen Lungenkarzinomen unabhängig von ihrem histologischen Subtyp auftritt, ist ein LOH auf Chromosom 3p. Dieser findet sich sowohl bei bis zu 80 % der NSCLC, als auch bei SCLC. Diese Chromosomenregion umfasst mehrere mögliche Tumorsuppressorgene, wie FHIT, RASSF1 und SEMA3B.
Das FHIT-Gen (fragile histidine triade) sitzt in einer hochfragilen Chromosomenregion, in der es besonders für eine partielle Deletion gefährdet ist, die aus einem DNA-Schaden durch im Tabakrauch enthaltene Karzinogene entstehen kann. FHIT kodiert ein Protein mit ADP-Hydrolase-Aktivität, von dem vermutet wird, dass es verschiedene intrazelluläre Funktionen hat, einschließlich der Regulation der DNA-Replikation und der Regulation von Stressantworten.

RASSF1 kodiert ein Protein, das die Aktivität von Mitgliedern der ras-Onkogen-Familie kontrolliert. SEMA3B kodiert Semaphorin 3B, ein Mitglied einer Familie von Genen, die sezernierte Proteine kodieren, die eine entscheidende Rolle bei der Entwicklung von epithelialen und neuronalen Geweben spielen. Die Beteiligung dieser Gene an der Entwicklung von Lungenkarzinomen ist bisher nur sehr unvollständig geklärt. Es steht jedoch fest, dass ihre Expression häufig bei Karzinomen fehlt, sodass sie möglicherweise in der Karzinogenese eine Rolle spielen.

Genetische Veränderungen einzelner histologischer Subtypen

Unter den weniger häufigen genetischen Veränderungen scheinen einige bei bestimmten histologischen Subtypen öfter aufzutreten.

Mutationen von K-ras im Codon 12 finden sich bei 30–40 % der Adenokarzinome, sind jedoch extrem selten bei anderen Typen von NSCLC und SCLC [5]. K-ras-Mutationen finden sich in einem signifikanten Anteil von atypischen alveolären Hyperplasien, ein möglicher Hinweis darauf, dass es sich bei ihnen um eine präinvasive Form für Adenokarzinome handeln könnte. Im Gegensatz dazu sind mutationsbedingte Aktivierungen des Beta-Catenin-Gens selten, sind jedoch bei verschiedenen histologischen Subtypen von Lungenkarzinomen nachweisbar.

Mutationen des APC-Gens, eines weiteren Mitglieds des Wnt-Signalweges, treten bei bis zu 5 % der Plattenepithelkarzinome und kleinzelligen Karzinome auf [6].

Amplifikationen von myc (8q21-23) sind nur bei einer kleinen Anzahl von fortgeschrittenen NSCLC (weniger als 10 %) nachweisbar, jedoch häufig bei SCLC (30 %). Ähnlich verhält es sich mit einem LOH auf Chromosom 5q, das häufig in frühen Stadien von SCLC, aber nur selten bei nichtmetastasierten NSCLC detektierbar ist. Das entsprechende Gen auf 5q ist bis jetzt noch nicht identifiziert [7].

Die stetige Zunahme genetischer Aberrationen entlang des Spektrums neuroendokriner Tumoren unterstützt die Einordnung von typischen Karzinoiden als niedrig maligne, von atypischen Karzinoiden [8] als intermediär maligne und kleinzelliger und großzelliger neuroendokriner Karzinome als hochmaligne neuroendokrine Tumoren. MEN1-Gen-Mutationen und LOH des MEN1-Gen-Lokus 11q13 konnten bei etwa 65 % der atypischen Karzinoide, jedoch nicht bei hochmalignen neuroendokrinen Tumoren nachgewiesen werden.

Obwohl sich die epigenetische Ausschaltung von Genen durch Promoter-Hypermethylierung bei einer Vielzahl histologischer Subtypen findet, zeigen sich bestimmte Variationen des Methylierungsprofils. SCLC, Karzinoide, Plattenepithel-

und Adenokarzinome haben unterschiedliche Profile aberrant methylierter Gene. So sind z. B. die Methylierungsraten von APC, CDH13 und RARb bei Adenokarzinomen signifikant höher als bei Plattenepithelkarzinomen [9].

Auch bei der Genexpression finden sich relevante Unterschiede: p63-Protein, welches von einem Mitglied der Tp53-Gen-Familie, dem Tp63, kodiert wird, ist hoch exprimiert und gelegentlich amplifiziert bei Plattenepithelkarzinomen, jedoch nicht bei anderen histologischen Subtypen. Dieses Protein spielt eine Rolle für die plattenepitheliale Differenzierung und sein Vorhandensein ist möglicherweise für die Entwicklung von Plattenepithelkarzinomen erforderlich.

Prädiktive und prognostische Faktoren

Prognostische Faktoren konnten zwar für einzelne histologische Subtypen identifiziert werden. Es gilt jedoch für fast alle, dass ihre Bedeutung für den klinischen Alltag und den Einzelfall des Patienten letztendlich noch unklar bzw. nicht abschließend geklärt ist. Häufig kann von der prognostischen Relevanz (Aussagekraft bezüglich des Überlebens ohne Rücksicht auf die Therapie) nicht klar die prädiktive Bedeutung (Aussagekraft bezüglich der Effektivität einer bestimmten Therapie) abgetrennt werden.

Kleinzellige Karzinome

Es existieren keine gesicherten genetischen prädiktiven und prognostischen Faktoren für die kleinzelligen Karzinome.

Plattenepithelkarzinome

Die p53-Expression hat bei Plattenepithelkarzinomen keine prognostische Relevanz, offenbar jedoch bei Adenokarzinomen, bei denen sie mit einer schlechteren Prognose einhergeht. p53- und FHIT-Mutationen und die epigenetische transkriptionelle Ausschaltung von p16INK4A finden sich häufiger bei Plattenepithelkarzinomen im Vergleich zu Adenokarzinomen und bei Rauchern im Vergleich zu Nichtrauchern [10]. Der Verlust von Rb spricht für ein schlechteres Überleben bei Plattenepithel- und Adenokarzinomen, wohingegen die nukleäre Lokalisation des Transkriptionsfaktors YB-1 nur für das Plattenepithelkarzinom prognostische Relevanz hat.

Adenokarzinome

K-ras-Onkogen-Aktivierungen durch Punktmutationen korrelieren mit einem schlechteren Überleben und sind zusätzlich mit schlechterem Ansprechen der Chemotherapie in der adjuvanten Situation und bei fortgeschrittenen Stadien assoziiert. Dies gilt auch für die Wirksamkeit der Tyrosinkinase-Inhibitoren der EGF-Rezeptoren. Ein weiterer wichtiger prognostischer Faktor sind p53-Gen-Mutationen. Der negative prognostische Effekt von p53-Veränderungen sowohl auf DNA- als auch Proteinebene ist besonders für Adenokarzinome hoch signifikant. Eine Überexpression von p185neu (c-erbB2-Onkogen kodierendes Protein) geht ebenfalls mit einem schlechteren Überleben einher.

Mutationen des EGFR-Gens konnten bei Patienten gefunden werden, die auf eine Therapie mit einem Inhibitor des EGFR-Signalweges ansprechen [11] und scheinen auch eine günstigere Prognose zu bewirken.

Daneben ist eine Expression von p21WAF mit einer günstigen Prognose assoziiert, während die Expression von Cyclin D, bcl-2 und Inaktivierung des Rb- und p16-Gens mit einer schlechteren Prognose einhergeht.

Großzellige Karzinome

Die genetischen prognostischen bzw. prädiktiven Faktoren von großzelligen Karzinomen korrelieren generell mit denen anderer primärer Lungenkarzinome. Eine Variante des großzelligen Karzinoms – das großzellige neuroendokrine Karzinom – zeigt andere genetische Aberrationen, die dem des SCLC ähnlich sind: Allelverlust von 3p21, FHIT, 3p22-24, 5q21, 9p21 und des Rb-Gens. Alle diese Veränderungen korrelieren mit einer offenbar schlechteren Prognose neuroendokriner Karzinome einschließlich des großzellig neuroendokrinen Karzinoms.

Klinischer Ausblick

Die Erforschung der Molekularbiologie und Genetik von Lungenkarzinomen hat viele Erwartungen geweckt. Aus klinischer Sicht besteht die Hoffnung, durch eine bessere Einteilung anhand von molekularen Markern eine bessere Abschätzung der Prognose dieser Tumoren zu bekommen. Im Idealfall sollte diese Diagnostik mit kleinen Mengen an Tumormaterial erfolgen, was im Rahmen von möglichst wenig invasiven Untersuchungen gewonnen wird. Die Kenntnisse der molekularen Vorgänge bei der Tumorgenese sollten auch dazu dienen, Patienten mit präneoplastischen Läsionen und einem hohen Karzinomrisiko frühzeitig zu identifizieren. Die Feststellung spezifischer Eigenschaften eines Tumors, z. B. das Vorhandensein von bestimmten Rezeptoren auf der Zellmembran oder bestimmter Mutation im Signaltransduktionsweg, sollte zur Planung einer differenzierteren Therapie dienen.

Die geweckten Hoffnungen setzen sich jedoch nur zum geringen Teil bis jetzt in die klinische Praxis um. Beispielsweise fanden sich im Juni 2005 unter den Stichwörtern „p53 lung cancer" 2105 Zitate in PubMed. Drei Jahre später waren es 3235. Die meisten Arbeiten zeigen zwar neue Befunde, sind aber an einer kleinen Stichprobe und meist retrospektiv erhoben und oft nicht mit den bekannten Prognosefaktoren zusammen bewertet. Individuelle Marker, wie z. B. p53-, bcl2- oder ras-Mutationen konnten so bis jetzt nicht als prognostische Faktoren von Lungenkarzinomen etabliert werden. Dies hat auch damit zu tun, dass mehrere zusammentreffende Defekte für die Entwicklung eines Lungentumors notwendig sind. Außerdem sind Lungenkarzinome nicht monoklonal, sondern bestehen aus verschiedenen gleichzeitig vorliegenden Zellpopulationen.

Die Aufschlüsselung der Signalwege der Gene (gene pathways) zeigt, dass – auch wenn keine Mutation des p53-Gens vorliegt – andere Defekte im biochemischen Weg oberhalb oder unterhalb des Gens zu einem Funktionsverlust führen können. So konnte gezeigt werden, dass generell Lungenkarzinome inaktivierte p53- und Rb-Signalwege haben. Der Nachweis dieser Störungen ist besser geeignet, Patienten mit präneoplastischen Läsionen zu identifizieren, die ein hohes Lungenkarzinomrisiko haben, als zur Bestimmung der Prognose eines Tumors oder Therapieplanung [12].

Die neuen „Genomic"- und „Proteomic"-Technologien untersuchen nicht einzelne Gene oder Signalwege, sondern erlauben eine systematische Übersicht der Gen- bzw. Protein-Expression. Mit diesen Methoden ist es in ersten Untersuchungen gelungen, Genprofile (microarray analysis) zu bestimmen, die mit der klassischen Histologie weitgehend übereinstimmen und darüber hinaus eine weitere Unterteilung in Subgruppen erlauben. Manche Studien haben sogar Korrelationen zwischen Genprofilen und der Prognose der Tumorerkrankung gefunden, die unabhängig von der TNM-Stadieneinteilung waren. Diese Techniken sind aber noch in den Anfängen und haben zum Teil widersprüchliche Ergebnisse ergeben [13, 14, 15].

Therapeutisch ist als Beispiel einer praktischen Umsetzung molekularbiologischen Wissens die Lungenkarzinom-Therapie mit Antikörpern gegen den EGF (Epithelial Growth Factor)-Rezeptor und mit Tyrosinkinase-Inhibitoren desselben zu nennen. Beide Substanzgruppen verhindern eine Aktivierung des EGF-Rezeptors und hemmen über verschiedene Signalwege das Tumorwachstum. Die ersten klinischen Studien zeigten jedoch, dass nur ein geringer Teil der Lungenkarzinome auf diese Therapien anspricht. Die molekulare Pathologie hat bereits mögliche Erklärungen dafür gefunden, wie z. B. den Expressionsgrad des Rezeptors auf den Tumorzellen oder insbesondere Mutationen in dem EGF-Rezeptor kodierenden Gen, die mit einer besseren tumortherapeutischen Wirkung bzw. mit einer Resistenz auf Tyrosinkinase-Inhibitoren korrelieren [16, 17]. Es wäre also denkbar, mithilfe dieser Techniken Patienten auszuwählen, die von diesen neuen Therapien stärker als andere Patienten profitieren könnten. Ebenso gibt es erste Hinweise darauf, dass die Inhibition von VEGF bei bestimmten Formen des Lungenkarzinoms in Kombination mit einer Chemotherapie einen Überlebensvorteil bewirkt [18]. Bezüglich dieser zwei erfolgversprechenden Therapieprinzipien wird auch auf die Kapitel „Immuntherapie des Lungenkarzinoms" und „Systemische Therapie des metastasierten nichtkleinzelligen Lungenkarzinoms“ verwiesen.

Zusammenfassung

Trotz des zunehmenden Wissens über die genetischen Signalwege, die zur Entwicklung von Lungenkarzinomen führen, ist die Kenntnis, wie diese einzelnen Faktoren und Ereignisse miteinander im Verlauf der Karzinomentwicklung zusammenhängen, noch sehr gering. Eine wesentliche Herausforderung der Zukunft wird es sein, Faktoren zu identifizieren, die einerseits prädiktiv für das Fortschreiten der Erkrankung und die Gefahr einer Metastasierung sind und anderseits die Störungen anzeigen, die mit spezifischen Therapien gut beeinflussbar sind. Die Konsequenz wäre, dass sich aus diesen Erkenntnissen Wege für eine spezifischere und erfolgreichere Therapie der Lungenkarzinome ergeben könnten. Allerdings ist dazu sowohl präklinisch als auch klinisch eine systematische und konsequente Forschung erforderlich, die auch die konsequente Analyse von Gewebe mit einbezieht.

Literatur

1 World Health Organization (2004) Classification of Tumours. Pathology and genetics of tumours of the lung, pleura, thymus and heart. IARC Press, Lyon
2 Pfeifer GP, Denissenko MF, Olivier M, Tretyakova N, Hecht SS, Hainaut P (2002) Tobacco smoke carcinogens, DNA damage and p53 mutations in smoking-associated cancers. Oncogene 21(48): 7435–7451
3 Gazzeri S, Della V, Chaussade L, Brambilla C, Larsen CJ, Brambilla E (1998) The human p19ARF protein encoded by the beta transcript of the p16INK4a gene is frequently lost in small cell lung cancer. Cancer Res 58(17): 3926–3931
4 Brambilla E, Moro D, Gazzeri S, Brambilla C (1999) Alterations of expression of Rb, p16(INK4A) and cyclin D1 in non-small cell lung carcinoma and their clinical significance. J Pathol 188(4): 351–360
5 Rodenhuis S, Boerrigter L, Top B, Slebos RJ, Mooi WJ, van't Veer L et al (1997) Mutational activation of the K-ras oncogene and the effect of chemotherapy in advanced adenocarcinoma of the lung: a prospective study. J Clin Oncol 15(1): 285–291
6 Ohgaki H, Kros JM, Okamoto Y, Gaspert A, Huang H, Kurrer MO (2004) APC mutations are infrequent but present in human lung cancer. Cancer Lett 207(2): 197–203
7 Yokota J, Kohno T (2004) Molecular footprints of human lung cancer progression. Cancer Sci 95(3): 197–204
8 Debelenko LV, Swalwell JI, Kelley MJ, Brambilla E, Manickam P, Baibakov G et al (2000) MEN1 gene mutation analysis of high-grade neuroendocrine lung carcinoma. Genes Chromosomes Cancer 28(1): 58–65
9 Hanabata T, Tsukuda K, Toyooka S, Yano M, Aoe M, Nagahiro I et al (2004) DNA methylation of multiple genes and clinicopathological relationship of non-small cell lung cancers. Oncol Rep 12(1): 177–180
10 Kim DH, Nelson HH, Wiencke JK, Zheng S, Christiani DC, Wain JC et al (2001) p16(INK4a) and histology-specific methylation of CpG islands by exposure to tobacco smoke in non-small cell lung cancer. Cancer Res 61(8): 3419–3424
11 Lynch TJ, Bell DW, Sordella R, Gurubhagavatula S, Okimoto RA, Brannigan BW et al (2004) Activating mutations in the epidermal growth factor receptor underlying responsiveness of non-small-cell lung cancer to gefitinib. N Engl J Med 350(21): 2129–2139
12 Brambilla E, Brambilla C, Lantuejoul S (2005) Impact of molecular pathology on the clinical management of lung cancer. Respiration 72(3): 229–232
13 Granville CA, Dennis PA (2005) An overview of lung cancer genomics and proteomics. Am J Respir Cell Mol Biol 32(3): 169–176
14 Chen HY, Yu SL, Chen CH, Chang GC, Chen CY, Yuan A, Cheng CL, Wang CH, Terng HJ, Kao SF, Chan WK, Li HN, Liu CC, Singh S, Chen WJ, Chen JJ, Yang PC (2007) A five-gene signature and clinical outcome in non-small-cell lung cancer. N Engl J Med 356(1):11–20
15 Brock MV, Hooker CM, Ota-Machida E, Han Y, Guo M, Ames S, Glöckner S, Piantadosi S, Gabrielson E, Pridham G, Pelosky K, Belinsky SA, Yang SC, Baylin SB, Herman JG (2008) DNA methylation markers and early recurrence in stage I lung cancer. N Engl J Med 358(11): 1118–1128
16 Giaccone G (2005) HER1/EGFR-targeted agents: predicting the future for patients with unpredictable outcomes to therapy. Ann Oncol 16(4): 538–548
17 Kobayashi S, Boggon TJ, Dayaram T, Janne PA, Kocher O, Meyerson M, Johnson BE, Eck MJ, Tenen DG, Halmos B (2005) EGFR mutation and resistance of non-small-cell lung cancer to gefitinib. N Engl J Med 352(8): 786–792
18 Sandler A, Gray R, Perry MC et al (2006) Paclitaxel-Carboplatin alone or with Bevacizumab for non-small-cell lung cancer. N Engl J Med 355: 2542–2550

Pathomorphologie der Lungenkarzinome

K. Wagner, M. Kremer

Einleitung

Lungenkarzinome sind mittlerweile die häufigste Krebserkrankung weltweit (12,6 % aller neuen Karzinomfälle und 17,8 % aller Krebs-assoziierten Todesfälle) [1]. Trotz moderner Diagnostik, Staging und therapeutischer Fortschritte liegt die 5-Jahres-Überlebensrate nach wie vor nur bei zirka 15 %.

Rauchen ist der wichtigste Auslöser für ein Lungenkarzinom. Basierend auf den weltweiten Inzidenzraten sind 85 % der Lungenkarzinome bei Männern und 45 % der Lungenkarzinome bei Frauen eine Folge des Rauchens [1]. Daneben existiert eine Vielzahl in der Regel beruflich bedingter Schadstoffexpositionen, wie z. B. Asbest, Beryllium, Arsen, Cadmium, Chrom, Senfgas, Nickel, Vinylchlorid, Gammastrahlen, Alphastrahlen (Radon) sowie Nitrosamine, von denen schon seit langem bekannt ist, dass sie mit einem erhöhten Risiko einer Lungenkarzinomentstehung einhergehen. Bei chronischen, interstitiellen Lungenerkrankungen ist die Karzinominzidenz 14-fach erhöht. Dabei spielen sicherlich neben chronisch-entzündlichen Veränderungen und einem gesteigerten Zellumsatz Störungen in der Clearance inhalierter Karzinogene eine Rolle.

Trotz des dominierenden exogenen Einflusses sind zusätzliche genetische Faktoren von Bedeutung (siehe Abschnitt Molekulargenetische Aspekte der Lungenkarzinome).

Ziel der folgenden Darstellung ist eine Beschreibung der Morphologie des Lungenkarzinoms mit Erörterung der diagnostischen Probleme sowie Wertung prognostischer morphologischer Faktoren. Bei der Mehrzahl der Lungenmalignome handelt es sich um Karzinome (andere Tumordifferenzierungen machen weniger als 1 % aus), die nach der WHO-Klassifikation von 2004 [1] klassifiziert werden (Tabelle 1).

Plattenepithelkarzinom

Definition

Das Plattenepithelkarzinom ist ein maligner epithelialer Tumor mit Verhornung und/oder Interzellularbrückenbildung, der sich vom Bronchialepithel ableitet. Über 90 % der Plattenepithelkarzinome treten bei Rauchern auf. Daneben ist eine enge Assoziation mit einer Arsenexposition bekannt.

Lokalisation und Makroskopie

90 % der Plattenepithelkarzinome sind zentral, in Lappen-, Segment- oder Subsegmentbronchien lokalisiert und bilden eine weißlich-graue und bröckelige Masse, die die Bronchien einengt. Nur 10 % sind peripher lokalisiert und machen 50 % der Pancoast-Tumoren aus. Peripher lokalisierte Plattenepithelkarzinome weisen eine Zunahme der Häufigkeit auf und können als Kavernen imponieren.

Histologie

Die Histologie des Plattenepithelkarzinoms zeigt aufgrund der Tumorheterogenität deutliche Unterschiede der Differenzierung. Hochdif-

Tabelle 1. Histologische Klassifikation maligner epithelialer Tumoren der Lunge [1].

1. Plattenepithelkarzinom Subtypen: papillär klarzellig kleinzellig basaloid
2. Kleinzelliges Karzinom Kombiniertes kleinzelliges Karzinom
3. Adenokarzinom Subtypen: gemischter Subtyp azinär papillär bronchioloalveolär solides Adenokarzinom mit Schleimbildung
4. Großzelliges Karzinom Subtypen: großzellig neuroendokrin kombiniert großzellig neuroendokrin basaloid lymphoepithelial klarzellig großzellig mit rhabdoidem Phänotyp
5. Adenosquamöses Karzinom
6. Sarkomatoide Karzinome
7. Karzinoidtumoren Subtypen: typisch atypisch
8. Bronchialdrüsenkarzinom/vom Speicheldrüsentyp Subtypen: mukoepidermoid adenoidzystisch epithelial-myoepithelial

ferenzierte Karzinome weisen Hornperlen und reichlich Interzellularbrücken auf. Der Gehalt an Keratin ist unterschiedlich. Insbesondere Zellen mit hellem Zytoplasma enthalten wenig Keratin. In gering differenzierten Karzinomen ist die Verhornung und Interzellularbrückenbildung nur gering und fokal ausgebildet.

Für die Klassifikation als Plattenepithelkarzinom ist das Vorhandensein entweder von Hornperlen oder Interzellularbrücken Bedingung. Insbesondere Interzellularbrücken sind jedoch in Lungenkarzinomen unter Umständen nur schwer, anders als z. B. in der Mundhöhle, nachweisbar.

Eine Abflachung der Zellen und plattenepitheliale Schichtung ohne Verhornung bzw. ohne Interzellularbrücken reicht somit, anders als z. B. beim Zervixkarzinom der Frau, nicht für die Klassifikation als Plattenepithelkarzinom entsprechend der WHO aus. Derartige Karzinome sind in der Lunge als undifferenziert großzellig einzustufen. Kommen in Plattenepithelkarzinomen schleimbildende Einzelzellen vor, so ist dies ebenfalls mit dem histologischen Typ „Plattenepithelkarzinom“ vereinbar und nicht als drüsige Differenzierung zu werten.

Von gewöhnlichen Plattenepithelkarzinomen abzugrenzen ist das basaloide Plattenepithelkarzinom, welches ähnlich differenziert ist wie derartige Karzinome im Bereich der Portio, der oberen Luftwege und des Oropharynx bzw. Ösophagus. Dieser Karzinomtyp weist im Vergleich zum gewöhnlichen Plattenepithelkarzinom ein aggressiveres Wachstum mit Tendenz zu frühen regionalen Metastasierungen auf.

Immunhistochemie

Die Mehrzahl der Plattenepithelkarzinome exprimiert vor allem hochmolekulare Zytokeratine (34βE12), CK5/6 und CEA. Daneben können auch niedrigmolekulare Zytokeratine exprimiert werden und nur wenige sind positiv für den Thyreoglobulin-Transkriptionsfaktor 1 (TTF-1) oder Zytokeratin 7 [1].

Differenzialdiagnose

Die Unterscheidung vom großzelligen Karzinom erfolgt durch den Nachweis einer Interzellularbrückenbildung und/oder Verhornung. Daneben müssen Metastasen andernorts lokalisierter Plattenepithelkarzinome ausgeschlossen werden. Eine Plattenepithelmetaplasie mit zytologischen Atypien kann ebenfalls zur Verdachtsdiagnose eines Plattenepithelkarzinoms führen. Hier ist insbesondere beim diffusen alveolären Schaden, aber auch bei fibrosierenden Lungenerkrankungen eine vorsichtige Interpretation der Befunde, vor allem in der Biopsie, notwendig [3].

Prognosefaktoren

Zum jetzigen Zeitpunkt stellt das Tumorstadium den wichtigsten Prognosefaktor dar. Daneben gibt es jedoch zwischen den einzelnen Tumorsubtypen gewisse prognostische Unterschiede. Das hochdifferenzierte Plattenepithelkarzinom beispielsweise tendiert zu einer lokalen Ausbreitung im Brustraum mit direkter Infiltration benachbarter mediastinaler Strukturen. Dagegen neigt das gering differenzierte Plattenepithelkarzinom zur frühen Metastasierung mit Fernmetastasen.

Adenokarzinom

Definition

Das Adenokarzinom ist ein maligner epithelialer Tumor mit glandulärer Differenzierung und/oder Muzinproduktion mit azinärem, papillärem, bronchioloalveolärem oder solidem Wachstumsmuster oder einer Mischung dieser Muster. Das Adenokarzinom hat in den meisten Ländern das Plattenepithelkarzinom als häufigstes Lungenkarzinom abgelöst. Obwohl die meisten Fälle bei Rauchern auftreten, entsteht es häufiger als andere Subtypen ohne Raucheranamnese (besonders bei Frauen). Erhöhte Risiken der Adenokarzinomentwicklung bestehen bei bestimmten Berufsgruppen (z. B. Zimmerer, Möbelhersteller, Maler).

Lokalisation und Makroskopie

75 % der Adenokarzinome liegen peripher, sodass sich ein Bronchusabbruch der Schleimhaut in der Regel nicht nachweisen lässt. Makroskopisch zeigt sich ein grau-weißlicher, zentral fibrosierter Tumor mit möglicher Einziehung der Pleura. Adenokarzinome können sich vor dem Hintergrund einer Fibrose entwickeln, entweder in Form einer lokalisierten Narbe oder einer diffusen interstitiellen Fibrose. In einer fokalen Narbe entstandene Adenokarzinome sind jedoch sehr selten im Gegensatz zu der relativ häufigen sekundären Vernarbung, die sich in peripheren Adenokarzinomen entwickelt.

Histologie

Die verschiedenen histologischen Typen (Tabelle 1) kommen häufig gemischt vor und bilden mit dem sogenannten gemischten Typ (mixed type) etwa 80 % der resezierten Adenokarzinome. Die wichtigsten histologischen Subtypen sind azinäre, papilläre, bronchioloalveoläre und solide Adenokarzinome mit Muzinproduktion. Adenokarzinome, die sich aus nur einem histomorphologischen Baumuster zusammensetzen, sind selten. Neuere Studien legen den Schluss nahe, dass die Angabe des dominierenden histologischen Subtyps beim sogenannten „Adenokarzinom, mixed type“ auf Zusammenhänge zwischen klinischen und molekularen Merkmalen (z. B. Raucherstatus, Zuordnung zu bestimmten Genclustern, EGFR-Status) hinweist [16]. Auch scheint insbesondere der quantitative Anteil der bronchioloalveolären Wachstumskomponente versus invasiver Anteil des Adenokarzinoms prognostisch relevant. Allerdings konnte man sich bislang auf dem Boden der derzeitigen Datenlage auf eine Konsensus-Definition eines „minimal-invasiven bronchioloalveolären Karzinoms“ mit günstiger Prognose nicht einigen [17].

Das bronchioloalveoläre Karzinom (BAC) zeigt ein Wachstum der neoplastischen Zellen entlang den präexistierenden alveolären Strukturen ohne Hinweis auf eine Infiltration des Stromas, von Blutgefäßen oder der Pleura. Eine Verbreiterung der Alveolarsepten mit Fibrose findet sich häufig.

Die bronchioloalveolären Karzinome werden in drei Subtypen unterteilt (nichtmuzinös, muzinös und gemischt muzinös und nichtmuzinös), wobei der muzinöse Typ des BAC meist eine schlechtere Prognose sowie ein höheres Tumorstadium zum Zeitpunkt der Erstdiagnose aufweist [18]. Da der Begriff des BAC noch immer uneinheitlich verwendet wird, ist es in diesem Zusammenhang wichtig, auf die eigenständige Entität und die WHO-Definition des BAC hinzuweisen und sie insbesondere vom Adenokarzinom, mixed type, mit bronchioloalveolärem Wachstumsmuster abzugrenzen, da beim BAC definitionsgemäß keine Invasion vorliegen darf. Zur Diagnosestellung eines BAC ist insofern die histologische Untersuchung des gesamten Tumors notwendig, um eine Invasion ausschließen zu können. Daher sollte die Diagnose BAC weder zytologisch, noch an kleinem Biopsiematerial gestellt werden.

Das Grading pulmonaler Adenokarzinome basiert auf konventionellen histologischen Kriterien, wie z. B. dem Grad der zytologischen Atypie. Es werden typischerweise drei Grade unterschieden: hoch (Grad 1), mäßig (Grad 2) und gering (Grad 3) differenziert. Das bronchioloalveoläre Karzinom ist in der Regel hoch oder mäßig differenziert, solide Adenokarzinome dagegen gering.

Adenokarzinome metastasieren primär lymphogen und hämatogen. Eine aerogene Ausbreitung tritt in der Regel beim bronchioloalveolären Karzinom auf.

Immunhistochemie

Typisch ist die Expression von epithelialen Markern (AE1/AE2, CAM 5.2, EMA, CEA). CK 7 wird häufiger exprimiert als CK 20. Eine TTF-1-Expression findet sich vor allem in besser differenzierten Adenokarzinomen [4]. Im Falle einer TTF-1-Positivität hilft ein negatives Thyreoglobulin, die Metastase eines Schilddrüsenkarzinoms auszuschließen. Eine Expression von Surfactant-Apoprotein findet sich weniger häufig als eine positive Reaktion für TTF-1 in pulmonalen Adenokarzinomen und ist in der Interpretation problematisch, da es zur sekundären Aufnahme von Surfactant aus dem umgebenden Lungengewebe in die Tumorzellen kommen kann.

Differenzialdiagnose

Die wesentlichen Differenzialdiagnosen des pulmonalen Adenokarzinoms sind metastatische Adenokarzinome, das Pleuramesotheliom, die atypische adenomatöse Hyperplasie (siehe unten) und reaktive Pneumozytenatypien in Assoziation mit Narben oder einem organisierenden diffusen alveolären Schaden.

Neben der klinischen Anamnese eines andernorts lokalisierten Adenokarzinoms kann das Wachstumsmuster ein weiteres Kriterium zur Unterscheidung einer primären von einer metastatischen Lungeninfiltration sein. Das Vorhandensein eines, zumindest partiell, bronchioloalveolären Wachstumsmusters spricht eher für ein primär pulmonales Adenokarzinom. Etwa 60 % der pulmonalen Adenokarzinome exprimieren Surfactant-Protein und etwa 75 % TTF-1. Die Mehrzahl der metastatischen Adenokarzinome, mit Ausnahme der Schilddrüsenkarzinome, ist negativ für TTF-1. Zytokeratin 7 und CK 20 sind weitere hilfreiche Marker zur Differenzierung primärer versus metastatischer Adenokarzinome. Die meisten pulmonalen Adenokarzinome zeigen einen CK 7-positiven und CK 20-negativen Immunophänotyp. Eine Ausnahme davon bildet das muzinöse bronchioloalveoläre Karzinom, das typischerweise CK 20-positiv und TTF-1-negativ ist. Zur Differenzierung von Pleuramesotheliom und (pulmonalem) Adenokarzinom steht eine Vielzahl von immunhistochemischen Markern zur Verfügung (siehe Kapitel Pathomorphologie des Pleuramesothelioms).

Prognosefaktoren

Ein wichtiger prognostischer Faktor ist das histopathologische Grading. Gering differenzierte Adenokarzinome weisen im Allgemeinen häufiger Lokalrezidive und Lymphknotenmetastasen auf als hoch und mäßig differenzierte Adenokarzinome. Das histopathologische Grading ist jedoch offenbar für T1-Adenokarzinome von geringerer Bedeutung.

Die Diagnose eines bronchioloalveolären Karzinoms bleibt Fällen ohne Pleura-, Stroma- oder Gefäßinvasion vorbehalten [5]. Die 5-Jahres-Überlebensrate für diese lokalisierten, komplett resezierten bronchioloalveolären Karzinome ist 100 %.

Adenosquamöse Karzinome

Beim adenosquamösen Karzinom handelt es sich um einen Tumor, der sowohl Komponenten einer plattenepithelialen als auch drüsigen Differenzierung zeigt, wobei jede dieser Komponenten mindestens 10 % des Tumors ausmachen muss. Adenosquamöse Karzinome sind in der Regel peripher gelegen, teils mit zentraler Narbe. Makroskopisch ähneln sie anderen nichtkleinzelligen Karzinomen. Sie haben eine insgesamt schlechte Prognose mit einem 5-Jahres-Überleben von 62,5 % bei lokalisierter Erkrankung und Resektion und 35 % bei resektablen Tumoren. Die Prognose ist schlechter als die von Stadium I–II-Plattenepithelkarzinomen und Adenokarzinomen [9].

Sarkomatoide Karzinome

Unter dieser Rubrik fasst die WHO-Klassifikation gering differenzierte nichtkleinzellige Karzinome zusammen, die eine sarkomatöse oder Sarkom-ähnliche (Spindelzellen und/oder Riesenzellen) Komponente enthalten. Sarkomatoide Karzinome können sowohl peripher als auch zentral entstehen. Das Rauchen ist auch hier der entscheidende auslösende Faktor. In einigen Fällen wird auch eine Asbest-Assoziation beschrieben.

Histopathologisch unterscheidet man pleomorphe Karzinome, Spindelzellkarzinome, Riesenzellkarzinome, Karzinosarkome und das pulmonale Blastom.

Die sarkomatoiden Karzinome sind in der Regel sehr aggressive Tumoren mit ausgedehnter Metastasierung, die dem Muster nichtkleinzelliger Karzinome folgt, einschließlich jedoch auch ungewöhnlicher Metastasenlokalisationen, wie Ösophagus, Jejunum, Rektum und Niere. Der klinische Verlauf ist abhängig vom Tumorstadium. Insgesamt ist jedoch die Prognose schlechter als beim konventionellen nichtkleinzelligen Karzinom [10].

Das Konzept der neuroendokrinen Tumoren der Lunge

Neuroendokrine Tumoren der Lunge sind eine Untergruppe von Tumoren, die bestimmte morphologische, ultrastrukturelle, immunhistochemische und molekulare Charakteristika miteinander teilen, obwohl sie in der WHO-Klassifikation unterschiedlichen Kategorien zugeordnet sind (Tabelle 2). Die wesentlichen morphologisch identifizierbaren Kategorien umfassen das kleinzellige Karzinom (SCLC), das großzellige neuroendokrine Karzinom (LCNEC), das typische Karzinoid (TC) und das atypische Karzinoid (AC).

Diesen Tumoren ist in allen Fällen eine mehr oder weniger ausgeprägte lichtmikroskopisch erkennbare neuroendokrine Morphologie gemeinsam [2]. Ein wesentliches Unterscheidungsmerkmal sind die mitotische Aktivität und das Fehlen oder Vorhandensein von Nekrosen. Die Mitoserate für atypische Karzinoide bewegt sich zwischen zwei und zehn Mitosen pro mm^2 (10 HPF). Das Vorhandensein von Nekrosen unterscheidet es zudem vom typischen Karzinoid.

Eine Mitosezahl von elf oder mehr ist das wesentliche Unterscheidungsmerkmal zwischen atypischem Karzinoid und LCNEC und SCLC. LCNEC und SCLC haben in der Regel eine Mitoserate von durchschnittlich 70–80 pro mm^2 (10 HPF) und zusätzlich ausgedehntere Nekrosen. LCNEC und SCLC werden anhand der Kombination verschiedener Kriterien voneinander unterschieden, wie z. B. größere Zellform, fehlendes Zytoplasma, prominente Nukleolen, vesikuläres oder grobes Kernchromatin, eine eher polygonale als fusiforme Form und wenig prominente Kerneinfaltungen (Tabelle 2 und Tabelle 3). Abzugrenzen sind zusätzlich nichtkleinzellige Karzinome (NSCLC) ohne neuroendokrine Morphologie, jedoch mit immunhistochemisch nachweisbarer neuroendokriner Differenzierung. Dies ist etwa in 10–20 % der Fälle von Plattenepithel-, Adenokarzinomen und großzelligen Karzinomen nachweisbar. Diese Tumoren werden zusammengefasst als NSCLC mit neuroendokriner Differenzierung. Zum jetzigen Zeitpunkt ist nicht geklärt, inwieweit sich daraus prognostische Unterschiede ergeben.

Kleinzelliges Karzinom

Definition

Das kleinzellige Karzinom (SCLC) ist ein maligner epithelialer Tumor, der sich aus kleinen

Tabelle 2. Spektrum der neuroendokrinen Proliferationen und Neoplasien [1].

Neuroendokrine (NE) Zellhyperplasien und Tumorlets
NE Zellhyperplasien mit Fibrose und/oder Entzündung
NE Zellhyperplasie in Nachbarschaft eines Karzinoids
diffuse NE Zellhyperplasie mit/ohne Atemwegsfibrose
Tumorlets
Tumoren mit NE Morphologie
typisches Karzinoid
atypisches Karzinoid
großzelliges neuroendokrines Karzinom
kleinzelliges Karzinom
Nichtkleinzellige Karzinome mit NE Differenzierung
Andere Tumoren mit NE Eigenschaften
pulmonales Blastom
primitiver neuroektodermaler Tumor
desmoplastischer Rundzelltumor
Karzinome mit rhabdoidem Phänotyp
Paragangliom

Zellen mit wenig Zytoplasma und schlecht definierten Zellgrenzen zusammensetzt. Nekrosen sind typischerweise deutlich ausgeprägt. Kleinzellige Karzinome sind am häufigsten bei starken Rauchern mit frühem Beginn des Nikotinabusus und bei Beschäftigten im Uranbergbau zu finden.

Lokalisation und Makroskopie

Die Tumoren sind in der Regel weißlich bröckelig und zentral als perihiläre Tumormasse lokalisiert. Extensive Nekrosen und LK-Beteiligung sind häufig. Innerhalb der Lunge erfolgt die Ausbreitung entlang der Bronchien submukös und zirkumferenziell, oft mit Lymphgefäßeinbruch.

Histologie

Die Tumorzellen sind zwei- bis dreimal größer als kleine Lymphozyten und weisen rundliche oder länglich-spindelige Kerne mit einem fein verteilten Chromatin ohne auffällige Nukleolen auf. Es bestehen in der Regel ausgedehnte Nekrosen sowie zahlreiche Mitosen (im Durchschnitt über 60 Mitosen pro 2 mm^2/10 HPF). Das SCLC wird *per definitionem* als „high grade" eingestuft. Im Gegensatz zum Plattenepithelkarzinom gibt es keine präinvasive In-situ-Phase.

Bis zu 20 % stellen kombinierte kleinzellige Karzinome mit undifferenzierten großzelligen oder differenzierten drüsigen bzw. plattenepithelialen Anteilen dar. Besonders häufig ist die Koexistenz von undifferenziert großzelligen und kleinzelligen Anteilen. Kombinationen mit differenzierten Karzinomen finden sich insbesondere im Autopsiegut nach durchgeführter Chemotherapie. Im Gegensatz zu anderen Lungenkarzinomen weist das kleinzellige Karzinom in der Regel nur eine geringe entzündliche Reaktion auf.

Immunhistochemie

Das kleinzellige Karzinom ist eine lichtmikroskopische Diagnose. Zwei Drittel der Fälle zeigen in der Elektronenmikroskopie neuroendokrine Granula und die meisten Fälle zeigen eine positive immunhistochemische Reaktion für CD56, Chromogranin und Synaptophysin bei Negativität für CK7 und CK20 sowie für die hochmolekularen Zytokeratine (34ßE12). Weniger als 10 % der SCLC sind komplett negativ für neuroendokrine Marker [6]. Etwa 90 % der SCLC sind positiv für TTF-1 [1].

Differenzialdiagnose

Die Differenzialdiagnosen umfassen reaktive lymphoide Infiltrate, Lymphome, andere neuroendokrine Tumoren, andere klein-rund-blauzellige Tumoren und primäre oder metastatische nichtkleinzellige Karzinome (Tabelle 3). Hier helfen ausführliche immunhistologische Untersuchungen in der Differenzialdiagnose.

Prognosefaktoren

Es existieren keine gesicherten histologischen oder genetischen Faktoren, die für die Prognose prädiktiv wären.

Tabelle 3. Kriterien für die Diagnose neuroendokriner Tumoren [1].

Typisches Karzinoid Tumor mit NE Baumuster und weniger als 2 Mitosen pro 2 mm² (10 HPF), ohne Nekrosen und 0,5 cm und größer
Atypisches Karzinoid Tumor mit NE Baumuster und 2–10 Mitosen pro 2 mm² (10 HPF) und/oder Nekrosen
Großzelliges neuroendokrines Karzinom 1. Tumor mit NE Morphologie (organoid ballenartig, Palisaden, Rosetten, Trabekel) 2. hohe Mitoserate: 11 oder mehr Mitosen pro 2 mm² (10 HPF), Median 70 pro 2 mm² (10 HPF) 3. Nekrosen, oft großflächig 4. zytologische Merkmale eines nichtkleinzelligen Karzinoms (NSCLC): große Zellform, niedrige Kern-/ Zytoplasma-Ratio, vesikuläres, grobes oder feines Kernchromatin und/oder zahlreiche Nukleolen 5. positive immunhistochemische Färbereaktion für mehr als einen NE Marker (ohne Einbeziehung der neuronenspezifischen Enolase) und/oder NE Granula in der Elektronenmikroskopie
Kleinzelliges Karzinom Kleine Zellform (generell weniger als der Durchmesser von drei ruhenden Lymphozyten) 1. spärliches Zytoplasma 2. Kerne: feines granuläres Kernchromatin, fehlende oder zarte Nukleolen 3 hohe Mitoserate: 11 oder mehr pro 2 mm² (10 HPF), Median von 80 pro 2 mm² (10 HPF) 4. häufige, oft großflächige Nekrosen

Großzelliges Karzinom

Definition

Großzellige Karzinome sind Karzinome, die keine differenzierten Merkmale (squamös, drüsig) aufweisen und nicht kleinzellig sind. Daraus ergibt sich, dass die Zuordnung großzellig *per exclusionem* erfolgt. Es ist deshalb verständlich, dass großzellige Karzinome histogenetisch uneinheitlich sind und wahrscheinlich zu einem hohen Anteil gering differenzierten Plattenepithel- bzw. Adenokarzinomen entsprechen.

Lokalisation und Makroskopie

Großzellige Karzinome liegen typischerweise als große periphere Tumoren vor, die jedoch auch Subsegment- und große Bronchien mit einbeziehen können. Es kommt häufig zur Infiltration der viszeralen Pleura und der Brustwand sowie benachbarter Strukturen. Auf der Schnittfläche ist der Tumor häufig rosa-bräunlich mit Nekrosen und gelegentlich Hämorrhagien.

Histologie

Das großzellige Karzinom ist *per definitionem* ein gering differenziertes Karzinom. Es setzt sich aus Zellballen oder Trabekeln großer polygonaler Zellen mit vesikulären Zellkernen mit prominenten Nukleolen und mäßigem Zytoplasmaanteil zusammen.

Unter den großzelligen Karzinomen unterscheidet man folgende histomorphologische Subtypen: großzellig neuroendokrine Karzinome, kombinierte großzellig neuroendokrine Karzinome, basaloide Karzinome, lymphoepitheliale Karzinome, klarzellige Karzinome und großzellige Karzinome mit rhabdoidem Phänotyp. Großzellig neuroendokrine Karzinome (LCNEC) zeigen histologische Baumuster, wie zellballenartige, trabekuläre, rosettenartige oder palisadenartige Lagerung, die auf eine neuroendokrine Differenzierung hinweisen. Eine immunhistochemische Bestätigung durch neuroendokrine Marker, wie Chromogranin, Synaptophysin und CD56, ist für die Beurteilung erforderlich. Zur Absicherung reicht ein zuverlässig positiv reagierender Marker. Etwa 50 %

der LCNEC exprimieren TTF-1, wobei eine Expression von CK1, 5, 10, 14, 20 (34βE12) in der Regel nicht nachweisbar ist [1].

Es gibt für das großzellige Karzinom keine morphologisch definierte Vorläuferläsion.

Differenzialdiagnose

Die Differenzialdiagnosen des großzelligen Karzinoms umfassen gering differenzierte Plattenepithel- und solide Adenokarzinome mit nur geringer Muzinbildung. Vom großzellig neuroendokrinen Karzinom müssen vor allem das atypische Karzinoid und das basaloide Karzinom unterschieden werden (siehe auch Tabelle 3).

Prognosefaktoren

Es wird kontrovers diskutiert, ob eine neuroendokrine Differenzierung einen Hinweis für eine schlechtere oder bessere Prognose eines nichtkleinzelligen Karzinoms darstellt. Für beide Annahmen liegen entsprechende Studien mit sich widersprechenden Resultaten vor [7, 8].

Karzinoidtumoren

Definition

Karzinoidtumoren sind durch ein Wachstumsmuster (organoid, trabekulär, insulär, rosettenartig usw.) charakterisiert, das auf eine neuroendokrine Differenzierung hinweist.

Typisches Karzinoid (TC): Karzinoidtumor mit weniger als zwei Mitosen pro 2 mm^2/10 HPF ohne Nekrosen

Atypisches Karzinoid (AC): Karzinoidtumor mit zwei bis zehn Mitosen pro 2 mm^2/10 HPF mit/ohne fokale Nekrosen

Lokalisation und Makroskopie

Das typische Karzinoid ist einheitlich in der ganzen Lunge verteilt, während atypische Karzinoide eher peripher lokalisiert sind [11].

TC und AC sind gut abgegrenzte Tumoren mit gelblicher Schnittfläche. TC sind typischerweise zum Teil Bronchus-assoziiert und häufig endobronchial. Zum Zeitpunkt der Diagnosestellung haben 10–15 % der TC in die regionalen Lymphknoten metastasiert und 5–10 % können im weiteren Verlauf Fernmetastasen verursachen, z. B. in Leber und Knochen. Atypische Karzinoide haben zum Zeitpunkt der Diagnosestellung zu 40–50 % in die regionalen Lymphknoten metastasiert.

Histologie

Karzinoidtumoren setzen sich typischerweise aus relativ monomorphen, polygonalen Zellen mit feingranulärem Chromatin, unauffälligen Nukleolen und einem geringen bis mäßiggradigen Zytoplasmaanteil zusammen. Nukleäre Atypien und Zellpolymorphismen können beim atypischen Karzinoid deutlich sein, sind jedoch für die Unterscheidung typisches/atypisches Karzinoid kein zuverlässiges Kriterium. Atypische Karzinoide zeigen Nekrosen und/oder Mitosen (zwei bis zehn Mitosen pro 2 mm^2). Daneben können AC alle morphologischen Kriterien eines typischen Karzinoids aufweisen.

Immunhistochemie

Die meisten Karzinoidtumoren zeigen eine positive immunhistochemische Reaktion mit Zytokeratin-Antikörpern (CK 8, 18, 19), bis zu 20 % können jedoch für Zytokeratine negativ sein. Eine Expression der hochmolekularen Zytokeratine 1, 5, 10 und 14 (detektierbar über den Antikörper 34βE12) wurde bei neuroendokrinen Karzinomen der Lunge nicht beobachtet [19]. Neuroendokrine Marker, wie Chromogranin, Synaptophysin, Leu-7 (CD57) und N-CAM (CD56) sind typischerweise besonders in TC stark exprimiert.

Unterschiedliche Ergebnisse sind für die Expression von TTF-1 publiziert. Manche Studien berichten, dass TTF-1 sowohl in AC als auch TC in der Regel nicht exprimiert wird, andere berichten, dass etwa ein Drittel der TC und die meisten AC eine positive immunhistochemische Expression von TTF-1 zeigen. Eine Erklärung für diese Diskrepanz ist nicht bekannt.

Differenzialdiagnose

Die Differenzialdiagnosen umfassen die Abgrenzung von anderen neuroendokrinen Tumoren und einer Vielzahl anderer Tumoren abhängig von der Zytologie und dem Wachstumsmuster der Karzinoide. Diese Abgrenzung kann insbesondere an kleinen Biopsiepartikeln oder Feinnadelaspiraten problematisch sein. Karzinoid-Tumorlets mit dem Bild eines typischen Karzinoids werden lediglich durch die Größe von weniger als 5 mm unterschieden. TC und AC werden durch die bereits beschriebenen morphologischen Kriterien differenziert. Diese Unterscheidung erfordert in der Regel das Vorliegen eines Tumorresektates.

Die Unterscheidung von hochmalignen neuroendokrinen Tumoren, wie dem kleinzelligen Karzinom und dem großzellig neuroendokrinen Karzinom, ist durch die deutlich höhere mitotische Aktivität der letzteren möglich (mehr als zehn Mitosen pro 2 mm^2). Großflächige Nekrosen machen ebenfalls ein AC unwahrscheinlich. Ein pseudo-glanduläres oder glanduläres Wachstumsmuster von Karzinoiden kann in Abgrenzung zu Adenokarzinomen, Mukoepidermoidkarzinomen und adenoidzystischen Karzinomen Probleme bereiten.

Prognosefaktoren

Die 5- und 10-Jahres-Überlebensrate ist für atypische Karzinoide (61–73 % und 35–59 %) schlechter als für typische Karzinoide (90–98 % und 82–95 %, $p > 0{,}001$). Nach der Unterscheidung von typischem und atypischem Karzinoid ist das Stadium der entscheidende Prognosefaktor. Trotz Lymphknotenmetastasen haben TC weiterhin eine exzellente Prognose. Faktoren für eine schlechtere Prognose von atypischen Karzinoiden sind eine Größe von über 3,5 cm, Gefäßinvasion und eine aerogene Ausbreitung, während palisadenartiges Wachstum, Rosettenbildung und pseudoglanduläres Muster eher auf ein prognostisch günstiges Verhalten hinweisen.

Präinvasive Läsionen

Plattenepitheldysplasie und Carcinoma in situ

Plattenepitheldysplasie und Carcinoma in situ sind Vorläuferläsionen des Plattenepithelkarzinoms. Sie treten bevorzugt im Bereich der großen Atemwege auf. Es kann sich um singuläre oder multifokale Läsionen handeln. Es treten eine Vielzahl von reaktiven Veränderungen des Bronchialepithels auf, wie z. B. Becherzellhyperplasie, Reservezellhyperplasie, unreife Plattenepithelmetaplasie und reife Plattenepithelmetaplasie, die nicht als präneoplastisch angesehen werden. Die Tatsache, dass Plattenepitheldysplasie und Carcinoma in situ als präinvasive Läsionen des Plattenepithelkarzinoms angesehen werden, beinhaltet jedoch nicht, dass sie zwingend in ein invasives Karzinom übergehen. Die verschiedenen Grade der Dysplasie (gering bis schwer) und das Carcinoma in situ stellen ein Kontinuum von morphologischen Veränderungen dar, die zum Teil überlappen.

Definitionsgemäß liegt keine Invasion des Stromas vor. Das Carcinoma in situ wird als Stadium-0-Erkrankung klassifiziert. Eine Resektion bedeutet 100 % Kurabilität, wenngleich das Risiko multifokaler Läsionen besteht. Das Vorliegen einer höhergradigen Epitheldysplasie erhöht die Wahrscheinlichkeit, dass in der Nachbarschaft bereits ein invasives Karzinom vorliegt. Allerdings ist die prognostische Signifikanz einer isoliert vorliegenden dysplastischen Läsion unklar. Zum jetzigen Zeitpunkt existieren keine gesicherten Erkenntnisse, die eine Vorhersage über die Progression einer dysplastischen Läsion in ein invasives Karzinom erlauben. Es ist jedoch wahrscheinlich, dass dieses Risiko für eine schwere Dysplasie bzw. ein Carcinoma in situ hoch ist [12].

Atypische adenomatöse Hyperplasie

Die atypische adenomatöse Hyperplasie (AAH) ist eine lokalisierte Proliferation des die Alveolen und zum Teil die respiratorischen Bronchiolen auskleidenden Epithels mit geringen bis mäßiggradigen zytologischen Atypien. Die Läsion ist in der Regel nicht größer als 5 mm und geht ohne wesentliche interstitielle Entzündung oder

Fibrose einher. Die AAH ist eine fragliche Vorläuferläsion für das pulmonale Adenokarzinom einschließlich des bronchioloalveolären Karzinoms. Die AAH wird in der Regel inzidentell in Lungen beobachtet, bei denen bereits ein primäres Adenokarzinom vorliegt.

Unter der Annahme, dass die AAH in der Regel multifokal auftritt, wurden Patienten mit und ohne AAH postoperativ untersucht, wobei sich keine Unterschiede im Verlauf zeigten. Zum jetzigen Zeitpunkt besteht keine Indikation für eine chirurgische oder medikamentöse Therapie bei Patienten mit inzidentell entdeckter AAH ohne Nachweis eines Karzinoms. In diesen Fällen scheint lediglich eine sorgfältige Nachkontrolle ratsam [13].

Diffuse idiopathische pulmonale neuroendokrine Zellhyperplasie

Die diffuse idiopathische neuroendokrine Zellhyperplasie (DIPNECH) entspricht einer generaliserten Proliferation von verstreuten Einzelzellen, auch in Form kleiner Knötchen oder linearer Proliferate pulmonaler neuroendokriner Zellen (PNCs) im Bereich des bronchialen oder bronchiolären Epithels, einschließlich lokaler extraluminaler Proliferate in Form von sogenannten Tumorlets oder bis hin zu kleinen Karzinoidtumoren. Histologisch findet man eine verstreute Proliferation der PNCs, teils in Form vermehrter Einzelzellen, teils in Form von kleinen Zellgruppen oder größeren knotigen Aggregaten. Die Wandung der kleinen Luftwege ist häufig verdickt und fibrosiert. Differenzialdiagnostisch müssen histologisch andere Erkrankungen, die mit einer Vermehrung von PNCs einhergehen, wie z. B. Bronchiektasen oder chronische Lungenabszesse, ausgeschlossen werden.

TNM-Klassifikation

Mittels der TNM-Klassifikation werden maligne Tumoren in bestimmte Stadien eingeteilt. Die Einordnung des jeweiligen Tumors in bestimmte Kategorien erlaubt prognostische Aussagen und bestimmt zusätzlich auch die weitere Therapie des Patienten. Grundlage der Einteilung in bestimmte Kategorien sind retrospektive Studien an möglichst großen Patientenkollektiven, die alle Stadien der jeweiligen Tumorentität beinhalten. Die aktuell gültige und derzeit gebräuchliche TNM-Klassifikation für die Lungenkarzinome ist die von der UICC herausgegebene 6. Auflage [14]. Diesbezüglich verweisen wir auf das Kapitel Diagnostik des Lungenkarzinoms.

Die fortlaufende Entwicklung und Optimierung in der diagnostischen Bildgebung sowie verbesserte Behandlungsmethoden beeinflussen jedoch sowohl Prognose als auch die Überlebensraten der Patienten, sodass in regelmäßigen Abständen eine Überarbeitung und Anpassung der TNM-Klassifikation notwendig wird. Auf der Basis eines sehr großen Patientenkollektivs von über 100 000 Patienten wurden von der IASLC (International Association for the Study of Lung Cancer) Änderungsvorschläge für die klinische und pathologische TNM-Klassifikation veröffentlicht [15], die Eingang in die für 2009 geplante Neuauflage (7. Auflage) der TNM-Klassifikation finden soll (Tabelle 4). Die wichtigsten Änderungen betreffen eine neue Größenabstufung des Primärtumors (2 cm, 3 cm, 5 cm und 7 cm), die Unterteilung der T1- und T2-Kategorien in T1a und T1b bzw. T2a und T2b sowie M1 in M1a und M1b, Satellitenknoten im gleichen Lappen wie der Primärtumor werden als T3 anstatt T4 klassifiziert, vom Primärherd getrennte Tumorherde in anderen Lappen der ipsilateralen Lunge werden als T4 anstatt M1 klassifiziert, maligne Pleuraherde sowie maligne Pleura- und Perikardergüsse werden als M1 anstatt T4 klassifiziert.

Zusammenfassung

Lungenkarzinome stellen klinisch, morphologisch und molekulargenetisch eine heterogene Tumorgruppe dar. Gesichert ist, dass zwischen dem histologisch definierten Tumortyp, zum Teil dem Differenzierungsgrad sowie dem Tumorstadium und der Prognose enge Korrelationen bestehen. Weitere möglicherweise zusätzliche prognostische Faktoren sind die Kapillardichte und das Vorliegen einer Gefäßinvasion (zur Bedeutung der Molekulargenetik als Prognoseparameter siehe das betreffende Kapitel).

Tabelle 4. IASLC-Vorschläge für die geplante 7. Auflage der TNM-Klassifikation.

T (Primärtumor)	
Tx	Primärtumor kann nicht beurteilt werden, Nachweis maligner Zellen im Sputum oder in der Bronchialspülung, die weder bildgebend noch in der Bronchoskopie sichtbar sind
T0	Kein Anhalt für Primärtumor
Tis	Carcinoma in situ
T1	Tumor ≤ 3 cm, umgeben von Lungengewebe oder viszeraler Pleura ohne eine Infiltration proximal eines Lappenbronchus
T1a	**Tumor ≤ 2 cm**
T1b	**Tumor > 2 cm und ≤ 3 cm**
T2	Tumor > 3 cm und ≤ 7 cm oder Tumor mit einem der folgenden Merkmale: – Infiltration des Hauptbronchus, ≥ 2 cm distal der Karina – Infiltration der viszeralen Pleura – Tumor mit Atelektase oder obstruktiver Entzündung, die sich bis zur Hilusregion ausbreiten, jedoch nicht über die gesamte Lunge
T2a	**Tumor > 3 cm aber ≤ 5cm**
T2b	**Tumor > 5 cm aber ≤ 7cm**
T3	Tumor > 7 cm oder Tumor mit Infiltration einer der folgenden Strukturen: Brustwand (einschließlich Tumoren des Sulcus superior), Zwerchfell, N. phrenicus, mediastinale Pleura, parietales Perikard; oder Tumor im Hauptbronchus < 2 cm distal der Karina, aber Karina selbst nicht befallen; oder Tumor mit Atelektase oder obstruktiver Entzündung der gesamten Lunge; oder **getrennter Tumorherd im gleichen Lappen**
T4	Tumor jeder Größe mit Infiltration einer der folgenden Strukturen: Mediastinum, Herz, große Gefäße, Trachea, N. laryngeus recurrens, Ösophagus, Wirbelkörper, Karina; **getrennter Tumorherd in einem anderen ipsilateralen Lappen**
N (regionäre Lymphknoten)	
Nx	Regionäre Lymphknoten (LK) können nicht beurteilt werden
N0	Keine regionären Lymphknotenmetastasen
N1	Metastasen in ipsilateralen peribronchialen und/oder ipsilateralen hilären LK und intrapulmonalen LK, einschließlich einer direkten Ausbreitung des Primärtumors
N2	Metastasen in ipsilateralen mediastinalen und/oder subkarinalen LK
N3	Metastasen in kontralateralen mediastinalen, kontralateralen hilären, ipsilateralen oder kontralateralen skalenischen oder supraklavikulären LK
M (Fernmetastasen)	
Mx	Fernmetastasen können nicht beurteilt werden
M0	Keine Fernmetastasen
M1	Fernmetastasen
M1a	**Getrennte Tumorherde in kontralateralem Lappen; Tumor mit Pleuraherden oder malignem Pleura- oder Perikarderguss**
M1b	**Fernmetastasen**

Änderungen zur 6. Auflage im Vorschlag der IASLC fett gedruckt.

Tabelle 5. Stadieneinteilung (einschließlich der von der IASLC vorgeschlagenen Änderungen für 2009).

Okkultes Karzinom	Tx	N0	M0
Stadium 0	Tis		
Stadium IA	T1a–T1b	N0	M0
Stadium IB	T2a	N0	M0
Stadium IIA	T1a–**T2a**	**N1**	M0
	T2b	**N0**	M0
Stadium IIB	T2b	N1	M0
	T3	N0	M0
Stadium IIIA	T1a–T3	N2	M0
	T3	N1	M0
	T4	**N0–N1**	**M0**
Stadium IIIB	T4	N2	M0
	T1a–T4	N3	M0
Stadium IV	jedes T	jedes N	M1a oder M1b

Änderungen zur 6. Auflage im Vorschlag der IASLC fett gedruckt

Literatur

1 Travis WD, Brambilla E, Müller-Hermelink HK, Harris CC (2004) World Health Organization Classification of Tumours. Pathology and Genetics of Tumours of the Lung, Pleura, Thymus and Heart. IARC Press, Lyon

2 Thomas CF Jr, Tazelaar HD, Jett JR (2001) Typical and atypical pulmonary carcinoids: outcome in patients presenting with regional lymph node involvement. Chest 119: 1143–1150

3 Funai K, Yokose T, Ishii G, Araki K, Yoshida J, Nishimura M, Nagai K, Nishiwaki Y, Ochiai A (2003) Clinicopathologic characteristics of peripheral squamous cell carcinoma of the lung. Am J Surg Pathol 27: 978–984

4 Lau SK, Desrochers MJ, Luthringer DJ (2002) Expression of thyroid transcription factor-1, cytokeratin 7, and cytokeratin 20 in bronchioloalveolar carcinomas: an immunohistochemical evaluation of 67 cases. Mod Pathol 15: 538–542

5 Terasaki H, Niki T, Matsuno Y, Yamada T, Maeshima A, Asamura H, Hayabuchi N, Hirohashi S (2003) Lung adenocarcinoma with mixed bronchioloalveolar and invasive components: clinicopathological features, subclassification by extent of invasive foci, and immunohistochemical characterization. Am J Surg Pathol 27: 937–951

6 Guinee DG Jr, Fishback NF, Koss MN, Abbondanzo SL, Travis WD (1994) The spectrum of immunohistochemical staining of small-cell lung carcinoma in specimens from transbronchial and open-lung biopsies. Am J Clin Pathol 102: 406–414

7 Hiroshima K, Iyoda A, Shibuya K, Toyozaki T, Haga Y, Fujisawa T, Ohwada H (2002) Prognostic significance of neuroendocrine differentiation in adenocarcinoma of the lung. Ann Thorac Surg 73: 1732–1735

8 Schleusener JT, Tazelaar HD, Jung SH, Cha SS, Cera PJ, Myers JL, Creagan ET, Goldberg RM, Marschke RF Jr (1996) Neuroendocrine differentiation is an independent prognostic factor in chemotherapy-treated nonsmall cell lung carcinoma. Cancer 77: 1284–1291

9 Ishida T, Kaneko S, Yokoyama H, Inoue T, Sugio K, Sugimachi K (1992) Adenosquamous carcinoma of the lung. Clinicopathologic and immunohistochemical features. Am J Clin Pathol 97: 678–685

10 Fishback NF, Travis WD, Moran CA, Guinee DG Jr, McCarthy WF, Koss MN (1994) Pleomorphic (spindle/giant cell) carcinoma of the lung. A clinicopathologic correlation of 78 cases. Cancer 73: 2936–2945

11 Beasley MB, Thunnissen FB, Brambilla E, Hasleton P, Steele R, Hammar SP, Colby TV, Sheppard M, Shimosato Y, Koss MN, Falk R, Travis WD (2000) Pulmonary atypical carcinoid: predictors of survival in 106 cases. Hum Pathol 31: 1255–1265

12 Muller KM, Nakhosteen JA, Khanavkar B, Fisseler-Eckhoff A (1998) Bronchopulmonary preneoplasia. Diagnosis using LIFE system and pathology panel of the European Early Lung Cancer Study Group (EELCSG). Pathologe 19: 388–394

13 Takigawa N, Segawa Y, Nakata M, Saeki H, Mandai K, Kishino D, Shimono M, Ida M, Eguchi K (1999) Clinical investigation of atypical adenomatous hyperplasia of the lung. Lung cancer 25: 115–121

14 Wittekind CH, Meyer HJ, Bootz (2002) TNM-Klassifikation maligner Tumoren. Springer, Heidelberg
15 Goldstraw P, Crowley J, Chansky K, Giroux DJ, Groome PA, Rami-Porta R, Postmus PE, Rusch V, Sobin L (2007) The IASLC Lung Cancer Staging Project: Proposals for the Revision of the TNM Stage Groupings in the Forthcoming (Seventh) Edition of the TNM Classification of Malignant Tumours. J Thorac Oncol 2: 706–714
16 Motoi N, Szoke J, Riely GJ, Seshan VE, Kris MG, Rusch VW, Gerald WL, Travis WD (2008) Lung Adenocarcinoma: Modification of the 2004 WHO Mixed Subtype to Include the Major Histologic Subtype Suggests Correlations Between Papillary and Micropapillary Adenocarcinoma Subtypes, EGFR Mutations and Gene Expression Analysis. Am J Surg Pathol 32: 810–827
17 Travis WD, Garg K, Franklin WA, Wistuba II, Sabloff B, Noguchi M, Kakinuma R, Zakowski M, Ginsberg M, Padera R, Jacobson F, Johnson BE, Hirsch F, Brambilla E, Flieder DB, Geisinger KR, Thunnissen F, Kerr K, Yankelevitz D, Franks TJ, Galvin JR, Henderson DW, Nicholson AG, Hasleton PS, Roggli V, Tsao MS, Cappuzzo F, Vazquez M (2006) Bronchioloalveolar Carcinoma and Lung Adenocarcinoma: The Clinical Importance and Research Relevance of the 2004 World Health Organisation Pathologic Criteria. J Thorac Oncol 1: S13–S19
18 Yousem SA, Beasley MB (2007) Bronchioloalveolar Carcinoma. A Review of Current Concepts and Evolving Issues. Arch Pathol Lab Med 131: 1027–1032
19 Zander DS, Farver CF (2008) Pulmonary Pathology. Foundations in Diagnostic Pathology Series. Churchill Livingston Elsevier

Das frühe Lungenkarzinom: neue Diagnoseverfahren – Screening

K. Häußinger, F. Gamarra, H. Hautmann, W. Gesierich

Definition

Die Definition des sogenannten frühen Lungenkarzinoms ist unscharf und beruht auf Kriterien der Lokalisation, der Radiologie und der Endoskopie. Man unterscheidet das

- „zentrale Frühkarzinom“, das nach der japanischen Lungenkrebsgesellschaft wie folgt definiert ist:
  - radiologisch negativer Befund, Plattenepithelkarzinom, endoskopisch klar sichtbarer Rand
  - breitester Durchmesser < 2 cm, Tiefenausdehnung maximal bis zum Knorpel (histopathologischer Befund, HR-CT oder endobronchialer Ultraschall)
- sogenannte „periphere Frühkarzinom“, das durch folgende Befunde definiert ist:
  - allseits von Lunge umgebenes Karzinom
  - computertomographischer Durchmesser < 1 cm
  - Befund endoskopisch nicht sichtbar

Karzinogenese

Das invasive Lungenkarzinom ist Endprodukt einer sich über Jahre erstreckenden Sequenz zellulärer Veränderungen. Die Dysplasie entwickelt sich aus einer Hyper- bzw. Metaplasie über einen Zeitraum von etwa 3–4 Jahren, ein Carcinoma in situ (CIS) in weiteren 6–24 Monaten [1]. Zumindest die schwere Dysplasie und das CIS müssen als Präkanzerosen angesehen werden. Dies ergibt sich aus Longitudinalstudien bronchoskopisch/bioptischer Verlaufsbeobachtungen bei Patienten mit intraepithelialen Neoplasien auf der Basis der Autofluoreszenzbronchoskopie. *Breuer* et al. [2] beobachteten bei der Verlaufsbeobachtung von insgesamt 134 Läsionen die Progression zu CIS oder invasivem Karzinom bei 32 % der schweren Dysplasien, 9 % der geringen bis mäßigen Dysplasien und 9 % der Metaplasien. Der mittlere Zeitraum der Progression betrug bei der schweren Dysplasie 16,5 Monate und bei den geringen Formen der Dysplasie und der Metaplasie 21,5 Monate [2].

Nach *Bota* [3] liegt das Risiko für eine Progression zu CIS bzw. einem invasiven Karzinom für die schwere Dysplasie bei 11 %, für die mäßige Dysplasie bei 3,5 % und für die Hyperplasie/Metaplasie bei 2 %. *Venmans* et al. [4] fanden bei fünf von neun Patienten (56 %) mit CIS einen Progress zum invasiven Karzinom.

Da das frühe Karzinom meist keine klinischen Beschwerden hervorruft, wird es nur selten erkannt. Deshalb ist es erforderlich, das diagnostische Zeitfenster durch nichtinvasive Methoden, wie Sputumdiagnostik und CT, sowie durch neu entwickelte endoskopische Verfahren, wie z. B. Fluoreszenzbronchoskopie, zu nutzen und den Stellenwert dieser Verfahren für die Früherkennung zu evaluieren.

Sputumzytologie

Die Sensitivität der konventionellen Sputumzytologie variiert beträchtlich und ist von verschiedenen Faktoren abhängig. Sie steigt, wenn es sich um eine zentrale Lokalisation des Tumors handelt, wenn der Tumor größer als 2 cm ist, im Unterlappen liegt und wenn es sich um ein Plattenepithelkarzinom handelt [5]. Die Sensitivität der konventionellen Sputumzytologie liegt für das zentrale Frühkarzinom bei weniger als 30 %, für periphere Frühkarzinome bei weniger als 10 %. Der Vorteil der konventionellen Sputumzytologie ist ihre hohe Spezifität von über 95 % [6].

Während randomisierte Studien aus den 1970er und 1980er Jahren, welche die zytologische Untersuchung des Sputums zur Früherkennung des Lungenkarzinoms untersuchten, keinen Überlebensvorteil für Screening-Kohorten nachweisen konnten [7], ergaben neuere Studien an allerdings kleinen Patientenzahlen, die mit einer Kombination aus Sputumzytologie und Autofluoreszenzbronchoskopie untersucht wurden, ein verbessertes Überleben von Patienten mit radiologisch okkultem Karzinom. So berichtet *Sato* [8] bei den operierten Patienten mit positivem Sputum- und negativem Röntgenbefund ein 10-Jahres-Überleben von 94,9 % gegenüber nur 33,5 % bei den unbehandelten Patienten. *Prindiville* [9] berichtete, dass das adjustierte Risiko, einen Lungenkrebs zu entwickeln, mit zunehmendem Malignitätsgrad von Sputumzellen ansteigt: Es betrug 1,1 % für die geringe Dysplasie, 1,68 % für die mäßige und 31,4 % für die höhergradige Atypie. *Kennedy* et al. [10] fanden bei 79 Patienten mit mäßiger Dysplasie im Sputum ein Lungenkarzinom bei fünf Patienten (6,3 %), darunter bei drei Patienten ein invasives Karzinom und bei zwei Patienten ein Carcinoma in situ.

Neuere Studien konzentrieren sich auf die Analyse von Biomarkern, die als typisch für Lungenkarzinome angesehen werden. Hierbei kommen mehrere Ansätze zur Anwendung. Sie können die Sensitivität bei der Erkennung des frühen Lungenkarzinoms verbessern, sind aber weniger spezifisch. Die automatisierte Sputumzytometrie beispielsweise erfasst neben malignen auch malignitätsassoziierte Veränderungen primär nichtmaligner Zellen (malignancy associated changes, MAC). Es handelt sich hier um Veränderungen der DNA und der Kerne von „normalen" Zellen, die durch die Präsenz von malignen Befunden in der Nachbarschaft hervorgerufen werden. Die Sensitivität dieser Methode lag für Lungenkarzinome im Stadium CIS bis Stadium I bei selektierten Patienten bei 45 % und für Adenokarzinome aller Stadien bei 85 %, die Spezifität betrug 90 % [12]. Die Prüfung auf Überexpression des nuklearen Ribonukleoproteins hnRNP A2/B1 für die Entdeckung des radiologisch okkulten Frühkarzinoms (Immunostaining) ergab in verschiedenen Studien eine Sensitivität von 60–91 % und eine Spezifität von 80–88 % [13, 14]. Auch die molekulare Analyse des Sputums auf Tumormarker mit der Detektion von Mutationen, von K-ras, p53, p16, RASSF 1A, NORE 1A und von Hypermethylierungen führte gegenüber der konventionellen Sputumzytologie zu einer Steigerung der Sensitivität [15]. Insgesamt liegen die Sensitivitäten für Immunostaining, PCR-basierte Methoden und die automatisierte Sputumzytometrie für das zentrale Frühkarzinom bei 45–90 %.

Das Screening mit Biomarkern im Sputum eröffnet grundsätzlich neue Perspektiven bei der Frühdiagnostik des Lungenkarzinoms, befindet sich aber nach wie vor im Stadium der Evaluation. Aussagekräftige randomisierte Studien zum Nachweis eines damit verbundenen Mortalitätsgewinns existieren nicht. Es ist zudem unklar, inwieweit diese Tests zu einem Übermaß an falsch negativen oder falsch positiven Ergebnissen führen und damit beispielsweise unnötige und potenziell schädliche radiologische Untersuchungen nach sich ziehen. Das Screening mit Biomarkern erfordert eine weitere klinische Validierung, genauso wie eine Analyse der Kosteneffektivität, bevor formale Empfehlungen ausgesprochen werden können. Derzeit kann sowohl für die serielle Durchführung der Sputumzytologie als auch für die Bestimmung von Biomarkern im Sputum als Screeningmethode zur Frühdiagnostik des Lungenkarzinoms außerhalb von Studien keine Empfehlung ausgesprochen werden (Empfehlungsgrad 1A) [16].

Niedrigdosis-Spiralcomputertomogramm der Lunge

Die Bemühungen um eine Frühdiagnose des Lungenkarzinoms haben insbesondere durch die Entwicklung der Low-dose-Computertomographie Ende der 1990er Jahre einen entscheidenden Auftrieb erhalten. Die Low-dose-CT mit kontinuierlicher Rotation der Röntgenröhre um den ebenso kontinuierlich vorgeschobenen Patienten (deshalb Spiraltechnik) erlaubt die Untersuchung des gesamten Thorax in einem Atemstillstand mit einer effektiven Dosisbelastung von nur 0,34–1,32 mSiv. Das entspricht in etwa der 1,5- bis sechsfachen effektiven Dosisbelastung einer konventionellen Röntgen-Thoraxaufnahme in zwei Ebenen. Die Technik nutzt den „Hochkontrast" zwischen einem weichteildichten Lungenrundherd und dem normalen lufthaltigen Lungenparenchym und vernachlässigt bewusst die Weichteilstrukturen des Mediastinums und der Thoraxwand. Sie eignet sich somit zur Früherkennung peripherer Lungenkarzinome.

Ab 1993 untersuchte das Early Lung Cancer Action Project (ELCAP) die Wertigkeit dieser Methode für die Früherkennung von Lungenkrebs bei Rauchern und Ex-Rauchern mittels jährlicher Low-dose-CT der Lunge. Das Durchschnittsalter der Teilnehmer betrug 61 Jahre, der mediane Zigarettenkonsum 30 „pack-years". Zeigten sich bei der Erstuntersuchung suspekte Rundherde, erfolgte in Abhängigkeit vom Befund entweder eine CT-Kontrolle oder eine Feinnadelpunktion des Herdes. In der Folge fanden jährliche Kontrolluntersuchungen statt. Die ersten weltweit beachteten Ergebnisse an 1000 Probanden mit einer Detektionsrate von 2,7 % (davon 85 % im Stadium I) wurden 1999 in Lancet publiziert [17].

Die ELCAP-Studie wurde zwischenzeitlich auf 30 000 Probanden ausgedehnt [18]. Insgesamt wurde bei 484 Teilnehmern ein Lungenkarzinom diagnostiziert. 412 (85 %) der Karzinome wiesen das Stadium I auf, also unverändert zum Ergebnis bei den ersten 1000 Probanden. 405 Karzinome wurden bei der Eingangsuntersuchung entdeckt, die restlichen durch wiederholtes Screening. Die 10-Jahres-Überlebensrate wurde für diese Stadium-I-Patienten unabhängig von der Art der Therapie auf 88 % geschätzt. Mit 1,3 entdeckten Karzinomen auf 100 Patienten beim Erstscreening und 0,3 beim Folgescreening ist nach Einschätzung der Autoren die Effektivität des Low-dose-CT-Screenings beim Lungenkarzinom mit der des Mammographiescreenings auf frühe Brustkrebsstadien vergleichbar.

Zwei Studien verglichen die Screeningergebnisse einer Low-dose-CT-Untersuchung mit den Befunden konventioneller Röntgenaufnahmen. Bei den computertomographisch gescreenten Personen war die Rate entdeckter Frühkarzinome jeweils zirka dreimal höher als bei den konventionell radiologisch untersuchten Probanden (13 versus 5) [17] bzw. 27 versus 7 [19]. Die Ergebnisse für die konventionelle Röntgendiagnostik lagen in diesen Studien mit einer Prävalenz von 0,3–0,7 % etwa im Bereich der Screeninguntersuchungen Mitte der 1970er Jahre.

Ein nicht zu unterschätzendes Problem der Niedrigdosis-CT-Diagnostik ist die Rate benigner, nicht kalzifizierter Knoten. So wurden bei den 1000 gescreenten Rauchern der ELCAP-Studie 223 nicht kalzifizierte Knoten diagnostiziert, von denen nur 27 maligne waren. In einer zweiten prospektiven Studie der Mayo-Klinik und des National Cancer Institute (NCI) fanden sich bei 1500 asymptomatischen Rauchern über 2800 nicht kalzifizierte Knoten. Die Diagnose eines nichtkleinzelligen Karzinoms ergab sich bei 35 Patienten, 21 dieser Patienten (60 %) hatten Stadium 1A.

Zusammenfassend ist es derzeit noch nicht möglich, Aufwand und Risiken bei der Abklärung fraglich positiver Befunde abschließend zu bewerten. Darüber hinaus sind die bereits aus den Screening-Programmen der 1970er und 1980er Jahre bekannten Probleme von Overdiagnosis, Lead-time-bias und Length-time-bias nicht gelöst [8] und, was am schwersten wiegt, der Einfluss von Screening auf die Mortalität ist weiter ungeklärt.

Das American College of Chest Physicians kommt daher derzeit zu folgender Einschätzung [16]:

1. Die Durchführung des Low-dose-CT zum Screening für Lungenkarzinom ist nur im Rahmen klinischer Studien zu empfehlen (Empfehlungsgrad 2C).

2. Die Durchführung serieller Röntgen-Thoraxuntersuchungen für die Frühentdeckung von Lungenkarzinom wird nicht empfohlen (Empfehlungsgrad 1A).

Autofluoreszenz-Bronchoskopie

Die konventionelle Weißlicht-Bronchoskopie hat für prä- und frühmaligne zentrale Läsionen eine Sensitivität von nur 30 %, die beim Einsatz moderner Chipbronchoskope bis zu 60 % erreicht. Die Spezifität der Weißlicht-Bronchoskopie für prä- und frühmaligne Befunde liegt bei nur 15 % [20]. Mittels Autofluoreszenztechnik können diese frühen in der Schleimhaut liegenden Befunde mit deutlich höherer Sensitivität detektiert werden. Bei diesem Verfahren, das mit geringfügig abgewandelten konventionellen Bronchoskopen durchgeführt werden kann, wird blaues Licht der Wellenlänge 380–450 nm als Anregungslicht benutzt. Normale Schleimhaut erscheint im Autofluoreszenzlicht grün, (prä)maligne Läsionen imponieren dunkler und rötlich-braun oder bläulich. Die Autofluoreszenz-Bronchoskopie wurde in mehreren klinischen Studien evaluiert. Sie zeigte im Vergleich zur Weißlicht-Bronchoskopie in etwa eine Verdoppelung der Detektionsrate für die mäßige und schwere Dysplasie und einen diagnostischen Zugewinn von 30–40 % [21] für das Carcinoma in situ und das mikroinvasive Karzinom.

Das ACCP gibt derzeit zur endoskopischen Abklärung intraepithelialer (früh)maligner Läsionen und des zentralen Frühkarzinoms folgende Empfehlungen [22]:

1. Bei Patienten mit schwerer Dysplasie, CIS oder Karzinomzellen in der Sputumzytologie, aber negativem Röntgenbefund wird die Standard-Weißlicht-Bronchoskopie empfohlen. Die Autofluoreszenz-Bronchoskopie sollte eingesetzt werden, wenn sie verfügbar ist (Empfehlungsgrad 1B).
2. Bei Patienten mit bekannter schwerer Dysplasie oder CIS in den zentralen Atemwegen sollte die Weißlicht-Bronchoskopie in 3–6-monatigen Abständen wiederholt werden. Die Autofluoreszenz-Bronchoskopie sollte eingesetzt werden, wenn sie verfügbar ist (Empfehlungsgrad 2C).
3. Bei Patienten, die für eine kurative endobronchiale Therapie von CIS infrage kommen, sollte die Autofluoreszenz-Bronchoskopie zur Therapiekontrolle eingesetzt werden.

Screening zur Früherkennung – Bewertung

Für die neuen Verfahren zur Diagnose des Lungenfrühkarzinoms ist in zahlreichen Studien eine hohe Sensitivität belegt, allerdings oft auf Kosten der Spezifität. Für keines dieser Verfahren liegen aber randomisierte Studien vor, die eine Senkung der Mortalität durch Screening beweisen. Auch die Kosten von Frühentdeckungsprogrammen sind beträchtlich. Sie betragen bei der Screening-Untersuchung von Rauchern durch die Low-dose-CT für ein gewonnenes Lebensjahr zirka 50 000 Euro. Die Fragen von Kosten und Nutzen und die entscheidende Frage, ob durch Screening von Risikogruppen eine Senkung der Mortalität erreicht werden kann, werden zurzeit unter anderem durch zwei große amerikanische Studien geprüft:

Im Rahmen des National Lung Screening Trials (NLST) werden 50 000 Raucher/Ex-Raucher entweder mittels Low-dose-CT oder konventioneller Röntgenübersichtsaufnahme randomisiert prospektiv untersucht [23]. Die Power dieser Studie ist darauf ausgelegt, eine 20 %ige

Tabelle 1. Hochrisikogruppen für die Entwicklung eines Lungenkarzinoms [25].

Z. n. Resektion eines nichtkleinzelligen Lungenkarzinoms
Z. n. Resektion eines HNO-Tumors
Langzeitüberlebende nach kleinzelligem Lungenkarzinom
Berufliche Karzinogenexposition, vor allem durch Asbest und Radon
Raucher, vor allem solche mit – familiärer Karzinomanamnese – metabolischem Polymorphismus – chronisch obstruktiver Lungenerkrankung (COPD)

Reduktion der Lungenkrebsmortalität zu erfassen. Die Ergebnisse werden 2009 erwartet. Eine zweite groß angelegte Screeningstudie wird vom NCI durchgeführt und umfasst die Vorsorge von Prostata, Lunge, kolorektalen und Ovarialkarzinomen. Die Rekrutierung umfasst 155 000 Amerikaner im Alter von 55–75 Jahren. Verschiedene Screeningmethoden werden mit der Situation verglichen, keine Untersuchung durchzuführen. Das Follw-up beträgt 14 Jahre, die Power dieser Studie beträgt 98 %, einen Mortalitätsunterschied von 10 % zu erfassen [24].

Nach aktuellen Empfehlungen sollten Hochrisikopatienten (Tabelle 1) [25] möglichst in Screeningstudien aufgenommen werden. Falls dies nicht möglich ist – wie dies derzeit in Deutschland der Fall ist – wird empfohlen, ratsuchende Patienten mit hohem Lungenkrebsrisiko über den noch unvollständigen Erkenntnisstand [26] aufzuklären und Ihnen ein Vorsorgeprogramm auf der Basis einer individuellen Entscheidung nahezulegen [27].

Literatur

1 Müller KM, Gonzales S (1991) Präneoplasien und Frühkarzinom der Lunge. Histogenetische Aspekte des Bronchialkarzinoms. Pneumologie 45: 971–976
2 Breuer RH, Pasic A, Smit EF et al (2005) The natural course of preneoplastic lesions in bronchioepithelium. Cancer Res 15: 537–543
3 Bota S, Auliac JB, Paris C et al (2001) Follow-up of bronchial pre-cancerous lesions and carcinoma in situ using fluorescence endoscopy. Am J Respir Crit Care Med 164: 1688–1693
4 Venmans BJW, van Boxem TJ, Smit EF et al (2000) Outcome of bronchial carcinoma in situ. Chest 117: 1572–1576
5 Karp DD, Mulshine JL, Henschke CI (2000) Non small cell lung cancer screening: new imaging and prevention. In: Perry MC (ed) American Society of Clinical Oncology. Educational Book. WB Saunders Co, Philadelphia, pp 457–502
6 Böcking A, Biesterfeld S, Chatelain R et al (1992) Diagnosis of bronchial carcinoma on sections of paraffin-embedded sputum: Sensitivity and specificity of an alternative to routine cytology. Act Cytol 36: 36–37
7 Manser RL, Irving LB, Byrnes G et al (2003). Screening for lung cancer: a systematic review and meta-analysis of controlled trials. Thorax 58: 784–789
8 Sato MSY, Endo C, Salurode A et al (2004) The natural history of radiographically occult bronchogenic squamous cell carcinoma: a retrospective study of overdiagnosis bias. Chest 126: 108–113
9 Prindiville SA, Byos T, Hirsch FR et al (2003) Sputum cytological atypia as a predictor of invident lung cancer in a cohort of heavy smokers with airflow obstruction. Cancer Epidemiol Biomarkers Prev 12: 987–993
10 Kennedy TC, Franklin WA, Prindiville SA et al (2005) High prevalence of occult endobronchial malignancy in high risk patients with moderate dysplasia. Lung Cancer 49: 187–191
11 Kemp RA, Reinders DM, Turic B (2007) Detection of lung cancer by automated sputum cytometry. J Thorac Oncol 2: 993–1000
12 Palcic B, Garner DM, Beveridge J et al (2002) Increase of sensitivity of sputum cytology using high-resolution image cytometry: Field study results. Cytometry 50: 168–176
13 Qiao YL, Tockmann MS, Li J et al (1997) A case cohort-study of an early biomarker of lung cancer in a screening cohort of Yúnnan tin miners in China. Cancer Epidemiol Biomarkers Prev 6: 893–900
14 Tockmann MS, Mulshine JL, Priantadosi S et al (1997) Prospective detection of preclinical lung cancer: Results from two studies of hn RNP overexpression. Clin Cancer Res 3: 2237
15 Baryshnikova E, Destro A, Infante MV et al (2003) Molecular alterations in spontaneous sputum of cancer-free heavy smokers: results from a large screening program. Clin Cancer Res 14: 1913–1919
16 Bach PB, Sivestri GA, Hanger M et al (2007) Screening for lung cancer: ACCP evidence-based clinical practice guidelines (2nd edition). Chest 132: 69S–77S
17 Henschke CI, McAuley DJ, Yankelewitz DF et al (1999) Early Lung Cancer Action Project: Overall design and findings from baseline screening. Lancet 354: 99–105
18 International Early Lung Cancer Action Program Investigators (2006) Survival of patients with stage I lung cancer detected on CT-Screening. N Engl J Med 355: 1763–1771
19 Sobue T, Moriyama N, Kaneko M et al (2002) Screening for lung cancer with low-dose helical computed tomography: anti-lung cancer association project. J Clin Oncol 20: 911–920
20 Sato M, Saito Y, Nagamoto N et al (1993) Diagnostic value of differential brushing of all branches of the bronchi in patients with sputum positive or suspected positive for lung cancer. Act Cytol 37: 879–883
21 Häußinger K, Becker H, Stanzel F et al (2005) Autofluorescence bronchoscopy with white light bronchoscopy compared with white light bronchoscopy alone for the detection of precancerous lesions: a European randomised controlled multicentre trial. Thorax 60: 496–503
22 Alberts WM (2007) Diagnosis and management of lung cancer executive summary: ACCP evidence-

based clinical practice guidelines (2nd edition) Chest 132: 13–195
23 Gohagan J, Marcus P, Fagerstrom R et al (2004) Baseline findings of a randomized feasibility trial of lung cancer screening with spiral CT scan chest radiograph: the Lung Screening Study of the National Cancer Institute. Chest 126: 114
24 Gohagan JK, Prorok PC, Hayes RB et al (2000) The Prostate, Lung, Colorectal and Ovarian (PLCO) Cancer Institute: History organization and status. Control Clin Trials 21: 251
25 Battey JF, Braun PH, Gritz ER et al (1995) Primary and secondary prevention of lung cancer: an IASLC workshop. Lung Cancer 12: 91–103
26 Humphry LL, Teusch S, Johnson M (2004) Lung cancer screening with sputum cytologic examination, chest radiography and computed tomography: an update for the U.S. preventive services task force. Ann Intern Med 144: 740–753
27 Strauss GM, Dominioni L, Jett JR et al (2005) Como international conference position statement. Lung cancer screening for early diagnosis 5 years after the 1998 Varese conference. Chest 127: 1146–1151

Therapieplan für das Lungenkarzinom

R. M. Huber, A. Schalhorn

Wie aus den vorherigen Kapiteln ersichtlich, sind Histologie und Stadium eines Lungenkarzinoms für die Effektivität der verschiedenen Therapieverfahren und die Prognose entscheidend. Im Folgenden wird aufgrund des aktuellen Wissensstandes der Therapieplan für die verschiedenen Stadien des kleinzelligen und des nichtkleinzelligen Lungenkarzinoms angegeben. Die Empfehlungen, die sich aus den Kapiteln zur chirurgischen, Strahlen- und Chemotherapie ableiten, decken sich – in Abhängigkeit von dem jeweiligen aktuellen Stand – im Wesentlichen mit Empfehlungen der interdisziplinären deutschen Empfehlung [1] und denen der ESMO [2, 3] sowie des American College of Chest Physicians [4]. Eine interdisziplinäre neue deutsche Leitlinie ist in Vorbereitung und wird voraussichtlich 2009 auf den Seiten der AWMF veröffentlicht.

Kleinzelliges Lungenkarzinom

Limited Disease

Stadium I und II mit peripher gelegenem Tumor

- Primäre Operation, anschließend vier (bis sechs) Zyklen adjuvante Chemotherapie

Im Stadium II muss ein mediastinaler Lymphknotenbefall sicher ausgeschlossen sein. Bei T1–2-Tumoren mit N1-Lymphknotenbefall wird eine konsolidierende Strahlentherapie angeschlossen. Die Angaben zu einer zusätzlichen Strahlentherapie bei T1–2-Tumoren ohne Lymphknotenbefall (T1–2 N0) sind noch widersprüchlich. Von unseren Strahlentherapeuten wird eine Nachbestrahlung empfohlen. Die Entscheidung muss aber bei diesen Fällen weiter individuell erfolgen.

Eine prophylaktische Schädelbestrahlung (PCI) wird in Analogie zu den Daten zum kleinzelligen Lungenkarzinom im limitierten Stadium empfohlen, wenngleich keine Studien vorliegen, die den Wert der Bestrahlung bei dieser speziellen Patientengruppe belegen.

Insgesamt ist die Zahl der Patienten mit kleinzelligem Lungenkarzinom mit dem Stadium I und II und peripher gelegenem und operablem Tumor leider sehr gering. In der Mehrzahl der Fälle mit Limited disease liegen ein zentraler Tumor und/oder ein Stadium IIIA oder IIIB vor.

Alle anderen Fälle mit Limited Disease

Stadien I und II mit zentralem Sitz bzw. fehlender Operabilität, IIIA, IIIB

- Primäre Kombinations-Chemotherapie

Im Allgemeinen vier bis sechs Zyklen oder zwei bis drei Zyklen über den maximal erzielten Therapieeffekt hinaus. Bei jüngeren Patienten eher intensiver, bei älteren Patienten und/oder zusätzlichen Risikofaktoren mildere Therapie. Zur Wahl der jeweiligen Chemotherapie siehe das Kapitel über die Chemotherapie des kleinzelligen Lungenkarzinoms.

- Lokale Strahlentherapie

Im limitierten Stadium führt die Kombination von Chemotherapie und Strahlentherapie zu besseren Ergebnissen als die alleinige Chemotherapie. Die Studien deuten weiterhin darauf hin, dass ein früherer Beginn der Strahlentherapie und eine kurze gesamte Behandlungszeit sinnvoll sind. Deshalb sollte – falls der allgemeine Zustand des Patienten es erlaubt – nach ein bis zwei Zyklen die Strahlentherapie im Sinne einer simultanen Radiochemotherapie beginnen.

– Prophylaktische Schädelbestrahlung
Nachdem die Meta-Analyse von *Aupérin* [5] gezeigt hat, dass die prophylaktische Schädelbestrahlung (PCI) bei Patienten mit Vollremission zu einem geringen aber signifikanten Anstieg der 3-Jahres-Überlebensrate von 15,3 % auf 20,7 % führt, wird man Patienten mit Vollremission auf die primäre Chemotherapie bestrahlen. Wurde eine Remission erzielt, ist im Analogschluss nach der Studie der EORTC im metastasierten Stadium ebenfalls eine Indikation für eine PCI gegeben [6].

Nach Erreichen einer Teilremission führt ein Wechsel auf eine andere Chemotherapie nur selten zu einer Vollremission, sodass auch hier die Chemotherapie nach vier bis sechs Zyklen beendet wird. Zeigt ein Tumor nach zwei Therapiezyklen nicht bereits ein eindeutiges Ansprechen, muss auf eine andere Kombination gewechselt werden. Bei völlig fehlendem Ansprechen kann an der Richtigkeit der histologischen Diagnose gezweifelt werden, das therapeutische Vorgehen muss dann neu überdacht werden und sich an das Vorgehen wie beim nichtkleinzelligen Lungenkarzinom anlehnen (siehe unten).

Extensive Disease, Stadium IV

Primäre Chemotherapie

Auch im Stadium Extensive disease ist bei der überwiegenden Mehrzahl der Patienten eine Chemotherapie indiziert, da diese in einem hohen Prozentsatz zum Ansprechen der Erkrankung und zu einer klinischen Besserung (z. B. Rückgang der Dyspnoe, Besserung des Hustens) führt. Angesichts des oft schlechteren Allgemeinzustandes muss aber häufiger mit toxischen Nebenwirkungen gerechnet werden. Die Dosierungen der Therapieprotokolle dürfen besonders in diesem Stadium daher nicht schematisch gewählt werden, sondern müssen der möglichen Toxizität angepasst werden. Bei weit fortgeschrittener Erkrankung und/oder bereits starker Reduktion des Allgemeinzustandes muss unter Umständen auf nebenwirkungsreiche Kombinationen ganz verzichtet werden.

Lokale Strahlentherapie

Über die konsolidierende Bestrahlung des Primärtumors wird individuell unter Berücksichtigung des Gesamtverlaufs und der lokalen tumorbedingten Probleme entschieden. Erste randomisierte Studien weisen auf einen Benefit bei sehr gutem Ansprechen der peripheren Metastasen hin. Schmerzende und/oder frakturgefährdete Skelettmetastasen werden bestrahlt.

Prophylaktische Schädelbestrahlung

Aufgrund der Ergebnisse der EORTC mit besserer lokaler Kontrolle und besserem Überleben durch die PCI bei Ansprechen auf die Chemotherapie [6] kann eine prophylaktische Schädelbestrahlung bei gutem Ansprechen auf die Chemotherapie und gutem Allgemeinzustand des Patienten empfohlen werden.

Nichtansprechen und Rezidiv

Chemotherapie

Bei nicht ausreichendem Ansprechen oder frühem Rezidiv kann in einem Teil der Fälle ein Wechsel auf eine andere Chemotherapie versucht werden. Bei Rückfall nach längerer Therapiepause ist es möglich, zunächst wieder die primär effektive Chemotherapie anzuwenden. Kommt es sehr bald, oft bereits unter einer laufenden Chemotherapie, zu einem erneuten Progress, ist immer ein Wechsel auf eine andere Chemotherapie notwendig.

Palliative Therapie

Bei Verzicht auf eine erneute Chemotherapie oder bei nicht ausreichendem Ansprechen müssen symptomatische Maßnahmen (Sauerstoff, Analgetika) im Vordergrund stehen. Bei Hämoptysen und/oder tumorbedingter Bronchialobstruktion kann die endoskopische interventionelle Therapie eine gute Palliation ermöglichen. Die Strahlentherapie z. B. ist indiziert bei Hirnmetastasen und/oder schmerzenden und/oder frakturgefährdeten Knochenmetastasen. Die für den Patienten oft sehr segensreichen palliativen Maßnahmen sind in dem Kapitel „Palliative Therapie“ sehr ausführlich dargestellt!

Nichtkleinzelliges Lungenkarzinom

Stadium IA

- operabel: Operation, keine adjuvante Therapie
- inoperabel: bei nicht guter Datenlage und meist sehr individueller Situation Strahlentherapie oder eventuell Radiochemotherapie

Stadium IB

- operabel: Operation, adjuvante Therapie nicht generell zu empfehlen, möglicherweise bei schlechten Prognosefaktoren sinnvoll
- inoperabel: bei nicht guter Datenlage und meist sehr individueller Situation Strahlentherapie oder eventuell Radiochemotherapie

Stadium II

- operabel: Operation, adjuvante Chemotherapie empfohlen; Nachbestrahlung nach R0-Resektion derzeit nicht indiziert; nach R1- oder R2-Resektion je nach Situation endobronchiale oder perkutane Strahlentherapie, eventuell Radiochemotherapie; auch hier ist die Datenlage ungenügend
- inoperabel: bei nicht guter Datenlage Strahlentherapie oder in Analogie zu den Daten im Stadium III Radiochemotherapie (vermutlich zu bevorzugen)

Stadium IIIA

- operabel: Patienten in gutem Allgemeinzustand sollten in Studien behandelt werden, in denen beispielsweise der Wert der primären präoperativen Chemotherapie zusätzlich zur Operation und Bestrahlung untersucht wird. Außerhalb von Studien ist derzeit das Standardvorgehen im minimalen Stadium IIIA Operation und adjuvante Chemotherapie, die Indikation zur postoperativen Bestrahlung hängt vom individuellen Risiko des lokalen Rezidivs ab.
- inoperabel: Radiochemotherapie oder – falls klare Kontraindikationen gegen Radiochemotherapie – alleinige Strahlentherapie.

Die Frage der Radiochemotherapie ist im Kapitel Multimodale Therapie genauer besprochen. Derzeit ist außerhalb von Studien die simultane Radiochemotherapie bei fitten Patienten mit günstigen Prognosefaktoren zu empfehlen.

Stadium IIIB

Das Stadium IIIB ist sehr heterogen. Für einzelne Patienten besteht durchaus die Option einer Operation, z. B. bei T4 N0. Die meisten Patienten in diesem Stadium profitieren jedoch nicht von einer primären Operation. Diese Patienten sollten möglichst ebenfalls in Studien behandelt werden, in denen entweder der Stellenwert der Operation oder die Optimierung der Radiochemotherapie untersucht wird.

Außerhalb von Studien beinhaltet das derzeitige Vorgehen bei gutem Allgemeinzustand/eher günstiger Prognose eine simultane Radiochemotherapie. Eine alleinige Strahlentherapie kommt nur bei älteren oder sehr eingeschränkten Patienten zum Einsatz. Die Frage der Radiochemotherapie und ihrer verschiedenen Optionen ist im Kapitel Multimodale Therapie genauer besprochen.

Stadium IV

Im Gegensatz zu früher ist heute meist eine Chemotherapie indiziert. Besonders bei jüngeren Patienten in gutem Allgemeinzustand (Karnofsky-Index ≥ 70) und guter Motivation sollte eine der neueren Chemotherapie-Kombinationen gewählt werden. Für Patienten mit einer nicht plattenepithelialen Histologie kommen einerseits Pemetrexed in Kombination mit Cisplatin und andererseits unter Beachtung weiterer Kontraindikationen Bevacizumab in Kombination mit einer Cisplatin-Kombination infrage. Im Grenzbereich (Karnofsky-Index um 60, höheres Lebensalter) bietet sich eine Monotherapie mit einem Taxan, Vinorelbin oder Gemcitabin an. Bei einem Karnofsky-Index ≤ 60 ist im Allgemeinen eine Chemotherapie nicht indiziert.

Bei ungünstigen Kriterien weiterhin meist Verzicht auf eine Chemotherapie.

Fehlende Motivation, ein schlechter Allgemeinzustand, ein Gewichtsverlust von mehr als 10 % und die systemische Therapie deutlich behindernde internistische Begleiterkrankungen sind im Regelfall eine Kontraindikation gegen eine Chemotherapie.

Unabhängig davon, ob eine Chemotherapie durchgeführt werden kann, sollten allen Patienten palliative Maßnahmen nach Erfordernis angeboten werden.

Bei isolierten Metastasen (Gehirn, Nebenniere), die *in toto* entfernt wurden, kann der Patient eventuell auch von der Operation eines kleinen primären Lungenkarzinoms profitieren.

Einzelne Hirnmetastasen

- ohne extrazerebrale Metastasen: Operation und Bestrahlung oder stereotaktische Bestrahlung
- mit extrazerebralen Metastasen: Bestrahlung; systemisches Vorgehen individuell

Multiple Hirnmetastasen

Entscheidung über eine Strahlentherapie unter Berücksichtigung des Allgemeinzustandes und des Krankheitsverlaufes

Nichtansprechen und Rezidiv

Für die Rezidivsituation und beim Nichtansprechen auf die primäre Chemotherapie des NSCLC stehen für geeignete Patienten die Therapie mit Docetaxel, Pemetrexed (bei nicht plattenepithelialer Histologie) und Erlotinib zur Verfügung. Dies gilt auch für die Dritt- und Viertlinien-Situation, wobei hier auch der Einschluss in Studien mit neuen Wirkprinzipien sinnvoll ist.

Palliative Therapie

In allen Stadien jeweils nach Erfordernis.

Literatur

1 Thomas M, Baumann M, Deppermann M et al (2002) Empfehlungen zur Therapie des Lungenkarzinoms. Pneumologie 56: 113–131
2 ESMO (2008) Minimal clinical recommendations for diagnosis, treatment and follow-up of nonsmall-cell lung cancer (www.esmo.org)
3 ESMO (2008) Minimal clinical recommendations for diagnosis, treatment and follow-up of small-cell lung cancer (www.esmo.org)
4 ACCP Evidence-Based Guidelines (2007) Diagnosis and management of lung cancer. Chest 132 (suppl)
5 Aupérin A, Arriagada R, Pignon JP et al (1999) Prophylactic cranial irradiation for patients with small cell lung cancer in complete remission. N Engl J Med 341: 476–484
6 Slotman B, Faivre-Finn C, Kramer G et al (2007) Prophylactic cranial irradiation in extensive small-cell lung cancer. N Engl J Med 357: 664–672

Chirurgische Behandlung des Lungenkarzinoms

R. Hatz, D. Rüttinger, O. Thetter

Die in kurativer Intention ausgeführte Operation mit einem pathohistologisch bestätigten Resektionsstatus R0 bietet zumindest beim nichtkleinzelligen Lungenkarzinom die besten Voraussetzungen für langes rezidivfreies Überleben. Dieses Ziel wird am ehesten in den Stadien I und II, bedingt auch im Stadium IIIA, erreicht. Zum Zeitpunkt der Diagnosestellung sind aber mehr als zwei Drittel der Patienten entweder aufgrund der Tumorausbreitung oder wegen schwerwiegender Begleiterkrankungen für eine Operation nicht geeignet [1]. Die Indikation zur Operation ergibt sich aus dem histologischen Typ (kleinzellig/nichtkleinzellig), dem Tumorstadium und dem kalkulierten Operationsrisiko.

Präoperative Risikoevaluation, perioperative Letalität und Komplikationen

Durch exaktes präoperatives Staging und Fortschritte in der kardiopulmonalen Risikobeurteilung hat die Letalität nach Lungenresektionen auch bei älteren Patienten eindrucksvoll abgenommen. In der neueren Literatur liegt die Letalität nach Lungenresektionen global zwischen 3 % und 5 % [1, 2, 3, 4], für die Pneumonektomie liegen die Werte zwischen 5,7 % und 7,9 % und für die Lobektomie zwischen 1,4 % und 2,7 % [1, 2, 4]. In Subgruppen (höheres Alter, Begleiterkrankungen, neoadjuvante Therapie) können die Werte allerdings erheblich höher liegen [5]. Ein ungewöhnlich hohes Risiko bietet die rein explorative Thorakotomie mit einer Letalität von 5,9 % [2].

Ursachen für postoperative Todesfälle waren früher in erster Linie respiratorisches Versagen infolge unzureichender präoperativer Risikobeurteilung, Pneumonien und septische Komplikationen als Folge einer Bronchusstumpfinsuffizienz oder -fistel. Mit Einführung der Klammernahtgeräte (Stapler) ist der Bronchusverschluss auch in weniger erfahrenen Händen sicherer geworden. Die Insuffizienzrate konnte deutlich gesenkt werden, sie liegt zurzeit in großen Serien knapp über 1 %, bei der Pneumonektomie – in diesem Falle weiterhin mit sehr hoher Letalität verbunden – bei 2,4 % [6]. Da Patienten mit vorausgegangener neoadjuvanter Radio-/Chemotherapie eher gefährdet zu sein scheinen, eine Bronchusstumpfinsuffizienz zu entwickeln, werden für diese Subgruppe spezielle Verfahren der zusätzlichen Bronchusstumpfdeckung empfohlen (z. B. Muskel- oder Perikardlappen).

Neben der COPD sind heute kardiovaskuläre Begleiterkrankungen, in erster Linie die koronare Herzerkrankung und Lungenembolien, für postoperative Morbidität und Mortalität verantwortlich. Das Ausmaß der Lungenresektion (Pneumonektomie!), ein ASA-Status 3 und 4 und die KHK sind die bedeutendsten Risikofaktoren, während hohes Alter (über 70 Jahre) *per se* das Operationsrisiko nicht signifikant erhöht [1, 2].

Zur Evaluation des perioperativen Risikos stehen aussagekräftige Funktionstests zur Verfügung, deren Ergebnisse in allgemein anerkannten Algorithmen ihren Niederschlag gefunden haben [7]. So erlaubt z. B. die quantifizierte Lungenperfusions-Szintigraphie vor allem bei einer geplanten Pneumonektomie, die postoperativen Lungenvolumina approximativ zu berechnen. Die mittels Ergospirometrie gemessene maximale O_2-Aufnahme stellt einen sehr verlässlichen Parameter für die Risikoabschätzung dar, der sehr gut mit der postoperativen Letalität korreliert.

Bei Verdacht auf eine Koronarerkrankung sollten Belastungs-EKG, Myokardszintigraphie und gegebenenfalls Koronarangiographie durchgeführt werden und relevante Stenosen durch PTCA mit oder ohne Stenting behoben werden. Koronare Bypass-Operationen können auch simultan mit der Lungenresektion durchgeführt werden.

Ziel der präoperativen Funktionsdiagnostik muss es sein, diejenigen Hochrisikopatienten zu erfassen, bei denen eine Lungenresektion absolut kontraindiziert wäre, andererseits aber Patienten mit kalkulierbaren, gegebenenfalls behebbaren Risiken (z. B. Koronararterienstenosen) nicht von der Operation auszuschließen.

Operationsverfahren in Abhängigkeit vom Tumorstadium (nichtkleinzelliges Lungenkarzinom)

Ziel aller operativen Maßnahmen ist die komplette Entfernung des Tumors mit ausreichenden, nach Sitz und Ausdehnung des T umors allerdings unterschiedlichen Sicherheitsabständen im Sinne einer R0-Resektion.

Das Ausmaß der Resektion wird von der Größe und der Lokalisation des Tumors sowie seinen Beziehungen zu Nachbarorganen bestimmt. Durch neoadjuvante Therapie gelingt es, primär technisch nicht sicher resektable Tumoren so weit zu verkleinern, dass schließlich eine R0-Resektion doch noch möglich wird. Das Ausmaß der Resektion vermindert sich durch diese Vorbehandlung allerdings in der Regel nicht.

Standardeingriffe sind die Lobektomie (gegebenenfalls Bilobektomie auf der rechten Seite), die Pneumonektomie und die sogenannte Manschettenresektion bei umschriebenen, aber zentral sitzenden Tumoren zur Vermeidung der funktionell ungünstigen Pneumonektomie. Bei diesem Verfahren, von dem vor allem Patienten profitieren, die für eine Pneumonektomie aus funktionellen Gründen nicht infrage kommen, wird mit dem Lungenlappen zu beiden Seiten des tumorbefallenen Lappenostiums eine Manschette des zentralen Bronchus mitreseziert mit anschließender Anastomose der Bronchusstümpfe. Entscheidend sind dabei die Ausdehnung des extraluminalen Tumoranteils und seine Beziehung zu den Hilusgefäßen. In Einzelfällen können auch tumorbefallene Anteile der Pulmonalarterie tangential oder manschettenförmig reseziert werden (Angioplastik).

Lungenresektionen geringeren Ausmaßes als eine Lobektomie (anatomische Segmentresektion, atypische Resektion in Form einer Keil- oder Tangentialresektion, eventuell thorakoskopisch) kommen nur als diagnostische Eingriffe, z. B. zur Abklärung von Rundherden und bei funktionell stark eingeschränkten alten Patienten, infrage [15].

Überschreitet der Tumor die Organgrenze und infiltriert benachbarte Strukturen (T3, T4) so können bei günstigem Lymphknotenstatus erweiterte Resektionen onkologisch sinnvoll sein.

Minimal-invasive, thorakoskopische Eingriffe (VATS, „video assisted thoracic surgery")

Die Weiterentwicklung der Video-Thorakoskopie ermöglicht unter günstigen Voraussetzungen in der Hand sehr geschickter Operateure die Durchführung typischer Lungenresektionen einschließlich Lymphadenektomie. Es bleiben jedoch Zweifel, ob die Prinzipien onkologischer Chirurgie immer hinreichend erfüllt werden.

Die Notwendigkeit, zur Entnahme größerer Lungenanteile doch eine zusätzliche Thorakotomie durchführen zu müssen, die längere Operationszeit und der erhebliche materielle Aufwand stehen in keinem Verhältnis zu der Reduzierung des Operationstraumas an der Brustwand und dem verkürzten Klinikaufenthalt. Dieses Vorgehen kann daher nicht generell empfohlen werden [15]. Gute Indikationen für VATS sind hingegen die Entfernung von Rundherden zur histologischen Klärung, Pleura- und Lymphknotenbiopsien sowie Pleurodesen.

Lymphadenektomie

Die systematische Lymphadenektomie ist unabdingbarer Bestandteil eines jeden onkologischen Eingriffs. Die entnommenen Lymphknoten sollen entsprechend ihrer Lokalisation exakt bezeichnet und in ein Dokumentationsblatt eingetragen werden (Abbildung 1). Die genaue topographische Zuordnung und die quantitative Erfassung des Anteils befallener Lymphknoten ermöglichen ein präzises und prognostisch aussagekräftiges pathohistologisches Lymphknoten-Staging und damit eine valide Stadienzuordnung. Der therapeutische Effekt einer möglichst umfassenden Lymphadenektomie konnte nur für eine Subgruppe (N1-Befall oder ein einziger N2-Lymphknoten) nachgewiesen werden [8]. Das erforderliche Ausmaß der Lymphadenektomie wird unterschiedlich beurteilt. Neben der „radikalen" Lymphadenektomie, die mit längerer Operationszeit und höherer postoperativer Morbidität belastet ist, wird auch die selektive Lymphadenektomie (sampling) durchgeführt. Japanische Autoren haben Sentinellymphknoten angegeben und plädieren dafür, bei negativen Sentinellymphknoten bei T1-Tumoren auf eine systematische Lymphadenektomie zu verzichten [9]. Aber gerade diese Untergruppe würde nach den Untersuchungen von *Izbicki* et al. möglicherweise von einer ausgedehnten Lymphadenektomie profitieren [8].

Grundsätzlich sollte eine ausreichende und repräsentative Anzahl von hilären und mediastinalen Lymphknoten möglichst *en bloc* entnommen werden, um es einerseits dem Pathologen

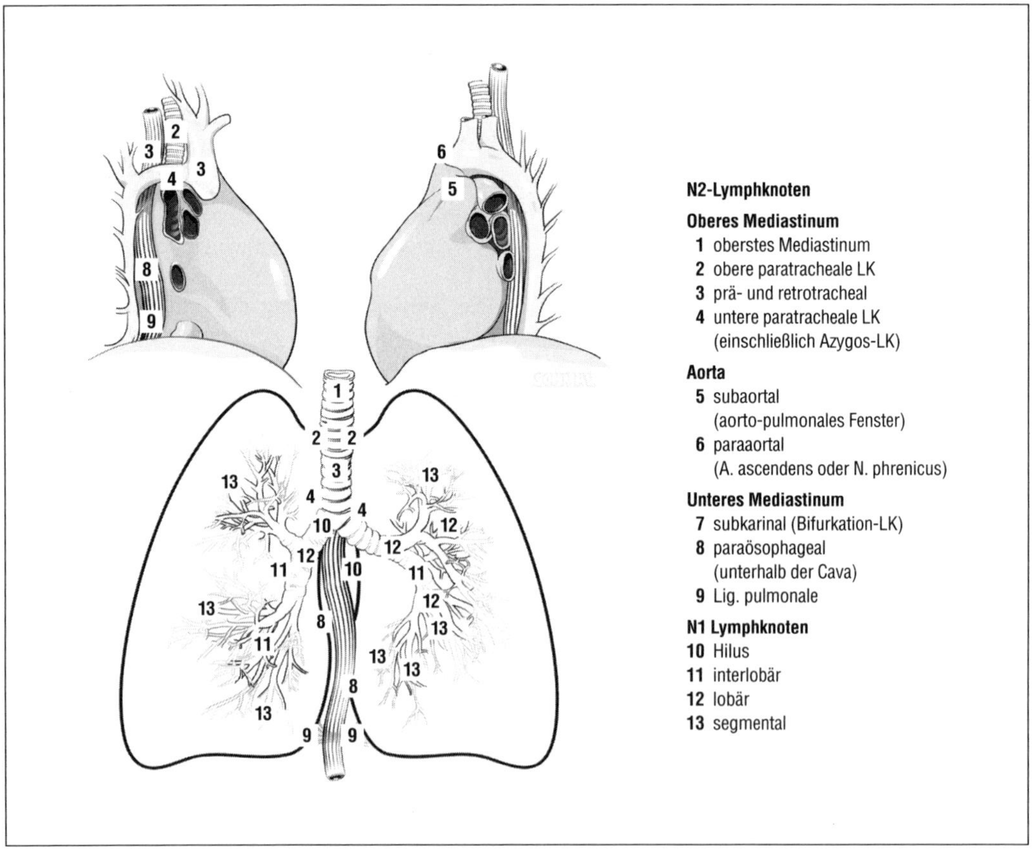

Abbildung 1. Lymphknotenstationen des Lungenkarzinoms (nach UICC 1997).

zu ermöglichen, das postoperative Tumorstadium exakt zu definieren, und andererseits die Chance eventueller therapeutischer Effekte nicht zu vergeben (Ib/A).

Stadium I

Das Stadium I (kein Lymphknotenbefall) bietet die günstigsten Voraussetzungen für eine komplette Tumorentfernung. Die 5-Jahres-Überlebensraten werden in der Literatur mit 71,25 % (IA) und 57 % (IB) angegeben [15]. Aus dem Datenmaterial des Tumorregisters München ergibt sich für das Plattenepithelkarzinom (gesamtes Stadium I) ein Wert von 66 %, für das Adenokarzinom von 67,6 %.

Da in neueren Studien nicht eindeutig nachgewiesen werden konnte, dass komplett resezierte Patienten von einer adjuvanten Chemotherapie auch im Stadium I (vor allem IB) profitieren [11, 12], ist diese Zusatzbehandlung, möglichst mit Cisplatin als Komponente, individuell zu diskutieren und möglichst im Rahmen von klinischen Studien durchzuführen. Für funktionell inoperable Patienten kommt eine definitive Strahlentherapie infrage [8].

Ein bestimmter Anteil von Lungenkarzinomen im Stadium T1 N0 manifestiert sich in der Bildgebung als solitärer pulmonaler Rundherd (intraparenchymal gelegen, Durchmesser kleiner als 3 cm, keine Atelektase, keine vergrößerten Lymphknoten). Bei operationsfähigen Patienten sollte mit Versuchen, durch transthorakale oder transbronchiale Biopsien eine histologische Klärung zu erzwingen, keine Zeit vergeudet werden, vielmehr sollte rasch die Indikation zur thorakoskopischen Rundherdentfernung oder zur diagnostischen Thorakotomie gestellt werden. Bei durch intraoperative Schnellschnittuntersuchung nachgewiesenem Karzinom erfolgt nach Thorakotomie die typische Lobektomie mit Lymphadenektomie (IIa/B). Nur bei funktioneller Inoperabilität oder bei Operationsverweigerern sind Verlaufskontrollen, PET oder die transthorakale Nadelbiopsie angezeigt [12].

Stadium II

Auch im Stadium II ist die primäre Operation das Vorgehen der Wahl mit einem 5-Jahres-Überleben von 52–57 % für IIA (T1 N1) und 33–48 % für IIB, wobei zwischen den Untergruppen T2 N1 und T3 N0 keine relevanten Unterschiede bestehen [3, 13, 14].

Das Vorgehen bei T3-Tumoren wird im nächsten Abschnitt behandelt.

Im Stadium II wird aufgrund der Studiendaten und einer Meta-Analyse eine adjuvante Cisplatinhaltige Chemotherapie empfohlen (Ib/A) [12]. Bei inkompletter Resektion insbesondere im Brustwandbereich ist zusätzlich eine additive Bestrahlung angezeigt.

Stadium III

Stadium III bedeutet lokal fortgeschrittenes Tumorwachstum entweder aufgrund einer T3- oder T4-Kategorie oder/und wegen N2/N3-Lymphknotenbefall. Dieses sehr inhomogene Stadium setzt sich aus unterschiedlichen Subgruppen zusammen, die von gut resektablen Tumoren mit okkulten Lymphknotenmetastasen bis zu technisch irresektablen Tumoren mit massivem Lymphknotenbefall reichen. Da eine sichere R0-Resektion oft nicht möglich ist und die Ergebnisse nach alleiniger operativer Behandlung unbefriedigend sind, kommen hier bevorzugt multimodale Therapiekonzepte zum Einsatz [16]. Die einzelnen Untergruppen verlangen jedoch ein differenziertes Vorgehen.

Stadium IIIA-N2

Ein Stadium IIIA-bedingender N2-Lymphknotenbefall reicht von okkulten, erst postoperativ pathohistologisch nachweisbaren Lymphknotenmetastasen bis zu ausgedehnten metastatisch befallenen Lymphknotenkonglomeraten (Bulky disease). Der Lymphknotenbefall kann prätherapeutisch bekannt sein oder nicht. Daraus ergeben sich unterschiedliche Vorgehensweisen. Bei Verdacht auf mediastinale Lymphknotenmetastasen (vergrößerte LK in der Bildgebung, PET etc.) sollte daher eine Mediastinoskopie durchgeführt werden, um den vermuteten Lymphknotenbefall histologisch zu sichern oder auszuschließen, wie dies in vielen Studienprotokollen gefordert wird. Bei prätherapeutisch gesicherten, technisch resektablen N2-Lymphknoten (keine Bulky disease) wurde bisher eine neoadjuvante Radio-/Chemotherapie, möglichst im Rahmen einer Studie, empfohlen mit anschließender Resektion. Die günstigen Ergebnisse früherer Studien haben sich zwischenzeitlich relativiert, statistisch signifikante Überlebensvorteile konnten in einer Multicenterstudie nur für die Stadien I und II nachgewiesen werden [5]. Somit wird auch für diese Patientengruppe die adjuvante Chemotherapie (auf Cisplatin-Basis) zunehmend an Bedeutung gewinnen [11].

Wird der Lymphknotenbefall erst postoperativ manifest oder intraoperativ im Schnellschnitt, so ist nach erfolgter Resektion eine adjuvante Radio-/Chemotherapie erforderlich. Bei kontralateralem Lymphknotenbefall (IIIB-N3), Bulky disease oder funktioneller Inoperabilität sollte eine definitive Radio-/Chemotherapie durchgeführt werden [16]. Weiterentwicklung und Intensivierung multimodaler Therapiekonzepte zielen darauf ab, die bisherigen Ergebnisse – 5-Jahres-Überleben 23 % [14] – zu verbessern.

T3–T4-Tumoren

T3–T4-Tumoren können mit einem Stadium IIB (T3 N0), IIIA (T3 N1/T3 N2) oder IIIB (T3 N3/T4 jedes N) korrelieren.

T3-Tumoren können (nach Ausschluss von N2- oder N3-Lymphknotenmetastasen z. B. durch Mediastinoskopie) meist ohne größere technische Probleme in Form einer erweiterten Resektion komplett entfernt werden. Dies gilt vor allem für den Brustwandbefall. Die Tumoren sollen ohne Ablösung von der Brustwand nach Beurteilung der Resektionsgrenzen von der Pleurahöhle aus *en bloc* reseziert werden. Größere Brustwanddefekte lassen sich durch alloplastisches Material und/oder durch myokutane Lappenplastiken mit meist befriedigender Stabilität der Brustwand decken. Die 5-Jahres-Überlebensraten liegen bei 40 %, bei gleichzeitigem N2-Befall hingegen nur bei 10 % [17].

Ein Spezialfall ist der Pancoast-Tumor, da hier die Resektionsgrenzen im Bereich der Pleurakuppel limitiert sind. Eine Vorbehandlung (Radio-/Chemotherapie) und gegebenenfalls eine Nachbestrahlung werden empfohlen. Eine T3-Kategorie liegt ebenfalls vor bei Befall des Mediastinums (Perikard, mediastinale Pleura, N. phrenicus, Zwerchfell) und des Hauptbronchus (weniger als 2 cm Abstand zur Karina). Diese Strukturen können bei günstigem N2-Status meist problemlos reseziert werden. Bei sehr zentral liegendem Tumor ermöglicht die intraperikardiale Absetzung der Gefäße nach Perikarderöffnung oder -fensterung oft noch ausreichende Sicherheitsabstände.

Bei T4-Tumoren sind Strukturen und Organe befallen, die meist nicht ohne Weiteres mitentfernt werden können (Vorhof, große Gefäße, Trachea, Ösophagus, Wirbelkörper), vielmehr sind technisch schwierige und risikoreiche Operationsverfahren erforderlich. Eine T4-Kategorie aufgrund eines Satellitenherdes im gleichen Lappen spricht nicht gegen die Operation, die 5-Jahres-Überlebensrate beträgt immerhin 20 % [18]. T4 infolge eines malignen Pleuraergusses schließt hingegen eine Resektion aus.

Nur bei günstigem N-Status (Ausschluss von N2-Metastasen) erscheint es vertretbar, eine Resektion zu versuchen, wenn Chancen für eine komplette Tumorentfernung bestehen. Die Eingriffe umfassen die Mitresektion von Vorhofanteilen, V. cava superior, Karina-Resektion, simultane Ösophagektomie und Wirbelkörperersatz. In sorgfältig ausgewählten Patientenkollektiven beträgt die 5-Jahres-Überlebensrate mit und ohne neoadjuvante Therapie bis zu 20 % [18]. Für das gesamte Stadium IIIB (klinisch) liegen hingegen die 5-Jahres-Überlebensraten zwischen 3 % und 7 % [14].

Kleinzelliges Lungenkarzinom

Der Beitrag der Chirurgie zur Behandlung des kleinzelligen Lungenkarzinoms ist auch im Rahmen eines multidisziplinären Konzeptes sehr begrenzt. Patienten mit histologisch gesichertem Tumor erhalten im Stadium Limited disease eine kombinierte Chemo-Strahlen-Therapie, bei Extensive disease eine alleinige Chemotherapie.

Zur Frage der prophylaktischen Schädelbestrahlung sei auf das entsprechende Kapitel verwiesen.

In randomisierten Studien wurde ohne genügende Aussagekraft versucht, zu überprüfen, ob in frühen Stadien (I–IIIA) die sekundäre Resektion einen Überlebensvorteil bringt. Die Absicht dabei ist, durch Entfernung von Residualtumor (eventuell mit nichtkleinzelligen Anteilen!) das Auftreten von Lokalrezidiven zu verhindern.

Wenn bei einem diagnostisch-therapeutischen Eingriff zur Abklärung eines Rundherdes intraoperativ ein kleinzelliges Karzinom nachgewiesen wird, so soll auch nach erfolgter kompletter Resektion eine adjuvante Chemotherapie durchgeführt werden. Diese sehr seltene Untergruppe (T1 N0) hat eine relativ günstige Prognose [19].

Palliative Eingriffe

Unabhängig vom Stadium der Tumorerkrankung und der Histologie können palliative Eingriffe zur Linderung lokaler oder metastasenbedingter Symptome sinnvoll sein. Durch Fortschritte auf dem Gebiet der interventionellen Bronchoskopie (Laser, Stent, endoluminale Bestrahlung) sind Operationen wegen lokaler Beschwerden (Blutung, Bronchusobstruktion etc.) eher selten indiziert. Die operative Entfernung von Hirnmetastasen (alternativ stereotaktische Bestrahlung bzw. Gamma-Knife), die Stabilisierung von pathologischen Frakturen oder die spinale Dekompression bei Wirbelmetastasen kann die Lebensqualität der Patienten verbessern oder ihre Pflege erleichtern.

Re-Eingriffe

Beim Auftreten eines resektabel erscheinenden Lokalrezidivs, bei Zweittumoren oder Spätmetastasen kann bei sonst günstigen Begleitumständen eine nochmalige Lungenresektion in Erwägung gezogen werden. Beim Lokalrezidiv (meist am Bronchusstumpf) kommt nach vorausgegangener Lobektomie die Restpneumonektomie in Frage. Bei einer bestimmten Anzahl von Patienten kommt es nach kurativer Resektion zu Zweitkarzinomen, wobei bei gleicher Histologie eine Abgrenzung von Spätmetastasen oft schwierig ist. Bei guten funktionellen Reserven und Ausschluss von Metastasen kann in diesen Fällen eine erneute Lungenresektion (Lobektomie, Segmentresektion oder atypische Resektion) onkologisch sinnvoll sein.

Literatur

1 Damhuis RAM, Schütte P R (1996) Resection rates and postoperative mortality in 7,899 patients with lung cancer. Eur Respir J 9: 7–10
2 Licker M, de Perrot M, Höhn L, Tschopp J-M, Robert J, Frey J-G, Schweizer A, Spiliopoulos A (1999) Perioperative mortality and major cardio-pulmonary complications after lung surgery for non-small cell carcinoma. Eur J Cardiothorac Surg 15: 314–319
3 Van Rens MT, de la Riviere AB, Elbers HRJ, van den Bosch JMM (2000) Prognostic assessment of 2,361 patients who underwent pulmonary resection for non-small cell lung cancer, stage I, II, and IIIA. Chest 117: 374–379
4 Roxburgh JC, Thompson J, Goldstraw P (1991) Hospital mortality and long-term survival after pulmonary resection in the elderly. Ann Thorac Surg 51: 800–803
5 Depierre A, Milleron B, Moro-Sibilot D et al (2002) Preoperative chemotherapy followed by surgery compared with primary surgery in resectable stage I (except T1N0), II, and IIIa non-small-cell lung cancer. J Clin Oncol 20: 247–253
6 Asamura H, Haruhiko K, Tsuchiya R (2000) Management of the bronchial stump in pulmonary resections: a review of 533 consecutive recent bronchial closures. Eur J Cardiothorac Surg 17: 106–110
7 Colice GL, Shafazand S, Griffin JP, Keenan R, Bolliger CT (2007) Physiologic Evaluation of the Patient With Lung Cancer Being Considered for Resectional Surgery: ACCP Evidenced-Based Clinical Practise Guidelines (2nd Edition). Chest 132: 161S–177S
8 Izbicki JR, Passlick B, Pantel K, Pichlmeier U, Hosch SB, Karg O, Thetter O (1998) Effectiveness of radical systematic mediastinal lymphadenectomy in patients with resectable non-small cell lung cancer. Ann Surg 227: 138–144
9 Naruke T, Tsuchiya R, Kondo H, Nakayama H, Asamura H (1999) Lymph node sampling in lung cancer: how should it be done? Eur J Cardiothorac Surg 16 (suppl 1): S17–S24
10 Kato H, Ichinose Y, Ohta M et al (2004) A randomized trial of adjuvant chemotherapy with uracil-tegafur for adenocarcinoma of the lung. N Engl J Med 350: 1713–1721

11 The International Adjuvant Lung Cancer Trial Collaborative Group (2004) Cisplatin-based adjuvant chemotherapy in patients with completely resected non-small-cell lung cancer. N Engl J Med 350: 351–360
12 Wahidi MM, Govert JA, Goudar RK, Gould MK, McCrory DC (2007) Evidence for the Treatment of Patients with Pulmonary Nodules: When Is It Lung Cancer? ACCP Evidenced-Based Clinical Practise Guidelines (2nd Edition), Chest 132: 94S–107S
13 Inoue K, Sato M, Fujimura S et al (1998) Prognostic assessment of 1310 patients with non-small cell lung cancer who underwent complete resection from 1980–1993. J Thorac Cardiovasc Surg 116: 407–411
14 Mountain CF (1997) Revisions in the international system for staging lung cancer. Chest 111: 1710–1717
15 Scott WJ, Howington J, Feigenberg St, Movsas B, Pisters K (2007) Treatment of Non-small Cell Lung Cancer Stage I and Stage II. Chest 132: 234S–242S
16 Robinson LA, Ruckdeschel JC, Wagner Jr, Stewens CW (2007) Treatment of stage IIIA non-small cell lung cancer: ACCP Evidence-Based Clinical Practise Guidelines (2nd Edition). Chest 132: 243S–265 S
17 Luketich JD, van Raemdonch DE, Ginsberg RJ (1993) Extended resections for higher-stage non-small cell lung cancer. World J Surg 17: 719–728
18 Jett JR, Schild SE, Keith RL, Kesler KA (2007) Treatment of Non-small Cell Lung Cancer, Stage IIIB: ACCP Evidence-Based Clinical Practice Guidelines (2nd Edition). Chest 132: 266S–276S
19 Simon GR, Turrisi A (2007) Management of Small Cell Lung Cancer: ACCP Evidence-Based Clinical Practice Guidelines (2nd Edition). Chest 132: 324S–339 S

Videoassistierte thorakoskopische Chirurgie/ minimal-invasive Chirurgie

R. Hatz, M. Lindner, O. Thetter

Es war *Hans Christian Jacobeus*, der in Stockholm als erster die Inspektion der Pleura mit einem Zystoskop durchführte und seine Methode „Über die Möglichkeit die Zystoskopie bei Untersuchung seröser Höhlungen anzuwenden" in der Münchener Medizinischen Wochenschrift 1910 veröffentlichte [1]. Damals etablierte sich die thorakoskopische Adhäsiolyse als wertvolle Ergänzung zum künstlichen Pneumothorax in der Tuberkulosetherapie, sodass nun auch Lungen mit vorbestehenden pleuralen Adhäsionen erfolgreich zum Kollaps gebracht werden konnten. Daraus entwickelte sich die internistische Thorakoskopie, die in geübter Hand weiterhin für bestimmte diagnostische Fragestellungen, wie den unklaren Pleuraerguss, oder auch für die internistische Talkumpoudrage sinnvoll eingesetzt wird.

Mit der Einführung videooptischer Techniken in die moderne Chirurgie Ende der 1980er Jahre begann eine allmähliche Renaissance der Thorakoskopie [2] in der Chirurgie. Durch den Einzug endoskopischer Instrumente, die Operationen am geschlossenen Thorax zuließen, welche zuvor nur mittels Thorakotomie bewerkstelligt werden konnten, gelang es, die Thorakoskopie, von nun an videoassistiert, von einer diagnostischen weiter auf eine therapeutische Stufe zu heben.

Hauptzielgebiete der videoassistierten Thorakoskopie, abgekürzt VATS, sind Pathologien der Pleura, des Mediastinums und des Lungenparenchyms. Die VATS mit Einsatz der modernen Videooptik erlaubt die Exploration der gesamten Thoraxhöhle. Die Intubation mit einem Doppellumentubus ermöglicht eine seitengetrennte bzw. einseitige Beatmung des Patienten mit kompletter Atelektase der Lunge und damit eine hervorragende Übersicht. Über die aufgestellten Monitore können sowohl Operateur als auch Assistent(en) die Operation mitverfolgen und entsprechend über die Trokare instrumentieren, sodass mehr als nur zweihändiges Arbeiten trotz des geschlossenen Thorax ermöglicht wird [3].

Bei Verdacht auf benigne oder maligne Pleuraveränderungen gilt die thorakoskopische Pleurabiopsie als Methode der Wahl. Bei malignen Pathologien von Pleura und Zwerchfell (Pleurakarzinose, Pleuramesotheliom), die meist von einem symptomatischen Pleuraerguss begleitet sind, kann neben einer repräsentativen Probeexzision in gleicher Sitzung eine therapeutische Pleurodese – am erfolgreichsten mit Talkumpuder – durchgeführt werden. Diese palliative Maßnahme führt in den meisten Fällen zu einer erheblichen respiratorischen Verbesserung. Die durch VATS gewonnenen Histologien sind diagnostisch besser verwertbar, und die VATS-Pleurodesen zeigen eine deutlich geringere Rezidivrate [2].

Gut erreichbar mittels der VATS sind sämtliche Strukturen im vorderen und hinteren Mediastinum, wie hiläre und mediastinale Lymphknoten, Thymus, Perikard, Ösophagus und Wirbelsäule. Probeexzisionen von Lymphknoten bis hin zur kompletten Lymphknotendissektion sind möglich. Ebenfalls bewährt hat sich bei malignen Prozessen des Herzbeutels die Perikardbiopsie mit Perikardfensterung bei Perikarderguss [5]. Immer häufiger wird die VATS zur transthorakalen totalen Thymektomie bei lokalisierten

Thymomen bis zu einem Durchmesser von 5 cm eingesetzt [6, 7]. Verschiedene Zugangswege sind beschrieben: von links lateral, von rechts lateral oder bilateral. Jedoch fehlen noch kontrolliert vergleichende Studien zu etablierten konventionellen offenen Operationsverfahren im Langzeitverlauf.

Ein bestimmter Anteil peripher lokalisierter Lungenkarzinome manifestiert sich in der Bildgebung als solitärer pulmonaler Rundherd (intraparenchymal gelegen, Durchmesser kleiner als 3 cm, keine Atelektase, keine vergrößerten Lymphknoten). Die Differenzialdiagnose zu benignen Rundherden und pulmonalen Metastasen anderer Primärtumoren ist anhand der Bildgebung allein oft schwierig. Bei operationsfähigen Patienten soll auf die transthorakale diagnostische Punktion verzichtet und rasch die sichere histologische Klärung im intraoperativen Schnellschnitt möglichst durch Entfernung des Rundherdes mittels VATS durchgeführt werden [8]. Die fehlende direkte digitale Palpationsmöglichkeit durch den Operateur macht die intraoperative Anwendung zusätzlicher Lokalisationsverfahren, wie dem intraoperativen thorakoskopischen Ultraschall, in einigen Fällen notwendig. Jedoch lassen sich in der Regel 95 % der Rundherde mit einem Durchmesser von über 1 cm und mit peripherem Sitz (äußeres Parenchymdrittel) entfernen. Implantationsmetastasen an den Trokar-Einstichstellen lassen sich durch die konsequente Verwendung von Bergebeuteln, in die die Lungenresektate vor der Entfernung aus der Thoraxhöhle verbracht werden, vermeiden. Wenn sich im Schnellschnitt ein Lungenkarzinom bestätigt, sollte in gleicher Sitzung die klassische Lobektomie mit Lymphadenektomie erfolgen. Ob dies über eine offene Thorakotomie oder geschlossen videothorakoskopisch erfolgen soll, wird zurzeit noch kontrovers diskutiert. In zahlreichen unkontrollierten Machbarkeitsstudien einzelner Zentren konnte die Sicherheit und Durchführbarkeit der VATS-Lobektomie mit radikaler Lymphadenektomie insbesondere im frühen Stadium I belegt werden [9, 10, 11]. Perioperative Morbidität und Mortalität für beide Verfahren sind in geübter Hand gleich. Von fundamentaler Bedeutung für den Erfolg des minimal-invasiven Vorgehens ist das korrekte präoperative Tumor-Staging. Die einzige bisher kontrolliert randomisierte Untersuchung, die die offene Lobektomie mit der geschlossenen VATS-Lobektomie im Stadium IA verglich, zeigte keine signifikanten Unterschiede im 5-Jahres-Überleben zwischen den zwei Gruppen: 90 % versus 85 % [12]. Vorteile der VATS sind die Reduktion des Operationstraumas mit signifikanter Abnahme der postoperativen Schmerzen und des Lungenfunktionsverlustes, was zu einer Verkürzung des postoperativen Krankenhausaufenthaltes führt. Der kosmetische Vorteil ist eher als sekundär zu werten. Demgegenüber stehen folgende, nicht zu vernachlässigende Nachteile: die längere Operationszeit, die fehlende Palpationsmöglichkeit durch die Hand des Operateurs und die Notwendigkeit der Konversion zur offenen Thorakotomie bei unklaren, in der präoperativen Diagnostik nicht detektierten Befunden und akut auftretenden intraoperativen Komplikationen. Ob die VATS-Lobektomie mit Lymphadenektomie als onkologisch adäquates Resektionsverfahren erachtet werden kann, bleibt bis dato noch unklar. Deshalb sollte, bis weitere kontrollierte randomisierte Untersuchungen vorliegen, die VATS-Lobektomie nur innerhalb klinischer Studien angewendet werden und kann zurzeit nicht generell als Standard empfohlen werden.

Videothorakoskopische Lungenresektionen geringeren Ausmaßes als eine Lobektomie beim Lungenkarzinom (anatomische Segmentresektion, atypische Keilresektion) kommen nur bei funktionell stark eingeschränkten und betagten Patienten infrage. Untersuchungen zeigen bei solchen Hochrisikopatienten ein durchaus akzeptables Langzeitüberleben [13]. Jedoch muss für Patienten mit normalem Risikoprofil kein geringeres Resektionsausmaß als die Lobektomie gefordert werden, da sie gegenüber der „limitierten" Resektion eine bis zu 20 % geringere Lokalrezidivrate im Langzeitverlauf aufweist [14].

Literatur

1 Jacobeus HC (1910) Über die Möglichkeit die Zystoskopie bei Untersuchung seröser Höhlungen anzuwenden. Münch Med Wochenschr 57: 2090–2092
2 Rovairo GC, Varoli F, Vergani C, Maciocco M (2002) State of the art in thoracocopic surgery: a

personal experience of 2000 videothoracoscopic procedures and an overview of the literature. Surg Endosc 16(6): 881–892

3 Linder A, Friedel G, Toomes H (1994) Stellenwert der operativen Thorakoskopie in der Thoraxchirurgie. Chirurg 65(8): 687–692

4 Yim APC, Chan ATC, Lee TW et al (1996) Thoracoscopic talc insufflation versus talc slurry for symptomatic malignant pleural effusion. Ann Thorac Surg 62: 1655

5 Hazelrigg SR, Mack MJ, Landreneau RJ, Acuff TE, Seifert PE, Auer JE (1993) Thoracoscopic pericarditomy for effusive pericardial disease. Ann Thorac Surg 56(3): 792–795

6 Yim AP (1995) Video-assisted thoracoscopic management of anterior mediastinal masses. Preliminary experience and results. Surg Endosc 9: 1184

7 Roviaro G, Rebuffat C, Varoli F et al (1994) Videothoracoscopic excision of mediastinal masses: Indications and technique. Ann Thorac Surg 58: 1679

8 Tan BB, Flaherty KR, Kazerooni EA, Iannettoni MD, American College of Chest Physicians (2003) The solitary pulmonary nodule. Chest 123: 89S–96S

9 Smythe WR et al (2003) Treatment of stage I non-small cell lung carcinoma. Chest 123: 181S–187S

10 Ohtsuka T, Nomori H, Horio H, Naruke T, Suemasu K (2004) Is major pulmonary resection by video-assisted thoracic surgery an adequate procedure in clinical stage I lung cancer? Chest 125: 1742–1746

11 Manser R, Wright G, Hart D, Byrnes G, Campbell DA (2005) Surgery for early stage non-small cell lung cancer. The Cochrane Database of Systematic Reviews, Issue 1. Art. No.: CD004699

12 Sugi K, Kaneda Y, Kensuke E (2000) Video-assisted thoracoscopic lobectomy achieves a satisfactory long-term prognosis in patients with clinical stage IA lung cancer. World J Surg 24: 27–31

13 Jaklitsch MT, Pappas-Estocin A, Bueno R (2004) Thoracoscopic surgery in elderly lung cancer patients. Crit Rev Oncol Hematol 49: 165–171

14 Ginsberg RJ, Rubinstein LV (1995) Randomized trial of lobectomy versus limited resection for T1N0 non-small cell lung cancer. Ann Thorac Surg 60: 615–623

Chirurgie von Lungenmetastasen

M. Lindner, R. Kopp, T. Strauss, H. Winter

Noch vor 25 Jahren konnten pulmonale Metastasen nur chirurgisch behandelt werden. Seitdem ist ein interdisziplinäres Behandlungskonzept entstanden, das durch die retrospektive Auswertung von Patientendaten aus nationalen und internationalen Tumorregistern entwickelt wurde. Behandlungsfortschritte in der Onkologie, die Erarbeitung operativer Strategien und Techniken (bilaterale Exploration, broncho-angioplastische Verfahren, Klammernahtgeräte, videoassistierte Operationsverfahren) und die Verfeinerung diagnostischer Möglichkeiten durch die Computertomographie waren für die Entwicklung ausschlaggebend [1, 2, 3]. Im Gegensatz zu früher werden daher jetzt nicht nur solitäre Spätmetastasen – eine Konstellation mit tatsächlich oder vermeintlich guter Prognose – einer Operation zugeführt, sondern durchaus auch Fälle mit multiplen Synchronmetastasen oder Residualtumoren nach einer Chemotherapie. Etwa 30 % aller Patienten, die im Verlauf ihrer Tumorerkrankung Lungenmetastasen entwickeln, können chirurgisch geheilt werden.

Diagnostik

Die meisten metastatischen Herde sind in der Lungenperipherie angesiedelt und asymptomatisch. Dyspnoe kann aus einer Verlegung zentraler Abschnitte des Tracheobronchialsystems resultieren oder aus einem ausgedehnten Untergang des Parenchyms zugunsten der Tumormasse. Akute Verschlechterungen beruhen meist auf einem Tumoreinbruch in das Bronchialsystem, einer Einblutung in eine große Metastase oder einer Infiltration der Pleura visceralis mit plötzlichem Pneumothorax oder Hämopneumothorax. Dies ist vor allem bei gutem Ansprechen auf eine Chemotherapie zu beobachten. Metastasen, die in das Bronchialsystem einbrechen, können darüber hinaus Hustenattacken, Hämoptysen und Fieber verursachen. Schmerzen erklären sich aus einer Infiltration der Pleura parietalis oder tieferer Schichten der Thoraxwand.

Metastasen von über 1 cm Durchmesser werden durch Röntgenaufnahmen in zwei Ebenen erfasst. Eine höhere Sensitivität besitzt die Computertomographie, insbesondere die Spiral-Computertomographie der neuesten Generation, die auch Herde unter 6 mm Durchmesser mit hoher Genauigkeit erfasst. Die Computertomographie ist sensitiver als die PET-Untersuchung bei der Auffindung von Metastasen, aber trotz der Fortschritte in der Computertomographie-Technologie in den letzten Jahren liegt die Sensitivität in der Auffindung von pulmonalen Metastasen nur zwischen 75 % und 95 %. Sie ist noch deutlich geringer bei Läsionen, die kleiner als 6 mm sind (50–70 %) [28].

Auch die Identifizierung von Lymphknotenmetastasen ist problematisch. Grundsätzlich wird bei Lymphknoten (LK), die größer als 10 mm sind, von einer Lymphknotenmetastase ausgegangen. Da jedoch bis zu 20 % der LK, die kleiner als 6 mm sind, Metastasen enthalten können und im Gegensatz dazu Lymphknoten, die größer als 10 mm sind, im Rahmen von Begleitentzündungen vergrößert sein können, ist die Sensitivität der Auffindung von Lymphknotenmetastasen nach wie vor eingeschränkt. *Toloza* et al. ermittelte eine Sensitivität von 57 % und eine Spezifität von 82 % bei der Identifizierung von Lymphknotenmetastasen durch die Computertomographie [29]. Im Rahmen einer eigenen Studie konnten wir zeigen, dass die Sensitivität, mediastinale LK aufzufinden, mit 93,3 % deutlich höher ist als die Sensitivität, hiläre Lymphknotenmetastasen zu identifizieren (66,7 %).

Oft, aber keineswegs immer, weist ein kontinuierlicher Anstieg der jeweils typischen Tumormarker auf (Lungen-)Metastasen und/oder ein Lokalrezidiv des Primärtumors hin. Tumormarker im Normbereich schließen daher niemals einen Progress der Grunderkrankung aus.

Onkologische Aspekte der Patientenauswahl

Eine Operation unter kurativer Zielsetzung ist nur dann erfolgversprechend, wenn eine vollständige Entfernung aller in der Computertomographie dargestellten und letztlich intraoperativ anzutreffenden Herde gelingen kann. Über die Resektabilität von Lungenmetastasen entscheidet weniger die Gesamtzahl aller vorhandenen Herde, sondern in erster Linie deren Größe und Verteilung innerhalb beider Lungen. So ist die Resektion mehrerer, peripher lokalisierter Herde vergleichsweise einfach und ohne nennenswerten Parenchymverlust durchführbar, während eine große hilusnahe Solitärmetastase unter Umständen nur durch eine Pneumonektomie entfernt werden kann. Sind Metastasen jeglicher Größe gleichmäßig verteilt in der Peripherie und in zentralen Abschnitten beider Lungen anzutreffen, so ist eine vollständige Resektion ausgeschlossen bzw. nur mit erheblichem Parenchymverlust möglich. Bei einem Befall bronchopulmonaler und mediastinaler Lymphknoten ist eine kurative Resektion wahrscheinlich nicht mehr möglich und die Prognose deutlich schlechter. Dies konnten wir im Rahmen einer retrospektiven Analyse bei Patienten mit pulmonalen Metastasen von HNO- und Nierenzell-Tumoren nachweisen. Der Primärtumor muss vollständig entfernt sein oder im Anschluss an den thorakalen Eingriff einer kurativen chirurgischen Maßnahme zugeführt werden können. Das gleichzeitige Vorhandensein extrathorakaler solitärer Organ- oder Lymphknotenmetastasen stellt nach heutiger Auffassung keine absolute Kontraindikation zum Lungeneingriff dar, sofern diese unter vertretbarem Aufwand und Risiko radikal operabel erscheinen. Diese Ausnahmeindikation wird jedoch auf Einzelfälle beschränkt bleiben und sollte in enger Absprache mit den Onkologen und dem Patienten erfolgen [2].

Für Patienten, bei denen aus funktionellen Gründen eine chirurgische Resektion nicht möglich ist, kann gegebenenfalls bei einzelnen Rundherden, die kleiner als 3 cm sind, eine stereotaktische Strahlentherapie in Erwägung gezogen werden.

Operationsstrategie

Kurative Resektion

Resektionen mit kurativem Anspruch sind unter Berücksichtigung funktioneller Reserven indiziert, wenn die Metastasen anhand der Computertomographie resektabel erscheinen. Die Operationsindikation wird gestellt – in Reihenfolge der Häufigkeit – bei Metastasen des Nierenzellkarzinoms (24 %), des Kolonkarzinoms (15 %), des Sarkoms (12 %), von Hodentumoren (12 %), des Mammakarzinoms (8 %), von gynäkologischen Tumoren (7 %), eines malignen Melanoms (6 %), von HNO-Tumoren (4 %) und des Schilddrüsenkarzinoms (3 %) [6, 8, 9, 10, 14, 18, 20, 23].

Staging begleitend zur Chemotherapie

Für verschiedene maligne Tumoren, die bevorzugt oder fast ausschließlich in die Lungen metastasieren, ist eine hochwirksame Chemotherapie verfügbar. Hierzu zählen unter anderem die gonadalen und extragonadalen Keimzelltumoren und das Osteosarkom. In diesen Fällen sollte eine Operation sekundär erfolgen, um die Effektivität der Chemotherapie in den radiologisch verbliebenen Restherden zu kontrollieren (diagnostischer Eingriff) oder bei Nichtansprechen eine lokale Sanierung herbeizuführen (therapeutischer Eingriff).

Biopsie zur histologischen Abklärung

Treten nach einer Tumorerkrankung Rundherde auf, so handelt es sich ganz allgemein mit einer Wahrscheinlichkeit von etwa 65 % um ein metastatisches Geschehen, in fast 15 % der Fälle um einen Zweittumor und in etwa 15 % der Fälle um einen benignen Befund. Da nach Nierenzellkarzinomen und Mammakarzinomen tumorfreie Intervalle von mehreren Jahren bis zu Jahrzehnten keine Ausnahme sind, haben derartige differenzialdiagnostische Überlegungen durchaus praktische Bedeutung. Prinzipiell ist die Histologiegewinnung einer Verlaufsbeobachtung vorzuziehen, sofern die diagnostische Maßnahme dem Patienten zumutbar ist und im Falle eines Malignitätsnachweises auch therapeutische Konsequenzen hat. Im Falle einer solitären Läsion nach Mammakarzinom, die sich histologisch als benigner Herd oder als Zweitkarzinom herausstellt, würde man z. B. der Patientin einerseits die gegen das Mammakarzinom gerichtete systemische Therapie ersparen und andererseits eine spezifische Tumorbehandlung ermöglichen [4, 5].

Palliativer Eingriff

Abweichend vom generellen Radikalitätspostulat können auch palliative Eingriffe gerechtfertigt sein, so z. B. beim Auftreten wiederholter Blutungen, bei Retentionspneumonie, bei poststenotischen Einschmelzungsprozessen, ausgedehnten Tumorzerfallshöhlen oder schmerzhafter Thoraxwandinfiltration, selbstverständlich unter Berücksichtigung der Funktionsreserve und der allgemeinen Belastbarkeit sowie der verfügbaren Alternativmethoden, wie beispielsweise endobronchialer Verfahren.

Perkutane Thermoablation

Bei funktioneller Inoperabilität besteht die Möglichkeit einer Radiofrequenz-Ablation (RFA) oder laserinduzierten Thermotherapie (LITT). Bei erhöhtem Pneumothorax-, Blutungs- und Infektrisiko ergibt sich eine lokale Kontrolle für peripher gelegene Lungenmetastasen, deren Größe den Durchmesser von 5 cm nicht überschreiten darf. Bei computertomographisch gezielter Punktion des Herdes ist mit einer Verschleppung der Tumorzellen in den Pleuraraum und die Thoraxwand zu rechnen.

Funktionelle Voraussetzungen, operativer Zugang, Verfahrenswahl

Die Computertomographie gibt Aufschluss über den zu erwartenden Parenchymverlust. Der Standardeingriff ist die nichtanatomische („atypische“) Resektion, da die meisten Metastasen peripher gelegen sind. Seltener sind anatomische Eingriffe, wie Segment- und Lappenresektionen, oder Pneumonektomien angesichts zentraler Metastasen mit Infiltration der Hilusstrukturen. Nach atypischer Resektion ist postoperativ eine Abnahme der Vitalkapazität und der exspiratorischen Einsekundenkapazität um durchschnittlich 30–40 % festzustellen. Die Funktionseinschränkung nach Lappenresektion oder Pneumonektomie ist noch höher zu veranschlagen. Das Schmerzempfinden kann durch eine optimale postoperative Analgesie entscheidend beeinflusst werden.

Voraussetzung für die komplette Entfernung einer Metastase ist – in Kenntnis des Computertomographie-Befundes – eine zuverlässige Beurteilbarkeit der Lunge durch sorgfältige Palpation. Nach Lokalisation aller intrapulmonalen Tumoren und Inspektion von Mediastinum und Pleura wird das Ausmaß der Resektion festgelegt. Mittels atypischer Resektion lassen sich die meisten Herde parenchymsparend und zuverlässig unter Verwendung von Klammernahtgeräten im Gesunden entfernen. Die Resektion anatomischer Einheiten, wie Segmente oder Lappen, ist seltener erforderlich, Eingriffe am zentralen Bronchialsystem oder die Pneumonektomie sind die Ausnahme. Mit speziellen Techniken lassen sich im Einzelfall auch zentral gelegene Metastasen unter Erhalt der anatomischen Einheit exstirpieren.

Ein transsternaler Zugang oder die bilaterale Thorakotomie ermöglichen die gleichzeitige Exploration beider Pleurahöhlen und des gesamten Mediastinums. Der letztgenannte Eingriff stellt eine relativ große Belastung für den Patienten dar und ist lediglich angebracht, wenn beidseitig Metastasen vorliegen, deren vollständige Resektion auf diese Weise ermöglicht werden kann.

Die Rolle der Thorakoskopie

Thorakoskopische Techniken unter Videoassistenz haben den erheblichen Vorteil einer geringeren Traumatisierung der Thoraxwand, insbesondere weil eine Rippenspreizung vermieden wird. Thorakoskopische Verfahren können aber uneingeschränkt nur bei diagnostischen Fragestellungen eingesetzt werden, weil das Lungengewebe nicht entsprechend dem offenen Verfahren der Palpation zugänglich ist. So werden durch manuelle Palpation in zirka 20 % der Fälle zusätzliche, in der Computertomographie nicht vordiagnostizierte Rundherde entdeckt, wobei es sich in 14 % der Fälle um neue Metastasen handelt. Somit kann die Thorakoskopie für eine kurative Metastasenresektion nicht empfohlen werden.

Bedeutung der systematischen mediastinalen und hilären Lymphknotendissektion

Tumorinfiltrierte Lymphknoten stellen ein potenzielles Reservoir für ein Tumorrezidiv dar, auch wenn bislang nicht geklärt wurde, ob von ihnen weitere Metastasen ausgehen. In einer großen Autopsiestudie bei Patienten mit pulmonalen Metastasen extrapulmonaler Primärtumoren fanden sich bei 33 % mediastinale Lymphknotenmetastasen [33]. Ein metastatischer Befall bronchopulmonaler und mediastinaler Lymphknoten ist prognostisch ungünstig und in der Regel mit einem kurativen Ansatz nicht vereinbar. *Loehe* et al., *Ercan* et al. und *Pfannschmidt* et al. konnten unabhängig voneinander zeigen, dass mediastinale tumorinfiltrierte Lymphknoten mit einer schlechten Prognose assoziiert sind und einen unabhängigen prognostischen Marker bei Patienten mit pulmonalen Metastasen darstellen [30, 31, 32].

Im Rahmen der Metastasenchirurgie wird der systematischen Lymphknotendissektion zunehmend eine wichtige Bedeutung beigemessen [30, 31, 32]. So stellt heute die systematische mediastinale und hiläre Lymphknotendissektion einen integralen Bestandteil der chirurgischen Therapie des Lungenkarzinoms dar und führt zu verlängertem Überleben. Die Bedeutung der systematischen mediastinalen und hilären Lymphknotendissektion für ein verlängertes Überleben konnte kürzlich auch bei Patienten mit pulmonalen Metastasen unterschiedlicher Primärtumoren nachgewiesen werden [31].

Spezielle Aspekte verschiedener Primärtumoren

Malignes Melanom

Nur etwa 3 % aller Patienten mit malignem Melanom entwickeln Lungenmetastasen, die eine Indikation zur Resektion darstellen. Bei 64 % aller Lungenmetastasen handelt es sich um Solitärherde. Die Prognose hängt ab von der kompletten Resektion (R0), der Metastasenanzahl und Länge des krankheitsfreien Intervalls (< 1 Jahr versus 1–5 Jahre versus > 5 Jahre). Da in der Regel therapeutische Alternativen fehlen, kann die Indikation zur Resektion auch mehrerer Metastasen großzügig gestellt werden, wenn diese kurativ resektabel erscheinen [18, 19].

Keimzelltumoren

Keimzellentumoren metastasieren bevorzugt in die Lungen. Unter den testikulären Tumoren weisen die seminomatösen eine eher späte, die nicht seminomatösen, die Elemente von Chorionkarzinomen, embryonalen Karzinomen, Teratokarzinomen und reifen Teratomen enthalten können, eine frühe Metastasierung auf. Radiologisch imponiert oft das Bild von „Kanonenkugeln“. Die Chemotherapie (Platin-haltige Kombinationen) erreicht bei über 70 % eine Heilung, bei den übrigen Patienten werden nach Möglichkeit alle verbliebenen Herde sekundär operativ entfernt und eine Lymphknotendissektion angeschlossen. Die Residuen können Nekrosen oder Narben, reifes oder malignes Gewebe nebeneinander enthalten. Am günstigsten ist die weitere Prognose dieser Patienten, wenn in den Resektaten nur Narbengewebe oder reifes Teratom gefunden wird. Der Nachweis von unreifem, malignem Gewebe verschlechtert hingegen die Prognose erheblich. In diesen Fällen ist eine erneute Chemotherapie zwingend erforderlich [25].

Nierenzellkarzinom

Pulmonale Nierenzellkarzinommetastasen werden synchron bei zirka 30 % der Patienten diagnostiziert und jeder zweite Patient entwickelt pulmonale Metastasen metachron nach Nephrektomie [34]. Die Lungen sind bevorzugtes Metastasierungsorgan sowohl auf hämatogenem wie auch auf lymphogenem Weg. Nach einer Metastasektomie überleben 59 % der Patienten 3 Jahre, 45 % 5 Jahre und 31 % 10 Jahre. Bei zirka 30 % der Patienten treten bilaterale Metastasen auf. Die Verlaufsbeobachtung von 198 Patienten, die in unserer Klinik wegen Lungenmetastasen eines Nierenzellkarzinoms operiert wurden (1980–2006), hat gezeigt, dass fünf unabhängige Prognosefaktoren Einfluss auf die Dauer des Überlebens haben:

- der Lymphknotenstatus der Primäroperation bei Nephrektomie,
- die Radikalität der Metastasen-Resektion (R0-Resektion),
- die Metastasengröße (< 3 cm)
- eine pleurale Infiltration sowie
- tumorinfiltrierte mediastinale und hiläre Lymphknoten.

Mediastinale und hiläre Lymphknotenmetastasen wurden bei 28,4 % der Patienten nach systematischer Lymphadenektomie nachgewiesen. Patienten mit Lymphknotenmetastasen haben eine signifikant schlechtere Prognose als Patienten ohne Nachweis von Lymphknotenmetastasen. Darüber hinaus spielen gemäß anderen Untersuchungen auch die Metastasenanzahl und die tumorfreie Zeit eine Rolle [6].

Kolon- und Rektumkarzinom

Etwa 15 % aller Patienten entwickeln Lungenmetastasen im Anschluss an Primärtumortherapien, darunter häufiger bei Rektum- als bei Kolonkarzinomen und öfter im Gefolge linksseitiger Kolonkarzinome als bei rechtsseitigem Befund. Entscheidende Prognosefaktoren bei multivariater Analyse nach Metastasektomie sind die Radikalität der Resektion (R0) sowie die Anzahl der Metastasen (mehr als zwei). Nach erfolgreicher R0-Resektion ist neben den oben genannten Faktoren zusätzlich die Dauer des krankheitsfreien Intervalls von weniger als 12 Monaten ein unabhängiger negativer prognostischer Faktor. Bei jungen Patienten in gutem Allgemeinzustand ist bei synchronem Vorkommen von Leber- und pulmonalen Metastasen die Indikation zur Resektion der Lebermetastasen sowie anschließender Resektion der Lungenmetastasen bei geringer Morbiditätserwartung gegeben [14, 15, 16, 17].

Schilddrüsenkarzinom

Anaplastische und follikuläre Karzinome metastasieren früh hämatogen in die Lunge, während papilläre Karzinome zunächst in zervikale Lymphknoten und später in die Lunge metastasieren. Eine ^{131}Jod-Speicherung findet sich in etwa 50 % der Metastasen der differenzierten Karzinome und scheint mit einer besseren Prognose korreliert zu sein. Eine hiläre oder mediastinale Lymphknotenbeteiligung wird bei der Hälfte aller Patienten mit pulmonalen Metastasen gefunden. Bei ^{131}Jod-Speicherung ist die Isotopenbehandlung die beste Therapie, eine Operation kommt nur als vorangehendes Verfahren zur Reduktion der Tumormasse oder bei nichtspeichernden Herden infrage [20].

Ovarialkarzinom, Zervix- und Endometriumkarzinom

Unter allen gynäkologischen Tumoren führt das Ovarialkarzinom am häufigsten zu intrathorakalen Absiedelungen. In den meisten Fällen ist der pulmonale Befall mit einem malignen Pleuraerguss vergesellschaftet und somit eine lokale Kuration nicht zu erreichen. Nur wenige Patientinnen weisen einen umschriebenen pulmonalen Befall ohne gleichzeitige pelvine oder peritoneale Ausbreitung auf, sodass ein Lungeneingriff in kurativer Absicht nur selten indiziert erscheint [10, 11, 12].

Mammakarzinom

Das Mammakarzinom bezieht in vielen Fällen Lunge und Pleura durch direkte Invasion, lymphogene oder hämatogene Aussaat mit ein. In etwa 15 % ist im Rahmen der Metastasierung die Lunge ausschließlich befallen, dabei jedoch oft in Form der lokalen oder diffusen Lymphangiose und/oder mit Rundherden, was eine Heilung durch Operation ausschließt. Solitäre Rundherde aber sollten bei extrathorakaler Tumorfreiheit und ausreichendem Allgemeinzustand dennoch operativ entfernt werden, da sich in der Mehrzahl dieser Fälle ein primäres Lungenkarzinom als Zweittumor herausstellt, seltener eine Mammakarzinommetastase oder ein benigner Befund. Wegen der Prävalenz von lymphangitischer Ausbreitung und Lymphknotenbefall hat die Entfernung eines metastatischen Rundherdes oft eher diagnostischen als kurativen Charakter [7, 8, 9].

Karzinome im HNO-Bereich

Weltweit liegt die Inzidenz von HNO-Tumoren bei 450 000 Neuerkrankungen jährlich. In Europa erkranken zirka 100 000 Patienten jährlich an HNO-Tumoren, von denen 40 000 an den Folgen des Tumors sterben. Zwischen 1984 und 2006 wurden in unserer Klinik bei 332 Patienten mit HNO-Tumoren pulmonale Metastasen diagnostiziert. Die Lunge ist häufiger als andere Organe metastatisch befallen, dabei zum Teil in Abwesenheit einer Infiltration regionärer, zervikaler und supraklavikulärer Lymphknoten. Bei Patienten mit pulmonalen Metastasen eines HNO-Tumors treten häufig metachrone Lungenkarzinome auf [11, 12]. Bei der Diagnose ist es schwierig, zwischen einer Metastase und einem primären Lungenkarzinom zu unterscheiden. Aufgrund der hohen Ko-Inzidenz von Karzinomen im HNO-Bereich und Lungenkarzinomen sollten solitäre pulmonale Läsionen bei lokaler Tumorfreiheit unbedingt histologisch abgeklärt werden, da sich erhebliche therapeutische Konsequenzen daraus ergeben.

Das mediane Überleben der Patienten mit pulmonalen Metastasen ist nach einer Metastasektomie signifikant besser als nach einer konservativen Behandlung. Bei der multivariaten Analyse operierter Patienten erwiesen sich die Radikalität der Metastasektomie (R0), OP-assoziierte Komplikationen und eine erfolgte adjuvante Chemotherapie des Primärtumors als unabhängige Prognosefaktoren für das Überleben. Der Nachweis von mediastinalen oder hilären Lymphknotenmetastasen ist immer mit einer schlechten Prognose korreliert, nicht aber die Anzahl der pulmonalen Metastasen, ihr bilaterales Auftreten oder das DFI.

Knochen- und Weichgewebesarkome

Nahezu 40 % aller Patienten präsentieren synchron oder metachron zum Primärtumor pulmonale Metastasen, besonders häufig jedoch zeitgleich mit einem Primärtumorrezidiv pulmonale Metastasen, und weisen nur selten zusätzliche extrathorakale Metastasen auf. Die beste Prognose weisen Patienten mit G1–2-Tumoren auf, die erst nach 2,5 Jahren pulmonale Metastasen entwickeln. Diese erreichen bei einer Operationsmortalität von 0,9 % eine 5-Jahres-Überlebensrate von 38 %. Nach Operation einer einzelnen Metastase liegt das mediane Überleben bei 65 Monaten, bei Operation mehrerer Metastasen bei 14 Monaten [21, 22, 23, 24].

Prognosefaktoren

Für Lungenmetastasen verschiedener Primärtumoren ließen sich in zahlreichen retrospektiven Studien sogenannte Prognosefaktoren ermitteln, mit deren Hilfe die Überlebenswahrscheinlichkeit für einzelne Untergruppen präzisiert werden kann. Zu diesen Faktoren zählen unter anderem die Radikalität des Eingriffs, die Primärtumorart, der Metastasierungstyp bei Karzinomen, die Metastasenzahl, das metastasenfreies Zeitintervall sowie tumorinfiltrierte mediastinale und hiläre Lymphknoten. Das wichtigste Kriterium und das einzige, auf das unter günstigen Umständen Einfluss genommen werden kann, ist die Radikalität der Operation. Alle übrigen Faktoren sind vorgegeben und insofern für die Auswahl der Patienten zur Operation nur von geringer Bedeutung.

Die Langzeitprognose für die wichtigsten Primärtumorgruppen ist in Tabelle 1 wiedergegeben. Die Ergebnisse belegen, dass geeignete Patienten erheblich von einer Resektion von Lungenmetastasen extrathorakaler Primärtumoren profitieren können.

Tabelle 1. Literaturangaben über Langzeitverläufe nach pulmonaler Metastasenresektion.

Tumorentität	Autor	Journal	Jahr	Patientenzahl	5 Jahres-Überleben (%)	
Nierenzell-karzinom	*Piltz S.*	Ann Thorac Surg	2002	105	40,0	p < 0,001
Kolorektale Karzinome	*Pfannschmidt J.*	J Thorac Cardiovasc Surg	2003	167	32,4	n.a.
Malignes Melanom	*Leo F.*	Br J Cancer	2000	328	22,0	p < 0,01
Mamma-karzinom	*Friedel G.*	Eur J Cardio-thorac Surg	2002	467	38,0	p < 0,0001
Weichteil-sarkome	*van Geel AN.*	Cancer	1996	255	38,0	n.a.

Literatur

1 Stamatis G (2005) Operative and interventional therapy of lung metastases. MMW Fortschr Med Jan 13; 147(1–2): 25–6, 28–9. Review. German

2 Davidson RS, Nwogu CE, Brentjens MJ, Anderson TM (2001) The surgical management of pulmonary metastasis: current concepts. Surg Oncol Jul–Aug; 10(1–2): 35–42. Review

3 Jaklitsch MT, Mery CM, Lukanich JM, Richards WG, Bueno R, Swanson SJ, Mentzer SJ, Davis BD, Allred EN, Sugarbaker DJ (2001) Sequential thoracic metastasectomy prolongs survival by re-establishing local control within the chest. J Thorac Cardiovasc Surg Apr; 121(4): 657–667

4 Loehe F, Kobinger S, Hatz RA, Helmberger T, Loehrs U, Fuerst H (2001) Value of systematic mediastinal lymph node dissection during pulmonary metastasectomy. Ann Thorac Surg Jul; 72(1): 225–229

5 Ercan S, Nichols FC 3rd, Trastek VF, Deschamps C, Allen MS, Miller DL, Schleck CD, Pairolero PC (2004) Prognostic significance of lymph node metastasis found during pulmonary metastasectomy for extrapulmonary carcinoma. Ann Thorac Surg May; 77(5): 1786–1791

6 Piltz S, Meimarakis G, Wichmann MW, Hatz R, Schildberg FW, Fuerst H (2002) Long-term results after pulmonary resection of renal cell carcinoma metastases. Ann Thorac Surg Apr; 73(4): 1082–1087

7 Ludwig C, Stoelben E, Hasse J (2003) Disease-free survival after resection of lung metastases in patients with breast cancer. Eur J Surg Oncol Aug; 29(6): 532–535

8 Tanaka F, Li M, Hanaoka N, Bando T, Fukuse T, Hasegawa S, Wada H (2005) Surgery for pulmonary nodules in breast cancer patients. Ann Thorac Surg May; 79(5): 1711–1714; discussion 1714–1715

9 Friedel G, Pastorino U, Ginsberg RJ, Goldstraw P, Johnston M, Pass H, Putnam JB, Toomes H (2002) Results of lung metastasectomy from breast cancer: prognostic criteria on the basis of 467 cases of the International Registry of Lung Metastases. Eur J Cardiothorac Surg Sep; 22(3): 335–344

10 Anraku M, Yokoi K, Nakagawa K, Fujisawa T, Nakajima J, Akiyama H, Nishimura Y, Kobayashi K (2004) Metastatic Lung Tumor Study Group of Japan. Pulmonary metastases from uterine malignancies: results of surgical resection in 133 patients. J Thorac Cardiovasc Surg Apr; 127(4): 1107–1112

11 Yamamoto K, Yoshikawa H, Shiromizu K, Saito T, Kuzuya K, Tsunematsu R, Kamura T (2004) Pulmonary metastasectomy for uterine cervical cancer: a multivariate analysis. Ann Thorac Surg Apr; 77(4): 1179–1182

12 Anderson TM, McMahon JJ, Nwogu CE, Pombo MW, Urschel JD, Driscoll DL, Lele SB (2001) Pulmonary resection in metastatic uterine and cervical malignancies. Gynecol Oncol Dec; 83(3): 472–476

13 Liu D, Labow DM, Dang N, Martini N, Bains M, Burt M, Downey R Jr, Rusch V, Shah J, Ginsberg RJ (1999) Pulmonary metastasectomy for head and neck cancers. Ann Surg Oncol Sep; 6(6): 572–578

14 Zink S, Kayser G, Gabius HJ, Kayser K (2001) Survival, disease-free interval, and associated tumor features in patients with colon/rectal carcinomas and their resected intra-pulmonary metastases. Eur J Cardiothorac Surg Jun; 19(6): 908–913

15 Patel NA, Keenan RJ, Medich DS, Woo Y, Celebrezze J, Santucci T, Maley R, Landreneau RL, Roh MS (2003) The presence of colorectal hepatic metastases does not preclude pulmonary metastasectomy. Am Surg Dec; 69(12): 1047–1053; discussion 1053

16 Vogelsang H, Haas S, Hierholzer C, Berger U, Siewert JR, Prauer H (2004) Factors influencing survival after resection of pulmonary metastases from colorectal cancer. Br J Surg Aug; 91(8): 1066–1071

17 Sakamoto T, Tsubota N, Iwanaga K, Yuki T, Matsuoka H, Yoshimura M (2001) Pulmonary resection for metastases from colorectal cancer. Chest Apr; 119(4): 1069–1072

18 Leo F, Cagini L, Rocmans P, Cappello M, Geel AN, Maggi G, Goldstraw P, Pastorino U (2000) Lung metastases from melanoma: when is surgical treatment warranted? Br J Cancer Sep; 83(5): 569–572

19 Lewis CW Jr, Harpole D (2002) Pulmonary metastasectomy for metastatic malignant melanoma. Semin Thorac Cardiovasc Surg Jan; 14(1): 45–48

20 Khan JH, McElhinney DB, Rahman SB, George TI, Clark OH, Merrick SH (1998) Pulmonary metastases of endocrine origin: the role of surgery. Chest Aug; 114(2): 526–534

21 Weiser MR, Downey RJ, Leung DH, Brennan MF (2000) Repeat resection of pulmonary metastases in patients with soft-tissue sarcoma. J Am Coll Surg Aug; 191(2): 184–190; discussion 190–191

22 Casson AG, Putnam JB, Natarajan G, Johnston DA, Mountain C, McMurtrey M, Roth JA (1991) Efficacy of pulmonary metastasectomy for recurrent soft tissue sarcoma. J Surg Oncol May; 47(1): 1–4

23 Temple LK, Brennan MF (2002) The role of pulmonary metastasectomy in soft tissue sarcoma. Semin Thorac Cardiovasc Surg Jan; 14(1): 35–44

24 Monteiro A, Arce N, Bernardo J, Eugenio L, Antunes MJ (2004) Surgical resection of lung metastases from epithelial tumors. Ann Thorac Surg Feb; 77(2): 431–437

25 Kesler KA, Brooks JA, Rieger KM, Fineberg NS, Einhorn LH, Brown JW (2003) Mediastinal metastases from testicular nonseminomatous germ cell tumors: patterns of dissemination and predictors of long-term survival with surgery. J Thorac Cardiovasc Surg Apr; 125(4): 913–923

26 Pfannschmidt J, Muley T, Hoffmann H, Dienemann H (2003) Prognostic factors and survival after complete resection of pulmonary metastases from colorectal carcinoma: experiences in 167 patients. J Thorac Cardiovasc Surg Sep; 126(3): 732–739

27 van Geel AN, Pastorino U, Jauch KW, Judson IR, van Coevorden F, Buesa JM, Nielsen OS, Boudinet A, Tursz T, Schmitz PI (1996) Surgical treatment of lung metastases: The European Organization for Research and Treatment of Cancer-Soft Tissue and Bone Sarcoma Group study of 255 patients. Cancer Feb 15; 77(4): 675–682

28 Kang DE, White RL Jr, Zuger JH, Sasser HC, Teigland C (2004) Clinical use of fluorodeoxyglucose F 18 positron emission tomography for detection of renal cell carcinoma. J Urol May; 171(5): 1806–1809

29 Toloza EM, Harpole L, McCrory DC (2003) Noninvasive staging of non-small cell lung cancer: a review of the current evidencc. Chest 123: S137–S146 (suppl 1)

30 Pfannschmidt J, Klode J, Muley T, Dienemann H et al (2006) Nodal involvement at the time of pulmonary metastasectomy: experiences in 245 patients. Ann Thorac Surg 81: 448–454

31 Loehe F, Kobinger S, Hatz RA et al (2001) Value of systematic mediastinal lymph node dissection during pulmonary metastasectomy. Ann Thorac Surg 72: 225–229

32 Ercan S, Nichols FC 3rd, Trastek VF et al (2004) Prognostic significance of lymph node metastasis found during pulmonary metastasectomy for extrapulmonary carcinoma. Ann Thorac Surg 77: 1786–1791

33 Abrams HL, Spiro R, Goldstein N (1950) Metastases in carcinoma; analysis of 1000 autopsied cases. Cancer 3: 74–85

34 deKernion JB, Ramming KP, Smith RB (1978) The natural history of metastatic renal cell carcinoma: a computer analysis. J Urol 120: 148–152

Strahlentherapie

B. Pöllinger, S.T. Astner, H. Lindner

Einleitung

Zum Zeitpunkt der Diagnosestellung sind mehr als zwei Drittel der Patienten aufgrund der Tumorausbreitung oder wegen schwerwiegender Begleiterkrankungen primär inoperabel. Die meisten dieser Patienten werden einer Strahlentherapie zugeführt. Der Strahlentherapie kommt in der kurativen wie in der palliativen Therapie des Lungenkarzinoms eine große Bedeutung zu. Die technische Durchführung der Strahlentherapie erfolgt mittels eines Linearbeschleunigers gemäß computergestützter 3D-Planung. Anhand von Dosis-Volumen-Histogrammen kann das Nebenwirkungsprofil (Lungendosis, Rückenmarksdosis) abgeschätzt werden. Nicht nur zur Verbesserung des Stagings, sondern bei inoperablen Patienten auch zur richtigen Wahl des Zielvolumens, sollte heute bei jedem Patienten, bei dem eine Strahlentherapie geplant ist, eine FDG-PET-Untersuchung vor Therapiebeginn (also auch vor Beginn einer Induktions-Chemotherapie) durchgeführt werden.

Nichtkleinzelliges Lungenkarzinom (NSCLC)

Stadium I und II (T1–2 N0–1, T3 N0)

Nur etwa 25–30 % der Patienten mit NSCLC befinden sich bei Diagnosestellung in diesem Stadium. Die alleinige Operation als Therapie der ersten Wahl führt zu 5-Jahres-Überlebensraten von 60–80 % im Stadium I und 40–60 % im Stadium II [1].

Postoperative Strahlentherapie

Bei alleiniger Tumorresektion mit mediastinaler Lymphknotendissektion kommt es im Stadium I in 6–10 % und im Stadium II in 25–35 % der Fälle zu intrathorakalen Rezidiven. Die PORT-Meta-Analyse [2] zeigte keinen Vorteil für die postoperative Strahlentherapie nach R0-Resektion im Stadium I und II. In einer Subgruppenanalyse der ANITA-Studie war die postoperative Strahlentherapie bei Patienten im Stadium pN1 trotz eines geringen Überlebensvorteils gegenüber der alleinigen Operation der adjuvanten Chemotherapie deutlich unterlegen [3]. Im Stadium I und II nach R0-Resektion wird die postoperative Strahlentherapie daher nicht empfohlen.

Primäre Strahlentherapie

Bei Patienten in diesen frühen Stadien, die aus medizinischen Gründen nicht operabel sind (prognostiziertes postoperatives FEV_1 unter einem Liter, einer schweren Partial- oder Globalinsuffizienz, schwerwiegender Begleiterkrankungen und Multimorbidität) oder die Resektion ablehnen, ist die Strahlentherapie die Therapie der Wahl (Tabelle 1). Für eine kurative Strahlentherapie in konventioneller Technik ist eine eingeschränkte Lungenfunktion mit Globalinsuffizienz jedoch ebenso problematisch und es muss eine individuelle Risikoabschätzung erfolgen. Mit einer alleinigen, konventionell fraktionierten Strahlentherapie werden 5-Jahres-Überlebensraten von 10–30 % erreicht, wobei Dosen von mehr als 65 Gy nötig sind [4].

Tabelle 1. Ergebnisse Strahlentherapie früher Tumorstadien nach *Jeremic* et al. [5].

Autor	Jahr	Patienten (n)	Stadium	Dosis [Gy]	MST (Monate)	OS 5 Jahre	DFS 5 Jahre
Haffty et al.	1988	43	T1–2 N0–1	54–60	28	21 %	
Noordijk et al.	1988	50	T1–2 N0	60	27	16 %	
Zhang et al.	1989	44	T1–2 N0–2	55–70	> 36	32 %	
Talton et al.	1990	77	T1–3 N0	60	~ 16	17 %	
Sandler et al.	1990	77	T1–2 N0	< 50–60	20	10 %	17 %
Dosoretz et al.	1992	152	T1–3 N0–1	< 50–70	17	10 %	15 %
Hayakawa et al.	1992	64	T1–2 N0–1	< 60–80	19	24 %	
Slotman/Karim	1994	47	T1–2 N0	32–56	20	15 %	32 %
Gauden et al.	1995	347	T1–2 N0	50	27,9	27 %	
Krol et al.	1996	108	T1–2 N0	60–65	~ 24	15 %	31 %
Kupelian et al.	1996	71	T1–4 N0	< 50–> 60	~ 16	12 %	32 %
Morita et al.	1997	149	T1–2 N0	55–74	27,2	22 %	
Jeremic et al.	1997	49	T1–2 N0	69,6	33	30 %	
Sibley et al.	1998	141	T1–2 N0	50–80	18	13 %	32 %
Hayakawa et al.	1999	36	T1–2 N0	60–81		23 %	39 %
Jeremic et al.	1999	67	T1–2 N1	69,9	27	25 %	
Cheung et al.	2000	102	T1–3 N0–1	50–52,5	24	16 %	27 %
Lagerwaard et al.	2002	113	T1–2 N0	60–72	20	12 %	30 %

Es wurde eine positive Dosis-Wirkungs-Beziehung mit verbesserter lokaler Tumorkontrolle und verbessertem Überleben bei Dosiseskalation in Bereiche über 100 Gy nachgewiesen. Da dies mit konventionellen Techniken aufgrund der Normalgewebstoxizität oft nicht möglich ist, sollten Patienten im Stadium T1–T2 N0 wenn möglich einer stereotaktischen Bestrahlung zugeführt werden. Es können bei funktionell inoperablen Patienten mittels einer hochdosierten stereotaktischen Strahlentherapie 4-Jahres-Kontrollraten von zirka 85 % bei einem krankheitsspezifischen Überleben von 70 % erreicht werden [7]. Aufgrund der präzisen Technik bleiben die Nebenwirkungen trotz guter Tumorkontrolle moderat. Von *Guckenberger* et al. [8] wurden 10 % symptomatische Pneumonitiden in einem medianen Intervall von 5 Monaten beschrieben.

Die Strahlentherapie des Mediastinums, falls von Seiten der Lungenfunktion her möglich, wird kontrovers diskutiert. Ein negativer PET-

Befund kann eine Entscheidungshilfe sein. Bei Bewertung der 5-Jahres-Überlebensraten nach alleiniger Radiotherapie muss berücksichtigt werden, dass bei diesen Patienten meist ein klinisches und kein chirugisches Staging des Mediastinums vorliegt und dass daher der Mediastinalbefall häufig unterschätzt wurde. Die ausschließlich bestrahlten Patienten sind in der Regel älter und haben Zusatzerkrankungen, sodass interkurrente Todesfälle häufiger sind. *Noordijk* und Mitarbeiter [9] stellten fest, dass das Überleben der Patienten im Stadium I nach definitiver Strahlentherapie einer altersähnlichen Population nach Operation entsprach, wobei die Operation eine mediastinale Lymphadenektomie beinhaltet.

Gemäß den Empfehlungen von *Senan* und Mitarbeitern [10] kann bei Einhaltung der Kriterien für Lymphknotenbefall nach *Naruke* (Lymphknoten ≥ 1 cm Durchmesser gelten als befallen) und Staging mittels PET auf eine elektive Lymphknotenbestrahlung, das heißt prophylaktische Bestrahlung des Mediastinums, verzichtet werden.

Bei Patienten in sehr schlechtem Allgemeinzustand können hypofraktionierte Schemata in palliativer Intention zum Einsatz kommen (2 x 8,5 Gy, 4 × 5 Gy) [11].

Alternativ zur konventionell fraktionierten Strahlentherapie im Stadium I und zur stereotaktisch hypofraktionierten Strahlentherapie (Tabelle 2) kann auch die Radiofrequenzablation zum Einsatz kommen. Die Radiofrequenzablation ist allerdings eine invasive Methode, bei der es in seltenen Fällen zum Pneumothorax und zu Blutungen kommen kann und die publizierten Serien sind noch klein.

T3 N0

Tumoren mit Invasion der Brustwand ohne Nachweis eines Lymphknotenbefalls sind im Rahmen einer radikalen En-bloc-Resektion gut operativ angehbar. Mit der Resektion sind lokale Kontrollraten von 80–90 % und 5-Jahres-Überlebensraten von 30–50 % zu erreichen. Im Falle einer funktionellen Inoperabilität gilt das gleiche wie in den Stadien T1–2 N0.

Stadium III

Postoperative Strahlentherapie

In verschiedenen Studien konnte gezeigt werden, dass Patienten, bei denen mediastinale Lymphknoten (pN2) befallen waren, von einer postoperativen Strahlentherapie bezüglich der lokalen Kontrollrate profitieren, sich dies aber nicht in einem verlängerten Überleben auswirkt [2, 17, 18, 19]. Nach *Robinson* und Mitarbeitern [17] sollte eine postoperative Strahlentherapie bei hohem Lokalrezidivrisiko in Betracht gezogen werden:

- Befall vieler Lymphknotenstationen
- extrakapsuläre Tumorausbreitung
- sehr knapper oder positiver Resektionsrand

Bei diesen Patienten sollte auch eine Chemotherapie in Erwägung gezogen werden, da bei fortgeschrittenem mediastinalen Befall die Wahrscheinlichkeit zumindest okkulter Fernmetastasen als hoch einzuschätzen ist. Gemäß den von *Robinson* 2007 in Chest publizierten Leitlinien [17] soll bei Befall der N2-Lymphknoten postoperativ eine adjuvante Strahlentherapie einer adjuvanten Chemotherapie folgen.

Tabelle 2. Ergebnisse hypofraktionierte stereotaktische Strahlentherapie Stadium I.

Autor	Jahr	Patienten (n)	GD (Gy)	ED (Gy)	lokale Kontrolle
Hara et al. [12]	2002	23	20–30	20–30	89 %
Hof et al. [13]	2003	10	18–26	18–26	72 %
Lagerwaard et al. [14]	2008	206	60	7,5–20	93 %
Nagata et al. [15]	2002	40	40–48	12	94 %
Uematsu et al. [16]	2001	50	50–60	5–12	96 %
Zimmermann et al. [7]	2006	68	62,5	20,8	88 %

Primäre Radiochemotherapie

Bei Patienten im Stadium IIIA, die nicht resektabel sind, und im Stadium IIIB wird eine Radiochemotherapie empfohlen [17, 20], ebenso nach inkompletter Resektion. Verschiedene Studien zeigten einen teils signifikanten Vorteil für die simultane Radiochemotherapie gegenüber der sequenziellen Radiochemotherapie (Tabelle 3). Eine simultane Radiochemotherapie kann nur Patienten in gutem Allgemein- und Ernährungszustand zugemutet werden, da sie mit deutlich erhöhter Toxizität, vor allem mit einer erhöhten Ösophagitisrate, einher geht.

Die CALGB-Studie 9431 [24] untersuchte drei unterschiedliche Platin-basierte Chemotherapie-Zweifachkombinationen beim NSCLC im irresektablen Stadium III. In dieser dreiarmigen Studie erhielten 175 auswertbare Patienten Cisplatin in Kombination mit entweder Gemcitabin (Arm 1), Paclitaxel (Arm 2) oder Vinorelbin (Arm 3) als Induktionstherapie (zwei Zyklen) sowie simultan zur Strahlentherapie mit 66 Gy (2 Gy täglich). Es zeigte sich ein tendenzieller Vorteil hinsichtlich der Therapieverträglichkeit (insbesondere Grad-III- oder Grad-IV-Ösophagitis und Hämatotoxizität) für die Kombination mit Vinorelbin bei Äquieffektivität in Bezug auf das Tumoransprechen und das mediane Überleben (17 Monate).

In der CTRT-Studie [25] erfolgte nach einer Induktions-Chemotherapie mit zwei Zyklen Paclitaxel und Carboplatin für die Patienten, die angesprochen hatten, eine Randomisierung für eine alleinige Strahlentherapie konventionell fraktioniert bis 60 Gy, gegebenenfalls 66 Gy, oder eine Radiochemotherapie mit identischer Strahlentherapie. Im simultanen Arm wurden 60 mg/m^2 KOF Paclitaxel appliziert. Im simultanen Arm war das mediane Überleben mit 18,7 Monaten deutlich höher als die 14,1 Monate im reinen Strahlentherapie-Arm. Das progressionsfreie Überleben war im Median mit 11,4 Monaten statistisch signifikant besser als die 5,6 Monate im reinen Strahlentherapie-Arm. Im simultanen Arm zeigten sich ebenfalls signifikant weniger Rezidive. Die Ösophagitisrate war im simultanen Arm mit 18,3 % deutlich höher als bei der alleinigen Strahlentherapie mit 8,1 %. Der simultane Arm der Studie ließ sich gut durchführen, sodass er für Patienten angewendet werden kann, die in keine der laufenden Studien integriert werden können. In Studien wird derzeit überprüft, ob eine konsolidierende Chemotherapie nach einer simultanen Radiochemotherapie bessere Überlebensdaten erbringt.

In der aktuell rekrutierenden GILT-Studie wird eine simultane Radiochemotherapie mit zwei Zyklen Vinorelbin/Cisplatin, im experimentellen Arm gefolgt von zwei Konsolidierungszyklen Vinorelbin/Cisplatin durchgeführt. Zielvolumen für die Strahlentherapie ist nur der makroskopisch sichtbare Primärtumor und das makroskopisch befallene Lymphknotenkompartiment. Appliziert werden 50 Gy + 16 Gy + eventuell 10 %, falls weniger als 30 % des Volumens bei-

Tabelle 3. Vergleich sequenzielle oder simultane Radiochemotherapie.

Autor	Jahr	Patienten (n)	ED/GD (Gy)	Chemotherapie	MST (Monate)	OVS 2 Jahre (%)	Ösophagitis Grad 3–4 (%)
Curran et al. [21]	2003	610	1,8–2,0/63	simultan	17	37	25
				sequenziell	14,6$^+$	31	4
Zatloukal et al. [22]	2003	102	2,0/66	simultan	16,6	35	17
				sequenziell	12,9$^+$	14	4
Fournel et al. [23]	2005	205	2,0/66	simultan	16,3	39	32
				sequenziell	14,5	26	3
Furuse et al. [24]	1999	314	2,0/56	simultan	16,5	35	3
				sequenziell	13,3$^+$	27	2

$^+p < 0{,}05$

der Lungen mit weniger als 20 Gy belastet werden (V20). Durch die Beschränkung des zu bestrahlenden Volumens auf den makroskopischen Tumoranteil wird die strahlenbedingte Toxizität reduziert. Ein PET-Staging ist wünschenswert, aber im Studienkonzept nicht vorgeschrieben. Der subklinische Befall wird durch die Chemotherapie eradiziert, was Studien von *Senan* und *Rosenzweig* belegen [10, 26, 27, 28].

Für Patienten im inoperablen Stadium III sehen *Jett* und Mitarbeiter in den 2007 in Chest publizierten „Evidence-Based Clinical Practice Guidelines" eine konventionell fraktionierte simultane Radiochemotherapie als Therapie der Wahl, falls die Patienten in gutem Allgemeinzustand sind [20]. Eine alleinige Strahlentherapie ist nur bei Patienten in schlechtem Allgemeinzustand gerechtfertigt. Ob sich eine Wahl des Zielvolumens, das sich alleine auf den FDG-PET positiven Primärtumor sowie die in der FDG-PET positiven Lymphknoten positiv auf die Höhe der applizierbaren Dosis und somit günstig auf die lokale Kontrollrate auswirkt, wird in einer Studie der Deutschen Gesellschaften für Radioonkologie und für Nuklearmedizin (PET-PLAN) überprüft. Ebenso wird derzeit eine randomisierte Phase-III-Studie zur Vakzinierung mit MUC 1 nach abgeschlossener Radiochemotherapie durchgeführt (START).

Da deren Nutzen noch nicht ausreichend gezeigt wurde, finden innovative Bestrahlungstechniken wie IMRT, IGRT, VGRT derzeit in der klinischen Routine noch keine breite Anwendung.

Pancoast-Tumor

Der Pancoast-Tumor nimmt eine Sonderstellung ein, da bei Inoperabilität eine präoperative Strahlentherapie bzw. Radiochemotherapie indiziert ist. Im Stadium III konnte durch eine neoadjuvante Radiochemotherapie unter Studienbedingungen eine komplette Tumorresektion in bis zu 94 % der Fälle möglich gemacht werden und so 2-Jahres-Überlebensraten von 74 % und 5-Jahres-Überlebensraten von 46 % erreicht werden [29].

Prophylaktische Ganzhirnbestrahlung (PCI) bei NSCLC

Da ebenso wie beim kleinzelligen Lungenkarzinom auch beim nichtkleinzelligen Lungenkarzinom (NSCLC) durch die verbesserte Lokaltherapie die zerebrale Metastasierung unter den häufigsten Rezidiven rangiert [30], wird in einer Phase-III-Studie der RTOG auch für diese Entität die prophylaktische Ganzhirnbestrahlung randomisiert überprüft [31, 32]. Ebenso wie ältere Studien (*Umsawasadi* [36], *Russell* [37]) konnte eine aktuelle deutsche Multicenterstudie einen Nutzen der prophylaktischen Ganzhirnbestrahlung bei NSCLC belegen. 106 Patienten mit NSCLC im Stadium IIIA wurden randomisiert. Sie wurden entweder mittels Operation und adjuvanter Strahlentherapie oder mit einer neoadjuvanten Chemotherapie, gefolgt von einer Radiochemotherapie und anschließender Operation, behandelt. Die Patienten im neoadjuvanten Radiochemotherapie-Arm erhielten zusätzlich eine prophylaktische Ganzhirnbestrahlung mit 15 x 2 Gy. Diese konnte die Wahrscheinlichkeit, innerhalb von 5 Jahren als erste Rezidivlokalisation Hirnmetastasen zu entwickeln, von 34 % auf 7,8 % (p = 0,02) signifikant reduzieren. Die gesamte Rate an Hirnmetastasen nach 5 Jahren wurde von 27,2 % auf 9,1 % (p = 0,04) reduziert [33] (Tabelle 4).

Leider existieren nur sehr spärliche Daten zur Abschätzung der Häufigkeit von Langzeitfolgen nach Ganzhirnbestrahlung. *Aoyama* et al. konn-

Tabelle 4. Einfluss der prophylaktischen Ganzhirnbestrahlung (PCI) auf zerebrale Metastasen.

Autor	Jahr	n	Dosis	Hirnfiliae		p
				mit PCI	ohne PCI	
Umsawasadi	1984	97	10 x 3 Gy	4 %	27 %	0,002
Russell	1991	187	10 x 3 Gy	9 %	19 %	0,04
Pöttgen	2007	106	15 x 2 Gy	9,1 %	27,2 %	0,04

ten aus ihrer prospektiv randomisierten Studie 92 Patienten vor und nach GHB bzw. Radiochirurgie und GHB mittels neurokognitiver Tests untersuchen. Bei der Mehrzahl der Patienten war die Kontrolle der Hirnmetastasen der wichtigste Faktor für eine neurokognitive Stabilität. Bei einigen Patienten fanden sich jedoch Langzeiteffekte der Ganzhirnbestrahlung auf die neurokognitive Funktion [34]. Da bei keiner der genannten Studien die PCI zu einem Überlebensvorteil führte sowie aufgrund der relativ guten Salvage-Möglichkeiten im Falle von zerebralen Filiae (OP, RC) muss die PCI beim NSCLC derzeit nicht zwingend empfohlen werden [35].

Literatur

1 Scott WJ, Howington J, Feigenberg S, Movsas B, Posters K (2007) Treatment of Non-small Cell Lung Cancer Stage I and Stage II. ACCP Evidence-Based Clinical Practice Guidelines. Chest 132: 234–242

2 PORT Meta-analysis Trialists Group (1998) Postoperative radiotherapy in non-small cell lung cancer: Systemic review and meta-analysis of individual patient data from 9 randomized controlled trials. Lancet 352: 257–263

3 Douillard JY, Rosell R, De Lena M et al (2006) Adjuvant vinorelbine plus cisplatin versus observation in patients with completely resected stage IB–IIIA non small-cell lung cancer (Adjuvant Navelbine International Trialist Association (Anita)) Lancet Oncol 7(9): 719–727

4 Jeremic B, Classen J, Bamberg M (2002) Radiotherapy alone in technically operable, medically inoperable, early stage (I/II) non-small cell lung cancer. Int J Radiat Oncol Biol Phys 54: 119–130

5 Onishi H, Araki T, Shirato H et al (2004) Stereotactic hypofractionated high-dose irradiation for stage I nonsmall cell lung carcinoma: clinical outcomes in 245 subjects in a Japanese multiinstitutional study. Cancer 101: 1623–1631

6 Bradley J, Graham MV, Winter K et al (2005) Toxicity and outcome results of RTOG 9311: a phase I–II dose-escalation study using three-dimensional conformal radiotherapy in patients with inoperable non-small-cell lung carcinoma. IJROBP (61): 318–328

7 Zimmermann FB, Geinitz H, Schill S, Thamm R, Nieder C, Schratzenstaller U, Molls M (2006) Stereotactic hypofractionated radiotherapy in stage I (T1–2 N0 M0) non-small-cell lung cancer (NSCLC). Acta Oncol 45(7): 796–801

8 Guckenberger M, Heilmann K, Wulf J, Mueller G, Beckmann G, Flentje M (2007) Pulmonary injury and tumor response after stereotactic body radiotherapy (SBRT): results of a serial follow-up CT study. Radiother Oncol 86 (2): 435–442

9 Noordijk EM, Poest C, Hermans E et al (1988) Radiotherapy as an alternative to surgery in elderly patients with respectable lung cancer. Radiother Oncol 13: 83–89

10 Senan S, De Ruysscher D, Giraud P (2004) Literature-based recommendations for treatment planning and execution in high-dose radiotherapy for lung cancer. Radiother Oncol 71: 139–146

11 Budach W, Belka C (2004) Palliative percutaneous radiotherapy in non-small cell lung cancer. Lung Cancer 45 Suppl 2: 239–245

12 Hara R, Itami J, Kondo T et al (2002) Stereotactic single high dose irradiation of lung tumors under respiratory gating. Radiother Oncol 63: 159–163

13 Hof H, Herfarth KK, Munter M, Hoess A, Motsch J, Wannenmacher M, Debus J (2003) Stereotactic single-dose radiotherapy of stage I non-small cell lung cancer (NSCLC). Int J Radiat Oncol Biol Phys 56: 335–341

14 Lagerwaard FJ, Haasbeck CJ, Smit EF, Slotman BJ, Senan S (2008) Outcomes of risk-adapted fractionated stereotactic radiotherapy for stage I non-small cell lung cancer. Int J Radiat Oncol Biol Phys 70(3): 685–692

15 Nagata J, Negoro Y, Aoki T et al (2002) Clinical outcomes of 3D conformal hypofractionated single high-dose radiotherapy for one or two lung tumors using a stereotactic body frame. Int J Radiat Oncol Biol Phys 52: 1041–1046

16 Uematsu M, Shioda A, Suda A et al (2001) Computed tomography-guided frameless stereotactic radiotherapy for stage I non-small cell lung cancer: a 5-year experience. Int J Radiat Oncol Biol Phys 51: 666–670

17 Robinson LA, Ruckdeschl JC, Wagner H, Craig WS (2007) Treatment of Non-small Cell Lung Cancer-Stage IIIA. ACCP Evidence-Based Clinical Practice Guidelines. Chest 132: 243–265

18 Okawara G, Ung YC, MarkmanBR et al (2004) Postoperative Radiotherapy in stage II or IIA completely resected non small cell lung cancer: a systemic review and practice guideline. Lung Cancer 44: 1–11

19 Pister K, Evans WK, Azzoli CG, Kris MG, Smith CA et al (2007) Cancer Care Ontario and American Society of Clinical Oncology Adjuvant Chemotherapy and Adjuvant Radiation Therapy for Stages I–IIA Resectable Non-Small-Cell Lung Cancer Guideline. J Clin Oncol 25: 1–13

20 Jett RJ, Schild SE, Keith RL, Kesler KA (2007) Treatment of Non-small Cell Lung Cancer, Stage IIIB. ACCP Evidence-Based Clinical Practice Guidlines. Chest 132: 266–276

21 Curran WJ, Scott CB, Anger CJ et al (2003) Long-term benefit is observed in a phase III comparison of sequential vs concurrent chemoradiotherapy for

patients with unresected stage III NSCLC: RTOG 9419 (abstract) Proc Am Soc Clin Oncol 22: 621

22 Zatloukal P, Pentruzelka L, Zemanova M et al (2003) Concurrent vs sequential radiochemotherapy with vinorelbine plus cisplatin (V-P) in locally advanced non-small cell lung cancer: a randomized phase II study; long-term follow-up data. Lung Cancer 41 (suppl): 76

23 Fournel P, Robinet G, Thomas P, Souquet PJ, Léna H, Vergnenégre A, Delhoume JY, Le Treut J, Silvani JA, Dansin E, Bozonnat MC, Daurés JP, Mornex F, Pérol M (2005) Groupe Lyon-Saint-Etienne d'Oncologie Thoracique-Groupe Français de Pneumo-Cancérologie. Randomized phase III trial of sequential chemoradiotherapy compared with concurrent chemoradiotherapy in locally advanced non-small-cell lung cancer: Groupe Lyon-Saint-Etienne d'Oncologie Thoracique-Groupe Français de Pneumo-Cancérologie NPC 95-01 Study. J Clin Oncol 23(25): 5910–5917

24 Vokes EE, Herndon JE 2nd, Crawford J, Leopold KA, Perry MC, Miller AA, Green MR (2002) Randomized phase II study of cisplatin with gemcitabine or paclitaxel or vinorelbine as induction chemotherapy followed by concomitant chemoradiotherapy for stage IIIB non-small-cell lung cancer: cancer and leukemia group B study 9431. J Clin Oncol 20(20): 4191–4198

25 Huber RM, Flentje M, Schmidt M, Pöllinger B, Gosse H, Willner J, Ulm K, Bronchial Carcinoma Therapy Group (2006) Simultaneous chemoradiotherapy compared with radiotherapy alone after induction chemotherapy in inoperable stage IIIA or IIIB non-small cell lung cancer: Study CTRT 99/97 by the Bronchial Carcinoma Therapy Group. J Clin Oncol 24(27): 4397–4404

26 Rosenzweig KE, Sim SE, Mychalczak B, Braban LE, Schindelheim R, Leibel SA (2001) Elective nodal irradiation in the treatment of NSCLC with three-dimensional conformal radiation therapy. Int J Radiat Oncol Biol Phys 50(3): 681–685

27 Senan S, Burgers S, Samson MJ, van Klaveren RJ, Oei SS et al (2002) Can elective nodal irradiation be omitted in stage III NSCLC? Analysis of recurrence in a phase II study of induction chemotherapy and involved field radiotherapy. Int J Radiat Oncol Biol Phys 54(4): 999–1006

28 De Ruysscher D, Wanders S, van Haren E et al (2005) Selective mediastinal node irradiation based on FDG-PET scan data in patients with non-small-cell lung cancer: a prospective clinical study. Int J Radiat Oncol Biol Phys 62(4): 988–994

29 Marra A, Eberhardt W, Pöttgen C, Theegarten D, Korfee S, Gauler T, Stuschke M, Stamatis G (2007) Induction chemotherapy, concurrent chemoradiation and surgery for Pancoast tumour. Eur Respir J 29(1): 117–126

30 Gaspar LE, Chansky K, Albain KS, Vallieres E, Rusch V, Crowley JJ, Livingston RB, Gandara DR (2005) Time from treatment to subsequent diagnosis of brain metastases in stage III non-small-cell lung cancer: a retrospective review by the Southwest Oncology Group. J Clin Oncol 23(13): 2955–2956

31 Gore E (2005) RTOG 0214. A Phase III Comparison of Prophylactic Cranial Irradiation versus Observation in Patients with Locally Advanced Non-Small Cell Lung Cancer. Clin Advan Hematol Oncol 8: 625–626

32 Gore E (2006) Prophylactic cranial irradiation versus observation in stage III non-small-cell lung cancer. Clin Lung Cancer 7(4): 276–278

33 Pöttgen C, Eberhardt W, Grannass A, Korfee S, Stüben G, Teschler H, Stamatis G, Wagner H, Passlick B, Petersen V, Budach V, Wilhelm H, Wanke I, Hirche H, Wilke HJ, Stuschke M (2007) Prophylactic cranial irradiation in operable stage IIIA non small-cell lung cancer treated with neoadjuvant chemoradiotherapy: results from a German multicenter randomized trial. J Clin Oncol 25(31): 4987–4992

34 Aoyama H, Tago M, Kato N et al (2007) Neurocognitive function of patients with brain metastasis who received either whole brain radiotherapy plus stereotactic radiosurgery or radiosurgery alone. Int J Radiat Oncol Biol Phys 68: 1388–1395

35 Carolan H, Sun AY, Bezjak A, Yi QL, Payne D, Kane G, Waldron J, Leighl N, Feld R, Burkes R, Keshavjee S, Shepherd F (2005) Does the incidence and outcome of brain metastases in locally advanced non-small cell lung cancer justify prophylactic cranial irradiation or early detection? Lung Cancer 49(1): 109–115

36 Umsawasdi T, Valdivieso M, Chen TT et al (1984) Role of elective brain irradiation during combined chemoradiotherapy for limited disease non-small cell lung cancer. J Neurooncol 2(3): 253–259

37 Russell AH, Pajak TE, Selim HM et al (1991) Prophylactic cranial irradiation for lung cancer patients at high risk for development of cerebral metastasis: results of a prospective randomized trial conducted by the Radiation Therapy Oncology Group. Int J Radiat Oncol Biol Phys 21(3): 637–643

Systemische Therapie des kleinzelligen Lungenkarzinoms

A. Schalhorn, T. Duell, R. M. Huber, L. Lutz, M. Schlemmer

Das kleinzellige Lungenkarzinom (KLK) ist durch eine besonders hohe und rasche Proliferation gekennzeichnet. Es verhält sich klinisch äußerst maligne und führt zu einer frühzeitigen Metastasierung. In alten Studien betrug die mediane Überlebenszeit ohne eine spezifische Therapie im Stadium Limited disease 11–14 Wochen und im Stadium Extensive disease nur 5–7 Wochen [1]. Bei der Primärdiagnose lassen sich mit differenzierten Untersuchungsmethoden in zirka zwei Drittel der Fälle bereits Metastasen nachweisen. Bei diesem aggressiven biologischen Verhalten verwundert es nicht, dass selbst im Stadium Limited disease in alten Studien, die nur eine Operation und/oder eine lokale Strahlentherapie, nicht aber eine Chemotherapie beinhalteten, die Ergebnisse enttäuschend waren und Langzeitremissionen praktisch nicht beobachtet wurden. Im Gegensatz zu den verschiedenen Formen des nichtkleinzelligen Lungenkarzinoms ist die Chemotherapie beim KLK in allen Stadien ein integraler Bestandteil des Therapiekonzeptes. Die überwiegende Mehrzahl der Patienten profitiert nicht nur in der Bildgebung und biochemisch von einem Ansprechen auf die Chemotherapie, sondern meist kommt es innerhalb weniger Tage auch zu einer oft beeindruckenden klinischen Besserung, wobei insbesondere die Besserung von Dyspnoe und Husten dem Patienten Erleichterung bringt. Daher müssen heute alle Patienten mit KLK im Stadium Limited disease und die überwiegende Mehrzahl auch der Patienten mit metastasierter Erkrankung chemotherapiert werden!

Monochemotherapie

Ähnlich wie bei den Lymphomen und den malignen Hodentumoren geht die rasche Proliferation des KLK mit einer hohen Sensitivität gegenüber Zytostatika einher. In der Literatur sind weit mehr als zehn Substanzen bekannt, die zu Remissionsraten von wenigstens 20 % führen [1, 2, 3, 4]. In Tabelle 1, Tabelle 2 und Tabelle 3 sind Remissionsraten verschiedener Zytostatika aufgeführt, wie sie in älteren Übersichtsarbeiten, hier z. B. von *Morstyn* et al. angegeben wurden [3, 5, 6]. Es ist problematisch, die verschiedenen Substanzen anhand der hier angegebenen Remissionsraten vergleichen zu wollen. Die Ergeb-

Tabelle 1. Monochemotherapie des kleinzelligen Lungenkarzinoms, ältere Studien nach [3, 5, 6].

	Patienten (n)	Remissionsrate (%)
Adriamycin	53	30
Carboplatin	77	51
CCNU	76	14
Cisplatin	110	16
Cyclophosphamid	389	39
Epirubicin	40	42
Etoposid i.v.	288	37
Etoposid oral	53	62
Ifosfamid	28	71
Methotrexat	73	30
Procarbazin	43	21
Teniposid	51	78
Vincristin	43	42
Vindesin	47	32

Tabelle 2. Monochemotherapie des kleinzelligen Lungenkarzinoms, neuere Studien nach [8, 9].

	Patienten (n)	Remissionsrate (%)	Überlebenszeit (Monate)
Docetaxel	43	23	9
Gemcitabin	29	27	12
Paclitaxel	32	34	10
Topotecan	48	39	10
Vinorelbin	22	18	8

Tabelle 3. Monochemotherapie des kleinzelligen Lungenkarzinoms, Second-line nach [10, 11].

	Patienten (n)	Remissionsrate (%)	MST (Wochen)	1-Jahres-Überleben (%)
Topotecan i.v. Extensive disease, sns.	153	21,9	35,0	29,2
Topotecan oral Extensive disease, sns.	151	18,3	33,0	32,6
Amrubicin Limited & Extensive disease				
refraktär	16	50	4,2	40
sensibel	44	52	11,6	46

nisse hängen sehr stark von der Patientenauswahl und von der Art der Studienführung ab. Während bei nicht vorbehandelten Patienten im Allgemeinen sehr günstige Remissionsraten erzielt werden, verschlechtern sich die Ergebnisse erheblich, wenn eine Substanz als Second-line-Therapie eingesetzt wird. Insofern zählt Cisplatin zu den besonders effektiven Substanzen, da es in den Studien nur bei vorbehandelten Patienten angewendet wurde. Von den verschiedenen in Tabelle 1, Tabelle 2 und Tabelle 3 genannten Substanzen haben sich in der Klinik besonders die Anthrazykline, die Epipodophyllotoxinderivate, Cyclophosphamid, Ifosfamid, Methotrexat und die Platin-Verbindungen Cisplatin und Carboplatin bewährt.

Bei den Epipodophyllotoxin-Derivaten hat das prinzipiell ebenfalls wirksame Teniposid klinisch keine Bedeutung erlangt und ist nicht mehr auf dem Markt, während das Etoposid weiterhin ein besonders wichtiger Therapiebaustein ist. Die orale Gabe von Etoposid hat sich bei oft erheblicher Knochenmarktoxizität nicht durchsetzen können, sodass die intravenöse Gabe weiterhin die Standardapplikation von Etoposid ist.

Neuere Substanzen

In jüngster Zeit wurde der Schwerpunkt bei der Entwicklung neuer Substanzen mehr auf das NKLK gelegt. Es konnten mehrere Zytostatika mit eindeutiger Effektivität, d. h. Remissionsraten bis zu 20 %, bereitgestellt werden. In der Erst- oder Zweittherapie des KLK konnte an vergleichsweise geringen Fallzahlen (Phase-II-Studien mit zumeist weniger als 50 Patienten) für die Substanzen Docetaxel, Gemcitabin, Paclitaxel und Topotecan die Effektivität mit Remissionsraten von 29–48 % nachgewiesen werden, ohne dass genügend Angaben zur Dauer der Remission und des Überlebens vorliegen [7, 8]. Der Grund für diese spärlichen Daten liegt darin, dass wegen der prinzipiellen Notwendigkeit von Zytostatika-Kombinationen zumindest in der Ersttherapie die neuen Substanzen sehr rasch mit einer Platin-Verbindung kombiniert werden. Zudem wird in aktuellen Studien die Wirksamkeit einer Monotherapie praktisch immer erst nach Versagen der Primärtherapie untersucht [10, 11].

Von klinischer Bedeutung ist, dass der Topoisomerase-I-Hemmer Topotecan selbst in der Second-line-Therapie noch effektiv sein kann [12]. Handelt es sich um ein sensitives KLK, d. h. einen Rückfall nach mehr als 3 Monaten nach Ende der Primärtherapie, kann in 15–37 % der Fälle mit einer erneuten Remission und in einem Drittel der Fälle mit einem Krankheitsstillstand gerechnet werden [12]. Hat das KLK primär nicht angesprochen oder kommt es in weniger als 3 Monaten nach Ende der Primärtherapie zu einem Progress, kann nur in maximal 10 % der Fälle mit einer Remission gerechnet werden [12].

Der Stellenwert einer oralen Topotecan-Therapie wurde in einer randomisierten Studie untersucht [10]. Patienten mit günstiger Prognose (Ansprechen auf die Primärtherapie, therapiefreies Intervall über 90 Tage) erhielten bei Progress entweder Topotecan i.v. oder oral [10]. Beide Applikationsformen erwiesen sich mit Remissionsraten von 21,9 % bzw. 18,3 %, einer medianen Überlebenszeit vom 35 bzw. 33 Wochen und einer 1-Jahres-Überlebenrate von 29,2 % bzw. 32,6 % als gleich effektiv [10].

Irinotecan (CPT-11), das ebenfalls die Topoisomerase I hemmt, führte in zwei Phase-II-Studien zu Remissionsraten von 47 % bzw. 16 % [13] und wurde sehr rasch in Kombinationsprotokolle aufgenommen. Besonders die Kombination Cisplatin/Irinotecan hat sich als hoch effektiv erweisen (siehe unten) [14, 15, 16].

Pemetrexed, das sich auch als Monotherapie in der Behandlung des fortgeschrittenen NKLK sowie des Mesothelioms als effektiv erwiesen hat, zeigte in einer Phase-II-Studie beim KLK nur eine sehr geringe Aktivität und hat derzeit für die Therapie des KLK keine Bedeutung [17].

Ein vielversprechendes neues Zytostatikum, das bisher besonders in Japan untersucht wurde, ist Amrubicin. Es handelt sich um ein vollständig synthetisches 9-Aminoanthrazyklin, das besonders nach Umwandlung in Amrubicinol als starker Inhibitor der Topoisomerase II wirkt. In einer Phase-II-Studie mit 16 refraktären und 44 sensiblen Patienten konnte in der Zweittherapie in beiden Patientengruppen in etwa 50 % der Fälle eine Remission erzielt werden. Bei den sicher selektionierten Patienten betrug die mediane Überlebenszeit immerhin 10,3 bzw. 11,6 Monate und nach einem Jahr überlebten 40 % der Patienten [11]. Sollten sich die günstigen Ergebnisse der Monotherapie (in der First-line-Therapie Remissionen > 70 %!) und besonders auch Cisplatin-haltiger Kombinationen (RR 87,8 %) in weiteren Studien mit Patienten aus Europa oder den USA bestätigen, wird diese Substanz sicher Einzug in die Standardtherapie des KLK finden [18].

Interessant sind erste Ergebnisse zu Bendamustin [19]. In der Zweittherapie an allerdings sehr kleiner Fallzahl (21 Patienten mit primär sensitiver Tumorerkrankung) konnte noch einmal in 29 % der Fälle eine Remission erzielt werden und bei einer medianen Überlebenszeit von 7 Monaten betrug die 1-Jahres-Überlebensrate noch 16 % [19].

Für die zielgerichtete Therapie mit z. B. Antikörpern gegen VEGF, die beim NKLK für Nicht-Plattenepithelkarzinome mit dem Bevacizumab bereits zur Zulassung geführt hat, liegen beim kleinzelligen Lungenkarzinom bisher keine ausreichenden Daten vor. Auch für die Tyrosinkinase-Inhibitoren Erlotinib und Gefitinib ist bisher beim KLK keine Indikation gegeben.

Kombinations-Chemotherapie

Ziel der Chemotherapie des kleinzelligen Lungenkarzinoms muss besonders im Stadium Limited disease praktisch immer die Vollremission sein, da nur sie die Chance auf eine Langzeitremission und damit in Einzelfällen auch eine Heilung beinhaltet. Ausnahmen hiervon sind nur in Einzelfällen (Risikopatient mit hohem Lebensalter, schlechtem Allgemeinzustand (Karnofsky-Index < 60) und zusätzlichen Begleiterkrankungen, Resistenz auf eine First- und Second-line-Chemotherapie) gerechtfertigt.

Im Allgemeinen werden heute zwei bis drei der bereits in der Monotherapie effektiven Substanzen kombiniert. Auch nach neuesten Übersichten gelten Cisplatin-haltige Protokolle, üblicherweise eine Cisplatin-Etoposid-Kombination (PE), für Patienten mit guter Prognose, also besonders für Patienten im Stadium Limited disease (LD) immer noch als der Goldstandard [18].

Besonders in Europa waren aber Adriamycin-haltige Kombinationen lange Standard, besonders weil bei Ihnen auf die forcierte Diurese verzichtet werden kann. Hier hatte sich besonders die ursprünglich schon vor über 25 Jahren von Livingston beschriebene ACO-Therapie, also die Kombination aus Adriamycin, Cyclophosphamid und Oncovin (= Vincristin), in ihren verschiedenen Modifikationen durchgesetzt [1, 2, 20]. In dem Versuch, die mögliche Kardiotoxizität zu reduzieren, wurde in der ACO-Kombination das Adriamycin durch Epirubicin ersetzt und führte als EPICO ebenfalls zu günstigen Ergebnissen [21]. Im Rahmen von EORTC-Studien erwies sich die ACE-Therapie besonders effektiv, da hier im Vergleich zu den ACO-Therapien das Vincristin durch das erwiesenermaßen hoch effektive Etoposid ersetzt wurde [22].

Alle Versuche, ein Therapieprotokoll zu finden, das den anderen etablierten Protokollen in Bezug auf Remissionsraten und besonders auf das Langzeitüberleben überlegen ist, schlugen bisher leider fehl. Eine Meta-Analyse von *Pujol* et al. aus dem Jahr 2000 belegt, dass Cisplatin-haltige Protokolle zu signifikant besseren Ergebnissen führen als Therapien ohne dieses Alkylanz [23]: Die Remissionsraten steigen von 62 % auf 69 % und die Überlebensraten von 65,8 % auf 68,4 % nach 6 Monaten und von 24,4 % auf 28,8 % nach 12 Monaten an. Daten zum Langzeitüberleben wurden leider nicht angegeben [23]. Diese Daten bedeuten, dass der klinische Gewinn durch die Zugabe von Cisplatin vergleichsweise gering ist.

In einer neueren randomisierten Studie erwies sich hingegen Cisplatin/Etoposid der Anthrazyklin-haltigen Therapie (Cyclophosphamid/Epirubicin/Vincristin (CEV)) mit einer signifikant längeren medianen Überlebenszeit von 10,2 gegenüber 7,8 Monaten [18, 24] als überlegen. In der Subgruppenanalyse wurde gezeigt, dass Patienten im Stadium Extensive disease (ED) nicht von der intensiveren und aufwendigeren Cisplatin-Therapie profitieren and dass nur bei Patienten im Stadium Limited disease (LD) das mediane Überleben signifikant von 9,7 auf 14,5 Monate anstieg [24].

Wegen der möglichen Toxizitäten von Cisplatin und der Notwendigkeit der Hydrierung wurde in vielen Studien das Cis- durch das Carboplatin ersetzt, das keine forcierte Diurese benötigt und zudem der Nierenfunktion angepasst werden kann. In diesen Studien wurden ähnlich hohe Remissionsraten und Überlebenszeiten bestimmt. Im Gegensatz zum NKLK, wo Cis- und Carboplatin-Kombinationen in mehreren großen Phase-III-Studien verglichen worden sind, liegen neuere randomisierte Studien an größerer Fallzahl zu dieser Fragestellung beim KLK nicht vor. Nach *Ferraldeschi* [18] wurden in einer älteren griechischen Studie im direkten Vergleich Cisplatin/Etoposid gegen Carboplatin/Etoposid mit Überlebenszeiten von 11,8 und 12,5 Monaten ähnliche Ergebnisse erzielt. Die Patientenzahl in dieser Studie war jedoch zu gering, als dass die Gleichwertigkeit der beiden Therapien statistisch signifikant hätte bewiesen werden können [18]. In einer neueren randomisierten Studie mit älteren oder Hochrisikopatienten im Stadium ED wurden im Vergleich Carboplatin/Etoposid zu Cisplatin/Etoposid (Cisplatin allerdings über 3 Tage verteilt, zusätzlich in beiden Armen Gabe von GCSF) gleiche Remissionsraten (je 74 %) und ähnliche Überlebenszeiten (10,6 bzw. 9,9 Monate) erzielt [25]. Cisplatin/Etoposid bleibt zunächst weiter der Goldstandard, Carboplatin/Etoposid ist jedoch eine allgemein akzeptierte Alternative, wenn Gründe gegen eine Cisplatin-Therapie sprechen [18].

Von den neueren Substanzen sind insbesondere Irinotecan, Topotecan und Amrubicin interessante Kombinationspartner für Cis- oder Carboplatin. *Noda* und Mitarbeiter wiesen in einer randomisierten Studie mit Patienten im Stadium Extensive disease ihres KLK eine sehr hohe Aktiviät von *Irinotecan/Cisplatin* (IP) nach [14]. Im direkten Vergleich zu Etoposid/Cisplatin (EP) wurde unter der neuen Kombination ein signifikant längeres Überleben von 12,8 gegenüber 9,4 Monaten unter PE und ein Anstieg der 2-Jahres-Überlebensrate von 5,2 % auf 19,5 % nachgewiesen [14]. Wegen einer vergleichsweise kleinen Fallzahl und anderer Ethnizität wurde der Therapievergleich an 331 Patienten in den USA, Kanada und Australien wiederholt [15]. Die Remissionsraten unter IP und EP lagen mit 48 % und 43,6 % im gleichen Bereich und auch die medianen Überlebenszeiten unterschieden sich mit 9,3 und 10,2 Monaten nicht voneinander

[15]. Wie erwartet unterschieden sich die Toxizitäten, wobei unter Irinotecan natürlich mit Diarrhöen zu rechnen ist. In einer aktuellen Meta-Analyse mit zusammen 535 Patienten wurde noch einmal das unterschiedliche Toxizitätsspektrum bestätigt mit größerer Knochenmarktoxizität unter EP und größeren gastrointestinalen Nebenwirkungen unter IP [16].

Nachdem *Topotecan* bisher die einzige Substanz ist, für die in der Zweittherapie ein eindeutiger Lebensgewinn gesichert werden konnte [26], wurde Topotecan vermehrt auch in Studien zur Ersttherapie des KLK untersucht. Ein direkter publizierter randomisierter Vergleich i.v. Topotecan/Cisplatin versus Etoposid/Cisplatin fehlt weiterhin, in einer großen randomisierten Studie verglichen aber *Eckardt* und *von Pawel* bei Patienten im Stadium ED als Ersttherapie die Kombination aus oralem Topotecan und Cisplatin (oTC) mit einer klassischen Etoposid/Cisplatin-Kombination [27]. Im Überleben konnten mit median 39,3 Wochen unter der Topotecan- und 40,3 Wochen unter der Etoposid-Kombination keine signifikanten Unterschiede nachgewiesen werden, die Remissionsraten lagen mit 63 % und 69 % im ähnlichen Bereich und die 1-Jahres-Überlebensrate betrug in beiden Studienarmen 31 % [27].

Das bereits in der Monotherapie effektive Amrubicin [11] wurde in einer Phase-I–II-Studie mit Cisplatin kombiniert. Unter Zusammenfassung aller 44 Patienten mit ED ihres KLK konnte eine für das Tumorstadium hohe Remissionsrate von 87,8 %, ein medianes Überleben von 13,6 Monaten und eine 1-Jahres-Überlebensrate von 56,1 % erzielt werden [28]. Sollte sich die Effektivität in weiteren, größeren und vor allem randomisierten Studien bestätigen, sollte Amrubicin in die Liste der Standardsubstanzen in der Therapie der KLK aufgenommen werden.

In dem Bestreben, auf Cisplatin zu verzichten, wurden und werden in einer Vielzahl aktueller Studien Kombinationen aus Carboplatin mit z. B. Topotecan, Irinotecan oder auch völlig Platin-frei, z. B. Gemcitabin/Irinotecan oder Gemcitabin/Paclitaxel, untersucht. An den jeweiligen vergleichsweise kleinen Patientengruppen erwiesen sich diese und andere Kombinationen erwartungsgemäß als effektiv. Solange aber nicht größere randomisierte Studien im Vergleich dieser Protokolle mit einem Standard wie Cisplatin/Etoposid vorliegen, werden sie noch nicht Eingang in die Standardtherapie des KLK finden.

Eine Steigerung auf drei oder mehr Zytostatika führt zu größeren toxischen Nebenwirkungen, ohne die Gesamtprognose der Patienten wirklich entscheidend zu verbessern [29, 30]. Bei nicht vorbehandelten Patienten im Stadium Limited disease eines KLK werden heute mit den verschiedenen Kombinations-Chemotherapien (plus lokaler Nachbestrahlung) Remissionsraten von 70–95 %, einschließlich 40–70 % kompletter Remissionen erzielt [3, 4, 31]. Die mediane Überlebenszeit steigt auf 10–15 Monate, bei Patienten mit Vollremission sogar auf bis zu 20 Monate an [3]. Nach einem Jahr überleben 40–70 % der Patienten [3]. Die Langzeiterfolge sind aber auch im Stadium Limited disease immer noch nicht befriedigend, da erst in zirka 10 % der Fälle mit einer Langzeitremission (bis 5 Jahre und darüber hinaus) und damit mit einer möglichen Heilung gerechnet werden darf. Eine Untersuchung von *Janne* et al. zeigt, dass mit den derzeit üblichen Therapieprotokollen und der zusätzlichen Strahlentherapie die Prognose seit 1976 zwar signifikant, aber immer noch viel zu wenig gebessert werden konnte: die 5-Jahres-Überlebensrate stieg nur von 5 % auf 12 % an [32].

Im Stadium Extensive disease können mit den verschiedenen Therapieprotokollen gegebenenfalls noch sehr hohe Remissionsraten von 50–90 % erzielt werden, die Zahl der klinischen Vollremissionen liegt jedoch nur zwischen 20 % und 50 % [4]. Die mediane Überlebenszeit steigt auf 7–10 Monate, die 1-Jahres-Überlebensrate auf 20–40 % an. Selbst nach Erreichen einer Vollremission kommt es in der Mehrzahl der Fälle sehr rasch zu einem Rückfall der Erkrankung. Langzeitremissionen und Heilungen sind in diesem Stadium leider nur auf seltene Einzelfälle beschränkt.

Wahl der Therapie

In Tabelle 4 sind die wichtigsten Protokolle zur Therapie des KLK dargestellt. Bei der Auswahl sind zwei wichtige Aspekte zu berücksichtigen:

Tabelle 4. Chemotherapieprotokolle für das kleinzellige Lungenkarzinom.

Cisplatin/Etoposid [14]		
Cisplatin	80 mg/m² i.v. Kurzinfusion	Tag 1
Etoposid	100 mg/m² i.v. 1-h-Infusion	Tag 1–3
Wiederholung alle drei Wochen bzw. nach Normalisierung der Blutwerte		
Normale Nierenfunktion und forcierte Diurese zwingende Voraussetzung		
ACO-I nach *Livingston & Seeber* [1, 2, 20]		
Adriamycin = Doxorubicin	60 mg/m² i.v. Kurzinfusion	Tag 1
Cyclophosphamid*	750 mg/m² i.v. Kurzinfusion	Tag 1
Oncovin = Vincristin	≤ 2 mg i.v. Bolus	Tag 1, (8), (15)
Vincristin-Dosis altersabhängig: Alter ≤ 50 Jahre: 2 mg, ≤ 60 Jahre: 1,5 mg; > 60 Jahre: 1 mg		
Wiederholung alle drei Wochen		
ACE-Kombination nach *Klastersky* et al. [22]		
Adriamycin = Doxorubicin	45 mg/m² i.v. Kurzinfusion	Tag 1
Cyclophosphamid*	1000 mg/m² i.v. Kurzinufusion	Tag 1
Etoposid	80 mg/m² i.v. 1-h-Infusion	Tag 1–3
Wiederholung alle drei Wochen unter Berücksichtigung der Blutbildwerte		
EpiCO-Therapie nach *Drings* [21]		
Epirubicin	70 mg/m² i.v. über 15–30 min	Tag 1
Cyclophosphamid*	1000 mg/m² i.v. 30 min	Tag 1
Oncovin = Vincristin	≤ 2 mg i.v. Bolus	Tag 1
Vincristin-Dosis altersabhängig: Alter ≤ 50 Jahre: 2 mg, ≤ 60 Jahre: 1,5 mg; > 60 Jahre: 1 mg		
Wiederholung alle drei Wochen unter Berücksichtigung des Blutbildes		
Carboplatin/Etoposid [6]		
Carboplatin	300 mg²/m² i.v. Kurzinfusion	Tag 1**
Etoposid	100 mg²/m² i.v. 1-h-Infusion	Tag 1–3
Wiederholung alle drei Wochen bzw. nach Normalisierung der Blutwerte		
Cisplatin/Irinotecan [14]		
Cisplatin	60 mg/m² i.v. Kurzinfusion	Tag 1
Irinotecan	60 mg/m² i.v. über 30 min	Tag 1, 8, 15
Atropin	0,25 mg 1/2 h vor Irinotecan s.c.	
Wiederholung alle vier Wochen bzw. nach Erholung von Toxizitäten (Diarrhö!)		
Topotecan (Second-line) [10, 40]		
Topotecan i.v. [40]		
Topotecan	1,25 mg/m² i.v. 30-min-Infusion	Tag 1–5
Wiederholung alle drei Wochen bzw. nach Normalisierung der Blutwerte, bei entsprechender Hämatotoxizität danach Dosisreduzierung auf 1,0 mg/m². Im Einzelfall Dosisteigerung auf 1,5 mg/m² möglich.		
Topotecan oral [10]		
Topotecan	2,3 mg/m² p. o.	Tag 1–5
Wiederholung alle drei Wochen bzw. nach Normalisierung der Blutwerte		

* Zur Vermeidung einer sogenannten Endoxan-Zystitis i.v. Gabe von Mesna zur Stunde 0 und 4 und 8 nach der Cyclophosphamid-Therapie: Die Mesna-Einzeldosis beträgt jeweils 20 % der Cyclophosphamid-Dosis. Die zweite und/oder dritte Mesna-Dosis kann auch oral gegeben werden. Wegen der verzögerten und inkompletten Resorption beträgt die orale Mesna-Dosis jeweils 40 % der Cyclophosphamid-Dosis und wird bereits nach 2 bzw. 6 Stunden gegeben.

** Dosierung heute nach Ziel-AUC 5 mg/ml x min, Berechnung über „Calvert-Formel“

Langzeitremissionen sind in erster Linie bei Patienten im Stadium Limited disease zu erzielen, also muss bei diesen Patienten das Ziel der Therapie eine Vollremission sein. Im Stadium Extensive disease halten selbst Vollremissionen in der großen Mehrzahl nur vergleichsweise kurz an, sodass hier nicht immer die intensivsten Therapien gewählt werden müssen. Wie oben gezeigt, profitieren besonders die Patienten im Stadium Limited disease von einer Cisplatin-haltigen Therapie, während dies in metastasierten Stadien nicht der Fall ist [25]. Da es sich bei der Mehrzahl der Patienten um Raucher handelt, müssen immer auch die dadurch bedingten Begleiterkrankungen, wie z. B. eine KHK und allgemeine Gefäßkomplikationen, berücksichtigt werden. Es muss für jeden einzelnen Patienten eine Balance zwischen möglichem Gewinn und unnötigen Nebenwirkungen gefunden werden.

Wichtig ist, dass bei der Ersttherapie des KLK praktisch immer mit einem klinischen Benefit gerechnet werden kann, besonders tumorbedingte Symptome wie Husten, Dyspnoe und Schmerzen bessern sich meist sehr rasch unter der Chemotherapie. Im Stadium Limited disease wird man bei gutem AZ und normalen Organfunktionen weiterhin eine Cisplatin-haltige Therapie wählen. In weniger gutem AZ und/oder im Stadium Extensive disease kann statt Cisplatin z. B. Carboplatin/Etoposid gewählt werden [18]. Auch wenn in den aktuellen Übersichten die Cisplatin/Etoposid-Kombination als der bzw. ein Goldstandard bezeichnet wird, bestehen an der hohen Effektivität und Praktikabilität Anthrazyklin-haltiger Protokolle keine Zweifel.

Im Übrigen wird man bei der Wahl der Therapie die Organfunktionen des Patienten und die zu erwartenden Nebenwirkungen berücksichtigen müssen: So verbieten sich bei Herzinsuffizienz die Anthrazykline und natürlich auch Cisplatin. Bei eingeschränkter Nierenfunktion ist Cisplatin kontraindiziert, hier kann bis zu einer Kreatinin-Clearance von 30 ml/min Carboplatin gewählt und in der Dosis mittels der Calvert-Formel angepasst werden. Bei der oft erheblichen Knochenmarktoxizität der Etoposid/Cisplatin-Kombination kann trotz der möglichen gesteigerten gastrointestinalen Nebenwirkungen die Kombination aus Irinotecan/Cisplatin als Erstlinientherapie gewählt werden, da hierunter eine Neutro- und Thrombozytopenie signifikant seltener auftreten. In höherem Lebensalter (≥ 70 Jahre) und bei reduziertem AZ sollte man auf Cisplatin verzichten und z. B. Carboplatin/Etoposid wählen [25].

Topotecan in der primär angegeben Dosis von 1,5 mg/m^2 an den Tagen 1–5 i.v. ist sehr knochenmarktoxisch [10, 33]. Wir haben daher in Übereinstimmung mit [34] im Therapieprotokoll in Tabelle 4 die Tagesdosis auf 1,25 mg/m^2 gesenkt. Auch bei der oralen Therapie muss die mögliche Knochenmarktoxizität bedacht werden.

Hochdosis-Chemotherapie?

Bei der hohen Sensitivität des KLK gegenüber vielen Zytostatika sind immer wieder Versuche unternommen worden, durch eine Dosis-intensivierte Chemotherapie bis zur Hochdosis-Chemotherapie mit Stammzellsupport nicht nur die Remissionsraten zu steigern, sondern auch das Überleben zu verlängern. Verschiedenste Ansätze wurden überwiegend an kleinen Fallzahlen untersucht. Bei einer Vielzahl kleinerer Studien mit unterschiedlichsten Protokollen liegen bisher überzeugende Ergebnisse größerer randomisierter Studien nicht vor, die den Einsatz der sehr aufwendigen und toxischen Hochdosistherapie beim KLK rechtfertigen [18, 35]. Derzeit ist beim KLK außerhalb von Studien keine Indikation für eine Hochdosis-Chemotherapie gegeben [18, 35].

Dauer der Chemotherapie

Lange Zeit herrschte Unklarheit über die notwendige Dauer der Chemotherapie. *Spiro* et al. untersuchten in einer randomisierten Studie an 610 Patienten mit KLK (Limited disease 32,1 %; Extensive disease 67,9 %) den Einfluss der Therapiedauer auf Ansprechraten und Überleben [36]. Mit 61 % und 63 % wurden nach vier und acht Therapiezyklen aus Cyclophosphamid/Vincristin und Etoposid praktisch identische Remissionsraten bestimmt. Die medianen Überlebenszeiten waren nach vier Therapiezyklen mit 43 Wochen (limited) und 28 Wochen (extensive) zwar signifikant kürzer als nach acht Therapiezyklen (48 Wochen bzw. 35 Wochen), der Unterschied war aber ohne größere klinische Relevanz, zumal eine erneute Chemotherapie (Adriamycin/Methotrexat) bei Relaps die medianen Überlebenszeiten weitgehend anglich [36].

In einer Studie der ECOG wurden aber 223 Patienten mit KLK Extensive disease, die unter vier Zyklen Cisplatin/Etoposid wenigstens einen Krankheitsstillstand oder eine Remission erzielt hatten, entweder in einen Arm mit einer Erhaltungstherapie oder einen Kontrollarm randomisiert [37]. Vier Zyklen einer Topotecan-Therapie ermöglichten im Vergleich zur Kontrolle zwar einen signifikanten Anstieg des progressionsfreien Überlebens, das Überleben vom Zeitpunkt der Remission an unterschied sich mit 8,9 Monaten bzw. 9,3 Monaten nicht. Auch wenn eine Meta-Analyse meist älterer Studien auf einen möglichen Nutzen einer Erhaltungstherapie hinweist, ist gerade nach der Studie von *Schiller* et al. [37] auch nach neuesten Richtlinien eine Erhaltungstherapie nicht indiziert [35].

Für die Praxis bedeuten die Ergebnisse, dass im Stadium Limited disease üblicherweise vier Zyklen und im Stadium Extensive disease vier bis maximal sechs Zyklen der Chemotherapie gegeben werden sollen.

Nichtansprechen und Relaps

Studien zur Zweitlinien-Monotherapie des KLK wurden mit Ausnahme des Topotecans nur vereinzelt und an sehr wenigen Patienten durchgeführt. In einer sehr wichtigen randomisierten Studie mit 141 Patienten untersuchten *O'Brien* et al., ob bei Progress eines primär sensiblen KLK eine Zweittherapie überhaupt noch sinnvoll ist [26]. Im Vergleich zu BSC (best supportive care) stieg das mediane Überleben unter einer oralen Topotecan-Therapie signifikant ($p = 0{,}0104$) von 13,9 Monaten auf 25,9 Monate, also fast auf das Doppelte an [26]. In diese Studie wurden überwiegend Patienten aufgenommen, bei denen der Rückfall innerhalb von 90 Tagen nach Ende der primären Chemotherapie aufgetreten war und/oder denen man eine erneute intravenöse Chemotherapie nicht zumuten wollte bzw. durfte. Trotz dieser ungünstigen Kriterien und der möglichen Toxizitäten profitierten die Patienten unter Topotecan im Vergleich zur Kontrollgruppe auch durch eine bessere Symptomkontrolle und eine langsamere Verschlechterung der Lebensqualität [26].

Ardizoni et al. berichteten bereits 1997, dass eine Zweittherapie mit intravenösem Topotecan bei Patienten mit primär sensitiven KLK noch einmal in 38 % eine erneute Remission ermöglicht und dass selbst bei primär progredienter Erkrankung noch vereinzelt eine Remission erzielt wird [12, 38]. Nachdem *von Pawel* und Mitarbeiter in einer randomisierten Studie mit 211 Patienten die Effektivität der Zweittherapie des KLK auch im Vergleich zur Kombination aus Adriamycin/Cyclophosphamid/Oncovin belegen konnten [33] und der Vergleich der oralen mit der intravenösen Topotecan-Therapie keine signifikanten Unterschiede hinsichtlich Remissionsraten und Überlebenszeiten zeigte [10], stehen beide Applikationsformen von Topotecan für die Therapie des Relaps zur Verfügung.

Besonders die Knochenmarktoxizität von Topotecan kann sehr gravierend sein. Daher wählten wir in Tabelle 4 als anfängliche Dosis nach Ergebnissen von *Huber* [34] und auch unter Berücksichtigung von *O'Brien* [39] eine Dosis von 1,25 mg/m^2 statt der oft angegebenen 1,5 mg/m^2 an den Tagen 1–5 jedes Zyklus i.v.

An der Effektivität auch der ACO-Therapie bestehen nach der bereits erwähnten Studie von *von Pawel* keine Zweifel [33], immerhin profitierten noch einmal etwa ein Viertel der Patienten von einer Remission und die mediane Überlebenszeit betrug 22 Wochen. Auch wenn es sich bereits um ältere Ergebnisse handelt, besteht auch unter einer Zweittherapie mit Cisplatin/Etoposid eine Chance von etwa 30 % auf eine allerdings meist nur kurz anhaltende Remission [40].

Kommt es nach einer primären Remission erst nach einem längeren Intervall (meist mehr als 3 Monate, Definition aber unterschiedlich) zu einem Rückfall, ist die Prognose deutlich günstiger als bei einem frühen oder primären Progress. Diese Patienten sollten erneut die ursprünglich bereits effektive Therapie erhalten [18]. In allen anderen Fällen mit Progress wird man bei der endgültigen Wahl der Zweittherapie versuchen, noch nicht genutzte Substanzen einzusetzen.

Nach Cisplatin/Etoposid wird man z. B. oft Topotecan als Monotherapie oder auch ACO oder im Einzelfall – am besten in Studien – auch eine der modernen Zweierkombinationen aus Irinotecan, Paclitaxel oder Gemcitabin wählen, auf deren Ergebnisse hier nicht eingegangen werden konnte. Wichtig ist, dass dem Patienten überhaupt eine Chemotherapie angeboten wird [35] und dass gerade in dieser Situation die möglichen Toxizitäten der verschiedenen Substanzen bzw. Kombinationen bedacht werden.

Prognosekriterien und Überleben mit der Chemotherapie

Das Stadium eines KLK (limited/extensive) ist für die Prognose entscheidend. In allen größeren Chemotherapiestudien wird der Überlebensvorteil für Patienten mit Limited disease nachgewiesen. Im Stadium I ist die Prognose mit einer medianen Überlebenszeit von 386 Tagen am günstigsten, um im Stadium IV mit 164 Tagen auf weniger als die Hälfte abzufallen [41]. Die mediane Überlebenszeit von 2580 Patienten verschiedener SWOG-Studien ist in Tabelle 5 in Abhängigkeit vom Stadium und anderen wichtigen Prognosekriterien dargestellt [43].

Im Stadium Limited disease weisen folgende Parameter in der Univariat- wie in der Multivariat-Analyse hochsignifikant auf eine günstige Prognose hin: normale LDH, guter Allgemeinzustand (Performance Status 0–1), Alter unter 70 Jahren und weibliches Geschlecht [42, 43]. Im Stadium Extensive disease konnte für eine normale LDH und ein Alter unter 70 Jahren mit beiden Analyseformen ebenfalls ein hochsignifikanter Überlebensvorteil nachgewiesen werden [42]. In diesem Stadium beeinflusst die Lokalisation und die Ausdehnung der Metastasen die Remissionsraten und die mediane Überlebenszeit [43]. Bei alleinigem Pleurabefall betrug die Remissionsrate 60 %, bei drei und mehr Metastasen nur 41 %. Die mediane Überlebenszeit fiel von 341 Tagen (nur Pleurabefall) über 275 Tage (eine Metastasenlokalisation außerhalb der Pleura) und 193 Tage (zwei Metastasenlokalisationen) auf 168 Tage bei drei und mehr Lokalisationen ab [43]. Diese hier modellhaft vorgestellten Ergebnisse wurden durch zahlreiche andere Studien bestätigt [44]. Die Art der Therapie beeinflusst hochsignifikant die Prognose der Patienten. Ohne Therapie beträgt die mediane Überlebenszeit beim KLK nach *Manegold* nur 58 Tage, mit Chemotherapie 148 Tage, mit Chemo- und Strahlentherapie 303 Tage, nach Operation und adjuvanter Chemotherapie immerhin 452 Tage [41]. Bei diesen Angaben ist zu bedenken, dass die hier angegebenen Zahlen nicht alleine die Effektivität der Therapieart widerspiegeln, sondern auch durch die unterschiedlichen Stadien und andere Prognosekriterien mit beeinflusst werden [41].

Tabelle 5. KLK: Mediane Überlebenszeit in Abhängigkeit von den Prognosekriterien. Daten in verschiedenen SWOG-Studien [42].

ED, LDH-erhöht				6,3 Monate	
ED, alle				*7,2 Monate*	
ED, LDH-normal				10,5 Monate	
LD, LDH-erhöht				11,6 Monate	
LD, alle				*15,5 Monate*	
LD, LDH-normal				17,2 Monate	
LD, LDH-normal	Erguss +				13,9 Monate
LD, LDH-normal	Erguss –				18,3 Monate
LD, LDH-normal	Erguss –	Alter > 70 Jahre			14,7 Monate
LD, LDH-normal	Erguss –	Alter < 70 Jahre			19,0 Monate
LD, LDH-normal	Erguss –	Alter < 70 Jahre	männlich		17,7 Monate
LD, LDH-normal	Erguss –	Alter < 70 Jahre	weiblich		24,4 Monate

Diese kurzen Ausführungen über die wichtigsten Prognosekriterien wurden bewusst in dieses Kapitel über die Chemotherapie des KLK mit aufgenommen, damit klar wird, dass Studienergebnisse nur dann nachvollziehbar, verlässlich und vergleichbar sind, wenn alle wichtigen prognostischen Patientenkriterien mit aufgeführt sind. Eine (neue) Chemotherapie nur nach den Remissionsraten und der medianen Überlebenszeit beurteilen zu wollen, ist ohne die entscheidenden Zusatzangaben über die Patienten unmöglich.

Stellung der Chemotherapie im Gesamtkonzept beim kleinzelligen Lungenkarzinom

An der Notwendigkeit einer Chemotherapie bei allen Stadien eines KLK besteht heute kein Zweifel. Selbst im Stadium Limited disease würde wegen der sehr hohen Tendenz zu frühzeitiger Metastasierung eine lokal sonst sehr effektive Therapie wie Bestrahlung mit oder ohne Operation nicht zu einer Überlebensverlängerung führen können. Nachdem aber selbst bei einer zunächst effektiven systemischen Chemotherapie mit Teil- oder Vollremission in einem hohen Prozentsatz Lokalrezidive im Vordergrund stehen, ist für jeden Patienten auch die Frage der optimalen Lokaltherapie zu diskutieren.

Chirurgie im Stadium Limited disease

Nachdem frühe Studien zeigten, dass das Überleben nach Strahlentherapie besser als nach Operation des KLK war, wurde die gezielte Operation des Primärtumors verlassen [18]. Gleichwohl wurden immer wieder Patienten mit kleinen Tumoren unklarer Dignität oder unsicherer histologischer Zuordnung operiert, die sich dann als KLK erwiesen. Die Prognose dieser Patienten, die anschließend mit einer adjuvanten Chemotherapie behandelt wurden, ist vergleichsweise günstig mit 5-Jahres-Überlebensraten von 50 % [18]. In einer Studie von *Brock* et al. betrug die 5-Jahres-Überlebensrate sogar 86 %, wenn ein KLK im Stadium T1–2 N0 komplett reseziert werden konnte und wenn anschließend ein adjuvante Chemotherapie auf Cisplatin-Basis gegeben wurde [45]. Die adjuvante Therapie nach R0-Resektion ist daher zwingend erforderlich [35]. Kann primär ein KLK im Stadium Limited disease mit T1–2 N0 mit peripherer Lage des Tumors diagnostiziert werden, kann heute die primäre Operation diskutiert werden [35]. Natürlich bedürfen auch die wenigen Patienten mit weniger günstigen Stadien, die aus den oben genannten Gründen operiert wurden, im Falle der (sehr seltenen) R0-Resektion einer adjuvanten Chemotherapie. Im Falle der R1- oder R2-Resektion ist klassisch mit primärer Chemotherapie, konsolidierender Bestrahlung der Tumorregion und gegebenenfalls PCI vorzugehen.

Bei größeren und/oder zentral sitzenden Tumoren ist die Operation derzeit in keinem Fall zu rechtfertigen. Selbst wenn nach einer erfolgreichen Chemotherapie eine Resektionsrate von bis zu 50 % erzielt werden kann, konnte bisher kein zusätzlicher Überlebensgewinn gesichert werden [18]. Immerhin nahm sich eine randomisierte Studie dieser Fragestellung an und verglich bei Patienten, die auf eine ACO-Therapie mit einer Remission reagiert hatten, die sekundäre Operation, gefolgt von der Strahlentherapie mit der alleinigen Strahlentherapie [46]. Durch die zusätzliche Operation konnte kein Lebensgewinn erzielt werden!

Lokale Nachbestrahlung

Im Stadium Limited disease bestehen schon seit den Meta-Analysen von *Pignon* und *Warde* keine Zweifel mehr an dem Nutzen und der Notwendigkeit der Thoraxbestrahlung [18, 47, 48]. Auch Patienten im Stadium Extensive disease kann die Nachbestrahlung angeboten werden, wenn die Chemotherapie außerhalb des Thorax zu einer Vollremission geführt hat und der Tumor intrathorakal zumindest mit einer Teilremission reagiert hat [35].

Der optimale Zeitpunkt der Strahlentherapie bei Patienten im Stadium Limited disease wurde in zahlreichen Studien untersucht. Ein geringer, aber signifikanter Überlebensvorteil konnte in zwei Meta-Analysen durch einen frühen Beginn der Strahlentherapie innerhalb von 9 Wochen nach Einleitung der Chemotherapie gesichert werden [49, 50]. In der Meta-Analyse von *Fried* betrug der Überlebensvorteil nach 2 Jahren immerhin 9,8 % [49]. Eine erst nach diesen Meta-Analysen publizierte negative Studie von *Spiro* et al. [51] wurde in eine spätere Cochrane-Analyse mit einbezogen [18, 52]. In dieser Auswertung wurde nach 2 und 3 Jahren noch kein signifikanter Überlebensvorteil für die frühe Strahlentherapie (hier definiert als Start innerhalb von 30 Tagen nach Beginn der Chemotherapie) gesehen, wohingegen der Überlebensgewinn nach 5 Jahren mit p = 0,02 signifikant war [18, 52]. Außerhalb von Studien müssen bei der Festlegung des Zeitpunktes der thorakalen Strahlentherapie auf der einen Seite der doch relativ geringe Gewinn und auf der anderen Seite die möglichen Nebenwirkungen der früheren Strahlentherapie berücksichtigt werden! Die günstigen Ergebnisse der frühen Strahlentherapie wurden nur bei Kombination mit einer Cisplatin enthaltenden Chemotherapie erzielt [52], sodass die frühe Strahlentherapie nur sinnvoll ist, wenn der Patient eine Cisplatin-Therapie toleriert und wenn keine Dosiskompromisse von Seiten der Chemotherapie gemacht werden müssen.

Prophylaktische Schädelbestrahlung

Während die Strahlentherapie des Primärtumors im Stadium Limited disease schon seit längerem anerkannter Therapiestandard ist [47, 48], war der Nutzen der prophylaktischen Schädelbestrahlung (PCI, prophylactic cranial irradiation) länger umstritten. Erst durch eine Meta-Analyse von *Auperin* et al. konnte eindeutig bewiesen werden, dass Patienten nach Erreichen einer Vollremission von einer PCI profitieren. Das krankheitsfreie und das Gesamtüberleben stiegen signifikant an, nach 3 Jahren überlebten in der PCI-Gruppe 20,7 % und im Kontrollarm hingegen nur 15,3 % (p = 0,001) [53]. In der Subgruppenanalyse profitierten nicht nur die Patienten im Stadium Limited disease, sondern auch die deutlich kleinere Zahl der Patienten, die trotz Extensive disease eine Vollremission erzielt hatten, von der adjuvanten Strahlentherapie des Schädels [53, 54].

In einer neuen randomisierten Studie der EORTC wurden nur Patienten im Stadium Extensive disease aufgenommen, die auf die primäre Chemotherapie mit einer Remission angesprochen hatten [18, 55]. Das Auftreten symptomatischer Hirnmetastasen konnte signifikant gesenkt und das Überleben signifikant verlängert werden (p = 0,0033), die 1-Jahres-Überlebensrate stieg von 13,3 % auf 27,1 % an [55].

Nach diesen Ergebnissen sollten heute alle Patienten mit KLK nach Erreichen einer Vollremission eine adjuvante Strahlentherapie des Schädels erhalten [35, 53, 54]. Nach den positiven Ergebnissen der EORTC-Studie bei Patienten mit Extensive disease, bei denen die Chemotherapie nur zu einer Teilremission führte, sollte die PCI im Einzelfall auch bei sehr gutem Ansprechen, aber noch keiner Vollremisison, in Erwägung gezogen werden [55]. Dabei gilt diese Empfehlung nach Meinung der Projektgruppe gleichermaßen für Patienten im Stadium Limited wie Extensive disease.

Im Stadium Extensive disease kann die Chemotherapie unter individuellen Gesichtspunkten durch strahlentherapeutische Maßnahmen ergänzt werden. Bei Lokalproblemen trotz Chemotherapie (Husten, Hämoptysen, Retentionspneumonie) kann ebenso wie bei einem guten Ansprechen mit Remission aller extrathorakalen Tumormanifestationen die lokale Strahlentherapie indiziert sein. Bei Bedarf müssen zur Palliation zusätzlich tumorreduzierende Maßnahmen, wie die lokale Laser- und die Brachytherapie, sowie prothetische Maßnahmen in Betracht gezogen werden. Selbstverständlich ist eine Strahlentherapie bei Hirnmetastasen und/oder bei Skelettmetastasen mit Schmerzen und/oder Frakturgefahr gegeben.

Literatur

1 Livingston RB (1980) Small cell carcinoma of the lung. Blood 56: 575–584
2 Livingston RB (1988) Treatment of advanced non-small cell lung cancer: The Southwest Oncology Group experience. Sem Oncol 15, Suppl. 7: 37–41
3 Morstyn G, Ihde DC, Lichter SA et al (1984) Small cell lung cancer 1973–1983: early progress and recent obstacles. Int J Rad Oncol Biol Phys 10: 515–539

4 Niederle N, Schütte J (1985) Chemotherapeutic results in small cell lung cancer. Recent Results Cancer Res 97: 127–145
5 Rowinsky EK, Ettinger DS (1996) Drug development and new drugs for lung cancer. In: Pass HI, Mitchell JB, Johnson DH, Turrisi AT (eds) Lung Cancer: Principles and Practice, Lippincott-Raven, Philadelphia, pp 793–810
6 Schalhorn A, Sunder-Plassmann L (1999) Bronchialkarzinome. In Wilmanns W, Huhn D, Wilms K (Hrsg.) Internistische Onkologie, 2. Auflage, Thieme, Stuttgart, pp 617–640
7 Sorensen M, Lassen U, Hansen HH (1998) Current therapy of small cell lung cancer. Curr Opin Oncol 10: 133–138
8 Simon M, Argiris A, Murren JR (2004) Progress in the therapy of small cell lung cancer. Crit Rev Oncol Hematol 49: 119
9 Schiller J, Kim HM, Hutson P et al (1996) Phase II study of topotecan in patients with extensive stage small-cell carcinoma of the lung. An Eastern Cooperative Oncology Group Trial. J Clin Oncol 14: 2345–2352
10 Eckardt JR, von Pawel J, Pujol JL et al (2007) Phase III study of oral compared with intravenous topotecan as second line therapy in small-cell lung cancer. J Clin Oncol 25: 2086–2092
11 Onoda S, Masuda N, Seto T et al (2006) Phase II trial of amrubicin for treatment of refractory or relapsed small-cell lung cancer: Thoracic Oncology Research Group Study 0301. J Clin Oncol 24: 5448–5453
12 Rocha Lima CM, Chiappori A (2003) Treatment of relapsed small cell lung cancer – a focus on the evolving role of topotecan. Lung Cancer 40: 229–236
13 Fukuoka M (2001) Role of topoisomerase I inhibitors in small cell-lung cancer. Oncology 15, Suppl 8: 9–13
14 Noda K, Nishiwaki Y, Kawahara M et al (2002) Irinotecan plus cisplatin compared with etoposide plus cisplatin for extensive small-cell lung cancer. N Engl J Med 346: 85–91
15 Hanna N, Bunn PA, Langer C et al (2006) Randomized phase III trial of irinotecan and carboplatin versus etoposide/cisplatin in patients with previously untreated extensive stage disease small-cell lung cancer. J Clin Oncol 24: 2038–2043
16 Jiang L, Yang GH, Mi DH et al (2007) Safety of irinotecan/cisplatin versus etoposide/cisplatin for patients with extensive stage small cell lung cancer: a metaanalysis. Clin Lung Cancer 8: 497–501
17 Hanna NH, Ansari R, Bhatia S et al (2006) Pemetrexed in patients with relapsed small cell lung cancer: A phase II study from the Hosier Oncology Group. J Clin Oncol 24, 18S: 379s, #7063
18 Ferraldeschi R, Baka S, Jyoti B et al (2007) Modern management of small-cell lung cancer. Drugs 67: 2135–2152
19 Schmittel A, Knödler M, Hortig P et al (2007) Phase II trial of second-line bendamustine chemotherapy in relapsed small cell lung cancer patients. Lung Cancer 55: 109–113
20 Seeber S, Niederle N (1983) Chemotherapie des kleinzelligen Bronchialkarzinoms. In: Hellriegel KP, Sack H (Hrsg.) Bronchialkarzinom, Mammakarzinom, Springer, Berlin, pp 11–18
21 Drings P, Bülzebruck H, Hruska D et al (1986) EPICO in der Chemotherapie des kleinzelligen Bronchialkarzinoms. Aktuelle Onkologie 29: Fortschritte in der Chemotherapie, pp 104–114
22 Klastersky J, Sculier JP, Dumont JP et al (1995) Combination chemotherapy with adriamycin, etoposide, and cyclophosphamide for small cell carcinoma of the lung. Cancer 56: 71–75
23 Pujol JL, Carestia L, Daurès JP (2000) Is there a case for cisplatin in the treatment of small-cell lung cancer? A meta-analysis of randomized trials of a cisplatin-containing regimen versus a regimen without this alkylating agent. Br J Cancer 83: 8–15
24 Sundstrom S, Bremnes RM, Kaasa S et al (2002) Cisplatin and etoposide regimen is superior to cyclophosphamide, epirubicin and vincristine regimen in small cell lung cancer: Results from a randomized phase III trial with 5 years' follow up. J Clin Oncol 20: 4665–4672
25 Okamoto H, Watanabe K, Kunikane H et al (2007) Randomised phase III trial of carboplatin plus etoposide vs. split doses of cisplatin plus etoposide in elderly or poor-risk patients with extensive disease small-cell lung cancer: JCOG 9702. Br J Cancer 97: 162–169
26 O'Brien ME, Ciuleanu TE, Tsekov H et al (2006) Phase III trial comparing supportive therapy alone with supportive care with oral topotecan in patients with relapsed small-cell lung cancer. J Clin Oncol 24: 5441–5447
27 Eckardt JR, von Pawel J, Papai Z et al (2006) Open-label, multicenter, randomized, phase III study comparing oral topotecan/cisplatin versus etoposide/cisplatin as treatment for chemotherapy naive patients with extensive-disease small-cell lung cancer. J Clin Oncol 24: 2044–2051
28 Ohe Y, Negoro S, Matsui K et al (2005) Phase I–II study of amrubicin and cisplatin in previously untreated patients with extensive-stage small-cell lung cancer. Ann Oncol 16: 430–436
29 Laurie SA, Logan D, Markman BR et al (2004) Practice guidelines for the role of combination chemotherapy in the initial management of limited stage small-cell lung cancer. Lung Cancer 43: 223–240
30 Pujol JL, Daures JP, Riviere A et al (2001) Etoposide plus cisplatin with or without the combination of epidoxorubicin plus cyclophosphamide in the treatment of extensive small-cell lung cancer: a French Federation of Cancer Institutes multicenter phase III randomized study. J Natl Cancer Inst 93: 300–308

31 Ihde DC (1984) Current status of therapy for small cell carcinoma of the lung. Cancer 54: 2722–2728
32 Janne PA, Freidlin B, Saxman S et al (2002) Twenty-five years of clinical research from patients with limited-stage small cell lung carcinoma in North America. Cancer 95: 1528–1538
33 von Pawel J, Schiller J, Shepherd F et al (1999) Topotecan versus cyclophosphamide, doxorubicin and vincristine for the treatment of patients with recurrent small cell lung cancer: a phase III study. J Clin Oncol 17: 658–667
34 Huber RM, Gatzemeier U, Gosse H et al (2000) Topotecan as second line treatment of small-cell lung cancer. Onkologie 23 (Suppl. 3): 9–12
35 Simon GR, Turrisi A (2007) Management of small cell lung cancer. ACCP evidence-based clinical practice guidelines. Chest 132: 324S–339S
36 Spiro SG, Souhami RL, Geddes DM et al (1989) Duration of chemotherapy in small cell lung cancer: a Cancer Research Campaign trial. Br J Cancer 4: 578–583
37 Schiller JH, Adak S, Cella D et al (2001) Topotecan versus observation after cisplatin plus etoposide in extensive stage small-cell lung cancer: E7593 – a phase III trial of the Eastern Cooperative Oncology Group. J Clin Oncol 19: 2114–2122
38 Ardizzoni A, Hansen H, Dombernowsky P et al (1997) Topotecan, a new active drug in the second line treatment of small-cell lung cancer: a phase II study in patients with refractory and sensitive disease. J Clin Oncol 15: 2090–2096
39 O'Brien M, Eckardt J, Ramlau R (2007) Recent advances with topotecan in the treatment of lung cancer. The Oncologist 12: 1194–1204
40 Evans WK, Osoba D, Feld R et al (1985) Etoposide (VP-16) and Cisplatin: an effective treatment for relapse in small-cell lung cancer. J Clin Oncol 3: 65–71
41 Manegold C, Bülzebruck H, Drings P et al (1989) Prognostische Faktoren beim kleinzelligen Bronchialkarzinom. Onkologie 12: 240–245
42 Albain KS, Crowley JJ, LeBlanc M et al (1990) Determinants of improved outcome in small cell lung cancer: an analysis of the 2,580-patients Southwest Oncology Group data base. J Clin Oncol 8: 1563–1574
43 Feld R, Sagman U, LeBlanc M (1996) Staging and prognostic factors: Small cell lung cancer. In: Pass HI, Mitchell JB, Johnson DH, Turrisi AT (eds) Lung Cancer: Principles and practice, Lippincott-Raven, Philadelphia, pp 495–509
44 Spiegelman D, Maurer H, Ware JH et al (1989) Prognostic factors in small-cell carcinoma of the lung: an analysis of 1521 patients. J Clin Oncol 7: 344–354
45 Brock MV, Hooker CM, Syphard JE et al (2005) Surgical resection of limited disease small cell lung cancer in the new era of platinum chemotherapy: its time has come. J Thorac Cardiovasc Surg 129: 64–72
46 Lad T, Pintadosi S, Thomas P et al (1994) A prospective randomized trial to determine the benefit of surgical resection of residual disease following response of small cell lung cancer to combination therapy. Chest 106: 320–323S
47 Pignon JP, Arriagada R, Ihde DC et al (1992) A meta-analysis of thoracic radiotherapy for small cell lung cancer. N Engl J Med 327: 1618
48 Warde P, Payne D (1992) Does thoracic irradiation improve survival and local control in limited stage small-cell lung carcinoma of the lung. A meta-analysis. J Clin Oncol 10: 890
49 Fried DB, Morris DE, Poole C et al (2004) Systematic review evaluating the timing of thoracic radiation therapy in combined modality therapy for limited stage small-cell lung cancer. J Clin Oncol 22: 4837–4845
50 Huncharek M, MaGarry R (2004) A Meta-analysis of the timing of chest irradiation in the combined modality treatment of limited stage small cell lung cancer. Oncologist 9: 665–672
51 Spiro SG, James LE, Rudd RM et al (2006) Early compared with late radiotherapy in combined modality treatment for limited disease small-cell lung cancer: A London Cancer Group multicenter randomized clinical trial and metaanalysis. J Clin Oncol 24: 3823–2830
52 De Ruysscher D, Pijls-Johannesma M, Vansteenkiste J et al (2006) Systematic review and meta-analysis of randomized controlled trials of the timing of chest radiotherapy in patients with limited-stage, small-cell lung cancer. Ann Oncol 17: 543–552
53 Aupérin A, Arriagada R, Pignon JP et al (1999) Prophylactic cranial irradiation for patients with small-cell lung cancer in complete remission. N Engl J Med 341: 476–484
54 Samson DJ, Seidenfeld J, Simon GR et al (2007) Evidence for management of small cell lung cancer: ACCOP evidence based clinical practice guidelines (2nd edition). Chest 132, Suppl 3: 314S–323S
55 Slotman B, Faivre-Finn C, Kramer G et al (2007) A randomized trial of prophylactic cranial irradiation (PCI) versus no PCI in extensive disease small cell lung cancer after response to chemotherapy (EORTC 08993–22993). J Clin Oncol 25, No 18S: #4: 2s

Systemische Therapie des metastasierten nichtkleinzelligen Lungenkarzinoms

R. M. Huber, A. Schalhorn, T. Beinert, L. Lutz, J. v. Pawel, F. Schneller

Nach wie vor bestehen entscheidende Unterschiede in der Effektivität und in der Indikation zu einer Chemotherapie in Abhängigkeit vom histologischen Subtyp des Lungenkarzinoms: Im Gegensatz zum zumindest anfänglichen Effekt beim kleinzelligen Lungenkarzinom ist die Chemotherapie des NKLK trotz der in den letzten Jahren erzielten eindeutigen Fortschritte immer noch nicht befriedigend. Oft wurde der Wert der Chemotherapie in der Behandlung des NKLK überhaupt infrage gestellt, obwohl bereits mit älteren Kombinationen immer wieder Patienten von einer Chemotherapie durch eine Remission und besonders durch eine klinische Besserung erheblich profitierten. Gerade die Symptomverbesserung und der Gewinn an Lebensqualität sind für Patienten im metastasierten Stadium relevant. Erst durch Meta-Analysen, wie der Meta-Analyse von 52 randomisierten Studien und z. B. die Studie von *Cullen* et al., in der die MIC-Therapie (siehe unten) mit einer alleinigen „best supportive care" verglichen wurde, konnte aber eindeutig belegt werden, dass Cisplatin-haltige Chemotherapien das Überleben signifikant verlängern [1]. Die mediane Überlebenszeit stieg in der Studie von *Cullen* von 4,8 auf 6,9 Monate an und in beiden Publikationen konnte nach einem Jahr eine um 10 % höhere Überlebensrate nachgewiesen werden [1, 2]. In der so wichtigen Meta-Analyse, die randomisierte Studien vor 1995 berücksichtigte, konnte ein signifikanter Überlebensgewinn letztlich nur für Cisplatin-haltige Kombinationen gesichert werden [1]. Zahlreiche moderne Kombinationen erwiesen sich ähnlich effektiv wie Cisplatin-haltige Therapien (siehe unten), sodass Cisplatin heute oft z. B. durch Carboplatin ersetzt wird und auch Platin-freie Kombinationen – falls aufgrund bestimmter Konstellationen nötig – möglich sind. Weitere jüngere randomisierte Studien belegen eindeutig, dass selbst Monotherapien in der Lage sind, das Überleben der Patienten [3, 4, 5, 6) und/oder krankheitsbedingte Symptome und die Lebensqualität signifikant zu verbessern [3, 6, 7].

Monotherapie

Ältere Substanzen

Ein Überblick von 134 Phase-II-Untersuchungen [8] zur Monoaktivität beim nichtkleinzelligen Lungenkarzinom, die 4340 Patienten umfassten, zeigte, dass bei den älteren Substanzen nur fünf Substanzen (von 51) eine höhere Remissionsrate als 15 % aufweisen (Tabelle 1). Auf die verschiedenen neuen Substanzen, die jeweils in zirka 20 % der Fälle fortgeschrittener metastasierter nichtkleinzelliger LK zu einer Remissi-

Tabelle 1. Einzelsubstanzen in der Therapie des fortgeschrittenen bzw. metastasierten nichtkleinzelligen Lungenkarzinoms [8].

Substanz	Patientenzahl	CR + PR
Ifosfamid	130	27 %
Vindesin	370	18 %
Vinblastin	22	18 %
Mitomycin	88	17 %
Cisplatin	305	16 %
Carboplatin	491	11 %
Etoposid	278	9 %

on führen, wird weiter unten ausführlicher eingegangen.

Carboplatin und Etoposid sind in der Monotherapie offensichtlich weniger wirksam als Ifosfamid, Vindesin/Vinblastin, Mitomycin C und Cisplatin, sind aber wichtige Partner im Rahmen von Kombinationstherapien [9, 10].

Die Dauer der mit diesen Monosubstanzen erzielten Remissionen ist mit üblicherweise 2–4 Monaten kurz. Für die in Tabelle 1 genannten Zytostatika gilt, dass die Monochemotherapie mit diesen Substanzen einer Polychemotherapie bezüglich Remissionsraten und Remissionsdauer unterlegen ist.

Neuere Substanzen

In den letzten 20 Jahren wurde die Chemotherapie des fortgeschrittenen NKLK durch die Entwicklung neuer Substanzen erheblich bereichert, die in der Monotherapie in zahlreichen Studien zu Remissionsraten um 20 % führen und in der Mehrzahl zudem gut verträglich sind (Tabelle 2) [11, 12]. Gemcitabin und Vinorelbin zählen ebenso wie die Taxane Docetaxel und Paclitaxel zum Standardrepertoire in der Therapie der NKLK. Das neue Antifolat Pemetrexed (MTA, multitargeted antifolate, LY231514) erwies sich nicht nur beim Pleuramesotheliom, sondern auch beim NKLK als effektiv [12, 13]. Im Folgenden gehen wir auf diese fünf wichtigen Substanzen näher ein.

Vinorelbin

Vinorelbin ist ein semisynthetisches Vinca-Alkaloid, das wie die früheren Vinca-Alkaloide Vinblastin, Vincristin und Vindesin seine zytostatische Wirkung durch Bindung an Tubulin, die basische Protein-Untereinheit der zellulären Mikrotubuli mit sekundärer Schädigung des mitotischen Spindelapparates erlangt [25]. Neben der intravenösen Form, mit der die meisten Studien durchgeführt wurden, liegt auch eine orale zugelassene Formulierung mit guter Bioäquivalenz vor. Da die Effekte von Vinorelbin auf die axonalen Mikrotubuli geringer ausgeprägt sind, treten neurotoxische Nebenwirkungen im Allgemeinen wesentlich seltener auf als bei den älteren Vinca-Alkaloiden. Die Wirkung von Vinorelbin beim NKLK wurde in zahlreichen Phase-II- und Phase-III-Studien untersucht [25]. In 13 Studien mit mindestens 23 bzw. 25 und maximal 191 und 206 Patienten wurden meist 30 mg/m^2 pro Woche gegeben. Die Remissionsraten schwankten bei nicht vorbehandelten Patienten zwischen 12 % und 42 % und führten bei gemeinsamer Auswertung der zusammen mehr als 1000 Patienten zu einer Remissionsrate von 23,6 % ± 9,6 %, zu einer Remissionsdauer von 19,8 ± 6,4 Wochen und zu einer medianen Überlebenszeit von 32,5 ± 4,1 Wochen [25]. Wichtig sind die randomisierte Studie von *Le Chevalier* et al. und eine SWOG-Studie, in der einerseits Vinorelbin in Kombination mit Cisplatin verglichen wird mit Vindesin in Kombination mit Cisplatin und einem Vinorelbin-Monotherapie-Arm und andererseits Vinorelbin mit Vinorelbin und Cisplatin [26, 27]. Auch an einer großen Patientenpopulation konnte somit die Effektivität von Vinorelbin mit 14 % Remissionen und einer medianen Überlebenszeit von 32 Wochen erneut belegt werden. Interessant sind die Ergebnisse einer randomisierten Studie von *Kelly* et al., in der die Kombination Cisplatin/Vinorelbin zu den gleichen Ergebnissen führte wie Carboplatin/Paclitaxel [28]. Wichtig ist besonders auch eine Studie bei älteren Patienten (70 Jahre und älter) mit fortgeschrittenem NKLK, bei denen eine Vinorelbin-Monotherapie (30 mg/m^2 Tag 1 und 8, alle 3 Wochen) mit „best supportive care" verglichen wurde [6]. Bei vergleichsweise guter Verträglichkeit konnte in 19,7 % der Fälle eine Remission erzielt werden. Das Überleben stieg im Vergleich zur Kontrollgruppe signifikant von 21 auf 28 Wochen an [6].

Die Verträglichkeit von Vinorelbin ist im Allgemeinen gut. Haarausfall ist meist gering ausgeprägt und erreicht in weniger als 5 % der Fälle den Schweregrad 3. Vinorelbin kann knochenmarktoxisch wirken. Unter Blutbildkontrollen und Dosisanpassung sind diese Nebenwirkungen aber im Allgemeinen gut zu beherrschen. Mit neurotoxischen Nebenwirkungen muss gerechnet werden, auch wenn diese wesentlich geringer ausgeprägt sind als unter Vincristin und Vindesin: Die Sehnenreflexe können ausfallen, Parästhesien treten in weniger als 7 % der Fälle auf und bilden sich nach Absetzen langsam zu-

Tabelle 2. Monochemotherapie des nichtkleinzelligen Lungenkarzinoms mit neuen Sustanzen nach [11, 22].

Substanz	Studien (n)	Patienten (n)	Remissionsraten (%)	
			Median	Bereich
Gemcitabin	5	398	21	16–25[a]
Vinorelbin	3	361	20	13–26[a]
Paclitaxel	7	259	27	21–33[a]
Docetaxel	6	205	26	19–32[a]
CPT-11	3	151	36	29–44[a]
Topotecan	3	115	11	5–18[a]
Pemetrexed	2	90		16–23

[a] Konfidenzintervall

rück. Auf mögliche intestinale Paresen ist zu achten, wenn diese auch nur sehr selten zu einem Ileus führen. Bei koronarer Herzkrankheit sind auch Verengungen der Koronararterien beschrieben worden.

Paclitaxel

Paclitaxel, das von den Taxanen als erstes für die klinische Anwendung zugelassen wurde, greift ebenfalls am Spindelapparat an und führt zu einer verstärkten Tubulin-Polymerisation. Nach entsprechender antiallergischer Vortherapie (Dexamethason 20 mg p. o. 12 Stunden vor Therapie sowie eine halbe Stunde vor der Taxan-Gabe Dexamethason 20 mg, 50 mg Ranitidin und 2 mg Clemastin i.v.) ist Paclitaxel ein gut verträgliches Medikament, das in der Monotherapie in mehr als 20 % der Fälle zu Remissionen führt. Nimmt man die Ergebnisse von sieben Studien mit zusammen mehr als 200 Patienten, geben *Carney* und Mitarbeiter Remissionsraten von 21–42 % an [22], die damit im ähnlichen Bereich liegen wie die in Tabelle 2 angegebenen Daten von *Hansen* [11]. In einer Studie von *Gatzemeier* et al. mit 58 Patienten wurde eine Remissionsrate von 24 % erzielt und die Überlebenszeit betrug immerhin 10 Monate [23, 24]. In einer randomisierten Studie verglichen *Ransom* et al. bei fortgeschrittenem NKLK Paclitaxel (200 mg/m^2 als 3-Stunden-Infusion alle 3 Wochen) mit einer besten supportiven Therapie [3]: Das Überleben konnte um median 2,0 Monate signifikant gesteigert werden. Üblicherweise werden in der Monotherapie Paclitaxel-Dosen von 175–225 mg/m^2 alle 3 Wochen infundiert. Die früher häufig angewandte 24-Stunden-Infusion ist weitgehend durch die wesentlich praktischere und gut verträgliche 3-Stunden-Infusion ersetzt worden. In letzter Zeit gewinnen auch wöchentliche Therapieprotokolle an Bedeutung. Mögliche knochenmarktoxische Nebenwirkungen sind im Allgemeinen durch Dosisanpassung leicht zu regulieren. Mit zunehmender Zeitdauer können aber neurotoxische Nebenwirkungen, Arthralgien und Myalgien auftreten, die zum Abbruch der Therapie zwingen können.

Docetaxel

Docetaxel ist ein semisynthetisches Taxan, das wie Paclitaxel seine Zytotoxizität über eine verstärkte Tubulin-Polymerisation erfährt. In Phase-II-Studien werden Ansprechraten von 18–38 %, im Mittel um 25 % angegeben [13]. Auch in der Second-line-Therapie können Remissionen erzielt werden [14, 15]. Unter Dosierungen von 100 mg/m^2 kann bereits eine schwere Myelosuppression auftreten, weswegen sich heute vermehrt Protokolle mit der Gabe von 75 mg/m^2 alle 3 Wochen durchsetzen [5, 16]. Die Wirksamkeit von Docetaxel wird besonders durch zwei randomisierte Studien belegt, in denen das Taxan jeweils mit einem Arm mit „best supportive care“ verglichen wird [4, 5]. Bei chemonaiven Patienten lebten im Therapiearm nach 2 Jahren immerhin 12 %, im Kontrollarm jedoch kein Patient mehr [4]. Sogar nach Versagen einer Cisplatin-haltigen Therapie verlängert Docetaxel in der Second-line das mediane Überleben noch einmal signifikant um 2,6 Monate im Vergleich zu einer Kontrollgruppe mit „best supportive care" [5]. Nach Versagen einer primären Chemotherapie bietet sich eine Zweittherapie mit Docetaxel an [5].

Das allergische Potenzial von Docetaxel ist geringer als das von Paclitaxel, weswegen man auch mit einer alleinigen, niedriger dosierten Steroidtherapie auskommt. Beginnend mindestens 12 Stunden vor der Docetaxel-Infusion werden üblicherweise sechs Dosen zu je 8 mg Dexamethason im Abstand von 12 Stunden gegeben. Bei der wöchentlichen Therapie scheint nach unseren Erfahrungen die dreimalige Dexamethason-Gabe ausreichend zu sein. Die früher häufiger beschriebene Flüssigkeitsretention tritt unter den Steroiden wesentlich seltener, später und weniger ausgeprägt auf. Als wichtige Nebenwirkung einer Langzeittherapie sind Nagelveränderungen zu nennen, die bei Fortsetzung der Therapie gelegentlich bis zur vollständigen Onycholyse führen können.

Gemcitabin

Gemcitabin ist ein doppelt fluoriertes Analogon von Deoxycytidin und entfaltet seine hauptsächliche Wirkung nach Einbau von dFdCTP in die DNA. In fünf Studien mit 67–161 und zusammen 467 Patienten wurde die Wirkung von Gemcitabin in der Monotherapie fortgeschrittener NKLK untersucht. Bei Einzeldosen von 800–1250 mg/m^2 wurden jeweils Remissionsraten von mindestens 20 % bestimmt. Die Einzelwerte schwankten zwischen 20 % und 26 % und die mediane Überlebenszeit betrug, soweit angegeben, zwischen 8,1 und 9,4 Monaten [17]. Bei diesen vergleichsweise sehr günstigen Ergebnissen ist zu berücksichtigen, dass der Anteil an Patienten mit metastasierter Erkrankung (Stadium IV) nur zwischen 42 % und 65 % lag. Dass Gemcitabin zu den effektiven Substanzen zählt, wird besonders durch zwei randomisierte Studien belegt, in denen Gemcitabin als Monotherapie mit einer früher oft als Standard angesehenen Cisplatin-Etoposid-Kombination verglichen wurde. Selbst in diesen randomisierten Studien mit zusammen 199 Patienten lag die Remissionsrate für Gemcitabin mit 18,2 % bzw. 19,2 % im Bereich von knapp 20 % und unterschied sich nicht relevant von den Ergebnissen der wesentlich toxischeren Cisplatin-Etoposid-Kombinationen mit 15,3 % und 20,8 %. Auch in der medianen Überlebenszeit wurden keine signifikanten Unterschiede nachgewiesen [18, 19, 20].

Nach *Gatzemeier* zeigen die Patienten unter Gemcitabin eine Symptomverbesserung, wobei besonders wichtig ist, dass sich bei mittlerer oder schwerer Ausprägung Husten in 73 %, Hämoptysen in 100 % und Luftnot in 51 % der Fälle unter der Therapie bessern [17]. Die Verträglichkeit von Gemcitabin ist gut, Übelkeit und Haarausfall (mehr als 80 % der Patienten ohne Haarausfall) sind im Allgemeinen kein Problem. Mit einer Leukozytopenie Grad IV oder Thrombozytopenie (Grad III und höher nach WHO) ist bei korrekter Anwendung und Auswertung von 790 Patienten nur in 5,7 % bzw. 7,3 % der Fälle zu rechnen [21]. Mukositis (Stomatitis und Diarrhö) treten in weniger als 10 % der Fälle auf. Gelegentlich kommt es zu grippeähnlichen Symptomen, die gut auf Paracetamol ansprechen. Bei zirka 1 % der Patienten können pulmonale Nebenwirkungen (Dyspnoe bis hin zur Ateminsuffizienz (Pneumonitis)) auftreten, die dann zum Abbruch der Therapie zwingen [17, 21].

In der Monotherapie hat sich die Infusion von 1000 mg/m^2 Gemcitabin an den Tagen 1, 8, 15 mit Wiederholung alle 4 Wochen oder 1250 mg/m^2 an den Tagen 1 und 8 mit Wiederholung alle 3 Wochen als sehr praktikabel durchgesetzt. Wichtig ist, dass die Infusionszeit von 30 Minuten exakt eingehalten wird, da im Gegensatz zu z. B. 5-Fluorouracil die zeitliche Ausdehnung zu einer höheren Toxizität führt.

Pemetrexed

Pemetrexed (multitargeted antifolate = MTA) ist ein neuer Antimetabolit, der im Gegensatz zum Methotrexat nicht nur die Dihydrofolatreduktase, sondern auch die Thymidylatsynthase und die Glycinamid-Ribonukleotid-Formyltransferase, wichtige Enzyme für die Pyrimidin- und Purinsynthese, hemmt [12]. In mehreren Phase-II-Studien konnte die Effektivität von Pemetrexed in der Therapie des fortgeschrittenen NKLK nachgewiesen werden: In der Erstlinientherapie lagen die Remissionsraten zwischen 16 % und 23 % [12] und in einer Studie zur Zweitlinientherapie lagen sie bei 9 %, wobei Patienten ohne Platin-haltige Vortherapie in 14 % ansprachen [12]. Die Bedeutung von Pemetrexed für die Zweittherapie des NKLK wurde durch eine große randomisierte Phase-III-Studie von *Hanna* et al. an 571 Patienten, die auf eine Ersttherapie nicht mehr ansprachen, abgesichert [16]. Die Patienten erhielten entweder Docetaxel oder Pemetrexed. Bei zirka drei Viertel der Patienten lag ein Stadium IV vor, etwa 90 % hatten bereits eine Platin- und zirka ein Viertel eine Taxan-haltige Therapie erhalten. In beiden Studienarmen wurde in knapp 10 % eine Remission erzielt und in Abhängigkeit von der Effektivität der Primärtherapie wurde in 40–50 % ein Krankheitsstillstand erzielt. Auch in der medianen Überlebenszeit (7,9 versus 8,3 Monate) und der 1-Jahres-Überlebensrate (jeweils 29,7 %) unterschieden sich Docetaxel und Pemetrexed nicht [16]. In beiden Studienarmen profitierten die Patienten gleichermaßen von der Chemotherapie mit einer Besserung von Husten, Dyspnoe und Schmerzen. Eine retrospektive Analyse nach Histologie hat jedoch hier einen signifikanten Vorteil für Patienten mit einem Nicht-Plattenepithelkarzinom mit einem medianen Überleben von 9,3 Monaten gezeigt [60]. Umgekehrt war beim Plattenepithelkarzinom Docetaxel von Vorteil (medianes Überleben 6,2 versus 7,4 Monate). Für Docetaxel fand sich kein Unterschied für die Histologie. Unter der Maßgabe, dass Pemetrexed immer mit einer Vitamin-B12- und Folsäure-Gabe supplementiert wird, ist die Verträglichkeit dieses Therapieansatzes günstig. Pemetrexed in Kombination mit Folsäure und Vitamin B12 ist für die Second-line-Therapie des NKLK außer bei überwiegend plattenepithelialer Histologie zugelassen.

Kombinations-Chemotherapie

Bei früher schlechten Ansprechraten klassischer Zytostatika wie z. B. Doxorubicin, Cyclophosphamid und Methotrexat vermochten auch die verschiedenen Formen der Kombinations-Chemotherapie die Prognose des fortgeschrittenen nichtkleinzelligen LK zunächst nicht entscheidend zu verbessern. Es setzten sich in den 1980er Jahren zunächst Kombinationen der bisher zur Verfügung stehenden schwach wirksamen Einzelsubstanzen durch, wobei Cisplatin- und Ifosfamid-haltige Therapien die größte Bedeutung erlangten [29, 30, 31). Meist wurde Cisplatin mit einem Vinca-Alkaloid (Vinblastin oder Vindesin) und/oder Mitomycin C oder Etoposid kombiniert [31]. Vergleichsweise eine größere Bedeutung erlangten auch die Kombinationen aus Ifosfamid und Etoposid und das sogenannte MIC-Protokoll, das sich aus Mitomycin C, Ifosfamid und Cisplatin zusammensetzt [32]. Sollte auf Platin-Salze oder Ifosfamid verzichtet werden, wurde relativ häufig die Kombination aus Mitomycin C und Vindesin angewendet [31].

Da die neuen zumeist recht gut verträglichen Substanzen Docetaxel, Gemcitabin, Paclitaxel und Vinorelbin selbst in großen und oft randomisierten Studien [Auswahl: 11, 13, 17, 25, 33, 34] zu klinisch relevanten Remissionsraten um 20 % bei zumeist zufriedenstellender Verträglichkeit führen, lag es nahe, diese Substanzen mit Platin-Salzen zu kombinieren. Eine 2004 publizierte Meta-Anaylse bewertet die Effektivität von Platin-basierten Zweierkombinationen im Vergleich mit einer Monotherapie mit einer der neuen Substanzen [34]. Die Monotherapie führt zu Remissionsraten von median 16 % (Bereich: 11–41 %), während die Kombinationen zu einem Anstieg auf etwa das Doppelte führen (RR median 35 %, Bereich: 28–41 %, OR 2,32; 95 % Konfidenzintervall 1,68–3,20). Auch das Überleben verbesserte sich unter den Kombinationen, wurde aber letztlich nur um 13 % verlängert [34].

Prinzipiell können bisher keine klinisch relevanten Unterschiede in der Effektivität nachgewiesen werden, wenn man Kombinationstherapien aus zumeist zwei der effektiven Monosubstanzen vergleicht. Einzelne Phase-II-Studien mit besonders guten Ergebnissen müssen immer kritisch hinterfragt werden, da die Ergebnisse entscheidend auch von der Auswahl der Patienten beeinflusst werden: Hier ist besonders auf den Einfluss des AZ und des Stadiums auf die Remissionsraten und das Überleben hinzuweisen [35]. Studien mit einem höheren Anteil an Patienten mit dem Tumorstadium IIIA-inoperabel oder IIIB werden natürlich zu besseren Ergebnissen führen als Studien, in denen der Anteil von Patienten mit bereits metastasiertem NKLK sehr hoch ist [34]. Die Ergebnisse mit Pemetrexed weisen weiterhin darauf hin, dass die Histologie in die Überlegungen zur Wahl der Kombinationspartner mit einbezogen werden müssen [60].

Randomisierte Studien

Bedingt durch die unterschiedlichen Patienten- und Tumorkriterien lässt sich der Stellenwert einer (neuen) Chemotherapie nur im direkten Vergleich mit anderen Therapien bestimmen. Im Folgenden werden wir daher nur auf randomisierte Studien eingehen, die jeweils mindestens 50 Patienten pro Studienarm enthalten. In der Übersicht [36] werden 15 randomisierte Studien zum Wert verschiedener Kombinationstherapien mit in der Mehrzahl mehr als 100 und oft sogar mehr als 200 Patienten je Studienarm mit zusammen knapp 7000 Patienten erfasst. Überwiegend wurden Zweierkombinationen verglichen, die zumeist ein Platin-Salz und wenigstens eine der neuen Substanzen (Docetaxel, Gemcitabin, Paclitaxel, Vinorelbin) enthielten [36].

Eine genügende Belastbarkeit vorausgesetzt, gilt heute in nahezu allen Zentren eine Kombination aus einem Platin-Salz mit einer der neuen Substanzen (Gemcitabin, Taxan, Vinorelbin) als Standard. Neu zugelassen ist die Kombination aus Pemetrexed und Cisplatin für das NKLK außer bei überwiegender plattenepithelialer Histologie. Die Frage nach der optimalen Kombination kann immer noch nicht eindeutig beantwortet werden, da bei Zusammenschau einer Vielzahl von Studien mit 38 Studienarmen und knapp 7000 Patienten die Überlebenszeiten mit zumeist 7–9 Monaten letztlich dicht beieinander liegen [36]. Eine erste Meta-Analyse aus 13 randomisierten Studien mit 4556 Patienten vergleicht Platin-Gemcitabin-Kombinationen mit anderen Platin-Therapien [37]. Es wird eine signifikante Reduktion der Gesamtmortalität mit einer HR (Hazard Ratio) von 0,90 beschrieben [37]. Die mediane Überlebenszeit liegt unter den Platin-Gemcitabin-Therapien mit 9,0 Monaten (Konfidenzintervall 8,6–9,3 Monate) etwas höher als in den Kontrollarmen mit 8,2 Monaten (Konfidenzintervall 7,9–8,6 Monate) und nach einem Jahr wird eine um 3,9 % höhere Überlebensrate erzielt [37]. Dieser geringe Lebensgewinn (Anstieg der medianen Überlebenszeit um 24 Tage) sollte nicht überbewertet werden, da Fragen der Verträglichkeit und Toxizität in der Auswertung nicht berücksichtigt wurden. In einer großen randomisierten Studie mit 1218 Patienten konnte zwar eine signifikant höhere Remissionsrate unter Cisplatin/Docetaxel nachgewiesen werden, klinisch wirkliche Unterschiede bezüglich des Überlebens wurden aber im Vergleich Cisplatin/Docetaxel gegenüber Cisplatin/Vinorelbin nicht erzielt (Tabelle 3) [38]. In einer Meta-Analyse findet sich ein besseres Überleben und Sicherheitsprofil (Neutropenie und febrile Neutropenie) im Vergleich mit Vindesin oder Vinorelbin [62]. Die Wertung der Ergebnisse, insbesondere der Verträglichkeit, wird aber dadurch erschwert, dass zum Teil in dem Vinorelbin-Arm Cisplatin um ein Drittel höher dosiert wurde als im Docetaxel-Arm.

Eine multizentrische, randomisierte, offene Phase-III-Studie von Pemetrexed in Kombination mit Cisplatin gegenüber Gemcitabin in Kombination mit Cisplatin an chemonaiven Patienten mit lokal fortgeschrittenem oder metastasierendem (Grad IIIB oder IV) nichtkleinzelligen Lungenkarzinom zeigte, dass Pemetrexed in Kombination mit Cisplatin (Intent to treat-, ITT-Gruppe, n = 862) den primären Endpunkt erreichte und bei günstigem Toxizitätsprofil ähnliche klinische Wirksamkeit zeigte wie Gemcitabin in Kombination mit Cisplatin (ITT, n = 863) (bezogen auf Überleben angepasste HR = 0,94; 95 % KI = 0,84–1,05). Alle in dieser Studie eingeschlossenen Patienten hatten einen ECOG Performance Status von 0 oder 1. Die Analyse des Einflusses der weiteren Unterteilung der Histologie der nichtkleinzelligen Lungenkarzinome auf das Überleben zeigte allerdings klinisch relevante Unterschiede entsprechend der Histologie [61]: Beim Plattenepithelkarzinom war Gemcitabin in Kombination mit Cisplatin günstiger (medianes Überleben 10,8 versus 9,4 Monate), beim Adenokarzinom und großzelligen Karzinom Pemetrexed in Kombination mit Cisplatin (medianes Überleben Adenokarzinom 12,6 versus 10,9 Monate).

Eine randomisierte Studie mit Einschluss aller nichtkleinzelligen Lungenkarzinom-Histologien, die den Effekt eines Antikörpers gegen den EGF-Rezeptor (Cetuximab) zusätzlich zur Gabe von Vinorelbin und Cisplatin in der Erstlinientherapie prüfte, konnte im Gegensatz zu den früheren Studien mit Tyrosinkinase-Inhibitoren einen Überlebensvorteil für die zusätzliche Gabe von Cetuximab zeigen. Voraussetzung für den Einschluss war der immunhistochemische Nachweis von mindestens einer EGF-R-positiven Zelle [63].

Aus der Vielzahl der Therapieansätze stellen wir in Tabelle 3 neuere Studien mit jeweils mindestens drei Studienarmen und Gesamtfallzahlen von 612 bis 1218 Patienten dar, die zudem aktuelle Kombinationen mit einem Platin-Salz und einem der neuen effektiven Monotherapeutika vergleichen [38, 39, 40, 41]. Zehn verschiedene Kombinationen aus Cis- oder Carboplatin mit den neuen Substanzen Docetaxel, Gemcitabin, Paclitaxel und Vinorelbin werden verglichen. In keinem Fall erwies sich eines der Protokolle den anderen bezüglich Remissionsraten, medianer Überlebenszeit und 1-Jahres-Überlebensrate wirklich, d. h. klinisch relevant überlegen [38, 39, 40, 41]. In der Studie mit dem niedrigstem Anteil an Stadium IV liegen die medianen Überlebenszeiten um 10 Monate [38] und in der Studie mit dem höchsten Anteil bei 8 Monaten [40].

In diesem Zusammenhang darf noch einmal auf die seit langem bekannten Zusammenhänge zwischen Allgemeinzustand und Erfolg der Therapie hingewiesen werden. Unter anderen haben *Drings* und Mitarbeiter schon bei früheren Protokollen den Einfluss des Karnofsky-Index (KI) und des Stadiums auf die Remissionsraten von drei Ifosfamid-Kombinationen nachgewiesen [33]. Bei einem KI von 90 und 100 sprachen 40 % der Patienten an, bei einem KI von 70 und 80 noch 29 %, während bei schlechtem Allgemeinzustand (KI 60 und 50) nur noch 10 % der Patienten mit einer Remission reagierten [35].

Die Toxizitäten, die in der Studie von *Schiller* et al. besonders sorgfältig erfasst wurden [40], unterscheiden sich in Abhängigkeit von den gewählten Substanzen und Dosierungen erheblich

Tabelle 3. Phase-III-Studien mit ≥ 3 Studienarmen in der First-line-Behandlung des fortgeschrittenen NKLK [38, 39, 40, 41], Angabe der Medianwerte (TTP = Zeit bis Progression).

	Patienten	AZ (%)	Stadium IV (%)	CR/PR (Monate)	TTP (Monate)	Med ÜLZ (Monate)	1-Jahres-ÜLR (%)
Van Meerbeek [39]		PS 0/1					
	480	88	79				
Cisplatin/Paclitaxel				31		8,1	35,5
Cisplatin/Gemcitabin				36		8,8	36,2
Paclitaxel/Gemcitabin				27		6,9	26,5
Schiller et al. 2002 [40]		PS 0/1					
	1155	94	87	19	3,6	7,9	33
Cisplatin/Paclitaxel	288	94	89	21	3,4	7,8	31
Cisplatin/Gemcitabin	288	95	86	22	4,2	8,1	36
Cisplatin/Docetaxel	289	94	86	17	3,7	7,4	31
Carboplatin/Paclitaxel	290	95	86	17	3,1	8,1	34
Scagliotti et al. 2002 [41]	612	PS 0/1					
Cisplatin/Gemcitabin	205	95	81	30	5,5	9,8	37
Carboplatin/Paclitaxel	201	92	82	32	5,5	9,9	43
Cisplatin/Vinorelbin	203	92	81	30	4,6	9,5	37
Fossella 2004 [38]	1218	KPS ≥ 80					
Cisplatin/Docetaxel	408	96	67	31,6	22	11,3	46
Carboplatin/Docetaxel	406	96	68	23,9	20	9,4	38
Cisplatin/Vinorelbin	404	96	67	24,5	23	10,1	41

(Tabelle 4). Bei der Bewertung der Toxizitätsdaten müssen die möglichen Toxizitäten der Einzelsubstanzen (z. B. Cisplatin!) und die unserer Meinung nach unterschiedliche Dosisintensität in den vier Protokollen (unterschiedliche Cisplatin-Dosierungen!) berücksichtigt werden.

Folgende Schlussfolgerungen lassen sich aus der großen Zahl früherer und der hier besprochenen Studien ziehen:

- Kombinationen führen im Vergleich zu einer Monotherapie zu höheren Remissionsraten und zu einem geringen, aber in der Meta-Analyse signifikanten Überlebensgewinn
- Cis-/Carboplatin und eine neue Substanz enthaltende Kombinationen führen im Vergleich untereinander im Wesentlichen zu ähnlichen Ergebnissen
- derzeit ist bezüglich der Effektivität der verschiedenen Chemotherapien eine Art Plateau erreicht worden [41]
- die Effektivität der Chemotherapie muss weiter verbessert werden [42]
- der Einfluss der Histologien für die verschiedenen Kombinationen ist zu beachten und muss weiter verfolgt werden
- derzeit darf keine Therapie als der allgemein gültige Standard bezeichnet werden

Therapie im Rezidiv und bei Progression

Nach Versagen einer Erstlinientherapie waren früher die Chancen, auf eine Zweittherapie anzusprechen, so minimal, dass nur wenige Patienten erneut chemotherapiert wurden. Mit den zumeist recht gut verträglichen neuen Substanzen wurden in der jüngsten Zeit zahlreiche Phase-II-Studien durchgeführt, die eindeutig zeigen, dass zumindest ein Teil der Patienten von einer weiteren systemischen Therapie profitieren kann [15]. In Tabelle 5 sind die Ergebnisse von über 30 Phase-II-Studien zur Second-line-Monotherapie des NKLK in Anlehnung an *Huisman* [15] dargestellt. Naturgemäß schwanken die Ergebnisse in Abhängigkeit von der Patientenauswahl und vor allem der Vortherapie erheblich. Prinzipiell konnte aber belegt werden, dass mit den Substanzen Docetaxel, Gemcitabin und Paclitaxel in bis zu 15 %, maximal 20 % der Fälle eine Remission erzielt werden kann, obwohl in der Mehrzahl der Fälle bereits mit Cisplatin vorbehandelt worden war [15]. Die Chancen sind etwas günstiger, wenn bereits die Ersttherapie effektiv gewesen ist. Auch wenn die Ergebnisse in den zitierten Arbeiten oft nicht vollständig dargestellt sind, können bei günstiger Konstellation noch eine mediane Überlebenszeit von bis zu über 30 Wochen und 1-Jahres-Überlebensraten von bis zu zirka 30 % erzielt werden [15, 43]. Den Beweis, dass eine Zweittherapie effektiv ist und von klinischem Nutzen sein kann, erbrachte die Phase-III-Studie von *Shepherd* et al. [5]: Im Vergleich zu einer „best supportive care" führte die

Tabelle 4. Toxizitäten der vier Therapiearme der Phase-III-Studie von Schiller et al. [40]. Angaben in %.

	Toxizitäten			
	Cisplatin/ Paclitaxel (n = 300)	Cisplatin/ Gemcitabin (n = 293)	Cisplatin/ Docetaxel (n = 297)	Carboplatin/ Paclitaxel (n = 293)
Neutropenie Grad 4	57	39	48	43
Thrombopenie Grad 4	2	28[a]	1	1
Übelkeit Grad 3	25	37	24	9a
Neuropathie Grad 3	5	9	5	10
Febrile Neutropenie Grad 3/4	14	3[a]	10	4[a]
Nephrotoxizität ≥ Grad 3	3	9[a]	3	1
Gesamttoxizitäten > Grad 3	73	72	67	57[a]

[a] Unterschiede gegenüber Cisplatin/Paclitaxel signifikant

Tabelle 5. Second-Line-Monotherapie des nichtkleinzelligen Lungenkarzinoms in Anlehnung an *Huisman* et al. [15]. Es wurden primär Studien aufgenommen, in denen die angegebenen Zytostatika entsprechend den üblichen Standardprotokollen angewendet wurden. Abweichungen davon sind entsprechend gekennzeichnet. Die Medianwerte beziehen sich auf die Studienarme und nicht auf die Gesamtzahl der eingeschlossenen Patienten. Ergänzung durch [12, 29]. k. A. = keine Angabe vorhanden.

	Studien (n)	Patienten (n)	Platin-vorbehandelt (%)	Remissionsrate (%) Median (Bereich)	Überlebenszeit (Wochen) Median (Bereich)	1-Jahres-Überleben (%) Median (Bereich)
Docetaxel	9 [1]	11–120	100	21 (7–27)	30 (24–42)	27 (15–44)
Paclitaxel	7 [2]	10–35	87–100 k.A.=1	6 (0–38) k.A.=1	26 (17–42) k.A.=4	45 k.A.=6
Gemcitabin	10 [3]	16–83	79–100 k.A.=4	17 (0–21)	30 (22–36) k.A.=5	(29, 45) k.A.=8
Vinorelbin	3	10–18	87, 100 k.A.=1	0 (0–20)	13 k.A.=2	k.A.
Vindesin	3 [4]	7–25	50 k.A.=2	12 (0–14)	12 k.A.=2	k.A.
Pemetrexed	2 [5]	44 33	100 0	8 15	26 18	19 24

[1] Einschließlich 2 Arme von Fossella (Arm A: Docetaxel 100 mg/m^2, Arm B: Docetaxel 75 mg/m^2)
[2] Einschließlich 2 Subgruppen von Hainsworth (Paclitaxel 135 mg/m^2, Paclitaxel 200 mg/m^2)
[3] Einschließlich 2 Subgruppen von Garfield (Gemcitabin 1000 mg/m^2, Gemcitabin 3500 mg/m^2)
[4] Einschließlich Arm A (Vindesin Monotherapie) von Fuks, aber nicht Arm B (Vindesin + Cisplatin)
[5] 2 Arme (Platinum vorbehandelt im Vergleich zu ohne Platinum) von Postmus

Monotherapie mit 75 mg/m^2 Docetaxel alle 3 Wochen zu einer signifikanten Überlebensverlängerung um 2,9 auf 7,5 Monate und zu einem klinischen Benefit [5]. Bei Remissionsraten um 7 % profitierten 47 % der Patienten durch einen Krankheitsstillstand und die 1-Jahres-Überlebensrate stieg von 11 % auf 37 % an. Diese Studie demonstriert aber auch die Bedeutung der richtigen Dosierung. Im Arm mit der höheren Docetaxel-Dosis von 100 mg/m^2 nahm die Toxizität unverhältnismäßig zu und das Überleben war im Vergleich zum Kontrollarm nicht mehr verlängert [5]. In einer weiteren randomisierten Studie wurden Docetaxel und Pemetrexed (mit Vitamin-B12- und Folat-Supplementierung) verglichen: Die Remissionsraten lagen um 9 % und die mediane Überlebenszeit unterschied sich mit 8,3 (Pemetrexed) und 7,9 Monaten (Docetaxel) ebenso wenig wie die 1-Jahres-Überlebensrate mit je 29,7 % [16]. Damit steht für die Zweittherapie des NKLK neben Docetaxel auch Pemetrexed als für diese Indikation zugelassene Substanz zur Verfügung. Pemetrexed ist außer bei überwiegender plattenepithelialer Histologie zugelassen. Die unterschiedlichen Ergebnisse bei einer retrospektiven Analyse der verschiedenen histologischen Gruppen wurden bereits im Abschnitt Neuere Substanzen dargestellt [60]. Auf die Ergebnisse der Behandlung mit einem Tyrosinkinase-Inhibitor des EGF-Rezeptors beim ersten und zweiten Rezidiv wird weiter unten eingegangen (Abschnitt „Targeted“ Therapien beim NKLK).

Es liegen auch zahlreiche Phase-II-Studien zu Kombinationen vor, wobei zumeist Zweierkombinationen mit Cis-/Carboplatin, Docetaxel, Gemcitabin, MMC, Paclitaxel oder Vinorelbin zum Einsatz kamen. Bei geringen Fallzahlen (9–83, meist um 20) schwanken die Ergebnisse wieder erheblich zwischen 0 % und 25 % und liegen oft bei 15 % [15]. Da diese Ergebnisse und die nur selten angegebenen Daten zur medianen

Überlebenszeit und zu den 1-Jahres-Überlebensraten nicht besser als unter einer Monotherapie sind, ist eine Indikation zu einer Second-line-Kombinationstherapie außerhalb von Studien nur im Einzelfall gegeben. Selbst wenn in einzelnen Studien bereits Remissionsraten bis zu 30 % und noch einmal eine mediane Überlebenszeit von bis zu 8 Monaten angegeben werden, darf nach der früheren Cisplatin-Gabe die oft nicht unerhebliche Knochenmarktoxizität nicht außer Acht gelassen werden [44]. Wie bei allen Therapien des NKLK gilt, dass nur Patienten in wirklich gutem Allgemeinzustand Chancen auf ein erneutes Ansprechen haben [44].

Neue Therapieansätze: „Targeted“ Therapien beim NKLK

Aufgrund der zunehmenden biologischen Erkenntnisse und der nicht befriedigenden Ergebnisse der Chemotherapie werden zurzeit auch beim nichtkleinzelligen Lungenkarzinom eine Reihe sogenannter „Targeted“ Therapien in Studien getestet. Es wird empfohlen, Patienten, die nicht primär für eine Standardtherapie infrage kommen, in diese Studien einzuschließen. In Deutschland für das NKLK bereits zugelassen sind je ein Vertreter aus der Klasse der Tyrosinkinase-Inhibitoren des Epidermal Growth Factor Rezeptors und der Klasse der Antikörper gegen VEGF. Auf diese beiden Prinzipien wird deshalb im Folgenden eingegangen.

Epidermal Growth Factor Receptor (EGFR)

Der Epidermal Growth Factor Rezeptor (EGFR) gehört zu der Gruppe der HER-Wachstumsfaktor-Rezeptoren, die Tumorzellwachstum, Differenzierung und Überleben regulieren. Die Bindung spezifischer Liganden, wie z. B. EGF (Epidermal Growth Factor) oder TGF-alpha (Transforming Growth Factor alpha) aktiviert durch Bildung von Rezeptor-Homo- oder Rezeptor-Hetero-Dimeren die jedem dieser Rezeptoren typische intrazelluläre Tyrosinkinase-Domäne. Dieser Mechanismus setzt Signaltransduktions-Kaskaden in Gang, die die DNA-Synthese, das Zellwachstum und -überleben steuern [55]. Am Ende dieser Signalkaskade steht für Tumorzellen ein Überlebensvorteil durch Schutz vor Apoptose, eine gesteigerte Proliferation, eine Dedifferenzierung der Zellen und eine Förderung von Angiogenese und Metastasierung. In verschiedenen Untersuchungen konnte gezeigt werden, dass EGFR bei soliden Tumoren und in 40–90 % der Fälle auch bei den nichtkleinzelligen Lungenkarzinomen exprimiert wird.

Damit ist die Hemmung des EGFR ein sehr interessanter Ansatz für eine zielgerichtete („targeted“) Therapie solider Tumoren und besonders auch des NKLK. Entsprechend dem Aufbau von EGFR bieten sich verschiedene Therapieansätze an: Monoklonale Antikörper wie das Cetuximab sind gegen die extrazelluläre Domäne gerichtet und verhindern durch ihre Bindung an EGFR dessen Aktivierung durch Liganden wie z. B. EGF. Dieser Ansatz erwies sich bisher schon beim kolorektalen Karzinom als effektiv und führte bereits zur Zulassung für die Behandlung Irinotecan-refraktärer kolorektaler Karzinome. Ein zweiter Weg, die Aktivierung von EGFR zu unterbinden, ist die Hemmung der intrazellulären Rezeptor-Tyrosinkinase durch sogenannte „small molecules“ wie Gefitinib oder Erlotinib [55], die oral als Tablette zum Einsatz kommen. In der Therapie fortgeschrittener und chemotherapierefraktärer NKLK haben beide Substanzen zu vielversprechenden Ergebnissen geführt, die bisher bereits zur Zulassung im asiatischen Raum (Gefitinib) bzw. weltweit (Erlotinib) geführt haben.

In zwei Phase-II-Studien an Patienten mit fortgeschrittenem NKLK wurde die Wirkung von Gefitinib nach Versagen der Chemotherapie untersucht. In der IDEAL 1-Studie hatten alle 210 Patienten zumindest eine und 44 % zwei Vortherapien erhalten. Unter 250 mg oder 500 mg Gefitinib täglich oral wurde in 18,4 % bzw. 19,0 % der Fälle eine Remission erzielt und etwa ein Drittel der Patienten erreichte noch einen Krankheitsstillstand [56]. In der IDEAL 2-Studie hatten alle Patienten bereits zwei und 30 % bzw. 28 % drei oder vier verschiedene Chemotherapien erhalten. Auch in dieser Studie sprachen unter 250 mg oder 500 mg Gefitinib Patienten auf die Tyrosinkinase-Hemmung an, auch wenn die Remissionsraten mit 12 % bzw. 9 %

niedriger lagen [57]. In beiden Studien profitierten Patienten auch durch klinische Besserung und das mediane Überleben betrug noch einmal 6–8 Monate.

Bei diesen ermutigenden Ergebnissen war die Hoffnung groß, durch Kombination von Gefitinib oder Erlotinib mit einer First-line-Chemotherapie die Ergebnisse zu verbessern. In vier großen randomisierten Studien (INTACT 1, INTACT 2, TALENT und TRIBUTE) war keiner der Tyrosinkinase-Inhibitoren in der Lage, die Effektivität so potenter Kombinationen wie Cisplatin/Gemzar oder Carboplatin/Paclitaxel in den Gesamtgruppen weiter zu steigern: Remissionsraten und Überlebenszeiten mit und ohne Tyrosinkinase-Inhibition (TKI) unterschieden sich in den vier Studien nicht voneinander. Es werden jedoch weiterhin Studien an ausgewählten Populationen durchgeführt, um den Stellenwert der Tyrosinkinase-Inhibitoren des EGF-Rezeptors in der Erstlinientherapie zu eruieren.

Es stellte sich deshalb die Frage nach der Wirksamkeit dieses Prinzips in der Monotherapie. Daher sind die Ergebnisse zweier Studien von entscheidender Bedeutung, in denen doppelblind und Placebo-kontrolliert Gefitinib oder Erlotinib nach Versagen einer Chemotherapie mit „best supportive care" verglichen wird. In beiden Studien werden unter der Tyrosinkinase-Inhibition Remissionen erzielt und eine Verlängerung des Überlebens nachgewiesen, die für Erlotinib statistisch signifikant waren. In der BR21-Studie des NCIC (National Cancer Institute in Kanada) mit 150 mg Erlotinib täglich bei 488 Patienten (Kontrollarm mit Placebo 243 Patienten) mit mindestens einer Vorbehandlung konnte in 9 % der Fälle eine Remission und in 35 % ein Krankheitsstillstand erzielt werden, die Überlebenszeit stieg unter Erlotinib von 4,7 Monaten hoch signifikant ($p = 0{,}001$) auf 6,7 Monate an [58].

Erfahrungsgemäß profitieren besonders Nichtraucher, Frauen und Patienten mit Adenokarzinom sowie Patienten mit asiatischer Herkunft von einer Hemmung der Tyrosinkinase. Aktivierende Mutationen im EGFR scheinen das Ansprechen auf eine Hemmung der Tyrosinkinase z. B durch Gefitinib oder Erlotinib deutlich zu begünstigen. Ob aber Mutationen in der Tyrosinkinase-Domäne, die Expression von EGFR in der Histochemie oder eine Gen-Amplifikation einen signifikanten Einfluss auf das Überleben unter einer Therapie z. B. mit Erlotinib haben, ist auch nach einer Auswertung der BR21-Studie keineswegs klar [57]. Die Suche nach und der Nachweis einer Mutation in der Tyrosinkinase-Domäne des EGFR sind derzeit nicht erforderlich, um nach Versagen einer Chemotherapie eine Therapie mit Gefitinib oder Erlotinib einzuleiten [59]). Erlotinib ist in Deutschland zur Behandlung von Patienten mit lokal fortgeschrittenem oder metastasiertem nichtkleinzelligen Lungenkarzinom zugelassen, bei denen mindestens eine vorausgegangene Chemotherapie versagt hat. Die empfohlene Dosis beträgt einmal täglich 150 mg.

Wie unter einer Therapie mit dem EGFR-Antikörper Cetuximab ist auch unter einer oralen Hemmung der Rezeptor-Tyrosinkinase mit Gefitinib oder Erlotinib mit einem Hautausschlag zu rechnen, der in der BR21-Studie in 75 % (Schweregrade 3 und 4: 9 %) auftrat und der zum Teil in den Studien mit dem Überleben der Patienten korreliert [57]. Bei etwa 50 % der Patienten trat Diarrhö auf, die bei mittelschwerer bis schwerer Ausprägung z. B. mit Loperamid behandelt werden sollte. Teilweise sind Dosisreduktionen und Therapieunterbrechungen erforderlich.

Angiogenese-Inhibition

Das mehr oder minder bei allen soliden Tumoren relevante Prinzip der Tumorangiogenese [64] scheint auch beim NKLK von Bedeutung zu sein. Die Angiogenese ist sehr intensiv über verschiedene Wege geregelt. Eine wesentliche Rolle für die Tumorangiogenese scheint dabei VEGF (vascular endothelial growth factor) zu spielen. VEGF, dem eine Schlüsselrolle bei der vom Tumor induzierten Neoangiogenese zukommt, wird von zahlreichen Tumoren überexprimiert und steigert so Tumorinvasivität und Metastasierung. Ein interessanter neuer Therapieansatz ist deshalb der monoklonale Antikörper Bevacizumab, der alle drei Isoformen des VEGF bindet. Beim nichtkleinzelligen Lungenkarzinom zeigte sich in den Phase-II-Studien neben den auch bei anderen Tumoren bekannten Nebenwirkungen (arterielle Hypertonie, Proteinurie, Thromboembolien, Magen-Darm-Perforationen und Komplikationen der Wundheilung) eine vermehrte pulmonale Blutung, wenn die Patienten nicht bezüglich möglicher Risikofaktoren selektiert wurden. Es wurden deshalb in den folgenden Studien in unterschiedlicher Intensität Patienten mit Plattenepithelkarzinom, Hämoptysen, zentralen Tumoren und Tumoren mit Gefäßinvasion ausgeschlossen. In der ECOG-Studie 4599 wurde beim fortgeschrittenen nichtkleinzelligen Lungenkarzinom (ohne Plattenepithelkarzinome) durch zusätzliche Gabe von Bevacizumab (15 mg/kg Körpergewicht einmal alle 3 Wochen) zu einer Standardtherapie mit Paclitaxel und Carboplatin eine signifikante Überlebensverlängerung im Vergleich zur alleinigen Chemotherapie erzielt (12,5 versus 10,2 Monate; p = 0,007) [65]. In den USA avancierte die Tripeltherapie daraufhin zum Referenzarm der ECOG in neuen Studien. In Europa wurden die Ergebnisse der ECOG-Studie in einer weiteren dreiarmigen Phase-III-Studie überprüft, in der Bevacizumab 7,5 mg/kg bzw. 15 mg/kg Körpergewicht einmal alle 3 Wochen mit Gemcitabin und Cisplatin kombiniert wurde. Auch hier zeigte sich ein statistisch signifikanter Vorteil im progressionsfreien Überleben für die Zugabe von Bevacizumab [66]. Der höher dosierte Arm zeigte keinen weiteren Vorteil. Auf dem ESMO-Kongress 2008 wurde von *Manegold* der signifikante Vorteil im progressionsfreien Überleben bestätigt, für die Gesamtgruppe aber bei insgesamt sehr guten Überlebensdaten kein statistisch signifikanter Vorteil für Bevacizumab berichtet [67].

Bevacizumab ist in Deutschland zusätzlich zu einer Platin-haltigen Chemotherapie zur Erstlinien-Behandlung von Patienten mit inoperablem fortgeschrittenen, metastasierten oder rezidivierenden nichtkleinzelligen Lungenkarzinom, außer bei vorwiegender Plattenepithel-Histologie, zugelassen. Die empfohlene Dosis beträgt 7,5 mg/kg bzw. 15 mg/kg Körpergewicht einmal alle 3 Wochen als intravenöse Infusion. Unseres Erachtens sollten aufgrund der Studiendesigns bei Kombination von Bevacizumab mit Carboplatin und Paclitaxel 15 mg/kg Körpergewicht zum Einsatz kommen, wohingegen bei Kombination mit Gemcitabin und Cisplatin 7,5 mg/kg Körpergewicht ausreichend sind. Bevacizumab ist kontraindiziert bei Patienten mit unbehandelten ZNS-Metastasen. Die Inzidenz von Hypertonie war bei Patienten unter Bevacizumab erhöht. Eine vorbestehende Hypertonie sollte deshalb vor Beginn der Behandlung angemessen eingestellt werden. Entsprechende Kontrollen unter Therapie sind bezüglich Hypertonie und Proteinurie erforderlich. Bezüglich der pulmonalen Blutungen sei darin erinnert, dass in den Zulassungsstudien durch Ausschluss von Patienten mit Hämoptysen, zentralen Tumoren und Tumoren mit Gefäßinvasion das Blutungsrisiko deutlich vermindert werden konnte.

Welche systemische Therapie wann?

Kann in Phase-II-Studien die prinzipielle Effektivität einer Chemotherapie nachgewiesen werden, lässt sich die klinische Bedeutung einer Therapie und ihre Stellung im Gesamtkonzept erst im Vergleich mit anderen Therapien im Rahmen von Phase-III-Studien absichern. Gerade eine Stratifizierung der Patienten und große Fallzahlen vermindern das Risiko, unterschiedliche Ergebnisse durch unterschiedliche Patienten erzielt zu haben. Für praktisch alle (neuen) Zytostatika für die Therapie des NKLK gilt, dass die Remissionsraten sinken, wenn die Ergebnisse der Phase II in randomisierten Phase-III-Studien überprüft werden. Studien, die alle derzeit häufig empfohlenen und angewendeten Kombinationen gleichzeitig randomisiert vergleichen, fehlen bei deren Vielzahl natürlich, da die notwendige Patientenzahl in die Tausende gehen würde. Einen guten Überblick über Kombinationen der neuen Substanzen Docetaxel, Gemcitabin, Paclitaxel, Vinorelbin mit Platin-Salzen bekommt man, wenn man z. B. die Studienergebnisse der großen drei- bzw. vierarmigen Studien mit 480 bis 1218 Patienten von *Van Meerbeek, Schiller, Scagliotti* und *Fossella* [38, 39, 40, 41] vergleichend darstellt (Tabelle 3).

In den Tabellen 6, 7 und 8 sind Protokolle für die Chemotherapie des NKLK dargestellt. Gerade die erfreulich große Zahl randomisierter Phase-III-Studien belegt eindrücklich, dass „die" Standardtherapie des fortgeschrittenen nichtkleinzelligen Lungenkarzinoms leider nach wie vor nicht existiert. Gleichzeitig belegen die Studien-

Tabelle 6. Protokolle zur Monochemotherapie beim nichtkleinzelligen Lungenkarzinom.

Docetaxel [5, 16][a]	
75 mg/m²	Kurzinfusion, alle 3 Wochen
35 mg/m²	Kurzinfusion, Tag 1, 8, 15, alle 3–4 Wochen
Gemcitabin	
1000 mg/m²	30-Minuten-Infusion, Tag 1, 8, 15, alle 4 Wochen
1250 mg/m²	30-Minuten-Infusion, Tag 1, 8, alle 3 Wochen
Paclitaxel[a]	
175–200 mg/m²	3-Stunden-Infusion, alle 3 Wochen
80–100 mg/m²	wöchentliche 1- bis 3-Stunden-Infusion
Vinorelbin	
25–30 mg/m²	wöchentlich i.v.
30 mg/m²	Tag 1 und 8, alle 3 Wochen bei älteren Patienten
Pemetrexed [16]	
500 mg/m²	10-Minuten-Infusion Tag 1, alle 3 Wochen + Dexamethason 2 x 4 mg p. o., Tag -1, 1 und 2 + Folsäure und Vitamin-B12-Supplementierung Folsäure 350–1000 ug als Dauertherapie täglich p. o. Vitamin B12 1 mg alle 9 Wochen i.m. Während den 7 Tagen vor der MTA-Infusion müssen mindestens fünf Folsäuregaben erfolgen. Ende 21 Tage nach der letzten MTA-Infusion.

[a] Antiallergische Therapie vor Docetaxel und Paclitaxel zwingend erforderlich!

ergebnisse eindeutig, dass heute verschiedene Ansätze zur Verfügung stehen, die zumindest für einen zunehmend größer werdenden Teil der Patienten die Chancen auf ein Ansprechen und eine Überlebensverlängerung und vor allem auch auf Besserung klinischer Symptome, wie z. B. Husten, Dyspnoe und Schmerzen beinhalten. Trotz der Vielzahl der Studien bleibt bei der Auswahl der Protokolle leider ein starker subjektiver Aspekt. Die früher als eine Art Standard geltenden Platin-Etoposid-Kombinationen haben durch die neuen Substanzen und deren Kombinationen untereinander oder mit Platin-Salzen erheblich Konkurrenz bekommen, zumal – abgesehen von Cisplatin-haltigen Protokollen – die neuen Therapien meist praktikabler und besser verträglich sind. Da die Etoposid-Platin-Kombination in der Studie von *Bonomi* et al. einer modernen Kombination (mit Cisplatin/Paclitaxel) signifikant unterlegen ist [36], haben wir die früher oft genutzten Cisplatin- und Carboplatin-Etoposid-Kombinationen [24] nicht wieder aufgeführt. Obwohl Ifosfamid unzweifelhaft eine beim NKLK wirksame Substanz ist, hat es erheblich an Bedeutung verloren. Früher häufige 5-Tage-Protokolle (in Kombination mit Etoposid), wie sie z. B. von *Drings* et al. angegeben wurden [29], können heute einem Patienten kaum empfohlen werden, wenn moderne 1-Tages-Therapien zumindest gleichwertige Ergebnisse bei besserer Verträglichkeit und größerer Praktikabilität ermöglichen. In der Kombination mit Cisplatin und MMC und als relativ intensive und aufwendige Tagestherapie gegeben, hat die von *Cullen* et al. so gut untersuchte und in ihrer Effektivität so gut belegte MIC-Kombination [32] besonders in Großbritannien weiter eine große Bedeutung.

Die im Text und teilweise tabellarisch (Tabelle 4) aufgeführten Studien belegen, dass Kombinationen aus Docetaxel, Gemcitabin, Paclitaxel und Vinorelbin mit einem Platin-Salz zu Remissionsraten um 20–30 % und zu einer medianen Überlebenszeit von meist 8–9 Monaten führen, ohne dass wirklich relevante Unterschiede zwischen den Studienarmen bewiesen werden konnten. Die entsprechenden Therapieprotokolle sind in Tabelle 7 zusammengestellt. Wir haben uns bei der Mehrzahl der angegebenen Protokolle auf die in den randomisierten Studien verwendeten

Tabelle 7. Cisplatin-haltige Protokolle zur Kombinations-Chemotherapie beim nichtkleinzelligen Lungenkarzinom. Die Besonderheiten der jeweiligen Therapie sind im Text besprochen.

Cisplatin/Docetaxel [39]			
Cisplatin	75 mg/m²	i.v.	Tag 1
Docetaxel[a]	75 mg/m²	1 Stunde i.v.	Tag 1
Wiederholung alle 3 Wochen			
Cisplatin/Gemcitabin [44]			
Cisplatin	70 mg/m²	i.v.	Tag 1
Gemcitabin	1000 mg/m²	30 Minuten i.v.	Tag 1, 8
Wiederholung alle 3 Wochen			
Cisplatin/Paclitaxel [39]			
Cisplatin	75 mg/m²	i.v.	Tag 1
Paclitaxel[b]	175 mg/m²	3 Stunden i.v.	Tag 1
Wiederholung alle 3 Wochen			
Cisplatin/Vinorelbin [45]			
Cisplatin	80 mg/m²	Kurzinfusion	Tag 1
Vinorelbin	30 mg/m²	i.v.	Tag 1, 8, 15
Wiederholung alle 3 Wochen			
„MIC" Mitomycin C/Ifosfamid/ Cisplatin [2]			
Mitomycin C	6 mg/m²	Bolus i.v.	Stunde 1
Ifosfamid	3000 mg/m²	Infusion	Stunde 1–4
Mesna	1000 mg/m²	Infusion	Stunde 1–4
Mesna	600 mg/m²	Kurzinfusion	Stunde 7
Cisplatin	50 mg/m²	Infusion	Stunde 7–8
Mesna	600 mg/m²	Kurzinfusion	Stunde 11
Wiederholung alle 3 (–4) Wochen			
Pemetrexed/Cisplatin			
Pemetrexed	500 mg/m²	über 10 Minuten i.v.	Tag 1
Cisplatin	75 mg/m²	über 2 Stunden i.v.	Tag 1
Dexamethason	2 x 4 mg	p. o.	Tag -1, 1 und 2

[a] Antiallergische Therapie mit Dexamethason erforderlich.
[b] Antiallergische Therapie mit Dexamethason und H1- und H2-Rezeptorantagonisten zwingend erforderlich.

Dosen gestützt. In der von *Schiller* et al. vorgestellten Studie waren toxische Nebenwirkungen von Cisplatin/Gemcitabin etwas stärker ausgeprägt, was aber nicht verwundert, da im Gegensatz zu den anderen Studienarmen Cisplatin nicht mit 75 mg/m², sondern mit 100 mg/m² dosiert wurde [40]. *Da Parra* et al. in einer randomisierten Phase-II-Studie mit einem in der Dosis reduzierten Cisplatin-Gemcitabin-Protokoll sehr günstige Ergebnisse bei geringeren Nebenwirkungen auf die Thrombopoese beschrieben, haben wir diese Cisplatin-Gemcitabin-Kombination in die Tabelle 7 aufgenommen [45]. Pemetrexed in Kombination mit Cisplatin lieferte beim NKLK im Vergleich zu Gemcitabin und Cisplatin bei günstigerem Toxizitätsprofil ansonsten vergleichbare Ergebnisse, wobei allerdings in der geplanten Subgruppen-Analyse beim Adenokarzinom und beim großzelligen Karzinom ein Vorteil und beim Plattenepithelkarzinom ein Nachteil bezüglich des Gesamtüberlebens bestand [61].

In den Paclitaxel-Kombinationen mit Cis- bzw. Carboplatin geben wir im Gegensatz zur Originalpublikation [40] die Dosis von 175 mg/m² Paclitaxel über 3 Stunden i.v. an. Diese Dosis hat sich bei vielen anderen Tumortypen wie z. B. dem Ovarialkarzinom durchgesetzt und liegt

Tabelle 8. Cisplatin-freie Protokolle zur Kombinations-Chemotherapie beim nichtkleinzelligen Lungenkarzinom. Die Besonderheiten der jeweiligen Therapie sind im Text besprochen.

Carboplatin/Paclitaxel			
Paclitaxel[a]	175 mg/m²	3-Stunden-Infusion	Tag 1
Carboplatin (AUC 5–6)	300 mg/m²	Kurzinfusion	Tag 1
Wiederholung alle 3 Wochen			
Mitomycin C/Vinorelbin [46]			
Mitomycin C[b]	6–8 mg/m²	i.v.	Tag 1
Vinorelbin	25 mg/m²	i.v.	Tag 1 + 8
Wiederholung alle 3 Wochen			
Paclitaxel/Gemcitabin [47, 48]			
Paclitaxel[a]	200 mg/m²	3-Stunden-Infusion	Tag 1
Gemcitabin	1000 mg/m²	30-Minuten-Infusion	Tag 1 + 8
Wiederholung alle 3 Wochen			
Docetaxel/Gemcitabin [48]			
Gemcitabin	1100 mg/m²	30-Minuten-Infusion	Tag 1 + 8
Docetaxel[c]	100 mg/m²	1-Stunden-Infusion	Tag 8
Wiederholung alle 3 Wochen			
Vinorelbin/Gemcitabin [49, 50]			
Gemcitabin	1000 mg/m²	30-Minuten-Infusion	Tag 1 + 8
Vinorelbin	25 mg/m²	15-Minuten-Infusion	Tag 1 + 8
Wiederholung alle 3 Wochen			

[a] Antiallergische Therapie mit Dexamethason und H1- und H2-Rezeptorantagonisten zwingend erforderlich.
[b] Gabe von ≥ 50 mg Solu-Decortin vor MMC i.v.
[c] Antiallergische Therapie mit Dexamethason erforderlich.

zwischen den Dosierungen, die in der Studie von *Bonomi* et al. zu gleichen Remissionsraten geführt haben [36].

Nach neueren randomisierten Studien können auch Platin-freie Zweierkombinationen aus einem Taxan, Gemcitabin oder Vinorelbin zu günstigen Ergebnissen führen [48, 49, 50, 51, 52]. Aus der Vielzahl möglicher Therapien haben wir zwei Taxan-Gemcitabin- und eine Vinorelbin-Gemcitabin-Kombinationen mit aufgenommen [48, 49, 50, 51, 52]

Aufgrund der derzeit vorliegenden Daten kann bei nicht vorliegenden Kontraindikationen die Zugabe des VEGF-Antikörpers Bevacizumab zu Carboplatin und Paclitaxel bzw. Cisplatin und Gemcitabin das Überleben bzw. progressionsfreie Überleben verlängern.

Bei der Wahl der systemischen Therapie ist außerhalb von Studien die individuelle Situation des Patienten zu berücksichtigen, besonders sein Allgemeinzustand, die klinische Symptome und seine Motivation. Je besser der Allgemeinzustand und je jünger das Alter des Patienten ist, um so eher wird man sich für eine der modernen Kombinationen entscheiden, da bei etwas höheren Chancen auf eine Remission und damit auf klinischen Benefit (z. B. Besserung von Symptomen) auch mögliche Nebenwirkungen zu rechtfertigen sind. Dann ist sicher die Kombination eines Platin-Salzes mit einem Taxan, Gemcitabin oder Vinorelbin bzw. beim Nicht-Plattenepithelkarzinom auch Pemetrexed der Standard [34]. Bei nicht vorliegenden Kontraindikationen ist dann auch die zusätzliche Gabe von Bevacizumab sinnvoll. In Grenzsituationen, in denen früher eine Chemotherapie im Allgemeinen nicht mehr erlaubt war (z. B. Karnofsky-Index unter 70, internistische Begleiterkrankungen), wird man eher zu einer Monotherapie neigen. Die Wahl der Therapie sollte jeweils mögliche Nebenwirkungen und auch die Belastbarkeit des Patienten berücksichtigen. Bei den begrenzten Ressourcen wird die endgültige Wahl der Therapie heute bei jeweils gleichwertigen Protokollen auch die sehr unterschiedlichen Kosten der Einzelsubstanzen und die Praktikabilität für den Therapeuten wie für den Patienten berücksichtigen müssen.

War man früher bei älteren Patienten mit einer Chemotherapie sehr zurückhaltend, konnte in einer aktuellen Auswertung von über 6000 Patienten gezeigt werden, dass auch Patienten im Alter von über 65 Jahren von einer Chemotherapie profitieren können [53]. Befinden sich Patienten noch in einem guten Allgemeinzustand, sollte daher in jedem Einzelfall mit metastasierter Erkrankung eine palliative Chemotherapie in Betracht gezogen werden [6].

Die Frage, wie lange eine Chemotherapie des fortgeschrittenen NKLK andauern soll, ist noch nicht endgültig geklärt. Üblicherweise wird die Therapie für vier bis sechs Zyklen und/oder bis zum Progress der Erkrankung gegeben. Auch wenn eine aktuelle randomisierte Studie mit Vergleich von sechs versus drei Zyklen MVP (MMC/Velbe/Cisplatin) für die längere Therapiedauer keine signifikanten Vorteile belegen kann [54], erscheint diese Frage nicht abschließend beantwortet, zumal diesbezügliche Studien mit den neuen, derzeit üblichen Therapieprotokollen noch nicht vorliegen. Deshalb muss zum Teil individuell in Abhängigkeit des Verlaufs unter Therapie entschieden werden. Die Frage der Erhaltungs- bzw. Konsolidierungstherapie wird derzeit bei besserer Verträglichkeit der neueren Substanzen wieder in Studien geprüft.

Kommt es unter einer laufenden Chemotherapie zu einem Progress, ist heute bei günstigen Patientenkriterien sehr wohl der Versuch einer Second-Line-Therapie gerechtfertigt. Wir erleben immer wieder Patienten, die durch den Wechsel auf eine neue Substanz oder eine neue Kombination profitieren. Dabei sind wir meist schon zufrieden, wenn sich Symptome erneut bessern oder wenn nach eindeutigem Progress wieder ein Krankheitsstillstand erreicht wird. Substanzen der Wahl sind in dieser Situation Docetaxel, Pemetrexed und Erlotinib [5, 16, 58]. Eine optimale Sequenztherapie oder der differenzielle Einsatz der verschiedenen Substanzen ist aufgrund der derzeit vorliegenden Studiendaten noch nicht möglich. Die unterschiedlichen Ergebnisse je nach Histologie und weiteren Faktoren, wie Raucherstatus und Mutationsstatus bezüglich EGFR können bei der Entscheidungsfindung herangezogen werden.

Der Einsatz einer erneuten systemischen Therapie gilt natürlich auch für ein Rezidiv nach der Erstlinientherapie und inzwischen bei geeigneten Patienten beim wiederholten Rezidiv. Einige neuere in Entwicklung befindliche Substanzen werden derzeit beim dritten Rezidiv innerhalb von Studien geprüft.

Aufgrund der immer noch unbefriedigenden Ergebnisse der derzeit etablierten Protokolle und dem Zuwachs an biologischem Wissen wird empfohlen, Patienten, die nicht primär für eine Standardtherapie infrage kommen, in Studien einzuschließen, die biologisches Wissen fördern und neue Ansätze überprüfen.

Literatur

1 Non-small Cell Lung Cancer Collaborative Group (1995) Chemotherapy in non-small cell lung cancer. A meta-analysis using updated data on individual patients from 52 randomised clinical trials. BMJ 311: 899–909

2 Cullen MH, Billingham LJ, Woodroffe CM et al (1999) Mitomycin, ifosfamide, and cisplatin in unresectable non-small cell lung cancer: Effects on survival and quality of life. J Clin Oncol 17: 3188–3194

3 Ransom M, Davidson N, Nicolson M et al (2000) Randomized trial of paclitaxel plus supportive care versus supportive care for patients with advanced non-small-cell lung cancer. J Natl Cancer Inst 92: 1074–1080

4 Roszkowski K, Pluzanska A, Krzakowski M et al (2000) A multicenter, randomized, phase III study of docetaxel plus best supportive care versus best supportive care in chemotherapy naive patients with metastatic or non-resectable localized non-small cell lung cancer. Lung Cancer 27: 145–157

5 Shepherd FA, Dancey J, Ramlau R et al (2000) Prospective randomized trial of docetaxel versus supportive care in patients with non-small-cell lung cancer previously treated with platinum based chemotherapy. J Clin Oncol 18: 2095–2103

6 The Elderly Lung Cancer Vinorelbine Italian Study Group (1999) Effects of vinorelbine on quality of life and survival of elderly patients with advanced non-small-cell lung cancer. J Natl Cancer Inst 91: 66–72

7 Anderson H, Hopwood P, Stephens RJ et al (2000) Gemcitabine plus best supportive care (BSC) versus BSC in inoperable non-small cell lung cancer –

a randomized trial with quality of life as the primary outcome. Br J Cancer 83: 447–453
8 Kris M (1985) An analysis of 134 phase II trials in non-small cell lung cancer. Proc ASCO 4: #39
9 Joss RA (1984) New agents in non-small cell lung cancer. Cancer Treat Rep 11: 205–236
10 Kreisman H et al (1987) Carboplatin or iproplatin in advanced non-small cell lung cancer: A Cancer and Leukemia Group B study. Cancer Treat Rep 71: 1049–1052
11 Hansen HH (1998) Is there any impact of new drugs on the outcome of lung cancer? Educational book of 23rd ESMO Congress Athens, pp 27–31
12 Adjei AA (2004) Pemetrexed (Alimta), a novel multitargeted antineoplastic agent. Clin Cancer Res 10 (suppl): 4276–4280
13 Shepherd FA (1999) Chemotherapy for non-small cell lung cancer: Have we reached a new plateau? Semin Oncol 26 (suppl 4): 3–11
14 Gandara DR, Vokes E, Green M et al (2000) Activity of docetaxel in platinum-treated nonsmall-cell lung cancer: Results of a phase II multicenter trial. J Clin Oncol 18: 131–135
15 Huisman C, Smit EF, Giaccone G, Postmus PE (2000) Second-line chemotherapy in relapsing or refractory non-small cell lung cancer: a review. J Clin Oncol 18: 3722–3730
16 Hanna N, Shepherd FA, Fossella FV et al (2004) Randomized phase III trial of pemetrexed versus docetaxel in patients with non-small-cell lung cancer previously treated with chemotherapy. J Clin Oncol 22: 1589–1597
17 Manegold C, Zatloukal P, Krejcy K, Blatter J (2000) Gemcitabine in non-small cell lung cancer. Invest New Drugs 18: 29–42
18 Manegold C (2001) Chemotherapy for advanced non-small cell lung cancer. Semin Oncol 28 (suppl 7): 1–6
19 Manegold C, Bergman B, Chemaissani A et al (1997) Single agent gemcitabine versus Cisplatin-etoposide: early results of a randomized phase II study in locally advanced or metastatic non-small cell lung cancer. Ann Oncol 8: 525–529
20 Perng RP, Chen YM, Ming-Liu J et al (1997) Gemcitabine versus the combination of Cisplatin and etoposide in patients with inoperable non small cell lung cancer in a phase II randomized study. J Clin Oncol 15: 2097–2101
21 Cortes-Funes H, Martin C, Abratt R, Lund B (1997) Safety profile of gemcitabine – a novel anticancer agent in non-small cell lung cancer. Anticancer Drugs 8: 81–89
22 Carney DN (1996) Chemotherapy in the management of patients with inoperable non-small cell lung cancer. Semin Oncol 23 (suppl 16): 71–75
23 Gatzemeier U, Neuhaus R, Schlüter I et al (1996) Single-agent paclitaxcel as a 3-hour infusion. Semin Oncol 23 (suppl 16): 94–97
24 von Pawel J (2000) Chemotherapie des nicht-kleinzelligen Bronchialkarzinoms. In: Schalhorn A (Hrsg.) Tumorzentrum München: Manual Tumoren der Lunge und des Mediastinums, 5. Auflage, Zuckschwerdt, München, pp 70–78
25 Gralla R, Harper P, Johnson S, Delgado FM (1999) Vinorelbine in the treatment of non-small-cell lung cancer: Studies with single-agent therapy and in combination with cisplatin. Ann Oncol 10 (suppl 5): 41–45
26 Le Chevalier T, Brisgand D, Soria JC et al (2001) Long term analysis of survival in the European randomized trial comparing vinorelbine/cisplatin to vindesine/cisplatin and vinorelbine alone in advanced non-small cell lung cancer. Oncologist 6 (suppl 1): 8–11
27 Wozniak A, Crowley JJ, Balcerzak SP et al (1998) Randomized trial comparing cisplatin with Cisplatin plus vinorelbine in the treatment of advanced non-small cell lung cancer: a Southwest Oncology Group study. J Clin Oncol 16: 2459–2465
28 Kelly K, Crowley J, Bunn PA (2001) Randomized phase III trial of paclitaxel plus caboplatin versus vinorelbine plus cisplatin in the treatment of patients with advanced non-small-cell lung cancer: a Southwest Oncology Group trial. J Clin Oncol 19: 3210–3218
29 Drings PH, Becker H, Bülzebruck H et al (1990) Chemotherapie des fortgeschrittenen nichtkleinzelligen Bronchialkarzinoms mit Ifosfamid und Etoposid. Tumordiagn Ther 11: 79–84
30 Gralla RJ, Casper ES, Kelsen DP et al (1981) Cisplatin and vindesine combination chemotherapy for advanced carcinoma of the lung. Ann Intern Med 95: 414–420
31 Schalhorn A, Sunder-Plassmann L (2000) Bronchialkarzinome. In: Wilmanns W, Huhn D, Wilms K (Hrsg.) Internistische Onkologie, 2. Auflage, Thieme, Stuttgart, pp 617–640
32 Cullen MH, Joshi R, Chetiyawardana AD, Woodroffe CM (1988) Mitomycin, ifosfamide, and cisplatin in non-small cell lung cancer: treatment good enough to compare. Br J Cancer 58: 359–361
33 Le Chevalier T, Brisgand D, Douillard JY et al (1994) Randomized study of vinorelbine and cisplatin versus vindesine and cisplatin and vinorelbine alone in advanced non-small cell lung cancer: Results of a European multicenter trial including 612 patients. J Clin Oncol 12: 360–367
34 Hotta K, Matsuo K, Ueoka H et al (2004) Addition of platinum compounds to a new agent in patients with advanced non-small cell lung cancer: a literature based meta-analysis of randomised trials. Ann Oncol 15: 1782–1789
35 Drings P, Becker H, Bülzebruck H et al (1988) Die Chemotherapie des nicht-kleinzelligen Bronchialkarzinoms mit Ifosfamid in Kombination mit Cisplatin, Etoposid oder Vindesin. Onkologie 11 (suppl 2): 47–56

36 Schalhorn A (2002) Moderne Chemotherapie beim Bronchialkarzinom. Internist 43: 416–430
37 Le Chevalier T, Scagliotti G, Natale R et al (2005) Efficacy of gemcitabine plus platinum chemotherapy compared with other platinum containing regimens in advanced non-small cell lung cancer: a meta-analysis of survival outcomes. Lung Cancer 47: 69–90
38 Fossella F, Pereira JR, von Pawel J et al (2004) Randomized, multinational, phase III study of docetaxel plus platinum combinations versus vinorelbine plus cisplatin for advanced non-small-cell lung cancer: the TAX 326 Study Group (2004). J Clin Oncol 21: 3016–3024
39 van Meerbeek JP, Smit EF, Lianes P et al (2001) A EORTC randomized phase III trial of three chemotherapy regimens in advanced non-small cell lung cancer. Proc ASCO 20/1: 308a (#1228)
40 Schiller JH, Harrington D, Belani CP et al (2002) Comparison of four chemotherapy regimes for advanced non-small-cell lung cancer. N Engl J Med 346: 92–98
41 Scagliotti GV, De Marinis F, Rinaldi M et al (2002) Phase III randomized trial comparing three platinum based doublets in advanced non-small cell lung cancer. J Clin Oncol 20: 4285–4291
42 Breathnach OS, Freidlin B, Cionley B et al (2001) Twenty-two years of phase III trials for patients with advanced non-small-cell lung cancer: sobering results. J Clin Oncol 19: 1734–1742
43 Fossella FV, DeVore R, Kerr RN et al (2000) Randomized phase III trial of docetaxel versus vinorelbine or ifosfamide in patients with advanced non-small-cell lung cancer previously treated with platinum containing chemotherapy regimens. J Clin Oncol 18: 2354–2362
44 Spiridonidis CH, Laufman LR, Carman L et al (2001) Second-line chemotherapy for non-small-cell lung cancer with monthly docetaxel and weekly gemcitabine: a phase II trial. Ann Oncol 12: 89–94
45 Parra H (2000) Superiority of three-week versus four-week schedule of cisplatin and gemcitabine: Results of a randomized II study. World Conference on Lung Cancer 2000, Abstract Book #155
46 Depierre A, Chastang C, Quoix E, Lebeau B et al (1994) Vinorelbine versus vinorelbine plus cisplatin in advanced non-small cell lung cancer: a randomized trial. Ann Oncol 5: 37–42
47 Milleron B, Brambilla C, Blanchon F et al (1991) Phase II study of combination of vinorelbine and mitomycin C in non-small cell lung cancer. In: Pierre Fabre Oncology (ed) Navelbine (vinorelbine). Update and new trends. John Libbey Eurotext, Paris, pp 151–156
48 Kosmidis P, Mylonakis N, Nicolaides C et al (2002) Paclitaxel plus carboplatin versus gemcitabine plus paclitaxel in advanced non-small-cell lung cancer: a phase III randomized trial. J Clin Oncol 20: 3578–3585
49 Kosmidis PA, Kalofonos HP, Christodoulou C et al (2008) Paclitaxel and gemcitabine versus carboplatin and gemcitabine in patients with advanced non-small-cell lung cancer. A phase III study of the Hellenic Cooperative Oncology Group. Ann Oncol 19: 115–122
50 Georgoulias V, Papadakis E, Alexopoulos A et al (2001) Platinum-based and non-platinum-based chemotherapy in advanced non-small-cell lung cancer: a randomised multicentre trial. Lancet 357: 1478–1484
51 Gridelli C, Gallo C, Shepherd F et al (2003) Gemcitabine plus vinorelbine compared with cisplatin plus vinorelbine or cisplatin plus gemcitabine for advanced non-small-cell lung cancer: A phase III trial of the Italian GEMVIN investigators and the National Cancer Institute of Canada Clinical Trials Group. J Clin Oncol 21: 3025–3034
52 Laak E, Dickgreber N, Müller T et al (2004) Randomized phase III study of gemcitabine and vinorelbine versus gemcitabine, vinorelbine, and cisplatin in the treatment of advanced non-small-cell lung cancer. From the German and Swiss Lung Cancer Study Group. J Clin Oncol 22: 2348–2356
53 Earle GC, Tsai JS, Gelber RD et al (2001) Effectiveness of chemotherapy for advanced lung cancer in the elderly: Intrumental variable and propensity analysis. J Clin Oncol 19: 1064–1070
54 Smith IE, O'Brien MER, Talbot DC et al (2001) Duration of chemotherapy in advanced non-small-cell lung cancer: a randomized trial of three versus six courses of mitomycin, vinblastine, and cisplatin. J Clin Oncol 19: 1336–1343
55 Baselga J (2001) The EGFR as a target for anticancer therapy – focus on cetuximab. Eur J Cancer 37: S16–S22
56 Fukuoka M, Yano S, Giaccone G et al (2003) Multi-institutional randomized phase II trial of Gefitinib for previously treated patients with non-small-cell lung cancer. J Clin Oncol 21: 2237–2246
57 Kris MG, Natale RB, Herbst RS et al (2003) Efficacy of gefitinib, an inhibitor of the epidermal growth factor receptor tyrosine kinase, in symptomatic patients with non-small cell lung cancer. JAMA 290: 2149–2158
58 Shepherd FA, Pereira RJ, Ciuleanu T et al (2005) Erlotinib in previously treated non-small-cell lung cancer. N Engl J Med 353: 123–132
59 Tsao MS, Sakurada A, Cutz J-C et al (2005) Erlotinib in lung cancer – molecular and clinical predictors of outcome. N Engl J Med 353: 133–144
60 Peterson P et al (2007) Is pemetrexed more effective in adenocarcinoma and large cell lung cancer than in sqamous cell carcinoma? A retrospective analysis of a phase III trial of pemetrexed vs docetaxel in previously treated patients with advanced non-small cell lung cancer (NSCLC). WCLC; Seoul, Abstr. #P2–328

61 Scagliotti GV et al (2008) Phase III Study Comparing Cisplatin Plus Gemcitabine With Cisplatin Plus Pemetrexed in Chemotherapy-Naive Patients With Advanced-Stage Non-Small-Cell Lung Cancer. J Clin Oncol 26: 3543–3551, DOI 10.1200/JCO.2007.15.0375
62 Douillard JY, Laporte S, Fossella F, Georgoulias V, Pujol JL, Kubota K, Monnier A, Kudoh S, Rubio JE, Cuchera M (2007) Comparison of docetaxel- and vinca alkaloid-based chemotherapy in the first-line treatment of advanced non-small cell lung cancer: a meta-analysis of seven randomized clinical trials. J Thorac Oncol 2(10): 939–946
63 Pirker R, Szczesna A, von Pawel J, Krzakowski M, Ramlau R, Park K, Gatzemeier U, Bajeta E, Emig M, Pereira JR (2008) FLEX: A randomized, multicenter, phase III study of cetuximab in combination with cisplatin/vinorelbine (CV) versus CV alone in the first-line treatment of patients with advanced non-small cell lung cancer (NSCLC). J Clin Oncol Vol 26, No 15S (May 20 Supplement): 3
64 Folkman J (1971) Tumor angiogenesis: therapeutic implications. N Engl J Med 285: 1182–1186
65 Sandler A, Gray R, Perry MC et al (2006) Paclitaxel-Carboplatin alone or with Bevacizumab for non-small-cell lung cancer. N Engl J Med 355: 2542–2550
66 Manegold C, von Pawel J, Zatloukal P et al (2007) Randomised, double-blind multicentre phase III study of bevacizumab in combination with cisplatin and gemcitabine in chemotherapy-naïve patients with advanced or recurrent non-squamous non-small cell lung cancer: BO17704. J Clin Oncol 25(18S): LBA7514
67 Manegold C, vom Pawel J, Zatloukal P, Ramlau R, Gorbounova V, Hirsh V, Leighl N, Mezger J, Archer V, Reck M (2008) BO17704 (AVAIL): A phase III randomised study of first-line Bevacizumab combined with Cisplatin/Gemcitabine in patients with advanced or recurrent non-squamous, non-small cell lung cancer (NSCLC). Ann Oncol 19 (Supplement 8): viii1–viii4

Immuntherapie des Lungenkarzinoms

D. Rüttinger, R. Hatz, H. Hautmann, R. M. Huber, H. Winter

Angesichts der noch immer unbefriedigenden Überlebensraten des Lungenkarzinoms werden dringend neuartige Therapieformen mit hohem „therapeutischem Index", d. h. hoher klinischer Aktivität bei zugleich geringen Nebenwirkungen benötigt. Immuntherapeutische Behandlungsansätze und hier insbesondere die therapeutische Vakzinierung könnten eine solche nebenwirkungsarme Ergänzung etablierter Therapien darstellen. Die klinischen Ergebnisse blieben allerdings bislang meist hinter den Erwartungen zurück.

Primäre Lungentumoren galten lange nicht als lohnendes Ziel für immuntherapeutische Behandlungsansätze. Mit zunehmendem Wissen über relevante Tumorabstoßungsantigene und spezifische „escape"-Mechanismen des Lungenkarzinoms wurde in der jüngeren Vergangenheit allerdings die Erprobung von Impfstrategien beim Lungenkarzinom bis in klinische Phase-III-Studien vorangetrieben. Die ersten Daten zeigen, dass es durchaus möglich ist, eine spezifische Immunantwort zu induzieren und dass diese auch mit einer klinischen Aktivität gegen den Tumor verbunden sein kann. Im Folgenden sollen die wichtigsten Impfstrategien aus derzeit laufenden klinischen Studien zur Behandlung des nichtkleinzelligen Lungenkarzinoms (NSCLC) zusammengefasst werden.

Die Antikörper-basierten Therapien als zweite klassische Immuntherapie neben der Vakzinierung werden in den beiden Kapiteln zur Systemischen Therapie des Lungenkarzinoms behandelt. Hier soll nur ein Ausblick auf die derzeitige klinische Entwicklung von Antikörpern zur Behandlung des Lungenkarzinoms gegeben werden.

Abschließend wird der Stand der Entwicklung bei zellulären Immuntherapien, d. h. die Infusion von z. B. tumorspezifischen Lymphozyten, kurz zusammengefasst.

Unspezifische Immunmodulatoren

Mit einiger Wahrscheinlichkeit wirken unspezifische Immunmodulatoren als „danger signal" gegenüber Antigen-präsentierenden Zellen (APC) (vor allem Dendritische Zellen, DC) und stimulieren diese, sonst nur schwach antigene Epitope den T-Lymphozyten zu präsentieren. Eine unspezifische Immunmodulation wurde bei Patienten mit Lungenkarzinom durch eine sehr heterogene Gruppe von Molekülen erreicht (Tabelle 1). Mit der Gabe von Bakterien oder bakteriellen Spaltprodukten wie *Bacillus Calmette-Guérin* (BCG) oder *Corynebacterium parvum* blieben signifikante klinische Erfolge allerdings aus. BCG wird heute insbesondere beim kleinzelligen Lungenkarzinom (SCLC) noch als Adjuvans zur Vakzinierung eingesetzt [10]. Andere Substanzgruppen, wie das Anthelminthikum Levamisol oder bovine Thymushormone, wirkten sich als Adjuvans zur Standardchemotherapie sogar negativ aus. Auch die systemische Applikation von Zytokinen, wie IFN-α oder GM-CSF, führte nicht zum erhofften Ergebnis. GM-CSF erlangte allerdings einige Bedeutung im Zusammenhang mit der Herstellung autologer Tumorzellvakzine (siehe unten).

Neuere Therapieansätze, die die Beeinflussung sogenannter ko-stimulatorischer Moleküle (CTLA-4, B7.1, B7.2, CD40L) auf immunkompetenten Zellen bzw. APC zum Ziel haben, wur-

Tabelle 1. Einsatz unspezifischer Immunmodulatoren in klinischen Studien.

Phase	Indikation	Immunmodulator	Patientenzahl	Referenz
I/II	NSCLC/SCLC	BCG	55/206	[1, 2, 3]
I/II	NSCLC/SCLC	*C. parvum*	400	[4]
II	NSCLC	*M. vaccae*	20	[5]
I/II	NSCLC/SCLC	Levamisol	99	[6]
I/II	SCLC	Thymosin	18	[7]
I/II	NSCLC	IFN-α	55	[8]
I	SCLC	GM-CSF	13	[9]

Tabelle 2. Antikörper-basierte Immuntherapie in klinischer Entwicklung.

Antikörper	Zielstruktur	Phase der klinischen Entwicklung
Cetuximab (Erbitux)	EGFR	III
Panitumumab (ABX-EGF)	EGFR	II
Matuzumab (EMD 72000)	EGFR	II
Pertuzumab (2C4)	EGFR-ErbB2 heterodimerization	II
MDX214	EGFR	II
Trastuzumab	HER2 (ErbB2)	I/II
Bevacizumab (Avastin)	VEGF	III/zugelassen
KS1/4-methotrexate	Epithelial-cell derived carcinoma antigen	I
N901-blocked ricin	NCAM (CD56)	I
SGN-15 (-doxorubicin)	Lewis Y Antigen	II
Mapatumumab	TRAIL Rezeptor-1	II

den bei Patienten mit Lungenkarzinom bislang nur als allogene Tumorzellvakzinierung mit einer B7.1 (CD80) HLA-A genmodifizierten Adenokarzinomzelllinie umgesetzt. Die Verträglichkeit war hierbei gut bei gleichzeitig vielversprechender klinischer Ansprechrate [11, 12].

Antikörper-basierte Immuntherapie

Die monoklonalen Antikörper (mAB) Cetuximab (Erbitux; anti-EGFR mAB) und Bevacizumab (Avastin; anti-VEGF mAB) sind in der klinischen Entwicklung zur Therapie des Lungenkarzinoms derzeit am weitesten fortgeschritten. Bevacizumab wurde im Oktober 2006 von der US-amerikanischen FDA in Kombination mit Carboplatin/Paclitaxel für die Erstlinientherapie des nicht resektablen, lokal fortgeschrittenen, rezidivierten oder metastatischen NSCLC (kein Plattenepithelkarzinom) zugelassen. Nähere Ausführungen zur Antikörper-basierten Immuntherapie finden sich im Kapitel Systemische Therapie des Lungenkarzinoms.

Tabelle 2 fasst die derzeitige klinische Entwicklung verschiedener Antikörper-basierter Strategien zusammen. Darunter befinden sich neben bekannten Antikörpern auch sogenannte Immunkonjugate wie z. B. SGN-15, ein muriner mAB gegen das Lewis Y Antigen, der mit Doxorubicin gekoppelt ist [13, 14].

Therapeutische Vakzinierung

Im Gegensatz zur prophylaktischen Impfung gegen Infektionskrankheiten ist in der Tumortherapie nur eine therapeutische Vakzinierung bei bereits etablierter Tumorerkrankung oder einer minimalen Resterkrankung relevant. Ziel ist es, spezifische Tumorantigene für das Immunsystem sichtbar zu machen. Als Antigen-Quelle kommen grundsätzlich autologe oder allogene Tumorzellen, definierte Proteine oder Peptide infrage. Aufgrund des sehr heterogenen histologischen Bildes des Lungenkarzinoms ist die Informationslage über tumorassozierte Antigene (TAA) beim Lungenkarzinom allerdings noch immer unzureichend.

Das per Impfung lokal applizierte Tumorantigen wird von Antigen-präsentierenden Zellen (APC) aufgenommen, zum drainierenden Lymphknoten transportiert und dort dem zellulären Immunsystem präsentiert. Die so aktivierten T-Lymphozyten schwärmen aus, finden, erkennen und zerstören selektiv alle Tumorzellen im Körper. Im Idealfall soll so eine systemische Immunantwort gegen den Tumor induziert werden und daraus eine andauernde Immunität gegen die spezifischen Tumorantigene resultieren.

Impfstrategien mit autologen oder allogenen Tumorzellen

Einige klinische Forschergruppen stellen Impfstoffe gegen das nichtkleinzellige Lungenkarzinom aus autologen, d. h. körpereigenen Tumorzellen her. Es finden aber auch allogene Tumorzellen, d. h. Zellen aus (menschlichen) etablierten Zelllinien, Anwendung. Beiden Impfstoffen (autolog und allogen) ist gemeinsam, dass sie eine Vielzahl von bekannten (und eventuell unbekannten) Tumorantigenen tragen. Damit ist die Wahrscheinlichkeit höher, das für die Induktion einer Anti-Tumor-Immunantwort relevante Antigen zu applizieren. Tabelle 3 fasst die bislang veröffentlichten klinischen Studien mit Verwendung von autologen und allogenen Tumorzellen zusammen. Wie in einem kürzlich von unserer Gruppe veröffentlichten Übersichtsartikel [15] beschrieben, können laufende klinische Studien über verschiedene Datenbanken (z. B. die PDQ® database of cancer clinical trials des National Cancer Instituts der USA – www.cancer.gov/search/clinicaltrials) abgerufen werden. Im Folgenden soll kurz auf die wichtigsten Studien eingegangen werden.

GVAX®

Bei der sogenannten GVAX®-Plattform werden autologe oder allogene Tumorzellen verschiedener Tumorentitäten genetisch derart modifiziert (und im Anschluss bestrahlt), dass sie an der Impfstelle Granulozyten-Makrophagen-Kolonie-stimulierenden Faktor (GM-CSF) freisetzen. GM-CSF soll die APC des Immunsystems anlocken, die wiederum die Tumorantigene aufnehmen und dem zellulären Immunsystem präsentieren. In der ersten GVAX®-Studie beim fortgeschrittenen NSCLC wurden 34 Patienten geimpft [16]. Fünf Patienten wurden als Stable disease zum Zeitpunkt 33, 19, 12, 10 und 3 Monate eingestuft. Neun Patienten wurden aufgrund des raschen Fortschreitens der Erkrankung aus der Studie genommen. Bei 18 von 25 Patienten konnte ein Infiltrat aus Dendritischen Zellen, Makrophagen, Lymphozyten und Granulozyten an der Impfstelle nachgewiesen werden. In einer Folgestudie wurden 43 Patienten der Stadien I–IV vakziniert [17]. Abgesehen von Grad-1-Nebenwirkungen, wie Rötung und Juckreiz an der Impfstelle, sowie geringgradigen Allgemeinsymptomen wurden die Impfungen gut vertragen. Drei von 33 Patienten der Stadien III–IV wurden als „complete response“ eingestuft. Ein positives Immun-Monitoring korrelierte allerdings nicht mit klinischem Ansprechen. In einer derzeit laufenden Phase-II-Studie wird die GVAX®-Impfung beim NSCLC in Kombination mit einer immunmodulatorischen Gabe von Cyclophosphamid erprobt.

Allogene Tumorzellen und TGF-β Antisense

Ebenfalls genmodifiziert waren die allogenen Tumorzellen, die *Nemunaitis* et al. 75 Patienten mit NSCLC der Stadien II–IV als Impfstoff verabreicht haben [20]. Diese Tumorzellen wurden mit einem TGF-β-Antisense-Plasmidvektor behandelt. TGF-β wird unter anderem für die durch Tumoren verursachte Immunsuppression verantwortlich gemacht. In präklinischen Versuchen führte eine TGF-β-Antagonisierung zu einer verstärkten Immunantwort bei verschiedenen Impfstrategien. Die Impfungen wurden insgesamt gut vertragen. 15 % der 61 Patienten der Stadien IIIB und IV erreichten eine „partial

Tabelle 3. Klinische Studien zur therapeutischen Vakzinierung beim NSCLC.

Phase	Vakzine	Patienten-anzahl	Ergebnis*	Referenz
Autologe/Allogene Tumorzellen				
I	GVAX	34	SD bei 5 Patienten	*Salgia* et al. [16]
I	GVAX	43	CR bei 3 Patienten	*Nemunaitis* et al. [17]
I	B7.1 (CD80)	19	PR bei 1, SD bei 5 Patienten	*Raez* et al. [11,12]
I	α(1,3)-galactosyl-transferase	7	SD bei 4 Patienten	*Morris* et al. [18]
I	CTX+GM-CSF	5	laufende Studie	*Rüttinger* et al. [19]
II	Belagenpumatucel-L	75	PR bei 15 % der Patienten mit Stadium IIIB/IV	*Nemunaitis* et al. [20]
Protein/Peptid				
I	MUC1	17	SD bei 4 Patienten	*Palmer* et al. [21]
IIB (laufende Phase III)	MUC1	88	signifikanter Vorteil für Stadium IIIB (lokoregionär)	*Butts* et al. [22]
I/II	ALVAC-CEA/B7.1	3	kein klinisches Ansprechen in Phase I	*Horig* et al. [23]
I	WT1	10	rückläufige Tumormarker bei 3 Patienten	*Oka* et al. [24]
I	HER-2/neu	1	keine Angaben	*Salazar* et al. [25]
I/II	Telomerase (GV1001/HR2822)	26	CR bei 1 Patienten, immunologisches Ansprechen bei 13 Patienten	*Brunsvig* et al. [26]
II	MAGE-3	17	keine Angaben	*Atanackovic* et al. [27]
II (laufende Phase III)	MAGE-A3	122	gesamt kein signifikanter Vorteil, (Vorteil bei Stadium II adjuvant)	*Halmos* et al. [28]
II	EGF	40	Serokonversion bei 90 % der Patienten, SD bei 12 Patienten	*Gonzalez* et al. [29, 30]
Dendritische Zellen				
I	DC rF-CEA(6D)-TRICOM	3	Zunahme der CEA-spezifischen T Lymphozyten	*Morse* et al. [31]
II	DC	16	Antigen-spezifische Immunantwort bei 6 Patienten	*Hirschowitz* et al. [32]

* angegeben ist das jeweils beste Ergebnis (klinisches und/oder immunologisches Ansprechen), (CR = complete response, PR = partial response, SD = stable disease)

response". Es konnte ein Trend zur Korrelation von klinischem Ansprechen und induzierter Immunantwort gefunden werden.

Lymphozytopenie-Induktion vor therapeutischer Vakzinierung

In einer Pilot-Phase-I-Studie unter Leitung der Chirurgischen Klinik – Klinikum Großhadern der Ludwig-Maximilians-Universität München werden derzeit Patienten mit NSCLC der Stadien IIB und IIIA nach Tumorresektion mit (bestrahlten) autologen Tumorzellen geimpft [19]. Diese Patienten werden vor der Vakzinierung mit einer niedrig dosierten Kombinations-Chemotherapie aus Cyclophosphamid und Fludarabine behandelt und erhalten zudem autologe T-Lymphozyten zurück, die ihnen vor der Chemotherapie per Leukapherese entnommen wurden. Grundlage dieses Studiendesigns ist die sogenannte „lymphopenia-driven proliferation", die eine deutlich gesteigerte Proliferationsrate (Antigen-spezifischer) T-Lymphozyten beschreibt, die in eine lymphopene Umgebung gegeben werden. Bislang wurde bei fünf von fünf Patienten erfolgreich ein Impfstoff hergestellt und vier Patienten haben das Protokoll aus insgesamt fünf Impfungen ohne wesentliche Nebenwirkungen abgeschlossen.

Peptidvakzinierung

MUC 1 (L-BLP25)

Muzine fördern die Adhäsion von Krebszellen an Endothelzellen und führen dadurch zu einer schnelleren Metastasierung des Primärtumors. Durch ihr Expressionsmuster stellen sie grundsätzlich ein hervorragendes Ziel für therapeutische Impfstrategien dar. In einer frühen Studie wurden 17 Patienten mit Stadium III/IV NSCLC mit einer MUC-1-Peptidvakzine (L-BLP25) behandelt [21]. Drei Tage vor der Impfung wurde eine Einmaldosis Cyclophosphamid (300 mg/m^2) gegeben. Zwölf Patienten erhielten alle Impfungen. Bei fünf Patienten kam es zu einer positiven Immunantwort. Vier Patienten wurden als Stable disease klassifiziert. Im Rahmen einer anschließenden randomisierten Phase-IIB-Studie wurde L-BLP25 bei Patienten mit fortgeschrittenem NSCLC mit Best supportive care (BSC) verglichen [22]. Die Patienten im Impfarm wurden wieder mit Cyclophosphamid vorbehandelt und erhielten insgesamt acht Impfungen mit späteren Booster-Vakzinierungen in 6-wöchigem Abstand. Obwohl zwischen beiden Gruppen kein signifikanter Unterschied im medianen Überleben gefunden werden konnte, zeigte sich bei Stratifizierung der Patienten bezüglich des Stadiums IIIB mit und ohne Pleuraerguss ein Trend zu besserem Überleben für Patienten mit „trockenem" Stadium IIIB. Hier wurde das mediane Überleben allerdings noch nicht erreicht. Derzeit läuft die nachfolgende internationale Phase-III-Studie, an der Herr Professor Dr. R. M. Huber und Herr PD Dr. Rüttinger als Investigatoren sowie als weiteres Zentrum die Asklepios Klinik Gauting teilnehmen.

MAGE-3

Ursprünglich wurde das MAGE-3-Protein als spezifisches Antigen des malignen Melanoms beschrieben. Es findet sich aber auch bei zirka 35 % der NSCLC der Stadien IB und II, wohingegen es auf „normalen" Zellen praktisch nicht nachweisbar ist. Im Rahmen einer adjuvanten Phase-II-Anwendung untersuchten *Atanackovic* et al. insbesondere die nach MAGE-3-Impfung induzierte Immunantwort [27]. 17 Patienten wurden nach R0-Resektion ihres Tumors vakziniert. Die ersten neun Patienten erhielten lediglich das MAGE-3-Antigen, die folgenden acht Patienten zusätzlich das Adjuvans AS02B. Insgesamt konnte vor allem in der zweiten Gruppe eine positive zelluläre und humorale Immunantwort gefunden werden. Angaben zum klinischen Verlauf der Patienten wurden nicht gemacht. Auf dem Kongress der American Society of Clinical Oncology (ASCO) wurden 2006 die ersten Daten einer multizentrischen, randomisierten, Placebo-kontrollierten Phase-II-Studie zur Anwendung der MAGE-A3-Vakzine im adjuvanten Setting veröffentlicht [28]. Insgesamt 122 Patienten mit NSCLC der Stadien IB und II wurden nach Tumorresektion behandelt. Bei guter Verträglichkeit fand sich bei Analyse aller Patienten kein signifikanter Vorteil gegenüber der Placebogruppe. Allerdings fand sich im Stadium II eine um 37 % niedrigere Rezidivrate im Beobachtungszeitraum, sodass auch hier derzeit die anschließende Phase-III-Studie läuft (Ansprechpartner z. B. Dr. J. Sklarek/Gauting, PD Dr. D. Rüttinger/LMU).

Impfung mit Dendritischen Zellen (DC)

Bei der Immunisierung mit Dendritischen Zellen (DC) werden autologe DC meist mit purifizierten Tumorantigenen oder autologem Tumorzell-Lysat beladen und als Impfstoff angewendet. Sechzehn Patienten mit NSCLC der Stadien IA–IIIB wurden im Rahmen einer klinischen Phase-I-Studie zusätzlich zur etablierten Standardtherapie mit einem DC-basierten Impfstoff behandelt [32]. Sechs der Patienten entwickelten eine Antigen-spezifische Immunantwort, weitere fünf Patienten zeigten ebenfalls eine Immunantwort, allerdings Antigen-unspezifisch. Eine Korrelation von klinischem Ansprechen und entwickelter Immunantwort ließ sich nicht finden.

Weitere Ansätze zur therapeutischen Vakzinierung beim NSCLC/SCLC

Zur aktiv-spezifischen Immuntherapie des nichtkleinzelligen Lungenkarzinoms sind etliche weitere kleinere Phase-I–II-Studien veröffentlicht (Tabelle 3), deren detaillierte Beschreibung den Rahmen dieses Kapitels allerdings überfordern würde. Erwähnt seien jedoch noch Virus-basierte Ansätze, wie z. B. TG4010 (MVA-MUC1-IL2) [33] oder ALVAC-CEA-B7.1 [23]. Hierbei werden attenuierte Virusvektoren, die nach genetischer Modifizierung bestimmte Antigene, ko-stimulatorische Moleküle und/oder Zytokine kodieren, als Impfstoff genutzt.

Für die Therapie des SCLC wurde die anti-idiotypische Vakzine BEC2 entwickelt. Die Impfung erfolgt hier mit einem mAB, der den Maus mAB R24 erkennt, welcher wiederum an das auf Tumoren neuroendokrinen Ursprungs überexprimierte Gangliosid GD3 bindet. Im Vergleich mit einer historischen Kontrolle fand sich bei sieben (Limited stage) von 15 Patienten ein positiver Trend im medianen Überleben [34]. Eine große EORTC-(Phase-III)-Studie, die die BEC2-Impfung mit einer Induktions-Radiochemotherapie kombinierte, erbrachte allerdings keinen Vorteil für die geimpften Patienten [35].

Weitere Impfstoffe befinden sich in der frühen klinischen Erprobung (NSCLC und SCLC):

- *G17-DT*, ein Gastrin-17 Epitop (da SCLC häufig eine hohe Gastrin-Expression aufweist, könnte dieser Ansatz erfolgreich aus der bislang durchgeführten Therapie gastrointestinaler Tumoren übertragen werden) [36]
- *mp53DC*, mit mutiertem p53 geladene Dendritische Zellen [37]
- *Fucosyl GM1-KLH*, ein weiteres Mucin [38]
- *EP2101*, eine Multi-Peptid Vakzine aus zehn verschiedenen Epitopen des Lungenkarzinoms (p53, CEA, HER-2/neu, MAGE-2/3) [39]

Spezifische und unspezifische, zelluläre Immuntherapie

Ziel der unspezifischen, zellulären Immuntherapie ist es, diejenigen Anti-Tumor-Mechanismen anzustoßen, die unabhängig von einem spezifischen Tumorantigen funktionieren. *Lymphokine-activated killer cells* (LAK) sind mononukleäre Zellen aus dem peripheren Blut, die ex vivo mittels Interleukin-2 (IL-2) expandiert wurden. Der adoptive (intravenöse) Transfer dieser LAK Zellen auf Patienten mit Nierenzellkarzinom und malignem Melanom hat zu einer signifikanten Verbesserung des Überlebens geführt, wobei eine Monotherapie mit IL-2 vergleichbare Ergebnisse erbrachte. Für das Lungenkarzinom konnten Therapieansätze mit LAK-Zellen ebenso wenig überzeugen wie Therapieversuche mit sogenannten *monokine-activated killer cells* (MAK) [40, 41].

Ratto et al. behandelten 113 resezierte NSCLC-Patienten der Stadien II, IIIA und IIIB mit Tumor-infiltrierenden Lymphozyten (TIL) in Kombination mit s.c. rIL-2 oder einer (Radio) Chemotherapie. Für das Stadium IIIB konnte dabei ein signifikanter Überlebensvorteil beobachtet werden [42]. Eine entsprechende Follow-up Phase-II-Studie bei Patienten mit NSCLC Stadium III wurde abgebrochen, als bei zehn von

13 Patienten beim 9-Monate-Follow-up ein Fortschreiten der Erkrankung festgestellt wurde [43]. *Melioli* et al. nutzten ebenfalls Tumor-infiltrierende Lymphozyten (TIL) (CD8+ und CD4+) aus resezierten Tumoren von NSCLC-Patienten und re-infundierten diese Zellen in Kombination mit einer subkutanen IL-2-Injektion [44]. Zwar erbrachte diese Studie einen signifikanten Überlebensvorteil, litt aber ebenfalls unter dem enormen technischen Aufwand. Große Beachtung fand in diesem Zusammenhang die 2002 von *Dudley* et al. veröffentlichte Studie, in der Patienten mit metastasiertem, malignem Melanom vor TIL-Infusion einer Chemotherapie zur Lymphozytopenie-Induktion unterzogen wurden [45]. Mit diesem Konzept erreichten die Autoren eine Ansprechrate von 45 %. Derzeit wird versucht, diese Strategie auf die Therapie anderer solider Tumoren zu übertragen.

Schlussfolgerung

Das begrenzte Wissen über relevante Tumor-Antigene und dem Lungenkarzinom eigene „*tumor escape*"-Mechanismen machen diese Krebsform für das Immunsystem besonders schwer fassbar. Dennoch hat sich im vergangenen Jahrzehnt ein spannendes und erfolgversprechendes Forschungsgebiet mit zahlreichen, unterschiedlichen Therapiekonzepten entwickelt. Es zeichnet sich ab, dass immuntherapeutische Strategien ihren Platz vor allem im Rahmen multimodaler Behandlungskonzepte im Sinne einer adjuvanten Therapie finden werden. Insbesondere die therapeutische Vakzinierung erscheint attraktiv durch die hohe Spezifität bei relativer Nebenwirkungsarmut. Die Immuntherapie des Lungenkarzinoms besitzt derzeit allerdings noch meist experimentellen Charakter.

Literatur

1 Millar JW, Roscoe P, Pearce SJ et al (1982) Five-year results of a controlled study of BCG immunotherapy after surgical resection in bronchogenic carcinoma. Thorax 37: 57–60

2 Gail MH (1994) A placebo-contolled randomized double-blind study of adjuvant intrapleural BCG in patients with resected T1N0, T1N1, or T2N0 squamous cell carcinoma, adenocarcinoma, or large cell carcinoma of the lung. LCSG Protocol 771. Chest 106: 287S–292S

3 Bast RC, Zbar B, Borsos T et al (1974) BCG and cancer. N Engl J Med 290: 1458–1469

4 No authors listed (1986) Intrapleural and intravenous Corynebacterium parvum in patients with resected stage I and II non-small cell carcinoma of the lung. The Ludwig Lung Cancer Study Group. Cancer Immunol Immunother 23: 1–4

5 O'Brien ME, Saini A, Smith IE et al (2000) A randomized phase II study of SRL172 (Mycobacterium vaccae) combined with chemotherapy in patients with advanced inoperable non-small-cell lung cancer and mesothelioma. Br J Cancer 83: 853–857

6 Anthony HM, Mearns AJ, Mason MK et al (1979) Levamisole and surgery in bronchial carcinoma patients: increase in deaths from cardiorespiratory failure. Thorax 34: 4–12

7 Cohen MH, Chretien PB, Ihde DC et al (1979) Thymosine fraction V and intensive combination chemotherapy. JAMA 241: 1813–1815

8 Agarwala SS (2000) Interferon-alpha and -beta: clinical applications. In: Rosenberg SA (ed) Principles and Practice of the Biologic Therapy of Cancer. Lippincott Williams & Wilkins, Philadelphia, pp 275–285

9 Aman MJ, Stockdreher K, Thews A et al (1996) Regulation of immunomodulatory functions by granulocyte-macrophage colony-stimulating factor in vivo. Ann Hematol 73: 231–238

10 Giaccone G, Debruyne C, Felip E et al (2005) Phase III study of adjuvant vaccination with Bec2/bacille Calmette-Guerin in responding patients with limited-disease small-cell lung cancer. J Clin Oncol 23: 6854–6864

11 Raez LE, Cassileth PA, Schlesselmann JJ et al (2004) Allogeneic vaccination with a B7.1 HLA-A gene-modified adenocarcinoma cell line in patients with advanced non-small-cell lung cancer. J Clin Oncol 22: 2800–2807

12 Raez LE, Rosenblatt JD, Podack ER (2006) Present and future of lung cancer vaccines. Expert Opin Emerg Drugs 11: 445–459

13 Ross HJ, Hart LL, Swanson PM et al (2006) A randomized, multicenter study to determine the safety and efficacy of the immunoconjugate SGN-15 plus docetaxel for the treatment of non-small cell lung carcinoma. Lung Cancer 54: 69–77

14 Ghetie MA, Ghetie V, Vitetta ES (1996) The use of immunoconjugates in cancer therapy. Expert Opin Invest Drugs 5: 309–321

15 Rüttinger D, Hatz R, Jauch K-W et al (2007) Current immunotherapeutic strategies in lung cancer. Surg Oncol Clin North Am 16: 901–918

16 Salgia R, Lynch T, Skarin A et al (2003) Vaccination with irradiated autologous tumor cells engineered to secrete Granulocyte-Macrophage Colony Stimulating Factor augments anti-tumor immunity in pa-

tients with metastatic non-small cell lung carcinoma. J Clin Oncol 21: 624–630
17 Nemunaitis J, Sterman D, Jablons D et al (2004) Granulocyte-macrophage colony-stimulating factor gene-modified autologous tumor vaccines in non-small-cell lung cancer. J Natl Cancer Inst 96: 326–331
18 Morris JC, Vahanian N, Janik JE et al (2005) Phase I study of an antitumor vaccination using α-(1,3) galactosyltransferase expressing allogeneic tumor cells in patients with refractory or recurrent non-small cell lung cancer (NSCLC). J Clin Oncol 23(16S): 187S (abstract 2586)
19 Rüttinger D, van den Engel NK, Winter H et al (2007) Adjuvant therapeutic vaccination in patients with non-small cell lung cancer made lymphopenic and reconstituted with autologous PBMC: first clinical experience and evidence of an immune response. J Transl Med 5: 43
20 Nemunaitis J, Dillman RO, Schwarzenberger PO et al (2006) Phase II study of LucanixTM (belagenpumatucel) a transforming growth factor 2 (TGF-beta 2) antisense gene modified allogeneic tumour cell vaccine in non small cell lung cancer (NSCLC). J Clin Oncol 24: 4721–4730
21 Palmer M, Parker J, Modi S et al (2001) Phase I study of the BLP25 (MUC1 Peptide) liposomale vaccine for active specific immunotherapy in stage IIIB/IV non-small-cell lung cancer. Clin Lung Cancer 3: 49–57
22 Butts C, Murray N, Maksymiuk A et al (2005) Randomized Phase IIB trial of BLP25 liposome vaccine in stage IIIB and IV non-small-cell lung cancer. J Clin Oncol 23: 6674–6681
23 Horig H, Lee DS, Conkright W et al (2000) Phase I clinical trial of a recombinant canarypoxvirus (ALVAC) vaccine expressing human carcinoembryonic antigen and the B7.1 co-stimulatory molecule. Cancer Immunol Immunother 49: 504–514
24 Oka Y, Tsuboi A, Taguchi T et al (2004) Induction of WT1 (Wilm's tumor gene)-specific cytotoxic T lymphocytes by WT1 peptide vaccine and the resultant cancer regression. Proc Natl Acad Sci USA 101: 13885–13890
25 Salazar LG, Fikes J, Southwood S et al (2003) Immunization of cancer patients with Her-2/neu-derived peptides demonstrating high-affinity binding to multiple class II alleles. Clin Cancer Res 9: 5559–5565
26 Brunsvig PF, Aamdal S, Gjertsen MK et al (2006) Telomerase peptide vaccination: a phase I/II study in patients with non-small cell lung cancer. Cancer Immunol Immunother 55: 1553–1564
27 Atanackovic D, Altorki NK, Stockert E et al (2004) Vaccine-induced CD4+ T cell responses to MAGE-3 protein in lung cancer patients. J Immunol 172: 3289–3296
28 Halmos BH (2006) Lung cancer II. ASCO Annual Meeting Summaries: 156–160
29 Gonzalez G, Crombet T, Catala M et al (1998) A novel cancer vaccine composed of human-recombinant epidermal growth factor linked to a carrier protein: report of a pilot clinical trial. Ann Oncol 9: 431–435
30 García B, Neninger E, de la Torre A et al (2008) Effective inhibition of the epidermal growth factor/epidermal growth factor receptor binding by anti-epidermal growth factor antibodies is related to better survival in advanced non-small-cell lung cancer patients treated with the epidermal growth factor cancer vaccine. Clin Cancer Res 14: 840–846
31 Morse MA, Clay TM, Hobeika AC et al (2005) Phase I study of immunization with dendritic cells modified with fowlpox encoding carcinoembryonic antigen and costimulatory molecules. Clin Cancer Res 11: 3017–3024
32 Hirschowitz EA, Foody T, Kryscio R et al (2004) Autologous dendritic cell vaccines for non-small cell lung cancer. J Clin Oncol 22: 2808–2815
33 Cohen S, Kaufman HL (2004) TG-4010 Transgene. Curr Opin Investig Drugs 5: 1319–1328
34 Grant SC, Kris MG, Houghton AN et al (1999) Long survival of patients with small cell lung cancer after adjuvant treatment with the anti-idiotypic antibody BEC2 plus Bacillus Calmette-Guérin. Clin Cancer Res 5: 1319–1323
35 Giaccone G, Debruyne C, Felip E et al (2005) Phase III study of adjuvant vaccination with Bec2/bacille Calmette-Guerin in responding patients with limited-disease small-cell lung cancer (European Organisation for Research and Treatment of Cancer 08971-08971B; Silva Study). J Clin Oncol 23: 6854–6864
36 Smith A, Justin T, Michaeli D et al (2000) Phase I/II study of G17-DT, an anti-gastrin immunogen, in advanced colorectal cancer. Clin Cancer Res 6: 4719–4724
37 Antonia SJ, Mirza N, Fricke I et al (2006) Combination of p53 cancer vaccine with chemotherapy in patients with extensive stage small cell lung cancer. Clin Cancer Res 12: 878–887
38 Krug LM, Ragupathi G, Hood C et al (2004) Vaccination of patients with small-cell lung cancer with synthetic fucosyl GM-1 conjugated to keyhole limpet hemocyanin. Clin Cancer Res 10: 6094–6100
39 Nemunaitis J, Nemunaitis J (2007) A review of vaccine clinical trials for non-small cell lung cancer. Expert Opin Biol Ther 7: 89–102
40 Kimura H, Yamaguchi Y (1995) Adjuvant immunotherapy with interleukin 2 and lymphokine-activated killer cells after noncurative resection of primary lung cancer. Lung Cancer 13: 31–44
41 Yano T, Sugio K, Yamazaki K et al (1999) Postoperative adjuvant adoptive immunotherapy with lymph node-LAK cells and IL-2 for pathological stage I non-small cell lung cancer. Lung Cancer 26: 143–148

42 Ratto GB, Zino P, Mirabelli S et al (1996) A randomized trial of adoptive immunotherapy with tumor-infiltrating lymphocytes and interleukin-2 versus standard therapy in the postoperative treatment of resected non small cell lung carcinoma. Cancer 78: 244–251
43 Ratto GB, Cafferata MA, Scolaro T et al (2000) Phase II study of combined immunotherapy, chemotherapy, and radiotherapy in the postoperative treatment of advanced non-small-cell lung cancer. J Immunother 23: 161–167
44 Melioli G, Ratto GB, Ponte M et al (1996) Treatment of stage IIIb NSCLC with surgery followed by infusion of tumor infiltrating lymphocytes and recombinant interleukin-2: a pilot study. J Immunother Emphasis Tumor Immunol 19: 224–230
45 Dudley ME, Wunderlich JR, Robbins PF et al (2002) Cancer regression and autoimmunity in patients after clonal repopulation with antitumor lymphocytes. Science 298: 850–854

Multimodale Therapie des Lungenkarzinoms

R. M. Huber, S. Gallenberger, A. Schalhorn

Bei den verschiedenen Formen des Lungenkarzinoms ist die alleinige Chirurgie, Strahlen- oder Chemotherapie selbst bei der stadiengerechten Anwendung meist nicht ausreichend effektiv, wirklich befriedigende Langzeitergebnisse zu erzielen. Daher versucht man in Abhängigkeit vom Stadium der Erkrankung, durch Kombination der verschiedenen Therapieverfahren die Ergebnisse zu verbessern. Wie schon in den Kapiteln Chirurgie, Strahlentherapie und Chemotherapie beschrieben, wird das jeweilige Vorgehen von der Histologie des Lungenkarzinoms entsprechend geprägt, sodass im Folgenden multimodale Therapieansätze getrennt für das kleinzellige Lungenkarzinom und für die Gruppe der nichtkleinzelligen Lungenkarzinome besprochen werden.

Multimodale Therapie des kleinzelligen Lungenkarzinoms

Lokal begrenzte Stadien (Stadien I–IIIB)

Wegen des biologisch sehr aggressiven Verhaltens des kleinzelligen Lungenkarzinoms mit Tendenz zu sehr früher Metastasierung ist es heute Standard, dass auch in allen Fällen mit klinisch lokalisierter Erkrankung (Limited disease) eine Chemotherapie durchgeführt werden muss. Dies bedeutet, dass auch in den sehr wenigen Fällen mit peripher gelegenem kleinen Tumor ohne Mediastinalbefall (T1/T2 N0/N1) nach der Operation vier bis sechs Zyklen einer adjuvanten Chemotherapie zwingend erfolgen müssen. Stellt sich bei einer Operation heraus, dass hiläre oder mediastinale Lymphknoten befallen waren, ist auch eine zusätzliche thorakale Bestrahlung indiziert. Eine prophylaktische Strahlentherapie des Schädels (PCI) senkt bei Patienten im Stadium Limited disease mit einer Vollremission die Häufigkeit einer symptomatischen Hirnmetastasierung und ist mit einem Überlebensvorteil für die so Behandelten verbunden (siehe auch Kapitel Strahlentherapie) [1, 2].

Bei der weit überwiegenden Mehrzahl der Patienten mit kleinzelligem Lungenkarzinom im Stadium Limited disease sitzt der Tumor zentral und/oder hat bereits zu hilärem und/oder mediastinalem Lymphknotenbefall geführt, sodass eine primäre Operation in keinem Fall indiziert ist. Es sollte deshalb neben einer Chemotherapie eine lokoregionäre Radiotherapie von Primärtumor, mediastinalem und gegebenenfalls supraklavikulärem Lymphabflussgebiet erfolgen. Die frühzeitige Radiotherapie simultan zur Chemotherapie (in der Regel mit Cisplatin und Etoposid) scheint dem sequenziellen Ansatz bezüglich des Überlebens überlegen zu sein [3, 4, 5, 6). Da es auch nach Chemo- und Strahlentherapie leider relativ häufig zu einem Lokalrezidiv kommen kann, wird in letzter Zeit vermehrt über eine sekundäre Operation diskutiert. Die Ergebnisse der verschiedenen Studien sind immer noch widersprüchlich, sodass eine sekundäre Operation derzeit außerhalb von Studien allenfalls in sehr wenigen Einzelfällen in Betracht gezogen werden darf. Die deutsche Studie zum Stellenwert der sekundären Therapie wurde leider vorzeitig abgebrochen.

Metastasiertes kleinzelliges Lungenkarzinom (Stadium IV)

Im Stadium Extensive disease eines kleinzelligen Lungenkarzinoms steht die systemische Chemotherapie ganz im Vordergrund. Eine Heilung ist auch mit multimodalen Therapieansätzen heute leider nicht möglich. Daher muss über den Einsatz einer zusätzlichen Strahlentherapie in diesen Stadien immer unter Berücksichtigung des individuellen Krankheitsverlaufs und der Wirkung der Chemotherapie und unter Beachtung möglicher lokaler Probleme entschieden werden. Die Strahlentherapie kann die Ergebnisse der palliativen Therapie entscheidend verbessern. Auf diesen wichtigen Aspekt wird im Kapitel Palliative Therapie ausführlich eingegangen. Eine Operation des Primärtumors kommt im Allgemeinen nicht in Betracht, wenn man von seltenen Fällen absieht, in denen lokale Komplikationen (Blutungen, Retentionspneumonie) zu einer palliativen Operation zwingen können. Bei komplettem Ansprechen der Metastasen können nach einer randomisierten Studie eventuell eine thorakale Bestrahlung und eine prophylaktische Strahlentherapie des Schädels sinnvoll sein [7]. Aufgrund einer weiteren randomisierten Studie der EORTC scheint eine prophylaktische Strahlentherapie des Schädels auch generell bei Ansprechen des Tumors einen Überlebensvorteil zu bewirken.

Multimodale Therapie der nichtkleinzelligen Lungenkarzinome

Selbst in den nicht metastasierten Stadien sind die Langzeitergebnisse der operativen Therapie (Stadium I bis Stadium IIIA) oder der Strahlentherapie (Stadium IIIB oder frühere Stadien mit technischer Inoperabilität oder funktionellen und/oder allgemein internistischen Gründen gegen eine Operation) immer noch enttäuschend, sodass man versucht, die Therapieergebnisse durch eine zusätzliche Bestrahlung (bei Patienten mit Operation des Tumors) und/oder durch eine Chemotherapie zu verbessern. Für jedes der verschiedenen Stadien I bis IIIB bieten sich verschiedene Ansätze der multimodalen Therapie an, die im Folgenden kurz besprochen werden sollen. Problematisch ist, dass von der Art und der zeitlichen Abfolge jeweils sehr verschiedene Formen der Strahlen- bzw. Chemotherapie zur Anwendung gelangen, sodass eine schier unübersehbare Zahl von möglichen Therapiekombinationen resultiert, die hier nur stark vereinfacht dargestellt werden können.

Adjuvante Therapie nach Operation eines nichtkleinzelligen Lungenkarzinoms

Ruckdeschel und *Robinson* fassten 1996 in einer Übersichtsarbeit die Ergebnisse randomisierter Studien zur adjuvanten Chemotherapie nach Primäroperation eines nichtkleinzelligen Lungenkarzinoms zusammen [8]. In diesen Studien mit 86 bis 296 Patienten wurden Platin-haltige Kombinationen (sehr häufig sechs Zyklen der sogenannten CAP-Kombination) mit einem Kontrollarm ohne Chemotherapie oder mit einem Kontrollarm mit zusätzlicher Strahlentherapie oder mit einem Kontrollarm mit verzögertem Therapiebeginn verglichen. Problematisch bei all diesen Studien war, dass praktisch nie eine homogene Patientenpopulation vorlag. In einigen Studien wurden nur Patienten mit den Stadien I und II, in anderen nur II und III und bei wieder anderen Patienten mit den Stadien I bis III aufgenommen [8]. Das Stadium III wurde im Allgemeinen nicht in IIIA und IIIB differenziert. Die Mehrzahl der Studien konnte keinen signifikanten Überlebensgewinn durch die zusätzliche Chemotherapie nachweisen, auch wenn in einigen Studien ein leichter Anstieg der medianen Überlebenszeit (plus 7 Monate nach *Holms* et al.) bzw. der 5-Jahres-Überlebensrate um maximal 11 % in der Studie von *Niiranen* erzielt wurde [8]. Tonato zog aus den so stark divergierenden Ergebnissen die Schlussfolgerung, dass die adjuvante Chemotherapie nach Primäroperation bisher noch kein Standard ist, sondern weiterhin als experimenteller Ansatz aufzufassen ist [9]. Seit Oktober 2003 wurden jedoch fünf randomisierte Studien publiziert bzw. vorgetragen, von denen vier einen Überlebensvorteil durch eine Platin-haltige Zweierkombination teilweise in Kombination mit einer perkutanen Strahlentherapie zeigen konnten [10, 11, 12, 13, 14). In diesen Studien waren die 5-Jahres-Überlebensraten mit adjuvanter Chemotherapie um 4–16 % günstiger als in der Vergleichsgruppe.

Die Datenlage hat sich deshalb in den Stadien II bis IIIA klar zugunsten der adjuvanten Chemotherapie verschoben. Die Evidenz für die unterschiedlichen Stadien ist derzeit allerdings noch unterschiedlich, am klarsten ist die Datenlage für das Stadium II. Eine Meta-Analyse von fünf Cisplatin-haltigen adjuvanten Chemotherapie-Studien (Lung Adjuvant Cisplatin Evaluation – LACE) bestätigte anhand von 4584 individuellen Patientendaten den Überlebensvorteil von 5,4 % einer adjuvanten Chemotherapie über 5 Jahre [15]. Der Unterschied war in den Stadien II und IIIA signifikant. Im Stadium IA wird in dieser Meta-Analyse das Überleben negativ beeinflusst, im Stadium IB kann keine klare Aussage gemacht werden. In diesen Studien wurde auch die Frage geprüft, ob ältere Patienten von einer adjuvanten Chemotherapie profitieren [16]. Diese bekamen zwar weniger Chemotherapie, hatten aber dann keine wesentliche erhöhte Toxizität und einen vergleichbaren Überlebensvorteil. Die Aussage zugunsten einer adjuvanten Chemotherapie gilt, wenn die Patienten sich nach einer Operation schnell (möglichst 4–6 Wochen, maximal 60 Tage nach der Operation) erholt haben, postoperativ einen guten Allgemeinzustand zeigen (ECOG 0/1) und keine Kontraindikationen für eine Platin-haltige Chemotherapie vorliegen.

Auf die adjuvante Strahlentherapie nach potenziell kurativer (R0-)Resektion eines nichtkleinzelligen Lungenkarzinoms wurde bereits im Kapitel Strahlentherapie eingegangen. In den frühen Stadien I und II führt die Strahlentherapie zu keinem relevanten Überlebensgewinn, teilweise wurde ein statistisch signifikantes kürzeres Gesamtüberleben nachgewiesen [17]. Im Stadium IIIA ist ebenfalls kein klarer Vorteil erkennbar. Die durchgeführte Meta-Analyse [18, 19] kam zu demselben negativen Ergebnis. Deshalb ist nach derzeitigem Kenntnisstand im Stadium I und II nach R0-Resektion eine Strahlentherapie nicht indiziert. Gegenargument ist, dass die meisten Behandlungen nicht nach dem heutigen Standard der Strahlentherapie durchgeführt wurden. Ebenso kann die lokale Kontrolle durch die Strahlentherapie verbessert werden [20]. In einer Subgruppenanalyse der ANITA-Studie zeigte sich für N2-Patienten zusätzlich zur adjuvanten Chemotherapie ein Überlebensvorteil [21]. Deshalb wird man trotz der negativen Ergebnisse aus den oben genannten Studien im R0-resezierten Stadium IIIA/B eines nichtkleinzelligen Lungenkarzinoms die Entscheidung über eine Nachbestrahlung sehr stark unter individuellen Aspekten des Patienten fällen. Hier sind jedoch weitere Studien mit der derzeitigen Bestrahlungstechnik erforderlich.

Multimodale Therapie des operablen nichtkleinzelligen Lungenkarzinoms im Stadium IIIA und IIIB

Die Indikation zur Operation wird im Stadium IIIA unterschiedlich gesehen. Gerade bezüglich des Ausmaßes des mediastinalen Lymphknotenbefalls ergibt sich eine große Heterogenität, die von prognostischer Relevanz ist [22]. Das American College of Chest Physicians empfiehlt deshalb eine weitere Unterteilung des mediastinalen Befalls in

- IIIA (1) zufällig gefundene Lymphknotenmetastasierung bei der endgültigen Histologie,
- IIIA (2) eine Lymphknotenstation, intraoperativ entdeckt,
- IIIA (3) mediastinale Lymphknotenmetastasen präoperativ durch Mediastinoskopie oder PET entdeckt und
- IIIA (4) „bulky“, mehrere Etagen, inoperabel [23].

Ein hoher Prozentsatz von Patienten mit dem Stadium IIIA eines nichtkleinzelligen Lungenkarzinoms erleidet auch nach primär erfolgreicher Operation im weiteren Krankheitsverlauf ein Lokalrezidiv und/oder Fernmetastasen, die dann letztlich den deletären Verlauf der Erkrankung bestimmen.

Daher wird in den letzten Jahren in zahlreichen Studien [23, 24, 25, 26] untersucht, ob eine sehr frühe, d. h. präoperative Chemo- und/oder Strahlentherapie die Langzeitprognose verbessern kann. Die Zielsetzung dieses Therapieansatzes beruht auf zwei Vorstellungen: Einmal hofft man, durch den frühen Beginn der Chemotherapie ein besonders gutes Ansprechen und möglicherweise ein Down-Staging des Primärtumors zu erzielen, sodass die anschließende Operation sicherer und effektiver durchgeführt werden kann. Zum anderen hofft man, durch den frühen Beginn etwaige Mikrometastasen so erfolgreich zu behandeln, dass im weiteren Verlauf klinisch manifeste Metastasen seltener auftreten. Beide Ansätze sollten dann letztlich zu einem höheren Anteil an Langzeitremissionen führen als die konventionelle Therapie mit Operation und gegebenenfalls anschließender Nachbestrahlung. Zwei Publikationen von *Roth* et al. [26] sowie *Rosell* et al. [27] scheinen die Richtigkeit dieses Vorgehens zu bestätigen. In der Studie von *Roth* et al. wurde an einer sehr kleinen Fallzahl (insgesamt nur 60 Patienten!) untersucht, ob die prä- und postoperative Chemotherapie (jeweils drei Zyklen einer Kombination aus Cisplatin, Cyclophosphamid und Etoposid) zu besseren Langzeitergebnissen führt als die alleinige Operation. Stellte sich im Rahmen der Operation heraus, dass der Tumor nicht oder nur inkomplett resezierbar war, wurde anschließend nachbestrahlt. Bei 35 % der Patienten führte die primäre Chemotherapie zu einer Teil- oder Vollremission, bei 31 % zu einer „minor response", bei 11 % zu einem Krankheitsstillstand und bei 15 % zu einem Progress. Die Ergebnisse bezüglich der medianen Überlebenszeit waren mit 64 Monaten unter dem kombinierten Vorgehen beeindruckend und signifikant besser als nach alleiniger Operation mit nur 11 Monaten [26]. Bedenkt man aber die geringe Zahl von 58 auswertbaren Patienten, die sich auf fünf verschiedene TN-Gruppierungen und zudem auf die beiden Therapieprotokolle verteilten, und berücksichtigt man die Resektionsrate von nur 66 % bzw. 61 %, die niedrige Rate kompletter Resektionen (31 % bzw. 39 %) und die in 59 % bzw. 53 % erfolgte Nachbestrahlung, wird klar, dass diese und ähnliche Studien dringend einer Bestätigung an größeren Fallzahlen bedürfen. In der ebenfalls an kleinen Fallzahlen (n = 60) durchgeführten randomisierten Studie von *Rosell* et al. [27] wurden in der Gruppe mit präoperativer Chemotherapie drei Zyklen einer Kombination aus MMC, Ifosfamid und Cisplatin gegeben. Alle Patienten wurden postoperativ nachbestrahlt. Auch in dieser Studie ließ sich ein signifikanter Überlebensgewinn zugunsten der Kombination aus primärer Chemotherapie und anschließender Operation gegenüber der alleinigen Operation nachweisen. Obwohl in dieser Studie 85–90 % der Patienten operiert werden konnten und alle nachbestrahlt wurden, sind die Ergebnisse der medianen Überlebenszeit mit 26 gegen 8 Monate (alleinige Operation) weit weniger beeindruckend als in der Studie von *Roth* [26, 27].

Die Problematik kleiner Fallzahlen spiegelt sich auch im Vergleich der 2-Jahres-Überlebensraten wider: Bei alleiniger Operation mit anschließender Strahlentherapie leben bei *Rosell* keine, bei *Roth* immerhin noch 25 % der Patienten. Das heißt, dass nach der zusätzlichen präoperativen Chemotherapie in der Studie von *Rosell* mit 25 % nach zwei Jahren genauso viele Patienten überleben wie in der Kontrollgruppe von *Roth* [26, 27]. Natürlich sind solche Vergleiche verschiedener Studien sehr problematisch. Sie weisen aber doch darauf hin, dass bei kleiner Fallzahl und unterschiedlichen TNM-Kombinationen die Ergebnisse immer noch sehr kritisch gesehen werden müssen, besonders wenn man bedenkt, dass die Operation (R0-, R1- oder R2-Resektion oder Irresektabilität) und die Strahlentherapie die Ergebnisse zusätzlich beeinflussen. Eine französische Untersuchung an insgesamt 335 Patienten konnte letztlich nur für die Patienten im Stadium I und II einen statistisch signifikanten Vorteil der präoperativen Chemotherapie zeigen [29]. Auch eine 2005 vorgestellte randomisierte Studie, die bei 354 (von geplanten 600) Patienten vorzeitig abgebrochen wurde und 70 % der Patienten im IB/IIA und 30 % im Stadium IIB/IIIA eingeschlossen hatte, konnte keinen statistisch signifikanten Vorteil bezüglich progressionsfreiem und Gesamtüberleben nachweisen, wenngleich ein positiver Trend bestand [30]. Auch wenn in den verschiedenen Studien bewiesen wurde, dass die primäre Chemotherapie, die praktisch immer Cisplatin enthält, machbar ist und in 35–82 % der Fälle zu einer Remission führt, sodass später in zirka bis zu 60 % eine R0-Resektion erzielt werden kann [31], betont *Tonato*, dass dieser multimodale Therapieansatz heute noch kein Standard ist [9]. In einer Übersicht von *Rosell* wird noch einmal besonders auf die Notwendigkeit der exakten prätherapeutischen Staging-Untersuchungen mit mediastinoskopischer Sicherung von N2-Lymphknoten hingewiesen [32]. Auch wenn *Rosell* für die Patienten im Stadium IIIA mit N2-

Lymphknoten die präoperative Chemotherapie als durchführbar und empfehlenswert bezeichnet [32], sind viele Fragen nach dem optimalen Chemotherapieprotokoll, der günstigsten zeitlichen Abfolge und dem Zeitpunkt der ergänzenden Strahlentherapie und vor allem nach den Ergebnissen an größeren und weniger selektionierten Patientenzahlen offen.

Für die primär kurativ operierten Patienten (in den oben zitierten Studien meist Patienten im Stadium IIIA [1, 2]) ist die adjuvante Therapie – wie oben ausgeführt – mit einem Überlebensvorteil verbunden. Daher und wegen der angeführten offenen Punkte ist die präoperative Chemotherapie im Stadium IIIA eines nichtkleinzelligen Lungenkarzinoms heute noch kein eindeutiger Standard, auch die ESMO sieht die präoperative Chemotherapie nur noch als mögliches Therapiekonzept [24]. Möglichst viele geeignete Patienten, bei denen eine primäre Mediastinoskopie zwingende Voraussetzung ist, sollten aufgrund dieser Diskrepanzen in entsprechende Studien aufgenommen werden, die beispielsweise den neoadjuvanten versus den adjuvanten Ansatz untersuchen.

Für die Patienten vor allem im Stadium IIIA [4], aber auch im Stadium IIIA [3] ist die Frage noch offen, ob die Chirurgie zusätzlich zur Radiochemotherapie einen Stellenwert hat [33, 34, 35].

Das Stadium III B zerfällt für die klinische Entscheidungsfindung in die Gruppe mit kontralateralen mediastinalen Lymphknotenmetastasen (N3) und die Gruppe der T4-Tumoren. Für die N3-Situation wird für ausgewählte Tumorsituationen der Stellenwert der Operation nach neoadjuvanter Therapie weiter in Studien geprüft. Bei den T4-Tumoren besteht teilweise durchaus die Indikation zur Operation. Hier wird die Indikation in Kombination mit den anderen Therapieverfahren interdisziplinär gestellt.

Therapie des lokal fortgeschrittenen inoperablen Lungenkarzinoms (Stadium IIIB und inoperables Stadium IIIA)

Bisher war in der Therapie des lokal fortgeschrittenen, jedoch inoperablen Lungenkarzinoms die Bestrahlung der Standard. Wegen der unbefriedigenden Langzeitergebnisse versuchte man aber auch hier, durch Einsatz mehrerer Therapieansätze, hier also durch die Kombination aus Strahlen- und Chemotherapie, die Ergebnisse zu verbessern. Es liegen eine Vielzahl von Phase-II- und einige randomisierte Studien zu dieser Fragestellung vor [23, 36, 40, 41]. Problematisch ist, dass die Mehrzahl der Studien unterschiedliche Patientenpopulationen enthält. Hauptzielgruppe für diesen Therapieansatz sind sicher Patienten, bei denen wegen eines N3-Lymphknotenbefalls eine Operation nicht mehr indiziert ist, bei denen also ein Stadium IIIB vorliegt. In die Mehrzahl der Studien wurden aber auch Patienten im Stadium IIIA aufgenommen, bei denen aus internistischer Sicht (insbesondere zu schlechte Lungenfunktion, begleitende Herzerkrankungen) oder aus technischen bzw. onkologischen (Stadium IIIA [4]) Gründen eine Operation nicht mehr durchgeführt werden konnte. Zwei bereits ältere randomisierte Studien weisen aber auf potenzielle Vorteile der Kombination aus Strahlen- und Chemotherapie hin [37, 38]: In der Studie von *Dillman* et al. wurden 155 Patienten im Stadium IIIA mit T3- und/oder N2-Tumoren entweder nur bestrahlt (Tumordosis 60 Gy) oder zusätzlich zu der Bestrahlung mit einer Cisplatin-/Vinblastin-Therapie behandelt [37]. Die Kombination aus Strahlen- plus Chemotherapie führte im Vergleich zur alleinigen Strahlentherapie zu einem signifikanten Anstieg der medianen Überlebenszeit um zirka 4 Monate auf 13,8 Monate. Die Überlebensraten nach 1, 2 und 3 Jahren stiegen von 40 %, 13 % und 11 % auf 55 %, 26 % und 23 % an [37]. Dieser Unterschied blieb auch im Langzeitverlauf bestehen. In einer Studie von *Schaake-Koning* et al. [38] wurde ebenfalls randomisiert untersucht, ob zwei verschiedene Formen einer simultanen Chemotherapie (30 mg/m^2 Cisplatin Tag 1 jeder Strahlentherapiewoche oder 6 mg/m^2 täglich vor der Bestrahlung) die Ergebnisse verbessern [38]. Bei diesen Patienten mit sechs verschiedenen TN-Kombinationen, die aber zumindest zu 80 % dem Stadium IIIA zuzuordnen waren, führte die tägliche zusätzliche Cisplatin-Therapie zu einem leichten, aber signifikanten Anstieg der Überlebensraten nach 1, 2 und 3 Jahren um 8 %, 13 % und 14 % auf 54 %, 26 % bzw. 16 % [38]. *Blanke* und *Johnson* haben die Ergebnisse von acht randomisierten Studien zusammengefasst, die die alleinige Strahlentherapie mit der Kombination aus Strahlen- und Chemotherapie beim lokal fortgeschrittenen inoperablen nichtkleinzelligen Lungenkarzinom verglichen haben [36]. Bei insgesamt zirka 1500 Patienten lag die mediane Überlebenszeit unter der alleinigen Strahlentherapie zwischen 9,6 und 12,3 Monaten und unter der Kombination auch nur bei 9,9 bis 16 Monaten [36]. In einem Teil der Studien konnten in der 1-Jahres-Überlebensrate keine Unterschiede zugunsten der Chemo-/Radiotherapie nachgewiesen werden, wie z. B. bei *Mattson* und *Blanke* [36, 39], während in anderen Studien die Überlebensrate um zirka 10–15 % anstieg [36]. In einer ersten Meta-Analyse wurden 14 Studien ausgewertet, in denen zehnmal eine Platin-haltige und viermal eine Platin-freie Chemotherapie gegeben wurde und in denen neunmal erst die Chemo- und dann die Strahlentherapie und fünfmal beide Therapieformen simultan durchgeführt wurden [40]. Die Zugabe von Platin-haltiger Chemotherapie führte nach 1 und 2 Jahren zu einer signifikanten Reduktion der Todesrate um 24 % bzw. 30 %, während nicht Platin-haltige Kombinationen mit 5 % bzw. 18 % Reduktion der Todesrate wenig effektiv waren [40]. Nach 3 Jahren ließ sich kein Unterschied mehr zugunsten der Kombination aus Strahlen- und Platin-haltiger Chemotherapie nachweisen. Die Autoren sehen nach diesen Ergebnissen der Meta-Analyse bei den lokal fortgeschrittenen inoperablen nichtkleinzelligen Lungenkarzinomen Vorteile für eine Kombination aus Radio- und Cisplatin-haltiger Chemotherapie. Sie geben aber zu bedenken, dass der Gewinn kurz anhält und nach 3 und 5 Jahren keine signifikanten Unterschiede mehr zur alleinigen Strahlentherapie bestehen. Besonders weisen sie darauf hin, dass für jeden einzelnen Patienten die klinische Relevanz und vor allem eine Balance zwischen Lebensqualität, Toxizität und Kosten der Chemotherapie erzielt werden muss [40, 41]. Ein Vergleich gegenüber der hyperfraktionierten, akzelerierten Bestrahlung (CHART etc.) steht aus. Die gleichzeitige Gabe von Chemotherapie und Bestrahlung scheint bezüglich des Überlebens günstiger zu sein als die Sequenz aus Chemotherapie und Bestrahlung. Allerdings ist die simultane Radiochemotherapie deutlich toxischer [42]. Eventuell ist hier die Kombination einer Induktions-Chemotherapie mit einer niedrig dosierten simultanen Radiochemotherapie ein Ausweg [43]. Auf dem World Lung Cancer Congress 2007 wurden zur Frage des Vergleichs von Induktions- und simultaner Radiochemotherapie und des Vergleichs der beiden Modalitäten Meta-Analysen unter Hinzuziehung individueller Patientendaten vorgestellt [44, 45]. Sie bestätigen den Vorteil von Induktions- und simultaner Radiochemotherapie gegenüber alleiniger Strahlentherapie. Die simultane Radiochemotherapie hat im Vergleich zur Induktionstherapie eine höhere akute Toxizität, allerdings auch einen Überlebensvorteil.

Auf den hier besprochenen Arbeiten fußend, sollte Patienten mit einem lokal fortgeschrittenen, jedoch inoperablen nichtkleinzelligen Lungenkarzinom eine kombinierte Radiochemotherapie angeboten werden, wenn sie sich in einem guten Allgemeinzustand befinden, nicht betagt und selber zu einer intensiveren Therapie motiviert sind. Die effektivste Therapie ist derzeit eine simultane Radiochemotherapie. Problematisch ist, dass immer noch kein Therapieprotokoll zur Verfügung steht, das von allen Strahlentherapeuten und Onkologen akzeptiert werden kann. Bevor nicht die Frage der optimalen Form der Strahlen- und Chemotherapie und deren zeitlichen Abfolge geklärt ist, sollten entsprechende Patienten nach Möglichkeit im Rahmen von Studienprotokollen behandelt werden.

Literatur

1 Arriagada R, Auperin A, Pignon JP, Gregor A, Stephens R, Kristjansen P, Johnson B, Ueoka H, Wagner H, Whitacre M (1998) Prophylactic cranial irradiation. Overview in patients with small cell lung cancer in complete remission. Proc ASCO 17: 457a (abstract 1758)

2 Auperin A, Arriagada R, Pignon J-P, Le Pechoux C, Gregor A, Stephens RJ, Kristjansen PEG (1999) Prophylactic cranial irradiation for patients with small-cell lung cancer in complete remission. N Engl J Med 341: 476–484

3 Murray N, Coy P, Pater JL, Hodson I, Arnold A, Zee BC, Payne D et al (1993) Importance of timing for thoracic irradiation in the combined modality treatment of limited-stage small-cell lung cancer. J Clin Oncol 11: 336–344

4 Jeremic B, Shibamoto Y, Acimovic L, Milisavlejvic S (1997) Initial versus delayed accelerated hyperfractionated radiation therapy and concurrent che-

motherapy in limited small-cell lung cancer. A randomized study. J Clin Oncol 15: 893–899
5 Takada M, Fukuoka M, Kawahara M, Sugiura T, Yokoyama A, Yokota S, Nishiwaki Y et al (2002) Phase III study of concurrent versus sequential thoracic radiotherapy in combination with Cisplatin and Etoposide for limited-stage small-cell lung cancer: Results of the Japan Clinical Oncology Group Study 9104. J Clin Oncol 20: 3054–3060
6 Turrisi A, Kim K, Blum R, Sause WT, Livingston RB, Komaki K,Wagner H et al (1999) Twice-daily compared with once-daily thoracic radiotherapy in limited small-cell lung cancer treated concurrently with Cisplatin and Etoposide. N Engl J Med 340: 265–271
7 Jeremic B, ShibamotoY, Nikolic N, Milicic B, Milisavljevic S, Dagovic A, Aleksandrovic J, Radosavljevic-Asic G (1999) Role of radiation therapy in the combined-modality treatment of patients with extensive disease small-cell lung cancer: A randomized study. J Clin Oncol 17: 2092–2099
8 Ruckdeschel JC, Robinson LA (1996) Non-small cell lung cancer: surgery and postoperative adjuvant chemotherapy. In: Pass HI, Mitchell JB, Johnson DH, Turrisi AT (eds) Lung cancer: Principles and practice. Lippincott-Raven, Philadelphia, pp 839–849
9 Tonato M (1994) Is there progress in the treatment of non-small cell lung cancer? Educational Book, 19th Congress of the European Society for Medical Oncology, Lissabon, pp 77–83
10 Scagliotti GV, Fossati R, Torri V et al (2003) Randomized study of adjuvant chemotherapy for completely resected stage I, II, or IIIA non-small-cell lung cancer. J Natl Cancer Inst 95: 1453–1461
11 Arriagada R, Bergmann B, Dunant A et al (2004) Cisplatin-based adjuvant chemotherapy in patients with completely resected non-small cell lung cancer. N Engl J Med 350: 351–360
12 Strauss GM, Herndon J, Maddaus MA, Johnstone DW, Johnson EA,Watson DM, Sugarbaker DJ et al (2004) Randomized clinical trial of adjuvant chemotherapy with paclitaxel and carboplatin following resection in stage IB non-small cell lung cancer (NSCLC): Report of Cancer and Leukemia Group B (CALGB) Protocol 9633. J Clin Oncol 22 (suppl): 14S (abstract 7019)
13 Douillard JY, Rosell R, DeLena M, Carpagnano F, Ramlau R, Gonzales-Larriba JL, Grodzki T, Pereira JR, Le Groumellec A, Lorusso V, Clary C, Torres AJ, Dahabreh J, Souquet PJ, Astudillo J, Fournel P, Artal-Cortes A, Jassem J, Koubkova L, His P, Riggi M, Hurteloup P (2006) Adjuvant vinorelbine plus cisplatin versus observation in patients with completely resected stage IB-IIIA non-small-cell lung cancer (Adjuvant Navelbine International Trialist Association [ANITA]): a randomised controlled trial. Lancet Oncol 7(9): 719–727
14 Winton T, Livingston R, Johnson D, Rigas J, Johnston M, Butts C, Cormier Y et al (2005) Vinorelbine plus cisplatin vs. observation in resected non-small-cell lung cancer. N Engl J Med 352: 2589–2597
15 Pignon J-P, Tribodet H, Scagliotti GV, Douillard J-Y, Shepherd FA, Stephens RJ, Dunant A, Torri V, Rosell R, Seymour L, Spiro St G, Rolland E, Fossati R, Aubert D, Ding K, Waller D, Le Chevalier T (2008) Lung Adjuvant Cisplatin Evaluation: A Pooled Analysis by the LACE Collaborative Group. J Clin Oncol 26: 3552–3559
16 Früh M, Rolland E, Pignon J-P, Seymour L, Ding K, Tribodet H, Winton T, Le Chevalier T, Scagliotti GV, Douillard JY, Spiro S, Shepherd FA (2008) Pooled Analysis of the Effect of Age on Adjuvant Cisplatin-Based Chemotherapy for Completely Resected Non-Small-Cell Lung Cancer. J Clin Oncol 26: 3573–3581
17 Dautzenberg B, Arriagada R, Boyer Chammard A, Jarema A, Mezzetti M, Mattson K, Lagrange JL et al (1999) Controlled study of postoperative radiotherapy for patients with completely resected nonsmall cell lung carcinoma. Cancer 86: 265–273
18 PORT Meta-analysis Trialists Group (1998) Postoperative radiotherapy in non-small-cell lung cancer: systematic review and meta-analysis of individual patient data from nine randomised controlled trials. Lancet 352: 257–263
19 Burdett S, Stewart L on behalf of the PORT Metaanalysis Group (2005) Postoperative radiotherapy in non-small-cell lung cancer: update of an individual patient data meta-analysis. Lung Cancer 47: 81–83
20 Trodella L, Granone P, Valente S, Valentini V, Balducci M, Mantini G, Turriziani A et al (2002) Adjuvant radiotherapy in non-small cell lung cancer with pathological stage I: definitive results of a phase III randomized trial. Radiother Oncol 62: 11–19
21 Douillard J-Y, Rosell R, De Lena M, Riggi M, Hurteloup P, Mahe M-A, Adjuvant Navelbine International Trialist Association (2008) Impact of Postoperative Radiation Therapy on Survival in Patients With Complete Resection and Stage I, II, or IIIA Non-Small-Cell Lung Cancer Treated With Adjuvant Chemotherapy: The Adjuvant Navelbine International Trialist Association (ANITA) Randomized Trial. Intern J Radiat Oncol Biol Phys 72: 695–701
22 André F, Grunenwald D, Pignon J-P, Dujon A, Pujol JL, Brichon PY, Brouchet L et al (2000) Survival of patients with resected N2 non-small-cell lung cancer: evidence for a subclassification and implications. J Clin Oncol 18: 2981–2989
23 ACCP Evidence-Based Guidelines (2007) Treatment of Non-small Cell Lung Cancer-Stage IIIA. Chest 132: 243S–265S
24 ESMO (2008) Minimal clinical recommendations for diagnosis, treatment and follow-up of nonsmall-cell lung cancer (www.esmo.org)

25 Fossella FV, Rivera E, Roth JA (1996) Preoperative chemotherapy for stage IIIA non-small cell lung cancer. Curr Opin Oncol 8: 106–111
26 Pisters K (2002) Multidisciplinary management of early lung cancer. ASCO Annual Meeting Educational Book
27 Roth JA, Fossella F, Komaki R et al (1994) A randomized trial comparing perioperative chemotherapy and surgery with surgery alone in respectable stage IIIA non-small-cell lung cancer. J Natl Cancer Inst 86: 673–680
28 Rosell R, Gómez-Codina J, Camps C et al (1994) A randomized trial comparing preoperative chemotherapy plus surgery with surgery alone in patients with non-small-cell lung cancer. N Engl J Med 330: 153–158
29 Depierre A, Milleron B, Moro-Sibilot D, Chevret S, Quoix E, Lebeau B, Braun D et al (2001) Preoperative chemotherapy followed by surgery compared with primary surgery in resectable stage I (except T1N0), II , and IIIa non-small-cell lung cancer. J Clin Oncol 20: 247–253
30 Pisters K, Vallieres E, Bunn P, Crowley J, Ginsberg R, Ellis P, Meyers B et al (2005) S9900: A phase III trial of surgery alone or surgery plus preoperative (preop) paclitaxel/carboplatin (PC) chemotherapy in early stage non-small cell lung cancer (NSCLC): Preliminary results. J Clin Oncol 23: 16S (abstract LBA7012)
31 Johnson DH, Turrisi A, Pass HI (1996) Combined modality treatment for locally advanced nonsmall cell lung cancer. In: Pass HI, Mitchell JB, Johnson DH, Turrisi AT (eds) Lung cancer: Principles and practice. Lippincott-Raven, Philadelphia, pp 833–873
32 Rosell R, López-Cabrerizo MP, Astudillo J (1997) Preoperative chemotherapy for stage IIIA non-small cell lung cancer. Curr Opin Oncol 9: 149–155
33 Albain KS, Scott CB, Rusch VR, Turrisi AT, Shepherd FA, Smith C, Gandara DR et al (2003) Phase III comparison of concurrent chemotherapy plus radiotherapy (CT/RT) and CT/RT followed by surgical resection for stage IIIA(pN2) non-small cell lung cancer (NSCLC): Initial results from intergroup trial 0139 (RTOG 93–09). Proc ASCO 22: 621 (abstract 2497)
34 Albain KS, Swann RS, Rusch VR, Turrisi AT, Shepherd FA, Smith CJ, Gandara DR et al (2005) Phase III study of concurrent chemotherapy and radiotherapy (CT/RT) vs CT/RT followed by surgical resection for stage IIIA(pN2) non-small cell lung cancer (NSCLC): Outcomes update of North American Intergroup 0139 (RTOG 9309) J Clin Oncol 23: 16S (abstract 7014)
35 van Meerbeeck JP, Gijs WP, Kramer G, van Schil PE, Legrand C, Smit EF, Schramel FM, Tjan-Heijnen VC, Biesma B et al (2007) Randomized Controlled Trial of Resection Versus Radiotherapy After Induction Chemotherapy in Stage IIIA-N2 Non-Small-Cell Lung Cancer. J Natl Cancer Inst 99: 442–450
36 Blanke CD, Johnson DH (1995) Combined modality therapy in non-small cell lung cancer. Curr Opin Oncol 7: 144–149
37 Dillman RO, Seagren SL, Propert KJ et al (1990) A randomized trial of induction chemotherapy plus high-dose radiation versus radiation alone in stage III non-small cell lung cancer. N Engl J Med 323: 940–945
38 Schaake-Koning C, van den Bogaert W, Dalesio O et al (1992) Effects of concomitant cisplatin and radiotherapy on inoperable non-small-cell lung cancer. N Engl J Med 326: 524–530
39 Mattson K, Holsti LR, Holsti P et al (1988) Inoperable non-small cell lung cancer: radiation with or without chemotherapy. Eur J Cancer Clin Oncol 24: 477–482
40 Marino P, Preatoni A, Cantoni A (1995) Randomized trials of radiotherapy alone versus combined chemotherapy and radiotherapy in stages IIIa and IIIb nonsmall cell lung cancer. Cancer 76: 593–601
41 Johnson DH (1996) Combined-modality therapy for unresectable stage III non-small cell lung cancer – caveat emptor or caveat venditor? J Natl Cancer Inst 88: 1175–1177
42 Furuse K, Fukuoka M, Kawahara M, Nishikawa H (1999) Phase III study of concurrent versus sequential thoracic radiotherapy in combination with mitomycin, vindesine, and cisplatin in unresectable stage III non-small-cell lung cancer. J Clin Oncol 17: 2692–2699
43 Huber RM, Flentje M, Schmidt M, Pollinger B, Gosse H, Willner J et al (2006) Simultaneous chemoradiotherapy compared with radiotherapy alone after induction chemotherapy in inoperable stage IIIA or IIIB non-small-cell lung cancer: study CTRT99/97 by the Bronchial Carcinoma Therapy Group. J Clin Oncol 24(27): 4397–4404
44 Rolland E, Le Chevalier T, Auperin A, Burdett S, Pignon J-P On Behalf Of The Nsclc Collaborative Group (2007) Sequential radio-chemotherapy (RT-CT) versus radiotherapy alone (RT) and concomitant RT-CT versus RT alone in locally advanced non-small cell lung cancer (NSCLC): Two meta-analyses using individual patient data (IPD) from randomised clinical trials (RCTs). J Thor Oncol, Volume 2, Supplement 4, August, S309
45 Auperin A et al (2007) Concomitant radio-chemotherapy (RT-CT) versus sequential RT-CT in locally advanced non-small cell lung cancer (NSCLC): A meta-analysis using individual patient data (IPD) from randomised clinical trials (RCTs). J Thor Oncol, Volume 2, Supplement 4, August 2007: S310

Neuroendokrine Tumoren der Lunge

T. Duell, F. Gamarra, M. Lindner, T. Strauss, B. Pöllinger, A. Morresi-Hauf

Abgrenzung und Terminologie

Der klassische Vertreter dieser Gruppe von primären Lungentumoren ist das Karzinoid, das erstmals im Jahre 1930 durch Kramer unter dem Begriff „Bronchialadenom" als eigene Tumorentität erfasst wurde [1]. Erst 1972 haben *Arrigoni* et al. eine erste Klassifizierung pulmonaler neuroendokriner Tumoren eingeführt [2].

Nach *Williams* und *Sandler* zählen die Karzinoide der Lunge embryogenetisch, gleich denen des Magens, des Duodenums und des Pankreas, zu den Tumoren des Vorderdarms [3]. Durch charakteristische histopathologische Merkmale lassen sich weitere primäre neuroendokrine Tumoren (NET, Grad I–III) der Lunge abgrenzen. Diese unterscheiden sich hinsichtlich ihrer Prognose je nach Differenzierungsgrad erheblich voneinander und werden in der Literatur uneinheitlich bezeichnet. Von dem hoch differenzierten typischen Karzinoid (TC, low-grade, Grad I, well differentiated neuroendocrine tumor, WDNET) wird das atypische Karzinoid (AC, intermediate-grade, Grad II, well differentiated neuroendocrine carcinoma, WDNEC) abgegrenzt. Unter den hochmalignen (high-grade, Grad III) Formen der NET wird das großzellige neuroendokrine Karzinom (LCNEC) vom klassischen kleinzelligen Karzinom (SCLC) unterschieden [4], letzteres jedoch in einem eigenen Kapitel behandelt. Nach den Daten des Tumorregisters München [42] liegt das mediane Erkrankungsalter für Männer mit neuroendokrinem Tumor der Lunge bei 59 Jahren, für Frauen bei 57 Jahren. Die 5-Jahres-Überlebensrate beträgt 63 %.

Klassifikation und Häufigkeit

Auf der Basis der Arbeiten von *Travis* et al. [4] wurde im Rahmen der 2004 aktualisierten WHO-Klassifizierung der Lungentumoren von 2001 auch das Konzept der NET modifiziert. Unter Beibehaltung der vier oben aufgeführten Entitäten wurde vor allem das LCNEC anhand spezifischer lichtmikroskopischer, immunhistochemischer (IHC) und ultrastruktureller Eigenschaften neu definiert [5]. Die Pathologie wird ausführlich an entsprechender Stelle beschrieben. Als spezifische IHC-Marker werden zur Definition der NET das Chromogranin A, das Synaptophysin sowie das neural-cell adhesion molecule NCAM (= CD56) eingesetzt, daneben gibt es elektronenmikroskopisch nachweisbare typische neuroendokrine Granula [5].

NET machen in großen Serien resezierter Fälle etwa 3–5 % aller primären Lungentumoren aus, berücksichtigt man das SCLC, so sind 20–25 % aller diagnostizierten Fälle neuroendokrin differenziert [6]. Im Folgenden sollen die Karzinoide getrennt von den hochmalignen Formen neuroendokriner Tumoren betrachtet werden. Die relativen Häufigkeiten für TC, AC und LCNEC in großen chirurgischen Serien sind 80 %, 8–13 % bzw. 7–10 %, wobei die Angaben in der Literatur auch aufgrund diagnostischer Unsicherheit schwanken [7, 8, 9]. Ebenso gilt dies für die selteneren Mischformen von NET, auf die im Folgenden ebenfalls kurz eingegangen wird.

Typische und atypische Karzinoidtumoren der Lunge

Karzinoide – Epidemiologie, klinische Symptomatik und prognostische Faktoren

Die gut differenzierten typischen Karzinoide (TC) zeichnen sich in der Regel durch einen benignen Verlauf aus, metastasieren selten und haben nach Operation eine hohe kurative Chance. Dagegen nehmen atypische Karzinoide (AC), die histologisch mehr Mitosen und Nekrosen aufweisen, prognostisch eine intermediäre Stellung zwischen den TC und den hochmalignen NET ein [10]. Etwa 25 % der Karzinoidtumoren, die sonst bevorzugt im GI-Trakt vorkommen [11], sind im Tracheobronchialbaum lokalisiert und machen 1–2 % aller resezierten Lungentumoren aus; acht bis neun von zehn Karzinoidtumoren sind dabei TC [10]. Die jährliche Inzidenz dieser Lungentumoren liegt bei zirka 2,5 Fällen pro 1 Million Einwohner [12]. Frauen sind etwas häufiger (56–60 %) betroffen als Männer [9, 12], das mittlere Alter liegt bei TC etwas unter 50 Jahren, bei AC darüber [13]. Die Prävalenz an Rauchern unter TC-Patienten entspricht der in der allgemeinen Bevölkerung (zirka 30 %), unter AC-Patienten sind dagegen 60–80 % Raucher [14]. Festzuhalten ist, dass alle Karzinoide grundsätzlich als bösartig zu betrachten sind [4].

TC sind in der Regel zentral lokalisiert und zu über 75 % bronchoskopisch sichtbar, AC liegen etwas häufiger auch peripher [8]. Entsprechend sind Hauptsymptome in über 50 % der Fälle Zeichen der bronchialen Obstruktion mit rezidivierenden Retentions(pleuro)pneumonien, darüber hinaus Husten, Luftnot und Hämoptysen [12]. 19–39 % der Patienten sind dagegen asymptomatisch und werden zufällig diagnostiziert [11]. Paraneoplastische Phänomene, wie das Karzinoid-, Cushing-, Hyperkalzämiesyndrom oder eine Akromegalie sind sehr selten (1–3 %) und zumeist nur in fortgeschrittenen Stadien (große Tumoren, Lebermetastasen) zu beobachten [9, 12]. Das Karzinoidsyndrom ist gekennzeichnet durch Hautflush, Hypotonie, Durchfälle, Bronchospasmus und Endokardfibrosen [15]. Die für die Symptome verantwortlichen, ektopen bioaktiven Amine sind unter anderem Serotonin, ACTH, Vasopressin, Noradrenalin, ADH, Kalzitonin, PTH, PTH-related peptide und Bombesin [13, 15].

Nach bronchoskopischer Biopsie der typischerweise weichen, rötlich-bräunlich schimmernden, gestielten oder oft auch submukös wachsenden Tumoren kommt es häufiger zu stärkeren Blutungen, die unter entsprechendem Management jedoch selten zu ernsthaften Komplikationen führen [12, 16].

Entscheidend für die Langzeitprognose ist, wie bei allen Lungenkarzinomen, das klinisch-pathologische Stadium zum Zeitpunkt der Diagnose, wobei insbesondere AC bei häufigerem primären N1/N2-Befall ein sehr hohes Rezidivrisiko nach Resektion aufweisen [10]. Vor allem beim AC ist ein positiver Lymphknotenstatus (N0 versus N1–2) mit einem signifikant schlechteren Überleben verbunden [14, 40]. Mittels radikaler mediastinaler Lymphknotendissektion kann sowohl beim TC als auch beim AC eine Prognoseverbesserung erreicht werden [40]. Das Risiko der Entwicklung von späteren Fernmetastasen beträgt bei mediastinaler Lymphknotenbeteiligung beim TC zirka 9 % (TC), beim AC 67 % [10]. Fernmetastasen treten zumeist in Leber, Knochen, Nebennieren, Hirn und im Weichteilgewebe auf [11]. Beim AC ist eine hohe Mitoserate sowie weibliches Geschlecht prognostisch ungünstig [17]. Tabelle 1 zeigt eine vergleichende Analyse für TC und AC.

Das 5- und 10-Jahres-Überleben von Patienten mit TC unterscheidet sich mit 87–100 % und 82–93 % signifikant von dem von Patienten mit AC mit 40–72 % und 35–60 % [7, 9, 11, 14, 17].

Diagnostik von Karzinoidtumoren

Bildgebung und Histologiegewinnung

An erster Stelle steht die bildgebende thorakale Diagnostik mit konventionellem Röntgen, CT und gegebenenfalls MRT, intratumorale Verkalkungen finden sich in weniger als 10 % [18]. Zum Metastasenausschluss ist eine zusätzliche Oberbauchsonographie, eine CT mit Kontrastmittel oder bei diffizilen Befunden eine MRT mit Kontrastmittel sinnvoll.

Über 75 % der Karzinoidtumoren sind bronchoskopisch zu erfassen [8], somit steht die Bron-

Tabelle 1. Vergleichende Analyse für Patienten mit typischem/atypischem Karzinoid [9].

	TC/AC (n = 261/43)	p-Wert
Mittleres Alter (Jahre)	47/56	0,001
Weibliches Geschlecht (%)	56/53	0,89
Periphere Lokalisation (%)	27/37	0,42
Lymphknotenbefall (%)	4/23	< 0,001
Metastasierung (%)	1,5/20,9	< 0,001
Lokalrezidiv (%)	0,7/2,3	0,09

choskopie an oberster Stelle nach den bildgebenden Verfahren, insbesondere bei zentraler bronchialer Obstruktion. Der Bronchoskopie in starrer Technik sollte wegen der Möglichkeit zum besseren Management von möglichen Blutungen sowie wegen der Option der Gewinnung größerer Biopsate der Vorzug gegeben werden [18]. Der endobronchiale Ultraschall bietet überdies die Möglichkeit, die Eindringtiefe des Tumors (z. B. nach Abtragung) festzustellen [18]. Bei peripheren Tumoren wird die Diagnose durch Nadelbiopsie oder unter Umständen erst am Operationspräparat eindeutig zu stellen sein. Als Spezialität kommen bei neuroendokrinen Tumoren zusätzlich mehr oder weniger spezifische Biomarker und nuklearmedizinische Verfahren in Betracht, die jedoch nicht zuletzt wegen der damit verbundenen Kosten rational eingesetzt werden sollten.

Biomarker

Als einzelner Serummarker besitzt das Chromogranin A (CGA) bei lokalisierten NET die höchste Aussagekraft und kann zuverlässiger Verlaufsparameter sein. Etwa 86 % der krankheitsfreien Patienten weisen keine erhöhten Werte auf (Spezifität), 68 % mit aktiver Erkrankung bzw. Rezidiv dagegen pathologisch erhöhte (Sensitivität). In Kombination haben die Serum-Neuronen-spezifische Enolase (NSE) und die Hydroxyindolessigsäure als Metabolit des Serotonins im Urin (HIES) als weitere Biomarker die höchste Spezifität (100 %) bei allerdings geringer Sensitivität (35 %) [19], wobei bronchiale Karzinoide nur selten Serotonin sezernieren. Zur Identifizierung von Patienten mit Karzinoidsyndrom eignet sich (neben der Klinik) die Kombination von CGA mit HIES. Bei nicht disseminierter Erkrankung ist die Sensitivität von NSE, CEA und HIES gering [19].

Nuklearmedizinische Untersuchungen

Das Vorhandensein spezifischer Somatostatin-Rezeptoren (STS-R) auf NET ermöglicht den Einsatz spezifischer nuklearmedizinischer Verfahren sowohl im Rahmen der Diagnostik, als auch bei der Therapie. STS ist ein multifunktionelles Peptid, das in einer Vielzahl neuroendokriner, aber auch anderer Zellen im zentralen und peripheren Nervensystem sowie in einem komplexen Netzwerk von Zellen im GI-Trakt, in Drüsen- und lymphatischen Geweben gebildet wird und endo- und exokrine Zellfunktionen moduliert [21]. Es gibt fünf Subtypen von STS-R, wobei das häufig verwendete STS-Analogon Octreotid an die Typen 2 und 5 bindet, welche maßgeblich von Karzinoidtumoren exprimiert werden. Modifiziert und radiokonjugiert kann ^{111}In-Pentreotide (= DTPA-Octreotide) zur Detektion lokalisierter und metastasierter Karzinoide eingesetzt werden [21], wobei die Sensitivität und vor allem Spezifität des Verfahrens mit dem Grad der Entdifferenzierung (I–III) des Tumors abnimmt; darüber hinaus gibt es unter Umständen intraindividuell ein divergierendes Bindungsverhalten von Primärtumor und Metastasen [22]. Ein weiteres nuklearmedizinisches Verfahren ist die Szintigraphie mit MIBG (^{131}Jod-Methyl-Meta-Benzylguanidin), wobei die Anwendungsgebiete der Methoden im Wesentlichen übereinstimmen. Bei korrektem Einsatz ist der Octreotidscan empfindlicher, die Sensitivität für NET der Lunge beträgt hier um 90 %, für den MIBG-Scan um 70 % [21]. MIBG ist hoch sensitiv beim Phäochromozytom und Neuroblastomen [23], die selten auch in der Lunge vorkommen.

Einen moderneren diagnostischen Ansatz bei NET bietet die Positronenemissionstomographie (PET). Die FDG-PET hat aufgrund einer niedrigeren Glukoseaufnahme der Tumorzellen wohl einen eher geringen diagnostischen Stellenwert [11, 18]. Aussagekräftiger ist dagegen die

Untersuchung mit ^{68}Gallium-DOTATOC, einem STS-Analogon mit hoher Affinität für die STS-R 2 und 5, wobei ein positives Bindungsverhalten des Tumors auch die Option eines therapeutischen Einsatzes bietet [24]. Hier empfiehlt sich unbedingt die Kontaktaufnahme mit einem ausgewiesenen nuklearmedizinischen Zentrum.

Indikation für den diagnostischen Einsatz nuklearmedizinischer Verfahren kann die Suche nach dem Primarius bei CUP- oder symptomatischen bzw. „syndromatischen" Patienten oder auch das Staging in zweifelhaft lokalisierten Stadien vor Operation sein. Die Sensitivität des Verfahrens ist höher als die der üblichen bildgebenden Verfahren. Das therapeutische Vorgehen soll sich hierdurch bei bis zu 24 % der Patienten ändern, in bis zu 31 % der Fälle finden sich zusätzliche, bis dahin nicht bekannte Läsionen. Eine positive Radionuklidbindung ist Voraussetzung für einen therapeutischen Einsatz. Erhöhte HIES und CGA-Werte korrelieren mit einem positiven Octreotid-Scan [21], die verschiedenen Verfahren ergänzen sich gegenseitig [22].

Therapie von Karzinoidtumoren

Operation

Unumstritten ist die Therapie der ersten Wahl und der einzig kurative Ansatz die komplette Resektion des Tumors entsprechend den anatomischen Gegebenheiten. Hierzu gibt es jedoch wegen der relativen Seltenheit der Erkrankung keinerlei randomisierte Studien, lediglich Fallserien [8, 9, 10, 12, 13, 14, 17]. Die Prognose hängt maßgeblich vom klinischen Stadium und der funktionellen Resektabilität ab, wobei auch lokal fortgeschrittene Stadien des TC von einer radikalen Operation profitieren [14]. Dabei sollte für ein exaktes pathologisches Staging, aber auch aus therapeutischen Gründen, eine radikale systematische mediastinale Lymphadenektomie vorgenommen werden [11]. Eine präoperative Mediastinoskopie erscheint deshalb verzichtbar. Bei peripheren TC kann auf Segmentebene reseziert werden, bei AC sollte der anatomischen Lappenresektion in jedem Fall der Vorzug gegeben werden und die chirurgische Therapie sich grundsätzlich an der des nichtkleinzelligen Karzinoms orientieren. Bronchoplastische Verfahren sollten, wo möglich, zum Einsatz kommen [13]. Wenn ein radikales Vorgehen kontraindiziert ist, kann bei einem TC auch eine sparsamere Resektion erfolgen [11], beim AC ist die radikale Operation dagegen unabdingbar und prognostisch bedeutsam [16]. In Ausnahmefällen (z. B. absolute funktionelle Inoperabilität) kann eine alleinige endoskopische Therapie beim TC unter Umständen auch kurativ sein, eine interventionelle präoperative Tumorreduktion zur Rekanalisierung kann das exakte Tumor-Staging erleichtern [11]. Der Wert adjuvanter Maßnahmen bei N0-Stadien und nach R0-Resektion ist derzeit ungeklärt und diese werden deshalb derzeit nicht empfohlen.

Strahlentherapie

Die Ergebnisse nach einer alleinigen kompletten Resektion typischer Karzinoidtumoren sind sowohl hinsichtlich der lokalen Tumorkontrolle als auch des rezidivfreien Überlebens so gut, dass der Stellenwert einer adjuvanten Strahlentherapie hier bisher nicht geprüft wurde. Aufgrund der geringen Rezidivneigung sollte auf eine postoperative Strahlenbehandlung in dieser Situation zur Vermeidung einer möglichen zusätzlichen pulmonalen Toxizität verzichtet werden.

Unklar ist die Situation bei inkomplett resezierten typischen Karzinoidtumoren sowie bei atypischen Karzinoidtumoren mit kompletter Resektion. Es existieren nur wenige Hinweise auf eine verbesserte lokale Tumorkontrolle auch in der Situation eines mediastinalen Lymphknotenbefalls. Eindeutige Aussagen zum Einfluss der Strahlentherapie auf das Überleben fehlen völlig. Die Indikation sollte daher zurückhaltend gestellt werden [38, 39, 40, 41].

Im Gegensatz hierzu besteht eine Indikation zur Strahlentherapie nach einer inkompletten Resektion eines atypischen Karzinoidtumors, da eine hohe Progressionsgefahr der zumeist zentral liegenden Tumoren besteht und eine komplette Resektion in einer zweiten Operation kaum gelingt. Durch eine Strahlentherapie scheint eine dauerhafte lokale Tumorkontrolle möglich. Die Strahlenbehandlung sollte dreidimensional geplant und konventionell fraktioniert bis zu kumulativen Dosen von zirka 54–60 Gy durchgeführt werden. Daten zum Einfluss der Strahlentherapie auf das Überleben fehlen aber in dieser Situation ebenso wie zur primären Strahlenbehandlung eines bereits initial inoperablen Karzinoidtumors. Eine Strahlentherapie eines fortgeschrittenen irresektablen oder metastasierten Karzinoids scheint dann indiziert, wenn lokale Symptome (pulmonal, ossär oder zerebral) zu erwarten sind. Der Beginn der Radiotherapie und die optimale Sequenz einer Radiochemotherapie bei diesen sich aggressiv verhaltenden Tumoren sollte interdisziplinär abgestimmt werden und sich an dem Allgemeinzustand des Patienten und der zu erwartenden Toxizität orientieren [26, 38, 39, 40, 41].

Bei lokal fortgeschrittenen inoperablen Tumoren wird über Remissionen (zirka 20 %) auch unter Radiochemotherapie berichtet [26]. Bei Inoperabilität kann unter Umständen auch eine stereotaktische Lungenbestrahlung oder auch eine Radiofrequenzablation [18] in Erwägung gezogen werden. Eine gezielte Radiotherapie mit ^{111}In-Pentreotide oder ^{131}MIBG ist bei positivem Bindungsverhalten möglich, bringt jedoch wohl selten mehr als eine vorübergehende Stabilisierung [25]. Bei fortgeschrittenen, ^{68}Ga-DOTATOC-PET-positiven NET kommt unter Umständen auch eine Radiopeptidtherapie mit ^{90}Yttrium-DOTATOC in Betracht, mit der hohe Ansprechraten bei auch fortgeschrittenen und metastasierten Tumoren erzielt werden können. Limitierend hierbei ist vor allem eine Nephrotoxizität [24].

Systemtherapie

Zu unterscheiden ist zunächst die adjuvante von der palliativen Situation. Es gibt keine gesicherten Daten für die adjuvante Chemotherapie bei Karzinoidtumoren [11]. In der Literatur gibt es hierzu widersprüchliche Empfehlungen, wobei die Mehrzahl der Autoren, schon allein wegen der geringen Chemosensitivität, eine adjuvante Chemotherapie außerhalb von Studien nicht für indiziert halten [9, 16, 17]. In der palliativen Situation bieten sich neben der systemischen Chemotherapie die regionale Therapie von Lebermetastasen (Embolisation) und auch die Biotherapie mit Interferon und Somatostatin (-analoga) an, wobei die Wirksamkeit dieser systemischen Maßnahmen leider begrenzt ist [25].

Größere systematische Analysen zur Chemotherapie bei pulmonalen Karzinoidtumoren liegen nicht vor, entsprechend gibt es wenige verlässliche Daten. An Substanzen wurden Kombinationen aus Streptozotocin und 5-Fluorouracil, Streptozotocin und Doxorubicin, Doxorubicin und Paclitaxel sowie Cisplatin und Etoposid eingesetzt, wobei letztere Kombination, wie sie ja auch beim SCLC eingesetzt wird, am geeignetsten zu sein scheint [25]. Dies wird auch von einer retrospektiven Analyse unterstützt, die unter Chemotherapie mit Platin und Etoposid, teils in Kombination mit Bestrahlung, Remissionen von zirka 20 % fand [26].

Der Versuch einer Octreotidtherapie zur Palliation bei Patienten mit Karzinoidsyndrom scheint, wenn auch nicht durch Studien abgesichert, schon wegen der guten Verträglichkeit in jedem Falle gerechtfertigt zu sein [15, 25]. Ein positiver Octreotidscan ist dabei prädiktiv für ein Ansprechen [15]. Die Angaben zum Erreichen einer Remission unter STS sind dagegen widersprüchlich. *Filosso* et al. [15] beobachteten eine Rückbildung der Lebermetastasen bei zwei von fünf Patienten bei sehr guter Verträglichkeit sowie Kontrolle des Karzinoidsyndroms mit Rückgang der HIES bei allen Patienten und berichten von einer mutmaßlichen Überlebenszeitverlängerung. Die verabreichte Tagesdosis lag bei 1500 µg s.c., der Wirkungseintritt war nach 4–10 Tagen. Weniger günstig sind die Erfahrungen von *Granberg* et al. [25], die zwar bei 23 Patienten eine gute Symptomkontrolle unter Octreotid, teils in Kombination mit Interferon-alpha, beobachteten, jedoch, abgesehen von einer vorübergehenden Stabilisierung, kein objektives Ansprechen sahen. Unerwünschte Arzneimittelwirkungen zwangen zu einem häufigen Absetzen von Interferon. Chromogranin A war hier ein verlässlicher biochemischer Verlaufsparameter. Alternativ zur (3-mal) täglichen Octreotidgabe kann auch Octreotid als Monatsdepotpräparat in einer Dosis von 20 mg i.m. anwendet werden (z. B. Sandostatin®LAR®-Monatsdepot).

Großzellige neuroendokrine Karzinome (LCNEC) der Lunge

Klassifizierung der großzelligen Lungenkarzinome

Wie bei den Karzinoiden erfolgt die Klassifizierung nach morphologischen und immunhistochemischen Gesichtspunkten. Von den fünf Unterformen des klassischen großzelligen NSCLC (LCC) gemäß der WHO-Klassifikation von 2004 wird das großzellige neuroendokrine Karzinom (LCNEC) abgegrenzt, wenn es die immunhistochemischen Kriterien des NET erfüllt [5]. In der Literatur werden jedoch entgegen der aktuellen Klassifikation noch andere Formen großzelliger Karzinome beschrieben. So grenzen einige Autoren großzellige Karzinome ab, die zwar morphologisch wie NET imponieren, jedoch keine neuroendokrine Differenzierung in der Immunhistochemie aufweisen [27] und nicht eigens klassifiziert werden [5]. Diese Tumoren werden an entsprechender Stelle dann als großzellige Karzinome mit neuroendokriner Morphologie bezeichnet (LCCNM) und haben wie die LCNEC im Vergleich zu den klassischen LCC eine ungünstigere Prognose [28]. Darüber hinaus gibt es auch NSCLC, die in der Immunhistochemie Merkmale der neuroendokrinen Differenzierung zeigen [27] und als „NSCLC mit neuroendokriner Differenzierung" bezeichnet werden [5].

Mithilfe von Genexpressionanalysen konnten Karzinoide, LCC und Adenokarzinome als eigene Klassen eindeutig charakterisiert werden, wobei zwischen SCLC und LCNEC nicht zu differenzieren war, was für eine enge Verwandtschaft dieser zwei Entitäten spricht [6].

Im Folgenden soll nur auf die LCNEC eingegangen werden. Das Management des LCCNM, des klassischen LCC und „NSCLC mit neuroendokriner Differenzierung" sollte dem des NSCLC entsprechen, da es für diese Subgruppen keine eigenen klinischen Implikationen und daraus resultierenden Empfehlungen gibt [5].

Epidemiologie, klinische Symptomatik und Prognose des großzelligen neuroendokrinen Karzinoms der Lunge (LCNEC)

LCNEC sind seltene Tumoren, wobei bei der eindeutigen Zuordnung immer wieder Probleme auftreten, zum einen wegen der Schwierigkeiten bei der Abgrenzung zum SCLC, zum anderen, weil diese Tumoren auch in Kombination mit SCLC und NSCLC auftreten können [27]. In einer großen chirurgischen Serie lag die Häufigkeit bei 3,5 % aller resezierten Lungentumoren [29]. Die Mehrzahl der Patienten sind männlich (zirka 80 %), das mittlere Alter liegt bei etwa 64 Jahren und es betrifft überwiegend starke Raucher. 67 % der Tumoren liegen peripher, in 40–50 % der Fälle finden sich zum Zeitpunkt der Diagnose überdies Lymphknotenmetastasen [9, 28, 29, 30]. Häufige klinische Symptome sind Thoraxschmerzen, Hämoptysen, Luftnot und Nachtschweiß, paraneoplastische Symptome dagegen selten [31].

Die Prognose ist äußerst schlecht, signifikant ungünstiger als die des AC und unterscheidet sich nicht von der des SCLC [4]. Bei gleicher Behandlungsstrategie haben LCNEC auch in frühen Stadien eine schlechtere Prognose als NSCLC [29]. Das Stadium hat einen signifikanten Einfluss auf das Überleben [30]. Je nach Quelle beträgt das generelle 1-Jahres-Überleben 60 %, das 5-Jahres-Überleben 20–36 %. Auch für das Stadium I liegt es bei einigen Autoren nur bei 27 % [9, 28, 29, 31] und sogar darunter [30]. Rezidive treten zu über 80 % innerhalb eines Jahres auf und sind in zwei Drittel der Fälle mit Fernmetastasen verbunden [32].

Therapie des großzelligen neuroendokrinen Karzinoms der Lunge (LCNEC)

Aufgrund des Fehlens von Studien gibt es kein gesichertes oder optimales Vorgehen bei diesem hochaggressiven Tumor, der in seiner Prognose mehr dem SCLC als dem NSCLC entspricht [4, 29].

Dennoch sollte im Falle eines lokalisierten Erkrankungsstadiums eine radikale Resektion mit systematischer Lymphknotendissektion entsprechend der anatomischen Gegebenheiten angestrebt werden [31, 33]. Obwohl der Wert adjuvanter Maßnahmen nicht durch randomisierte Studien gesichert ist, wurde in fast allen publizierten Serien bei der Mehrzahl der Patienten postoperativ nachbestrahlt und/oder adjuvant chemotherapiert [31]. Insbesondere eine adjuvante Chemotherapie wird von fast allen Autoren empfohlen, auch nach kompletter Resektion im Stadium I, obwohl hierdurch bislang kein Überlebensvorteil nachzuweisen war [9, 29, 30, 31, 33]. Diskutiert wird auch eine Induktionstherapie, sofern die Diagnose präoperativ sicher zu stellen ist [33]. Ein weiteres Problem ist, dass es kein allgemein verwendetes Standardregime für diese Situation gibt [34]. Nur wenige retrospektive Analysen konnten bislang einen Überlebensvorteil für eine kleine Zahl adjuvant chemotherapierter Patienten mit LCNEC nachweisen [34, 35]. Verwendet wurden verschiedene Kombinationstherapien mit Platin-Salzen oder Cyclophosphamid. In der Arbeit von *Iyoda* et al. [34] konnte im Stadium I ein signifikanter Überlebensvorteil durch die adjuvante Chemotherapie erreicht werden (5- und 10-Jahres-Überleben mit Chemo 100 % und 100 % versus ohne Chemo 51 % und 44 %). Für fortgeschrittenere Stadien konnte dagegen kein Vorteil gezeigt werden.

In der palliativen Situation gibt es ebenfalls keine Standardtherapie, wobei bereits 1991 die Wirksamkeit der Kombination von Cisplatin und Etoposid bei undifferenzierten neuroendokrinen Karzinomen gezeigt werden konnte [36]. Auch andere Autoren favorisieren diese Kombination [25], sodass man, auch um ein einheitliches und vergleichbares Vorgehen zu gewährleisten, diese Kombination primär einsetzen sollte. Ansonsten dürften sich Medikamente, wie sie auch sonst beim SCLC verwendet werden, prinzipiell eignen. Der Wert neuerer Substanzen, wie Taxane, Gemcitabine und Vinorelbin, ist unklar und sollte in Studien überprüft werden. Wir denken, dass auch in der adjuvanten Situation analog dem SCLC postoperativ vier Zyklen einer Platin-haltigen Chemotherapie (z. B. Cisplatin/Etoposid bzw. Carboplatin/Etoposid) verabreicht und bei positiven Resektionsgrenzen oder pathologischem N1/N2-Befall mediastinal nachbestrahlt werden sollte, auch wenn der Stellenwert der Radiotherapie hier nicht eindeutig klar ist. Durch eine postoperative Radiotherapie des Mediastinums kann jedoch die lokale Kontrolle verbessert werden, ohne dass hierdurch die insgesamt schlechte Prognose wesentlich verändert wird [29]. Die Entscheidung zur Radiotherapie ist daher individuell zu fällen und sollte sich an dem erwarteten Krankheitsverlauf orientieren: Stehen lokalisierte Probleme der Tumorerkrankung im Vordergrund, sollte auch die Option einer perkutanen Strahlenbehandlung im Rahmen einer kombinierten Radiochemotherapie erwogen werden.

Gemischte neuroendokrine Tumoren

Nomenklatur und Häufigkeit der neuroendokrinen Mischtumoren

Etwa 5 % aller resezierten Lungenkarzinome weisen eine Mischhistologie auf, von denen nur ein Teil (zirka 2 %) auch einen neuroendokrinen Anteil hat [37]. Häufiger sind Kombinationen aus SCLC/NSCLC, SCLC/LCNEC und LCNEC/NSCLC. Wichtig ist es, einen kleinzelligen Anteil korrekt zu erfassen, der therapieentscheidend und prognoserelevant ist [5]. In der aktuellen WHO-Klassifikation wurde die ursprüngliche Variante des gemischten „small cell-large cell carcinoma“ aufgegeben und diese nun als „SCLC combined“ geführt. Diese Diagnose ist dann zu stellen, wenn anteilig zumindest 10 % eines SCLC festzustellen ist, unabhängig davon, ob der übrige Tumor drüsig, plattenepithelial, großzellig oder auch sarkomatös differenziert ist [5]. Andere Mischtumoren werden als „SCLC combined with LCNEC“ oder auch „LCNEC combined“ bezeichnet, letzteres, wenn mindestens 10 % eines anderen NSCLC vorhanden sind [5]. Karzinoidmischtumoren sind extrem selten [37].

Therapiestrategie bei neuroendokrinen Mischtumoren

Es gibt keine etablierte Therapie bei Mischtumoren, die häufig erst am Operationspräparat diagnostiziert werden [37]. Jedoch ist die Therapie immer an der aggressivsten, respektive der kleinzelligen bzw. großzellig-neuroendokrinen histologischen Komponente auszurichten, die in der

Regel prognosebestimmend ist. Entsprechend sollten kombinierte SCLC wie kleinzellige Karzinome im engeren Sinne behandelt werden. Ist der Wert der adjuvanten Therapie auch hier nicht gesichert [37], empfehlen wir doch vier Zyklen einer Platin-Kombination mit Etoposid. In lokal fortgeschrittenen Stadien greifen dieselben Empfehlungen wie beim SCLC, gegebenenfalls unter Einsatz einer kombinierten Radiochemotherapie. Bei metastasierten kombinierten SCLC liegen auch hier begrenzte Erfahrungen mit einer Kombination aus Cis- oder Carboplatin und Etoposid vor; durch Zusatz von Paclitaxel, entsprechend dem TEC-Schema, kann bei ungenügendem Ansprechen unter Umständen noch eine Remission erzielt werden.

Literatur

1 Kramer R (1930) Adenoma of bronchus. Ann Otol Rhinol Laryngol 39: 689
2 Arrigoni MG, Woolner LB, Bernatz PE (1972) Atypical carcinoid tumors of the lung. J Thorac Cardiovasc Surg 64: 413–421
3 Williams ED, Sandler M (1963) The classification of carcinoid tumors. Lancet 1: 238–239
4 Travis WD, Rush W, Flieder DB et al (1998) Survival analysis of 200 pulmonary neuroendocrine tumors with clarification of criteria for atypical carcinoid and its separation from typical carcinoid. Am J Surg Pathol 22 (8): 934–943
5 Travis WD, Brambilla E, Müller-Hermelink HK and Harris CC (2004) Pathology and Genetics of Tumours of the Lung, Pleura, Thymus and Heart. World Health Organization Classification of Tumours. IARC Press, Lyon
6 Jones MH, Virtanen C, Honjoh D et al (2004) Two prognostically significant subtypes of high-grade lung neuroendocrine tumors independent of small-cell and large-cell neuroendocrine carcinomas identified by gene expression profiles. Lancet 363: 775–781
7 Younossian AB, Bründler MA, Tötsch M (2002) Feasibility of the new WHO classification of pulmonary neuroendocrine tumors. Swiss Med weekly 132: 535–540
8 Cooper WA, Thourani VH, Gal AA et al (2001) The surgical spectrum of pulmonary neuroendocrine neoplasms. Chest 119: 14–18
9 García-Yuste M, Matilla JM, Alvarez-Gago T et al (2000) Prognostic factors in neuroendocrine lung tumors: a Spanish multicenter study. Ann Thorac Surg 70: 258–263
10 Thomas CF, Tazelaar HD, Jett JR (2001) Typical and atypical pulmonary carcinoids. Outcome in patients presenting with regional lymph node involvement. Chest 119: 1143–1150
11 Kosmidis PA (2004) Treatment of carcinoid tumors of the lung. Curr Opin Oncol 15: 146–149
12 Fink G, Krelbaum T, Yellin A et al (2001) Pulmonary carcinoid. Presentation, diagnosis, and outcome in 142 cases in Israel and review of 640 cases from the literature. Chest 119: 1647–1651
13 Stefani A, Morandi U, Urgese AL et al (1999) Carcinoid tumors of the lung. An analysis of 65 operated cases. J Cardiovasc Surg 40: 607–612
14 Mezzetti M, Raveglia F, Panigalli T et al (2003) Assessment of outcomes in typical and atypical carcinoids according to latest WHO classification. Ann Thorac Surg 76: 1838–1842
15 Filosso PL, Ruffini E, Oliaro A et al (2002) Long-term survival of atypical bronchial carcinoids with liver metastases, treated with octreotide. Eur J Cardiothoracic Surg 21: 913–917
16 Marty-Ané CH, Costes V, Pujol JL et al (1995) Carcinoid tumors of the lung: Do atypical features require aggressive management? Ann Thorac Surg 59: 78–83
17 Beasley MB, Thunissen FBJM, Brambilla E et al (2000) Pulmonary atypical carcinoid: Predictors of survival in 106 cases. Human Pathol 31: 1255–1265
18 Hage R, Brutel de la Rivière A, Seldenrijk CA et al (2003) Update in pulmonary carcinoid tumors: a review article. Ann Surg Oncol 10(6): 697–704
19 Bajetta E, Ferrari L, Martinetti A et al (1999) Chromogranin A, Neuron specific enolase, carcinoembryonic antigen, and hydroxyindol acetic acid evaluation in patients with neuroendocrine tumors. Cancer 86: 858–865
20 Baudin E, Bidart JM, Bachelot A et al (2001) Impact of chromogranin a measurement in the work-up of neuroendocrine tumors. Ann Oncol 12: S79–S82
21 Seregni E, Chiti A, Bombardieri E (1998) Radionuclide imaging of neuroendocrine tumors: biological basis and diagnostic results. Eur J Nucl Med 25: 639–658
22 Cimitian M, Buonadonna A, Cannizarro R et al (2003) Somatostatin receptor scintigraphy versus Chromogranin A assay in the management of patients with neuroendocrine tumors of different types: clinical role. Ann Oncol 14: 1135–1141
23 Krenning EP, Kwekkeboom DJ, Bakker WH et al (1993) Somatostatin receptor scintigraphy with [^{111}In-DTPA-D- Phe1]- and [^{123}I-Tyr3]-octreotide: the Rotterdam experience with more than 1000 patients. Eur J Nucl Med 20: 716–729
24 Koukurakis S, Strauss LG, Georgoulias V et al (2006) Comparison of the pharmacokinetics of ^{68}Ga-DOTATOC and [^{18}F]FDG in patients with metastatic neuroendocrine tumors scheduled for ^{90}Y-DOTATOC therapy. Eur J Nucl Med Mol Imaging 33: 1115–1122

25 Granberg D, Eriksson B, Wilander E et al (2001) Experience in treatment of metastatic pulmonary carcinoid tumors. Ann Oncol 12: 1383–1391
26 Wirth LJ, Carter MR, Jänne PA, Johnson BE (2004) Outcome of patients with pulmonary carcinoid tumors receiving chemotherapy or chemoradiotherapy. Lung Cancer 44: 213–220
27 Travis WD, Gal AA, Colby TV et al (1998) Reproducibility of neuroendocrine lung tumor classification. Hum Pathol 29: 272–279
28 Iyoda A, Hiroshima K, Toyozaki T et al (2001) Clinical characterization of pulmonary large cell neuroendocrine carcinoma and large cell carcinoma with neuroendocrine morphology. Cancer 91: 1992–2000
29 Paci M, Cavazza A, Annessi V et al (2004) Large cell neuroendocrine carcinoma of the lung: a ten year clinicopathologic retrospective study. Ann Thorac Surg 77: 1163–1167
30 Ab'Saber AM, Massoni Neto LM, Bianchi CP et al (2004) Neuroendocrine and biologic features of primary tumors and tissue in pulmonary large cell carcinomas. Ann Thorac Surg 77: 1883–1890
31 Zacharias J, Nicholson AG, Ladas GP, Goldstraw P (2003) Large cell neuroendocrine carcinoma and large cell carcinomas with neuroendocrine morphology of the lung: prognosis after complete resection and systematic nodal dissection. Ann Thorac Surg 75: 348–352
32 Takei H, Asamura H, Maeshima A et al (2002) Large cell neuroendocrine carcinoma of the lung: a clinicopathologic study of eighty-seven cases. J Thor Cardiovasc Surg 124: 285–292
33 Doddoli C, Barlesi F, Chetaille B et al (2004) Large cell neuroendocrine carcinoma of the lung: an aggressive disease potentially treatable with surgery. Ann Thorac Surg 77: 1168–1172
34 Iyoda A, Hiroshima K, Toyozaki T et al (2001) Adjuvant Chemotherapy for large cell carcinoma with neuroendocrine features. Cancer 92: 1108–1112
35 Dresler CM, Ritter JH, Patterson GA et al (1997) Clinico-pathologic analysis of 40 patients with large cell neuroendocrine carcinoma of the lung. Ann Thorac Surg 63: 180–185
36 Moertel CG, Kvols LK, O'Connell MJ, Rubin J (1991) Treatment of neuroendocrine carcinomas with Etoposide and Cisplatin. Cancer 68: 227–232
37 Ruffini E, Rena O, Oliaro A et al (2002) Lung tumors with mixed histologic pattern. Clinico-pathologic characteristics and prognostic significance. Eur J Cardio Thorac Surg 22: 701–707
38 Martini N, Zaman MB, Bains MS, Burt ME, McCormack PM, Rusch VW, Ginsberg RJ (1994) Treatment and prognosis in bronchial carcinoids involving regional lymph nodes. J Thorac Cardiovasc Surg 107: 1–7
39 Carretta A, Ceresoli GL, Arrigoni G, Canneto B, Reni M, Cigala C, Zannini P (2000) Diagnostic and therapeutic management of neuroendocrine lung tumors. A clinical study of 44 cases. Lung Cancer 29: 217–225
40 Mackley HB, Videtic GM (2006) Primary carcinoid tumors of the lung: a role for radiotherapy. Oncology (Willston Park) 20(12): 1537–1543
41 García-Yuste M, Matilla JM, Cueto A, Paniagua JM, Ramos G, Canizares MA, Muguruza I (2007) Typical and atypical carcinoid tumours: analysis of the experience of the Spanish Multi-centric Study of the Neuroendocrine Tumours of the Lung. Eur J Cardiothorac Surg 31: 192–197
42 Tumorregister München (TRM) (2008) www.tumorregister-muenchen.de

Tumoren des Mediastinums

A. Schalhorn, S. Astner, F. Fend, R. Hatz, R. M. Huber, U. Müller-Lisse, T. Strauss, H. Winter

Pathologie

Anatomische Einteilung des Mediastinums

Als Mediastinum wird der von Sternum und Brustwirbelsäule begrenzte, vom Zwerchfell bis zur oberen Apertur des Thorax reichende Raum zwischen den beiden Pleurasäcken bezeichnet. Unter den zahlreichen, bis neun Kompartimente umfassenden [1] anatomischen Klassifikationsversuchen ist die durch Orientierung am Perikardsack nur vier Kompartimente unterscheidende Aufteilung einfach, weit verbreitet und teilweise mit der röntgenographischen Einteilung korrelierbar: das obere Mediastinum wird durch eine virtuelle Ebene zwischen Unterseite des Manubrium sterni und der Vorderseite des vierten Wirbelkörpers von den drei übrigen („unteren“) Kompartimenten getrennt: vor dem Herzbeutel das vordere und hinter ihm das hintere Mediastinum. Das mittlere (axiale) Mediastinum enthält außer dem Herzbeutel auch den Lungenhilus beidseits, die Trachealgabel, den Aortenbogen, die Vena cava superior mit den Venae brachiocephalicae und die jeweils umgebenden Lymphknoten [2]. Von dieser anatomischen Unterteilung weichen die röntgenographischen Räume etwas ab (siehe Abschnitt Diagnostik und Therapie): z. B. werden anatomisch Teile des Ösophagus und der Aorta descendens im hinteren Mediastinum, röntgenographisch jedoch im mittleren Mediastinum lokalisiert [3].

Tumorverteilung im Mediastinum

Da sich bestimmte Geschwülste im Mediastinum bevorzugt in jeweils typischer Lokalisation entwickeln, ist diese ein differenzialdiagnostisch hilfreiches Kriterium bei der Beurteilung von mediastinalen Krankheitsprozessen. Eine Übersicht über die topographische Verteilung der häufigsten Tumoren in den Kompartimenten des Mediastinums zeigt Tabelle 1.

Die vier häufigsten primären neoplastischen Tumorarten im Mediastinum sind Thymome, mesenchymale, insbesondere neurogene Tumoren, Keimzelltumoren und Lymphome. Im Folgenden werden diese im Einzelnen diskutiert, die Problematik der anderen Mediastinaltumoren und tumorähnlichen Geschwülste wird kurz zusammenfassend in den letzten Abschnitten abgehandelt.

Thymustumoren

Thymome, Thymuskarzinome; Klassifikation

Primäre Thymustumoren sind insgesamt selten, innerhalb des Mediastinums macht ihr Anteil jedoch zirka 15 % aller Mediastinaltumoren aus, und im vorderen oberen Mediastinum stellen sie mit 20–30 % die häufigste Tumorgruppe dar. In 5 % der Fälle entstehen Thymome extra-mediastinal aus ektopem Thymusgewebe, insbesondere in Lunge, Trachea und den Halsgeweben.

Zum Zeitpunkt der Diagnose ist die Mehrzahl der Patienten älter als 40 Jahre, bei etwa 40 % der Patienten finden sich dann lokale, durch den

Tabelle 1. Topographische Verteilung der häufigsten Mediastinaltumoren [1, 2, 3].

Oberes Kompartiment		
Epithelkörperchenadenome, Thymome, Schilddrüsenneoplasien, Lymphome, Keimzelltumoren		
Vorderes Kompartiment	*Mittleres (axiales) Kompartiment*	*Hinteres Kompartiment*
Thymome	Lymphome	Neurogene Tumoren
Schilddrüsenneoplasien	Lymphknotenmetastasen	Schwannome
Lymphome	Paragangliome	Neurofibrome
Lymphknotenmetastasen	Bronchogene Zysten	Ganglioneurome
Keimzelltumoren	Ösophagusdivertikel	Neuroblastome
Paragangliome		Paragangliome
Pleura-Perikard-Zysten		Gastroenterale Zysten

Tumor verursachte Symptome wie Dyspnoe und das Vena-cava-superior-Syndrom.

Ein wichtiger klinischer Aspekt der Thymome ist ihre Assoziation mit Autoimmunerkrankungen, insbesondere mit der Myasthenia gravis (zirka 20–40 % der Thymompatienten) [4, 5], auch mit der Erythroblastophthise und Hypogammaglobulinämie. Die meisten Patienten mit Thymomen sind allerdings frei von Symptomen, der Tumor wird bei einer Röntgenuntersuchung zufällig entdeckt.

Die historisch mehr als 25 teilweise widersprüchlichen Klassifikationen und Nomenklaturen der Thymustumoren spiegeln den unterschiedlichen Kenntnisstand der ontogenetischen und histologischen Besonderheiten des Thymus wider. Der Begriff „Thymom“ wurde lange Zeit unscharf verwendet, er implizierte z. T. auch Lymphome und Keimzelltumoren; dann wurde der Begriff auf „epithelialer Thymustumor“ eingeengt [5]. Heute wird das Thymom definiert als benigner oder niedrigmaligner organoider Tumor des Thymusepithels mit variabler, nicht neoplastischer, meist unreifer T-Zell-Komponente, die immunhistologisch durch CD 1- und verlässlicher durch TdT (Terminale Desoxynucleotidyl-Transferase)-Expression charakterisiert ist [3, 5] sowie häufig mit Myasthenia gravis assoziiert zu sein scheint [4]. Nach dieser Definition machen die Thymome zirka 90 % und die im Thymus entstandenen Karzinome ohne Thymus-Charakteristika (z. B. Plattenepithelkarzinom) nur 10 % der epithelialen Thymustumoren aus. Die somit seltenen thymogenen Karzinome weisen nicht nur histologisch keine Thymus-Charakteristika auf, auch gleichen sie analogen Karzinomen anderer Organe und sind funktionell ohne Attraktivität für unreife T-Zellen sowie klinisch nicht mit Myasthenia gravis assoziiert [3, 6, 7].

Die zwei Klassifikationsprinzipien, die sich in den verschiedenen Einteilungen der Thymome herauskristallisiert haben, sind darauf ausgerichtet, am operierten Thymustumor die Wahrscheinlichkeit von Tumorrezidiven und Patientenüberleben einschätzen zu können [8]. Während sich das eine Prinzip auf zyto-histomorphologische Kriterien der Thymome (selbst und ihres Bezugs zu den Thymuskarzinomen) stützt, ist für das andere Unterteilungsprinzip die An- oder Abwesenheit einer Tumorinvasion, von Tumorimplantaten sowie von Lymphknoten- oder Fernmetastasen entscheidend [9].

Die Klassifikation von *Levine* und *Rosai* [10] kombiniert beide Einteilungsprinzipien (Tabelle 2): die benignen und niedrigmalignen Thymome Kategorie 1 werden den prognostisch deutlich ungünstigeren lympho- und hämatogen sowohl thorakal als auch extrathorakal metastasierenden Thymomen Kategorie 2 (Thymuskarzinome bzw. Karzinome ohne Thymus-Charakteristika) gegenübergestellt; bei diesen werden ein niedriger und ein hoher Malignitätsgrad unterschieden [11].

Das Ausmaß der Tumorinvasion als einzige prognostisch-therapeutisch bedeutende Variable wurde bisher am besten erfasst durch die Modifikation [3] der Masaoka-Klassifikation [9] (Tabelle 3).

Hingegen geht die Klassifikation von *Marino*, *Müller-Hermelink* und *Kirchner* [12, 13, 14] ausschließlich von zytomorphologischen, ätiopatho-

Tabelle 2. Klassifikation der Thymome nach *Levine* und *Rosai* [10].

1. Benigne Thymome	zytologisch benigne, keine Invasion der Kapsel
2. Maligne Thymome Kategorie 1 (typische organoide Thymome)	minimale Zellatypien, lokale Invasion der Kapsel
3. Maligne Thymome Kategorie 2 (Thymuskarzinome)	eindeutige zytologische Malignitätskriterien, infiltrativ-destruierendes Wachstum, lymphogene und/oder hämatogene Metastasen
3.1 Thymuskarzinome mit niedrigem Malignitätsgrad Plattenepithelkarzinome muko-epidermoide Karzinome basaloide Karzinome	
3.2 Thymuskarzinome mit hohem Malignitätsgrad Lymphoepitheliom-ähnliche Karzinome hellzellige Karzinome undifferenzierte/anaplastische Karzinome	

Tabelle 3. Stadieneinteilung der Thymome modifiziert [3] nach *Masaoka* [9].

Stadium 1	Tumorkapsel vollständig
Stadium2	Tumor durchbricht die Kapsel mit Invasion von Thymus oder Fettgewebe, bis zur mediastinalen Pleura
Stadium 3	Tumor durchbricht die mediastinale Pleura oder das Perikard oder infiltriert benachbarte Organe (große Gefäße, Lunge)
Stadium 4	Tumor wächst ausgedehnt in Pleura oder Perikard

logischen Gesichtspunkten und der histogenetischen Hypothese aus, dass sich die Thymome medullär-kortikal zuordnen lassen. Auch in dieser Unterteilung wird eine benigne Gruppe (medulläres und gemischtes Thymom), eine niedrigmaligne Gruppe (prädominant kortikales Thymom, kortikales Thymom und gut differenziertes Thymuskarzinom) den nicht Thymus-organoiden Karzinomen gegenüber gestellt. Diese Klassifikation korreliert mit den Ausbreitungsstadien. Trotz ihrer guten Korrelation mit dem invasiven Verhalten und mit molekulargenetischen Kriterien der Thymustumoren [11, 12, 15, 16, 17] gilt sie vielen Untersuchern als nicht ausreichend begründet und verbesserungsbedürftig [18, 19].

Die neue WHO-Klassifikation aus dem Jahre 1999 [20] betont zum einen die Notwendigkeit, beide Einteilungsprinzipien unabhängig voneinander bei der Klassifikation eines individuellen Thymustumors anzuwenden, und zum anderen, dass für die Prognosebeurteilung eines Thymustumors dessen Ausbreitungsstadium sicherer ist als seine zyto-histomorphologische Einordnung. Wegen ihrer Wichtigkeit werden die Ausbreitungskriterien zur Beurteilung eines Thymoms ausnahmsweise in die WHO-Klassifikation aufgenommen, während die WHO-Klassifikation anderer Tumoren prinzipiell eine rein „histologische Typisierung" vornimmt. Die neue WHO-Klassifikation der Thymome erhebt nicht den Anspruch, neu zu sein, sie versucht aber den Vergleich zwischen der Vielzahl der historisch existierenden Begriffe und Klassifikationen zu erleichtern. Um nicht einen Zusammenhang zwischen einer bestimmten Thymom-Morphologie und einer bestimmten Thymusstruktur zu präjudizieren, verwendet die neue WHO-Klassifikation eine unverbindliche Buchstaben-Terminologie. Folgende einfache Einteilungskriterien werden berücksichtigt und sind unten in Tabelle 4 den Klassifikationen von *Levine* und *Rosai* (Tabelle 2) sowie *Marino*, *Müller-Hermelink* und *Kirchner* gegenübergestellt:

Tabelle 4. Vergleich der Thymomklassifikationen.

Levine, Rosai [10]	*Marino, Müller-Hermelink, Kirchner* [12, 13, 14]	WHO [20]
Benigne Thymome	medulläre Thymome (spindelzellig) kortiko-medulläre Mischthymome	Typ A-Thymome (medullär; spindelzellig) Typ AB-Thymome (gemischt)
Maligne Thymome Kategorie 1	prädominant kortikale Thymome	Typ B1-Thymome (prädominant kortikal; thymus-organoid; lymphozytenreich)
	kortikale Thymome gut differenzierte Thymuskarzinome	Typ B2-Thymome (kortikal) Typ B3-Thymome (gut differenziertes Thymuskarzinom)
Maligne Thymome Kategorie 2	Thymuskarzinome verschiedener histologischer Differenzierung	Thymuskarzinome (Typ C-Thymom)
Niedrigmaligne Thymuskarzinome		
Hochmaligne Thymuskarzinome		

- Es gibt zwei histopathologische Thymom-Hauptgruppen: den medullären, hinsichtlich der Epithelmorphologie spindel-ovalzelligen Typ A und den kortikalen, hinsichtlich der Epithelmorphologie dendritisch-epitheloid-zelligen Typ B; Mischungen aus A und B sind möglich: Typ AB.
- B-Thymome werden unterteilt in Abhängigkeit von der proportionalen Zunahme von Atypien und Tumorzellen: drei Subtypen B1, B2 und B3.
- Thymuskarzinome behalten ihre bisherigen Bezeichnungen und werden als Typ C-Thymome klassifiziert.

In der WHO-Klassifikation werden bei der Stadiumsbestimmung eines Thymoms unabhängig vom histopathologischen Typ zum einen nach dem Ausmaß kontinuierlicher Ausbreitung unterschieden:

Tumoren mit guter Prognose:

- das vollständig umkapselte Thymom und
- das minimal-invasive Thymom.

Tumoren mit klinisch schlechtem Verlauf:

- das ausgedehnt invasive Thymom.

Zum anderen werden hinsichtlich der Tumorausstreuung unterschieden:

- Thymome mit Implantaten (auf Perikard oder Pleura),
- Thymome mit Lymphknotenmetastasen und
- Thymome mit Fernmetastasen.

Thymuskarzinoide

Primäre Thymuskarzinoide sind sehr selten (2–4 % aller Tumoren des vorderen Mediastinums) und treten gewöhnlich nach dem 40. Lebensjahr auf, mit deutlicher Prävalenz für das männliche Geschlecht. Sie finden sich häufig bei Endokrinopathien, insbesondere im Rahmen eines MEN I- und mit dem Bild eines Cushing-Syndroms. Sie weisen häufiger ungewöhnliche Histologie (muzinöses Stroma, Melanin, onkozytische oder spindelzellige Differenzierung) auf und sind atypischer als Karzinoide in anderen Lokalisationen [2, 5, 21]. Darüber hinaus sind sie klinisch aggressiver als die vergleichbaren Karzinoide des Vordarms, insbesondere der Lunge, sodass sie als gut oder als mäßig differenzierte neuroendokrine Karzinome einzustufen sind [22].

Thymuslipome

Thymuslipome weisen histologisch Thymusrestgewebe auf, wodurch sie von den nicht thymogenen mediastinalen Lipomen (siehe unten) zu unterscheiden sind. Sie machen 2–9 % aller Thymustumoren aus, werden als Hamartome angesehen und kommen hauptsächlich in der zweiten Lebensdekade vor. Sie können mit Myasthenia gravis assoziiert sein. 68 % wiegen mehr als 550 g, 23 % sogar über 2000 g [5]. Sie verhalten sich benigne [2, 4, 21].

Lymphome

Primäre Lymphome des Mediastinums finden sich vor allem im vorderen oberen Mediastinum, im Bereich des Thymus und angrenzender mediastinaler Lymphknoten. Zwar können prinzipiell alle Subtypen maligner Lymphome im Mediastinum auftreten, eine klinische Primärmanifestation als Mediastinaltumor findet sich jedoch fast ausschießlich beim Morbus Hodgkin, dem primären mediastinalen (thymischen) großzelligen B-Zell Lymphom und beim T-lymphoblastischen Lymphom.

Das *klassische Hodgkin-Lymphom* ist das häufigste Lymphom des Mediastinums. Der Mediastinaltumor entspricht meist einem Befall des Thymus und mediastinaler Lymphknoten, oft in Form einer „Bulky Disease“ [23]. Dabei sind häufig auch supraklavikuläre und zervikale Lymphknoten befallen. Bei alleinigem oder vorwiegendem Befall des Thymus kann das Hodgkin-Lymphom in der Bildgebung eine epitheliale Thymusneoplasie imitieren, vor allem, wenn größere Zysten im Tumor auftreten [24, 25]. Histologisch liegt fast immer der nodulär sklerosierende Typ der Erkrankung vor; 50 % der Patienten mit diesem Typ der Erkrankung zeigen einen mediastinalen Befall [23]. Bei mediastinoskopisch gewonnenen Biopsien oder transthorakalen Stanzbiopsien kann das Hodgkin-Lymphom aufgrund fortgeschrittener Sklerosierung teilweise beträchtliche diagnostische Schwierigkeiten bereiten und erfordert eine immunhistochemische Bestätigung der Diagnose. Bei starken entzündlichen Begleitveränderungen sowie ausgeprägten reaktiven Thymusepithelproliferaten muss das Hodgkin-Lymphom gegen Thymome und inflammatorische Thymuszysten abgegrenzt werden [3].

Bei dem *mediastinalen (thymischen) großzelligen B-Zell-Lymphom (großzelliges, sklerosierendes B-Zell-Lymphom des Mediastinums)* handelt es sich um eine klinisch und morphologisch recht charakteristische, im Einzelfall histologisch aber nicht immer sicher abgrenzbare Variante des diffus großzelligen B-Zell-Lymphoms, die wahrscheinlich von spezialisierten B-Zellen des Thymus abstammt [3, 26]. Es tritt vor allem bei jüngeren Frauen im Alter zwischen 15 und 35 Jahren auf. Die ursprünglich beschriebene deutlich schlechtere Prognose im Vergleich mit diffus großzelligen B-Zell-Lymphomen anderer Lokalisation hat sich in neueren Studien nicht bestätigt [27, 28]. Bei Dissemination der Erkankung zeigt sich häufig ein ungewöhnliches Verteilungsmuster mit Befall sonst selten betroffener Organe, wie der Nieren, der Nebennieren oder des zentralen Nervensystems. Differenzialdiagnostisch ist dieses Lymphom vom Hodgkin-Lymphom abzugrenzen. In seltenen Fällen finden sich Tumoren, die morphologisch und immunphänotypisch eine Zwischenstellung zwischen dem Hodgkin-Lymphom und dem mediastinalen B-Zell-Lymphom einnehmen – sogenannte Grauzonen-Lymphome – und wahrscheinlich ein biologisches Bindeglied zwischen diesen beiden Entitäten darstellen [29, 30]. Neben dem diffus-großzelligen thymischen B-Zell-Lymphom wurden auch einzelne Fälle eines *niedrigmalignen, primären MALT-Lymphoms des Thymus* beschrieben [31].

Das *T-lymphoblastische Lymphom des Thymus* manifestiert sich vorwiegend im Kindes- und Jugendalter. Es handelt sich um ein Non-Hodgkin-Lymphom hohen Malignitätsgrades, das häufig rasch in eine akute lymphatische Leukämie vom T-Zell-Typ übergeht [3, 32]. Immunphänotypisch charakteristisch für dieses Lymphom ist der unreife Phänotyp der T-Zellen, oft mit Ko-Expression von CD4 und CD8, Expression des CD1-Antigens und der terminalen Deoxynukleotidyltransferase (TdT). Bei kleinen Biopsien ist zu beachten, dass unreife Thymozyten identischen Phänotyps auch in Thymomen häufig in großer Zahl vorkommen. Für die Abgrenzung dieser beiden Entitäten ist eine Färbung für Zytokeratin zur Darstellung der neoplastischen

Epithelien des Thymoms hilfreich. Die Prognose der Erkrankung hat sich seit Einführung moderner Therapieschemata deutlich verbessert.

Keimzelltumoren

Mediastinale Keimzelltumoren sind nahezu ausschließlich im vorderen Mediastinum lokalisiert und treten bevorzugt bei jungen männlichen Erwachsenen auf (25 % der Mediastinaltumoren) [33]. Alle Subtypen, die in den Gonaden beschrieben sind, können auch primär im Mediastinum vorkommen [34]. Reife Teratome machen mit 40–70 % den größten Anteil der Keimzelltumoren aus, sie sind im Unterschied zu den reifen Teratomen des Hodens benigne. Bei den malignen Tumoren, d. h. Seminom (20–30 %), unreifem Teratom, embryonalem Karzinom, endodermalem Sinustumor und Chorionkarzinom (insgesamt zirka 10–20 %) ist es wichtig, eine mediastinale Metastasierung eines oft sehr kleinen primären genitalen Tumors auszuschließen [2, 34].

Die (insbesondere nicht seminomatösen) mediastinalen Keimzelltumoren sind in 50 % resistent gegen eine Cisplatin-Chemotherapie und haben eine schlechtere Prognose als die entsprechenden testikulären Tumoren, in einem Teil dieser Fälle entwickeln sich Sarkome (Rhabdo- oder Leiomyosarkome); hämatologische Neoplasien (akute megakaryozytische oder myeloische Leukämien) kommen ebenfalls gehäuft vor [35].

Mesenchymale Tumoren

Die häufigsten mesenchymalen Tumoren im Mediastinum sind *neurogene Tumoren*. Sie sind zumeist im hinteren Mediastinum lokalisiert [2, 3, 21, 36, 37]. Bei Kindern unter 6 Jahren handelt es sich fast immer um Neuroblastome bzw. Ganglioneuroblastome [36]. Bei Patienten über 20 Jahren sind Neurofibrome, Ganglioneurome und Schwannome die häufigsten Tumortypen. Paragangliome können in jedem Kompartiment des Mediastinums vorkommen; im oberen vorderen Mediastinum, in Nachbarschaft der Herzbasis, sind sie besonders häufig. Sie wachsen lokal aggressiv und haben eine hohe Rezidivrate nach operativer Entfernung [38, 39].

Andere mesenchymale Tumoren, wie Lipome (abgrenzbar von den Thymuslipomen, siehe oben), Lymphangiome, Hämangiome und Fibrome, sind bedeutend seltener und können in allen Kompartimenten lokalisiert sein. Das Liposarkom ist der häufigste maligne mesenchymale Tumor des Mediastinums im Erwachsenenalter [2, 3].

Andere Tumoren

Insbesondere bei Tumoren im oberen Mediastinum müssen differenzialdiagnostisch auch *Schilddrüsen- und Nebenschilddrüsentumoren* in Betracht gezogen werden. Bei beiden Tumoren besteht die Möglichkeit einer direkten Ausbreitung vom Hals aus oder einer Entstehung in ektopen Geweben.

Eine andere wichtige Differenzialdiagnose ist das isolierte *Mesotheliom* des Mediastinums, das vom Perikard oder der medialen Pleura ausgeht, zum Teil aber auch keinerlei nachweisbare Beziehung zu einer mesothelialen Ausgangsoberfläche hat [2, 3].

Äußerst selten sind Ependymome [37], Meningeome, Histiocytosis X, malignes Melanom [40] und eine extramedulläre Hämatopoese. Letztere wird sehr selten bei hereditärer Sphärozytose und bei Thalassämie beschrieben [2].

Tumorähnliche Läsionen

Hyperplasie des Thymus

Unter dem Begriff „Hyperplasie“ wird zumeist eine Transformation des Thymusgewebes verstanden, die mit einer Lymphfollikelhyperplasie einhergeht, aber nicht mit einer Größenzunahme des Organs assoziiert sein muss [10]. Diese Art der Hyperplasie ist insbesondere mit Myasthenia gravis assoziiert (in mehr als 75 % der Fälle) [4], wird aber auch bei anderen Erkrankungen, wie Lupus erythematodes, Morbus Addison, rheumatoider Arthritis und Leberzirrhose, beobachtet. Eine sogenannte „echte Hyperplasie“ des Thymus, die mit einer Größenzunahme des Organs einhergeht, ist sehr selten [5].

Morbus Castleman

Der sogenannte solitäre Morbus Castleman („giant lymph node hyperplasia", angiofollikuläre Lymphknotenhyperplasie) [3] ist üblicherweise im vorderen oberen Mediastinum lokalisiert. Er geht mit einer beträchtlichen Lymphknotenvergrößerung einher, die Ausmaße von bis zu 16 cm erreichen kann. Es handelt sich jedoch um eine benigne Erkrankung, deren Ätiopathologie zwar nicht ganz klar ist, bei der aber angenommen wird, dass es keine Neoplasie, sondern eine reaktive Hyperplasie ist.

Zysten

Eine der häufigsten Ursachen für Raumforderungen im Mediastinum insbesondere bei jungen Patienten sind Zystenbildungen als Folge kongenitaler Missbildungen. Thymuszysten im vorderen oberen Mediastinum können sehr groß werden. Es ist wichtig, sie von einer Zystenbildung innerhalb eines Thymoms abzugrenzen. Im mittleren Mediastinum treten vorwiegend perikardiale (bzw. pleuroperikardiale) und bronchogene Zysten auf. Im posterioren Mediastinum sind zumeist gastroenterale Zysten lokalisiert [2, 3].

Entzündungen

Geschwulstbildungen durch entzündliche Veränderungen finden sich hauptsächlich im vorderen und mittleren Mediastinum und sind häufig verursacht durch Lymphadenopathien, wie Tuberkulose, Sarkoidose oder Pilzinfektionen. Selten handelt es sich um eine chronische Mediastinitis [41]. Dies ist eine Entzündungsform unbekannter Ätiologie, die zumeist junge Männer befällt und mit einer ausgeprägten tumorähnlichen Fibrosklerose einhergeht [2, 41, 42].

Literatur

1 Levasseur Ph, Kaswin R, Rojas-Miranda A, N'Guimbois JF, Merlier, Le Brigand H (1976) Profil des tumeurs chirurgicales du mediastin. A propos d'une serie de 742 operes. Nouv Presse Med 5: 2857–2859
2 Marchevsky AM, Kaneko M (1992) Surgical pathology of the mediastinum, 2nd ed. Raven Press, New York
3 Shimosato Y, Mukai K (1997) Tumors of the mediastinum. In: Atlas of tumor pathology, Series 3, Fascicle 21. Washington DC, Armed Forces Institute of Pathology
4 Marx A, Wilisch A, Schultz A, Gattenlöhner S, Nenninger R, Müller-Hermelink HK (1997) Pathogenesis of myasthenia gravis. Virchows Arch 430: 355–364
5 Otto HF (1998) Pathologie des Thymus. Springer, Berlin Heidelberg
6 Wick MR, Scheithauer BW, Weiland LH, Bernatz PE (1982) Primary thymic carcinomas. Am J Surg Pathol 6: 451–470
7 Okumura M, Miyoshi S, Fujii Y, Takeuchi Y, Shiono H et al (2001) Clinical and functional significance of WHO Classification on human thymic epithelial neoplasms: Am J Surg Pathol 25: 103–110
8 Etienne T, Deleaval PJ, Spiliopoulos A, Megevand R (1993) Thymoma: prognostic factors. Eur J Cardiothorac Surg 7: 449–452
9 Masaoka A, Monden Y, Nakahana K, Tanioka T (1981) Follow-up study of thymomas with special reference to their clinical stages. Cancer 48: 2485–2492
10 Levine GD, Rosai J (1978) Thymic hyperplasia and neoplasia: A review of current concepts. Hum Pathol 9: 495–515
11 Suster S, Rosai J (1991) Thymic carcinoma: A clinicopathologic study of 60 cases. Cancer 67: 1025–1032
12 Kirchner T, Müller-Hermelink HK (1989) New approaches to the diagnosis of thymic epithelial tumors. Progr Surg Pathol 10: 167–189
13 Marino M, Müller-Hermelink HK (1985) Thymoma and thymic carcinoma. Virchows Arch (Pathol Anat) 407: 119–149
14 Müller-Hermelink HK, Marx A, Kirchner Th (1997) Advances in the diagnosis and classification of thymic epithelial tumors. Rec Adv Histopathology 17: 49–72
15 Quintanilla-Martinez L, Wilkins EW, Choi N, Efird J, Hug E, Harris NL (1994) Thymoma. Histologic subclassification is an independent prognostic factor. Cancer 74: 606–617
16 Hayashi Y, Ishii N, Obayashi C, Jinnai K, Hanaka K, Imai Y, Itoh H (1995) Thymoma: tumor type related to expression of epidermal growth factor (EGF), EGF-receptor, p53, v-erb and rasp 21. Virchows Arch 426: 43–50
17 Weirich G, Schneider P, Fellbaum C, Brauch H, Nathrath W, Scholz M, Präuer H, Höfler H (1997) p53-alterations in thymic epithelial tumours. Virchows Arch 431: 17–23
18 Kornstein MJ (1999) Thymoma classification. Am J Clin Pathol 112: 304–307

19 Suster S, Moran CA (1999) Thymoma classification. Am J Clin Pathol 112: 308–310
20 Rosai J, Sobin LH (1999) Histological typing of tumours of the thymus. WHO. International Histological classification of tumours, 2nd ed. Springer, New York Berlin
21 Rosai J (1987) Mediastinum. Ackerman's Surgical Pathology. Mosby, St. Louis Toronto London, pp 295–329
22 Dusmet ME, McKneally MF (1996) Pulmonary and thymic carcinoid tumours. World J Surg 20: 189–195
23 Colby TV, Hoppe RT, Warnke RA (1982) Hodgkin's disease: a clinicopathologic study of 659 cases. Cancer 47: 351–359
24 Lindfors KK, Meyer JE, Dedrick CG, Hassell LA, Harris NL (1985) Thymic cysts in mediastinal Hodgkin's disease. Radiology 156: 37–41
25 Krugmann J, Feichtinger H, Greil R, Fend F (1999) Thymic Hodgkin's disease – a histological and immunohistochemical study of three cases. Pathol Res Pract 195: 681–687
26 Banks PM, Warnke RA (2001) Mediastinal (thymic) large B-cell lymphoma. In: Jaffe ES, Harris NL, Stein H et al (eds) Pathology and genetics. Tumours of haematopoietic and lymphoid tissues. IARC Press, Lyon, pp 175–176
27 Abou-Ellela AA, Weisenburger DD, Vose JM et al (1999) Primary mediastinal large B-cell lymphoma: a clinicopathologic study of 43 patients from the Nebraska Lymphoma Study Group. J Clin Oncol 17: 784–790
28 Cazals-Hatem D, Lepage E, Brice P et al (1996) Primary mediastinal large B-cell lymphoma: a clinicopathologic study of 141 cases compared with 916 nonmediastinal large B-cell lymphomas, a GELA study. Am J Surg Pathol 20: 877–888
29 Rüdiger T, Jaffe ES, Delsol G et al (1998) Workshop report on Hodgkin's disease and related disorders ("grey zone" lymphoma). Ann Oncol (suppl 5): 31–38
30 Cazals-Hatem D, André M, Mounier N et al (2001) Pathologic and clinical features of 77 Hodgkin's lymphoma patients treated in a lymphoma protocol (LNH87). Am J Surg Pathol 25: 297–306
31 Isaacsaon PG, Chan JKC, Tang C, Addis BJ (1990) Low-grade B-cell lymphoma of mucosa-associated lymphoid tissue arising in the thymus. A thymic lymphoma mimicking myoepithelial sialadenitis. Am J Surg Pathol 14: 342–351
32 Knowles DM (2001) Lymphoblastic lymphoma. In: Knowles DM (ed) Neoplastic hematopathology, 2nd ed. Lippincott Williams Wilkins, Philadelphia, pp 915–952
33 Moran CA (1999) Germ cell tumours of the mediastinum. Pathol Res Pract 195: 583–587
34 Dulmet EM, Macchiarini P, Suc B, Verley JM (1993) Germ cell tumours of the mediastinum. A 30-year experience. Cancer 72: 1894–1901
35 Neiman RS, Orazi A (1999) Mediastinal nonseminomatous germ cell tumours. Pathol Res Pract 195: 589–594
36 Saenz NC, Schnitzer JJ, Eraklis AE, Hendren WH, Grier HE, Macklis RM, Shamberger RC (1993) Posterior mediastinal masses. J Pediatr Surg 28: 172–176
37 Nobles E, Lee R, Kirchner T (1991) Mediastinal ependymoma. Hum Pathol 22: 94–95
38 Lamy AL, Fradet GJ, Luoma A, Nelems B (1994) Anterior and middle mediastinum paraganglioma: complete resection is the treatment of choice. Ann Thorac Surg 57: 249–252
39 Moran CA, Suster S, Fishback N, Koss MN (1993) Mediastinal paragangliomas. A clinicopathologic and immunohistochemical study of 16 cases. Cancer 72: 2358–2364
40 Fushimi H, Kotoh K, Watanabe D, Tanio Y, Ogawa T, Miyoshi S (2000) Malignant melanoma in the thymus. Am J Surg Pathol 24: 1305–1308
41 Dines DE, Payne WS, Bernatz PE et al (1979) Mediastinal granuloma and fibrosing mediastinitis. Chest 75: 320–324
42 Light AM (1978) Idiopathic fibrosis of the mediastinum. A discussion of three cases and a review of the literature. J Clin Pathol 31: 78–88

Diagnostik

Einleitung

Aufgrund der hier gelegenen Organe, Gefäße und Nerven gehört das Mediastinum zu den wichtigsten Regionen des menschlichen Körpers. Fristete die Beurteilung von Veränderungen und Erkrankungen des Mediastinums zurzeit der konventionellen Radiologie noch ein Schattendasein, so ist durch die Einführung moderner Schnittbilddiagnostik wie CT oder MRT eine nichtinvasive Evaluation möglich geworden. Diese kann richtungsweisend sein, um weitere invasive Maßnahmen (z. B. Mediastinoskopie, Biopsie) festzulegen und um das therapeutische Vorgehen (konservativ, Radiatio, chirurgische Verfahren) zu planen und im Verlauf zu beurteilen.

Es existieren sehr viele unterschiedliche Einteilungsschemata des Mediastinums, die alle Vor- und Nachteile haben. Da viele primäre Mediastinaltumoren eine Prädilektion für eine bestimmte Lokalisation aufweisen, erleichtert die topographische Zuordnung die Einteilung der Tumoren (Abbildung 1). Es sollte daher zwi-

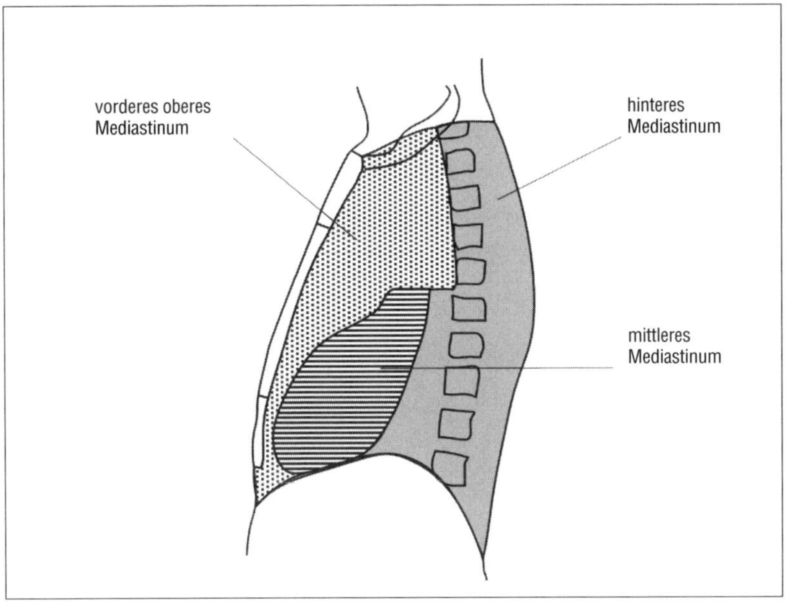

Abbildung 1.
Chirurgische Einteilung des Mediastinums.

schen folgenden Lokalisationen differenziert werden, wobei in Klammern die häufigsten Tumoren vermerkt sind:

- vorderes Mediastinum (Raumforderungen des Thymus, Teratom, mesenchymale Tumoren, Lymphknotenmetastasen, M. Hodgkin und Non-Hodgkin-Lymphome, intrathorakale Struma und Epithelkörperchen, Pseudotumoren)
- mittleres Mediastinum (Perikardzysten, bronchogene Zysten, Lymphom)
- hinteres Mediastinum (neurogene Tumoren, bronchogene und gastroenterogene Zysten, Tumoren des Ösophagus)

Als nichtneoplastische Ursachen können eine substernale Struma, eine Morgagni'sche Hernie, Zysten verschiedener Herkunft und Angiodysplasien zu einer mediastinalen Raumforderung führen.

Neben der Lokalisation kann das Alter des Patienten wertvolle Hinweise für die Differenzialdiagnose geben. Neurogene Tumoren und enterogene Zysten stellen bei Kindern die häufigsten Entitäten dar. Hodgkin- und Non-Hodgkin- Lymphome sind gehäuft in der Altersgruppe zwischen 20 und 40 Jahren anzutreffen. Mit zunehmendem Alter steigt darüber hinaus die Wahrscheinlichkeit von malignen Tumoren.

Unter Berücksichtigung aller Altersgruppen sind bis zu 75 % der Mediastinaltumoren benigne, ein Drittel wird auf der Thoraxübersichtsaufnahme diagnostiziert. In zirka zwei Dritteln der Fälle liegt eine Begleitsymptomatik vor (Schmerzen, Husten, Atemnot), wobei 80 % der Malignome symptomatisch sind. Da im Erwachsenenalter 40 % der Mediastinaltumoren maligne oder potenziell maligne sind, primär gutartige Geschwülste im weiteren Verlauf maligne entarten oder bei Größenzunahme Druckerscheinungen und Beschwerden hervorrufen können, ist grundsätzlich die operative Entfernung, zumindest aber die histologische Sicherung anzustreben.

Bildgebende Verfahren

Die Thoraxübersichtsaufnahme im postero-anterioren und seitlichen Strahlengang ist das bildgebende Verfahren der ersten Wahl bei den oben genannten, meist untypischen Beschwerden. Auch finden sich die Hinweise auf eine Raumforderung des Mediastinums nicht selten als Zufallsbefund auf einer Thoraxaufnahme, die aus einer anderen Indikation heraus angefertigt wurde.

Eine sorgfältige Auswertung der Herz- und Mediastinalkonturen ist erforderlich, wobei gerade auf das aortopulmonale Fenster, den azygoösophagealen Rezessus, die Paratrachealstreifen, die rechte paraspinale Linie und den Retrosternalraum geachtet werden muss. Auch sollte, wenn immer möglich, ein Vergleich mit Voraufnahmen erfolgen.

Die Computertomographie wird dann eingesetzt, wenn die Thoraxaufnahme den V. a. eine mediastinale RF nahe legt, oder ein Tumor bereits dort zu erkennen ist. Eine intravenöse Gabe von Kontrastmittel ist im Regelfall zur Demarkation der Pathologie erforderlich. Mit dieser Methode, die überlagerungsfreie Schichten in primär axialer Ausrichtung erzeugt, gelingt dann die topographische Zuordnung der Läsion, insbesondere auch deren Lage zu den großen Gefäßen und die Dichtebestimmung (zystisch, fettig, vaskulär, weichteildicht, verkalkend). Durch die CT kann in vielen Fällen bereits eine Artdiagnose erstellt werden und eine weitere Therapieplanung erfolgen. Gerade die modernen CT-Geräte bieten durch die Möglichkeiten der multiplanaren Reformation und des „volume rendering“ einen diagnostischen Zugewinn, da sich komplexe anatomische Verhältnisse eindrucksvoll darstellen lassen.

Bei Tumoren des Ösophagus kann mitunter noch ein Ösophagusbreischluck erforderlich sein, um die Wandverhältnisse beurteilen zu können. Die nicht kontrastverstärkte Durchleuchtung sowie konventionelle Tomographien haben keinen Stellenwert mehr. Die Angiographie, heute meist in DSA-Technik, bleibt Einzelfällen vorbehalten, in denen es sich nach zuvor erfolgter CT oder MRT um einen stark vaskularisierten Tumor handelt und eventuell eine Embolisation erwogen wird.

Neben der CT hat die MRT zunehmende Bedeutung in der Diagnostik von Mediastinaltumoren bekommen. Neben allgemeinen Vorteilen wie dem Fehlen von ionisierender Strahlung und bei vorbekannter Allergie gegen jodhaltige Kontrastmittel hat die MRT ihren Stellenwert, wenn die CT nicht ausreichend den Grad des invasiven Wachstums eines Mediastinaltumors erfasst und dies für das therapeutische Regime Konsequenzen hat. Durch die primäre Erfassung von auch sagittalen und koronaren Schichten kann unter Umständen die Evaluation des aortopulmonalen Fensters einfacher sein. Unbestreitbar hat die MRT aber Vorteile bei den neurogenen Tumoren, da die Erfassung des intraspinalen Tumoranteiles einfacher und sicherer gelingt als mit der CT.

Nachfolgend sind für die wichtigsten Entitäten die Charakteristika in der CT und MRT aufgeführt, wobei eine vollständige Beschreibung der Röntgen- und MR-Morphologie im Rahmen dieses Manuals nicht intendiert ist.

Intrathorakale Struma

Meist stehen diese Tumoren direkt mit der Schilddrüse in Verbindung. Eine ektope Struma im Mediastinum ist sehr selten. Mit der CT ist die Diagnose leicht zu stellen, wenn eine Kontinuität zum an orthotoper Stelle liegenden Schilddrüsenparenchym herzustellen ist. Meist liegen heterogene Dichtewerte vor, es findet sich ein deutliches Kontrastmittel-Enhancement und es lassen sich Kalzifikationen nachweisen. Die Kombination aus zystischen und adenomatoiden Anteilen ist auch in der MRT für das heterogene Signalverhalten verantwortlich. Während das Erscheinungsbild in der T1-Sequenz im Wesentlichen durch das Drüsengewebe geprägt und damit hypointens ist, können durch Einblutungen, Kolloidzysten und Adenome Signalanhebungen in der T1-Sequenz nachweisbar sein. Auf T2-gewichteten Bildern ist die Struma zumeist signalreich.

Thymushyperplasie

Weder CT noch MRT weisen spezifische Dichtewerte oder Signalintensitäten auf, die charakteristisch für eine Thymushyperplasie sind. Entscheidend ist die physiologische Thymuskontur, die im Gegensatz zu einem Tumorbefall bei der Thymushyperplasie erhalten bleibt.

Thymom

Diese Entität weist bei Diagnosestellung meist eine Größe von zirka 5–10 cm auf mit glatten Wandkonturen und zum Teil homogenem, zum Teil durch Zysten, Nekrosen und Kalzifikationen inhomogenem Binnenmuster. In der T1-Sequenz zeigt das Thymom meist ein muskelisointenses Signalverhalten und ist signalreich in der T2-gewichteten Sequenz. Die Kontrastmittelaufnahme ist variabel. Zirka 30 % der Thymome wachsen lokal invasiv.

Thymuskarzinom

Diese aggressiven Tumoren sind durch eine frühe lymphogene und hämatogene Metastasierung gekennzeichnet. Sie fallen in der CT und MRT als eine große, unscharf berandete, invasiv wachsende Raumforderung mit heterogenem Binnenmuster (Nekrosen, Einblutungen) auf. Die MRT bietet bei der Klärung der Frage, ob eine Gefäßinvasion vorliegt, und für die genaue Tumorausdehnung im Mediastinum gelegentlich Vorteile gegenüber der CT und sollte bei nichtkonklusivem CT eingesetzt werden.

Keimzelltumoren

Das Teratom ist der häufigste Keimzelltumor des Mediastinums. Reife Teratome sind glatt berandet oder lobuliert, mit zystischen und soliden Anteilen. Im Gegensatz dazu weisen maligne Teratome eine unscharfe Randkontur und zentrale Nekrosezonen auf. Gerade die Kombination aus dem Nachweis von Flüssigkeit, Weichteilgewebe, Kalk und Fett ist für ein Teratom pathognomonisch. Aber allein der Nachweis von Fett ist nicht beweisend für Benignität, da in bis zu 40 % der malignen Keimzelltumoren Fett nachgewiesen werden kann.

Vorderdarmzysten

Die häufigste Entität sind bronchogene Zysten. Computertomographisch imponieren sie als glatt berandete, rund oder oval konfigurierte, homogene RF mit wasserisointensen Dichtewerten, wobei auch höhere Dichten durch eingedicktes proteinreiches Debris vorkommen können. In der MRT sind sie hypointens oder intermediär auf den T1-gewichteten Sequenzen und T2-gewichtet sehr signalreich. Nach i.v. Kontrastmittelgabe findet sich allenfalls ein leichtes Rand-Enhancement, während die zentralen Anteile der RF nicht aufnehmen.

Neurogene Tumoren

Die CT ist das diagnostische Mittel der Wahl, um intratumorale Kalzifikationen und knöcherne Destruktionen der Wirbelsäule und der Rippen zu beurteilen. Im Hinblick auf einen intraspinalen Tumoranteil ist die Aussage allerdings eingeschränkt. Somit muss mittlerweile die MRT als Methode der ersten Wahl angesehen werden. Sie erlaubt die Evaluation der intraspinalen Tumorausdehnung, des Rückenmarks sowie der longitudinalen Ausdehnung des Tumors. Schwannome und Neurofibrome stellen sich T2-gewichtet sehr signalintens dar und weisen eine deutliche KM-Aufnahme auf. Maligne Nervenscheidentumoren sind zum Zeitpunkt der Diagnosestellung meist größer als 5 cm. Insbesondere eine rasche Größenzunahme und ein heterogenes Signal sprechen für die maligne Variante. Im Einzelfall kann jedoch die Differenzialdiagnose schwierig bis unmöglich sein.

Lymphome

Die CT ist die Methode der Wahl für das Staging von Lymphomen und zur Verlaufskontrolle unter Therapie. Beim M. Hodgkin sind am häufigsten die anterioren mediastinalen, prätrachealen und hilären Lymphknoten involviert. Beim Non-Hodgkin-Lymphom sind diese LK-Gruppen eher seltener befallen, während andere LK-Gruppen zu dominieren scheinen, daneben auch der Befall des Lungenparenchyms, der Pleura und des Perikards. Unbehandelte Lymphome sind aufgrund ihres höheren Wassergehaltes in der T2-gewichteten MR-Darstellung relativ homogen signalintens, während nach einer erfolgten Chemotherapie das Signal in der T2-Wichtung heterogen und insgesamt geringer wird. Bleibt der befallene LK heterogen und signalreich oder nimmt das Signal über die Zeit wieder zu, so spricht der Befund für ein Tumorresiduum oder ein -rezidiv. Ein ausgeheiltes Lymphom ist durch Narbengewebe gekennzeichnet und daher signalarm auf T2-Bildern.

Die MR-Bildgebung ist in dieser Hinsicht der CT überlegen und es lässt sich mit dieser Methode ein Rezidiv zirka 8–12 Wochen vor dem Eintreten von klinischen Symptomen diagnostizieren.

Literatur

1 Laurent F, Latrabe V, Lecesne R, Zennaro H, Airaud JY, Rauturier JF, Drouillard J (1998) Mediastinal masses: diagnostic approach. Eur Radiol 8(7): 1148–1159
2 Thompson BH, Stanford W (2000) MR imaging of pulmonary and mediastinal malignancies. Magn Reson Imaging Clin N Am 8(4): 729–739
3 Yoneda KY, Louie S, Shelton DK (2001) Mediastinal tumors. Curr Opin Pulm Med 7(4): 226–233

Klinik, Laborchemie und invasive Diagnostik

Die Vielfalt mediastinaler Tumoren beruht auf der engen topographischen Beziehung, in dem die differenzierten Gewebe aller drei Keimblätter hier stehen. Neben gutartigen Tumoren des Mediastinums wie Zysten, Morgagni'sche Hernien und Angiodysplasien kommen weit häufiger maligne Tumoren vor. Die Einteilung des Mediastinums in das vordere, mittlere und hintere Mediastinum erlaubt aufgrund der bevorzugten Lokalisation der häufigsten Tumoren des Mediastinums bereits eine orientierende differenzialdiagnostische Eingrenzung. Die häufigsten Tumoren des vorderen Mediastinums sind Thymome, Teratome, Lymphome, Schilddrüsentumoren und Keimzelltumoren. Neben den primären Tumoren finden sich im vorderen Mediastinum auch Lymphknotenmetastasen. Im mittleren Mediastinum finden sich häufig Dermoidzysten, Mesothelzysten und Bronchialzysten. 75 % der Tumoren des hinteren Mediastinums sind Neurinome. Daneben kommen jedoch auch Ganglioneurome und Sympathikoblastome vor.

Da zirka 40 % der mediastinalen Tumoren maligne sind, ein Teil der primär benignen Tumoren maligne entarten und das Wachstum der Tumoren Beschwerden durch Kompression, Infiltration und Verdrängung benachbarter Organe verursachen kann, spielen die nichtinvasive wie auch die invasive Diagnostik eine entscheidende Rolle bei der morphologischen und histologischen Abklärung der Tumoren zur Planung des therapeutischen Vorgehens. Ziel der invasiven Diagnostik ist es, die malignen Lymphome sowie Lymphknotenmetastasen, welche durch Radio-Chemotherapie behandelt werden, von den übrigen Tumoren abzugrenzen, für welche in den meisten Fällen die chirurgische Resektion die Methode der Wahl ist.

Für die Differenzialdiagnostik mediastinaler Tumoren stehen neben laborschemischen Verfahren die bildgebende Diagnostik, die minimalinvasive Diagnostik durch CT- oder Sonographie-gesteuerte Punktion sowie die invasive operative Diagnostik im Mittelpunkt. Die meisten Mediastinaltumoren werden zufällig im Rahmen einer Routine-Röntgenaufnahme des Thorax entdeckt. Klinische Symptome, wie retrosternales Druckgefühl, obere Einflussstauung, Schluck- und Atembeschwerden, Horner-Syndrom, Heiserkeit, Rekurrens- oder Phrenikus-Parese, sind selten, häufig jedoch Anzeichen eines fortgeschrittenen Tumorstadiums. Diese Symptome sind jedoch kein eindeutiger Hinweis auf eine technische Inoperabilität. Bei bis zu 40 % der Patienten mit einem Thymom findet sich eine Myasthenie. Bei Verdacht auf Vorliegen eines Thymoms sollten daher im Serum Antikörper gegen Acetylcholin-Rezeptoren bestimmt werden. Einige Patienten mit einem Mediastinaltumor weisen eine Anämie und Hypogammaglobulinämie auf. Neuroblastome, welche häufiger bei Kindern vorkommen, können durch Freisetzung von Katecholaminen zu Hypertonie oder Flush-Symptomatik führen. Keimzelltumoren können über eine gesteigerte β-HCG-Produktion zu einer Gynäkomastie führen. Gelegentlich ist eine Hyperkalzämie Ausdruck einer gesteigerten Parathormonproduktion bei einem (ektopen) Adenom der Parathyreoidea. Fieber und Alkoholschmerz lassen an ein Hodgkin-Lymphom denken.

Zur *laborchemischen Abklärung* eines Mediastinaltumors sollte neben der Bestimmung von Hämoglobin, Leukozyten und Thrombozyten auch ein Differenzialblutbild durchgeführt werden. Bei dem geringsten Verdacht auf das Vorliegen eines Keimzelltumors müssen AFP und β-HCG im Serum bestimmt werden. Die LDH spiegelt die Aktivität von Lymphomen, Leukosen und soliden Tumoren wider und sollte im Rahmen der Labordiagnostik mitbestimmt werden. Störungen der Elektrolyte treten bei Karzinoiden mit Cushing-Syndrom (Hypokaliämie) und bei Tumoren der Parathyreoidea (Hyperkalzämie) auf.

Zur *histologischen Abklärung* mediastinaler Tumoren stehen minimal-invasive Verfahren (CT-gesteuerte Punktion, bronchoskopische Biopsie, transbronchiale Biopsie, Bronchoskopie mit endosonographisch gesteuerter transbronchialer Biopsie, endoösophagealer Ultraschall mit Feinnadelaspiration) und invasive Verfahren (Mediastinoskopie, Mediastinotomie, videoassistierte thorakoskopische Biopsie, Thorakotomie) zur Verfügung. Bei der Mehrzahl der Mediastinaltumoren wird bei lokaler und funktioneller Operabilität oft die primäre Resektion des Tumors angestrebt. Zumindest bei Lymphomen und Keimzelltumoren sollte anstelle einer Resektion lediglich eine histologische Sicherung durch Probeentnahme vorgenommen werden. Dies gilt auch bei primär nicht resektabel erscheinenden Tumoren und bei Verdacht auf Metastasen.

Bronchoskopische transbronchiale Feinnadelbiopsie

Durch Biopsien kann bei 86–96 % der Patienten histologisch oder zytologisch die Diagnose gesichert werden. Bei peripherer Lage des Tumors kann unter Durchleuchtung bei 75 % der Patienten mithilfe transbronchialer Biopsie eine histologische Klärung des Befundes erfolgen. Bei Rundherden, welche kleiner als 2 cm sind, kann nur in zirka 30 % histologisch die Diagnose gesichert werden. Transbronchiale Biopsien werden in der Regel mit einer 1,3 cm langen 18–19-G-Nadel durchgeführt und ermöglichen neben der Biopsie peripherer Rundherde die Abklärung paratrachealer, subkarinaler, hilärer und aortopulmonaler Lymphknoten [1, 2]. Die Sensitivität transbronchialer Feinnadelbiopsien liegt bei 76 %, die Spezifität bei zirka 96 % [3]. Die erfolgreiche Asservierung von Gewebematerial wird in der Literatur mit 20–89 % angegeben und ist besonders von der Erfahrung des Untersuchers abhängig [3]. Der Anteil falsch negativer Egebnisse liegt bei 30 % und kann durch eine hohe Anzahl von Punktionen in das Zielgebiet wesentlich verbessert werden. Mithilfe der transbronchialen Biopsie können aortopulmonale Lymphknoten und untere mediastinale Lymphknoten nicht erreicht werden [4], aber durch Kombination mit endobronchialem Ultraschall kann die Auffindungsrate deutlich erhöht werden [5, 6, 7, 8]. *Herth* et al. konnten zeigen, dass durch Verwendung von endobronchialem Ultraschall bei 86 % der untersuchten Patienten mediastinale Lymphknoten erfolgreich biopsiert werden konnten [6]. In mehreren großen Studien, welche die ultraschallgesteuerte Lymphknotenbiopsie mit der Mediastinoskopie verglichen, konnte gezeigt werden, dass die ultraschallgesteuerte Feinnadelbiopsie eine Sensitivität von 93 %, eine Spezifität von 98 % und eine Komplikationsrate von weniger als 0,5 % aufweist [9].

Transösophageale ultraschallgesteuerte Feinnadelbiopsie

Mithilfe des transösophagealen Ultraschalls können insbesondere die links-mediastinalen Lymphknoten sowie der subkarinale Raum beurteilt werden [10, 11, 12]. Der prätracheale Raum sowie der rechts-mediastinale Raum, insbesondere die Lymphknotenstationen 2 und 4, sind mit dieser Methode nicht zugänglich und somit nicht zu diagnostizieren. Die Sensitivität dieser Methode bei vergrößerten Lymphknoten liegt bei 88 %, die Spezifität bei zirka 91 %. Im Gegensatz dazu sind Sensitivität und Spezifität der Methode bei nicht vergrößerten Lymphknoten gering (13].

Transbronchiale und transösophageale Feinnadelaspirationen sind insbesondere bei Patienten mit vergrößerten Lymphknoten sowie bei Patienten mit mediastinaler Tumorinfiltration ein wertvolles diagnostisches Hilfsmittel. Mikrometastasen in Lymphknoten können jedoch nicht sicher erfasst werden.

Mediastinoskopie

Seit der Einführung durch *Carlens* 1959 gilt die Mediastinoskopie als Goldstandard bei der histologischen Abklärung mediastinaler Lymphknoten. Sie ist die Methode mit der größten Sensitivität (81 %) und Spezifität (100 %) und einem negativen prädiktiven Wert von 91 % [14, 15, 16]. Der Nachweis vergrößerter mediastinaler Lymphknoten in der CT, Heiserkeit sowie eine Rekurrens-Parese stellen eine absolute Indikation zur Durchführung einer Mediastinoskopie dar. Des Weiteren sollte vor der Therapieentscheidung eine Mediastinoskopie bei den Patienten durchgeführt werden, bei welchen ein zentrales Lungenkarzinom oder ein histologisch gesichertes Adenokarzinom vorliegt sowie bei den Patienten, bei welchen die Durchführung einer ausgedehnten Tumorresektion nicht vertretbar ist [17]. Die Durchführung einer Mediastinoskopie bei Patienten mit Lungenkarzinom, bei denen sich keine vergrößerten Lymphknoten in der CT finden, wird kontrovers diskutiert. *Daly* et al. konnten zeigen, dass Patienten mit einem großen pulmonalen Tumor, welcher im inneren Drittel der Lunge lokalisiert ist, insbesondere bei Vorliegen eines Adeno- oder eines großzelligen Karzinoms häufig tumorinfiltrierte mediastinale N2-Lymphknoten aufweisen [18]. Einige Zentren führen vor einer linksseitigen Thorakotomie eine Mediastinoskopie bei linksseitigen Lungenkarzinomen durch, welche die Tendenz aufweisen, auf die kontralaterale Seite zu metastasieren. Das Staging der mediastinalen Lymphknoten ist entscheidend sowohl von einer adäquaten Technik der Probengewinnung als auch von der Anzahl erreichter Lymphknotenstationen abhängig. Mithilfe der Mediastinoskopie ist der Raum ventral der Trachea bis zur Hauptkarina und der oberen Hohlvene zu erreichen. Die Mediastinoskopie ermöglicht die Evaluierung und Biopsie der Lymphknotenstationen Level 4 (tief paratracheal) und Level 7 (subkarinal) sowie der Lymphknotenstationen Level 2 (hoch paratracheal). Die Lymphknotenstationen Level 3 (retrotracheal), Level 8 (paraösophageal), Level 5, Level 6 (subaortal, paraaortal), Level 9 (Ligamentum pulmonale) sowie Level 10 und Level 11 (hiläre und interlobäre Lymphknoten) können mediastinoskopisch nicht erreicht werden. Dies bedeutet insbesondere, dass für NSCLC-Tumoren im linken Oberlappen, die häufig in die Lymphknotenstationen des aortopulmonalen Fensters metastasieren, die Mediastinoskopie als N-Prädiktor nicht zuverlässig ist. Für diese Tumoren sollte eine Abklärung der Lymphknoten des aortopulmonalen Fensters durch ultraschallgesteuerte Feinnadelpunktion, eine anteriore Mediastinostomie oder VATS herbeigeführt werden. Als Kontraindikation für die Durchführung einer Mediastinoskopie gilt neben einer ausgeprägten Arthritis, welche eine Reklination des Halses verhindert, das Vorliegen eines Tracheostomas [20]. Die Komplikationsrate ist niedrig, die Morbidität liegt bei 1–2,3 %, die Mortalität bei 0–0,3 % [15, 19, 20, 21]. Neben Blutung durch Einreißen eines Gefäßes im Rahmen der Lymphknotenbiopsie (V. azygos, A. pulmonalis, V. anonyma) werden Verletzungen des linksseitigen N. recurrens, Pneumothoraces, und Arrhythmien beobachtet. Darüber hinaus können Verletzungen der Trachea und des Ösophagus sowie Infektionen des Mediastinums auftreten.

Die videoassistierte Mediastinoskopie scheint eine höhere Sensitivität für das Auffinden tumorinfiltrierter Lymphknoten aufzuweisen als die konventionelle Mediastinoskopie. Im Gegensatz zum konventionellen Mediastinoskop besteht das Videomediastinoskop aus zwei Branchen, welche nach Einführen in den prätrachealen Raum aufgespreizt werden und so ein bimanuelles Arbeiten ermöglichen. Dieses erlaubt eine komplette Lymphknotendissektion und erhöht die Sensitivität gegenüber der konventionellen Mediastinoskopie. In einer Studie von *Hürtgen* et al. konnten bei 46 Patienten im Mittel 21 Lymphknoten videoassistiert mediastinoskopisch entfernt werden, signifikant mehr als bei Patienten nach Thorakotomie [23].

VATS

Die videoassistierte Thorakoskopie ermöglicht, diagnostische und therapeutische Eingriffe im Thoraxraum sicher durchzuführen, wobei insbesondere das Lungenparenchym, die Pleura parietalis und visceralis und das Perikard erreicht werden können [22]. Darüber hinaus können mittels VATS Strukturen des Mediastinums sowie ipsilaterale hiläre und mediastinale Lymphknoten diagnostiziert und biopsiert werden. Insbesondere die subaortalen (Level 5), paraaortalen (Level 6), paraösophagealen (Level 8) Lymphknoten sowie die Lymphknoten des Ligamentum pulmonale (Level 9) können mit einer Sensitivität von 92–100 % biopsiert werden. Im Gegensatz zur Ultraschall-gesteuerten Feinnadelpunktion ist die Quantität und Qualität der Biopsate deutlich besser. Insbesondere zur Abklärung kontralateraler Lymphknoten und Metastasen bietet VATS ein sicheres und gering invasives diagnostisches Verfahren. Neben der Möglichkeit, die Ausdehnung des Tumors zu bestimmen und die mediastinalen Lymphknoten zu biopsieren, ermöglicht VATS die Durchführung therapeutischer Eingriffe (z. B. Pleurodese) in gleicher Sitzung.

Literatur

1 Shure D, Fedullo PF (1985) Transbronchial needle aspiration in the diagnosis of submucosal and peribronchial bronchogenic carcinoma. Chest 88: 49–51

2 Shure D, Fedullo PF (1984) The role of transcarinal needle aspiration in the staging of bronchogenic carcinoma. Chest 86: 693–696

3 Toloza EM, Harpole L, Detterbeck F et al (2003) Invasive staging of non-small cell lung cancer: A review of the current evidence. Chest 123 (suppl): 157S–166S

4 Fickling W, Wallace MB (2002) EUS in lung cancer. Gastrointest Endosc 56 (suppl 4): S18–S21

5 Burgers JA, Herth F, Becker HD (2001) Endobronchial ultrasound. Lung cancer 34 (suppl 2): S109-S113

6 Herth FJ, Becker HD, Ernst A (2003) Ultrasound-guided transbronchial needle aspiration: An experience in 242 patients. Chest 123: 604–607

7 Yasufuku K, Chiyo M, Sekine Y et al (2004) Real-time endobronchial ultrasound-guided transbronchial needle aspiration of mediastinal and hilar lymph nodes. Chest 126 (1): 122–128

8 Wallace MB, Pasqual J, Raimondo M et al (2005) Complete medical mediastinoscopy under conscious sedation using combined endoscopic ultrasound and endobronchial ultrasound. Gastrointest Endosc 61(5): AB83

9 Wallace MB, Fritscher-Ravens A, Savides TJ (2003) Endoscopic ultrasound for the staging of non-small-cell lung cancer. Endoscopy 35(7): 606–610

10 Silvestri GA, Hoffman B, Reed CE (2003) One from column A: choosing between CT, positron emission tomography, endoscopic ultransound with fine-needle aspiration, transbronchial needle aspiration, thoracoscopy, mediastinoscopy and mediastinotomy for staging lung cancer. Chest 123: 333–335

11 Wallace MB, Silvestri GA, Shai AV et al (2001) Endoscopic ultrasound-guided fine needle aspiration for staging patients with carcinoma of the lung. Ann Thorac Surg. 72: 1861–1866

12 Silvestri GA, Hoffman BJ, Bhutani MS et al (1996) Endoscopic Ultrasound with fine-needle aspiration in the diagnosis and staging of lung cancer. Ann Thorac Surg 61: 1441–1447

13 LeBlanc JK, Devereaux BM, Imperiale TF et al (2005) Endoscopic ultrasound in non-small cell lung cancer and negative mediastinum on computed tomography. Am J Respir Crit Care Med 171: 177–182

14 Carlens E (1959) Mediastinoscopy: A method for inspection and tissue biopsy in the superior mediastinum. Dis Chest 36: 343

15 Hammoud Z, Anderson R, Meyers B et al (1999) The current role of mediastinoscopy in the evaluation of thoracic disease. J Thorac Cardiovasc Surg 118: 894–899

16 Toloza EM, Harpole L, Detterbeck F, McCrory DC (2003) Invasive staging of non-small cell lung cancer: a review of the current evidence. Chest 123: 157S

17 Detterbeck FC, DeCamp MM, Kohman LJ, Silvestri GA (2003) Invasive staging: the guidelines. Chest 123: 167S

18 Daly BD, Mueller JD, Faling LJ et al (1993) N2 lung cancer: Outcome in patients with false-negative computed tomographic scans of the chest. J Thorac Cardiovasc Surg 105: 904–910

19 Kirschner PA (1996) Cervical mediastinoscopy. Chest Surg Clin N Am 6: 1–20

20 LeBlanc J K, Espada R, Ergun G (2003) Non-small call lung cancer staging techniques and endoscopic ultrasound: tissue is still the issue. Chest 123: 1718

21 Coughlin M, Deslaurierrs J, Beaulieu M et al (1985) Role of mediastinoscopy in pretreatment staging of patients with primary lung cancer. Ann Thorac Surg 40: 556

22 DeCamp MM, Jaklitsch MT, Mentzer SJ, Harpole DH, Sugarbaker DJ (1995) The safety and versatility of video-thoracoscopy: a prospective analysis of 895 consecutive patients. J Am Coll Surg 181: 113

23 Hürtgen M, Friedel G, Toomes H, Fritz P (2002) Radical video-assisted mediastinoscopic lymphadenectomy (VAMLA)-technique and first results. Eur J Card Thor Surg 21: 348

Therapie

Die überwiegende Zahl der Mediastinaltumoren wird primär operativ im Rahmen eines diagnostisch-therapeutischen Eingriffes entfernt. Ausnahmen hiervon sind, wie oben erwähnt, die malignen Lymphome, die malignen extragonadalen Keimzelltumoren und primär nicht resektable Tumoren, die multimodal behandelt werden, sowie Metastasen. Da im Allgemeinen vitale Strukturen bei Entfernung eines Mediastinaltumors wenig tangiert werden, tolerieren Patienten auch im vorgerückten Alter den Eingriff meistens gut. Sind jedoch erweiterte Resektionen zu erwarten (Lunge, Brustwand), so ist eine genauere Risikoabschätzung und eine vorherige histologische Sicherung erforderlich, um gegebenenfalls auf andere Therapieformen zurückgreifen zu können. Während die operative Behandlung in den meisten Fällen namentlich bei gutartigen Tumoren und Zysten technisch einfach ist und keiner zusätzlichen Therapie bedarf, erfordern bestimmte Tumoren ein exakt geplantes, histologie- und stadiengerechtes multimodales Vorgehen.

Lymphome

Der Anteil der Lymphome an den Mediastinaltumoren schwankt erheblich, je nachdem, ob man Lymphome mit alleinigem Mediastinalbefall oder Lymphome erfasst, die wegen extrathorakaler Lymphknotenvergrößerungen diagnostiziert werden, bei denen sekundär auch ein Mediastinalbefall nachgewiesen wird. Bei Erwachsenen machen Lymphome zirka 15–26 % der Mediastinaltumoren aus [1]. Oft werden sehr große Tumoren beobachtet, die weit mehr als ein Drittel der unteren Thoraxapertur ausmachen und dabei oft zu überraschend wenig Symptomen führen. Weisen typische radiologische Kriterien oder eine B-Symptomatik differenzialdiagnostisch auf ein Lymphom hin, so ist unverzüglich durch eine ausgiebige Probeexzision (Mediastinoskopie, parasternale Mediastinotomie) repräsentatives Gewebe für histologische und immunhistologische Untersuchungen zu gewinnen. Bei Mitbeteiligung extrathorakaler Lymphknoten im Bereich des Halses, der Axillen oder der Leisten sollten diese zur Biopsie und Diagnosesicherung herangezogen werden, da sie leichter erreichbar und risikoärmer operierbar sind.

Im Falle einer diagnostischen Sterno- oder Thorakotomie ermöglicht die intraoperative Gefrierschnittuntersuchung oft keine eindeutige Diagnose, insbesondere ist eine Differenzierung zwischen Lymphomen und bestimmten Formen von Thymomen oft nahezu unmöglich. In diesem Fall ist man berechtigt, einen gut resektablen Tumor zu entfernen, während man sich bei einem ausgedehnten Befund auf eine Probeexzision beschränken wird.

Nach histologischer Sicherung und exaktem Staging erfolgt die Behandlung stadiengerecht nach den Richtlinien radiologischer und internistischer Onkologie [2]. Für die Mehrzahl der Patienten mit malignen Lymphomen stehen heute hochwirksame Chemotherapie-Kombinationen und/oder Strahlenprotokolle zur Verfügung. Diese führen zu hohen Remissionsraten (und damit zu beeindruckenden klinischen Besserungen) und ermöglichen in einem hohen Prozentsatz dauerhafte Heilungen. Während niedrigmaligne Non-Hodgkin-Lymphome der Stadien I und II üblicherweise mittels Strahlentherapie behandelt werden, steht bei fortgeschritteneren Stadien und bei hochmalignen Lymphomen die primäre Chemotherapie im Vordergrund. Das sehr differenzierte stadien- und histologiegerechte Vorgehen bei den Hodgkin- und den Non-Hodgkin-Lymphomen ist in dem Manual zur Diagnostik, Therapie und Nachsorge maligner Lymphome des Tumorzentrums München ausführlich dargestellt [2].

Mediastinale Keimzelltumoren

Diese Gruppe von Tumoren umfasst benigne Teratome, Seminome und nichtseminomatöse Keimzelltumoren. Betroffen sind fast ausschließlich jüngere männliche Patienten. Bei den malignen Formen ist immer eine multimodale Therapie mit Schwerpunkt Chemotherapie erforderlich.

Benignes Teratom

Bei einer Häufigkeit von 3–5 % aller Mediastinaltumoren liegen Teratome zu 95 % im vorderen Mediastinum. Sie enthalten Gewebeanteile aller drei Keimblätter, bei überwiegender ektodermaler Komponente spricht man von Dermoid-Tumoren. Im CT sind die Tumoren zur Umgebung hin gut abgegrenzt mit zystischen Arealen und Verkalkungen (Zahnanlagen, Knochenbildung). AFP und β-HCG sind nicht erhöht. Die chirurgische Entfernung bietet meist keine Schwierigkeiten, Rezidive sind selten.

Maligne Keimzelltumoren

Die malignen Keimzelltumoren (KZT) leiten sich von versprengten, totipotenten Zellen aus einer frühen Phase der Embryonalentwicklung ab; auch andere Entstehungstheorien werden diskutiert [3]. Obwohl das histologische Bild dem gonadaler Keimzelltumoren entspricht, besteht kein Zusammenhang mit einer gonadalen Tumormanifestation.

In einer großen Serie mit 635 extragonadalen Keimzelltumoren (Mediastinum oder retroperitoneal) entwickelten über einen Zeitraum von 10 Jahren nur 10,3 % der Patienten ein metachrones testikuläres Karzinom [4]. Bei der überwiegenden Zahl (83 %) der extragonadalen KZT handelt es sich um nichtseminomatöse Karzinome, während die Seminome nur 16 % ausmachen [5]. Die Abgrenzung der reinen Seminome von der Gruppe der nichtseminomatösen Tumoren ist wegen der unterschiedlichen therapeutischer Ansätze, die sich bei der Behandlung gonadaler Keimzelltumoren bewährt haben, notwendig.

Seminome

Typischerweise im vorderen oberen Mediastinum lokalisert, wachsen diese Tumoren relativ langsam, 30–40 % haben zum Zeitpunkt der Diagnose noch keine Metastasen gesetzt. In 10 % der Fälle ist β-HCG erhöht, während AFP normal ist. Die Prognose von Tumoren, die mit einer erhöhten Serumkonzentration von β-HCG einhergehen, unterscheidet sich aber nicht von der β-HCG negativer Tumoren. Das Tumorgewebe ist strahlensensibel. Bei gleichzeitiger Erhöhung von β-HCG und AFP ist von einem Mischtumor auszugehen; die Behandlung entspricht dann der nichtseminomatöser Keimzelltumoren.

Nach exaktem Staging (vor allem Ausschluss von Lungen- und Skelett-Metastasen) ist bei lokalisiertem Tumor die Operation angezeigt, wobei unbedingt eine R0-Resektion anzustreben ist. Sollte dies nicht gelingen, ist eine postoperative Bestrahlung indiziert. Bei lokal begrenzten, aber inoperablen Seminomen steht die lokale Strahlentherapie als Behandlung im Vordergrund. Aufgrund der hohen Strahlensensibilität dieses Tumors ist auch mit dieser Behandlung eine lokale Tumorkontrolle und damit eine 5-Jahres-Überlebensrate von bis zu 100 % zu erreichen.

Zielvolumen ist das gesamte Mediastinum, bei Limitation des Bestrahlungsvolumens auf eine Involved-field-Bestrahlung kommt es häufig zu Feldrandrezidiven. Mit zunehmender Größe des Primärtumors steigt das Risiko von Fernmetastasen, weshalb manche Autoren auch den Einschluss der supraklavikulären, hoch abdominellen und paraaortalen Lymphknotenstationen empfehlen. Die erforderliche Strahlendosis hängt vermutlich von der Tumorgröße ab. Je nach Autor werden zwischen 30 Gy und 50 Gy empfohlen. Die lokale Kontrolle scheint über 47 Gy am höchsten zu sein. Es werden daher 15 × 2 Gy für kleine Tumorvolumina und bei größeren Bulks 20 × 2 Gy im Bereich Mediastinum und supraklavikulärer Lymphabfluss beidseits mit anschließendem Boost auf den Primärtumor mit 5 × 2 Gy empfohlen [6]. Aufgrund der guten Chemosensibilität der Tumoren wird man heute im Allgemeinen bei sehr großen Tumoren eine primäre Chemotherapie einleiten, selbst wenn noch keine Fernmetastasen nachweisbar sind [7].

Bokemeyer et al. werteten in einer internationalen Studie die Therapie bei 103 Patienten mit extragonadalem Seminom aus [8]. Nach der Auswahl der Patienten handelte es sich überwiegend um lokal fortgeschrittene und/oder metastasierte Stadien. Die Mehrzahl der Patienten (74 %) erhielt eine Platin-basierte Chemotherapie, 9 % eine alleinige Strahlentherapie und 17 % eine Kombination aus Strahlen- und Chemotherapie. Die hohe Effektivität der gewählten Therapie zeigt sich in sehr hohen Remissionsraten von 92 % („favorable response"). Von den Patienten mit Chemotherapie bekamen nur 14 % einen Rückfall und das progressionsfreie Überleben und das Gesamtüberleben nach 5 Jahren waren mit 87 % bzw. 90 % sehr hoch. Bei den wenigen Patienten mit alleiniger Strahlentherapie traten Rückfälle häufiger auf (67 %) und die 5-Jahres-Überlebensrate lag nur bei 67 %, auch wenn dieser Unterschied wegen der geringen Fallzahlen nicht signifikant wurde. Prinzipiell kann aber eine sekundäre Chemotherapie in einem hohen Prozentsatz erneut zu einer Remission führen [8]. Bei den primär extragonadalen Seminomen verhielten sich die Tumoren im Mediastinum oder Retroperitoneum nahezu identisch, die mediastinale Lokalisation *per se* geht also nicht mit einer schlechteren Prognose einher [8]. Wie bei den primär gonadalen Keimzelltumoren sind aber Lebermetastasen und/oder zwei und mehr Metastasenlokalisationen mit einer deutlich schlechteren Prognose verbunden.

Nach der primären Chemotherapie liegen größere Studien zur sekundären Strahlentherapie mediastinaler Resttumorformationen bisher nicht vor. Entsprechend den Empfehlungen zum Vorgehen bei primär gonadalen Seminomen wird man üblicherweise auf eine Strahlentherapie verzichten [9]. Auch die Bedeutung der Resektion von Tumorresten nach der Chemotherapie ist weiterhin nicht endgültig beurteilbar [7, 10]. Dieser operative Ansatz ist allenfalls in wenigen Einzelfällen zu diskutieren. Wichtig ist, dass heute auch bei den lokal fortgeschrittenen und/oder metastasierten Seminomen des Mediastinums primär eine Chemotherapie mit 3–4 Zyklen PEB durchgeführt wird, dass in zirka 90 % der Fälle eine Heilung erzielt werden kann und dass selbst bei metastasierter Erkrankung noch in etwa 80 % der Fälle eine Heilung möglich ist.

Nichtseminomatöse Keimzelltumoren

Bei den extragonadalen Keimzelltumoren des Mediastinums überwiegen Dottersack-Tumoren (Yolk sac tumor), häufig in Kombination mit anderen Tumorkomponenten. Reine Trophoblasten-Tumoren sind sehr selten. Entsprechend der Dottersack-Komponente findet sich bei fast allen Patienten eine Erhöhung des AFP. Erhöhte β-HCG-Serumspiegel werden nur bei knapp der Hälfte der Patienten gefunden, wobei die Werte meist nur mäßig erhöht sind. In 22 % der Fälle ist eine Assoziation mit einem Klinefelter-Syndrom beschrieben [7]. Die Prognose der mediastinal gelegenen ist im Vergleich zu den primär gonadalen nichtseminomatösen Keimzelltumoren wesentlich schlechter. Je nach An-

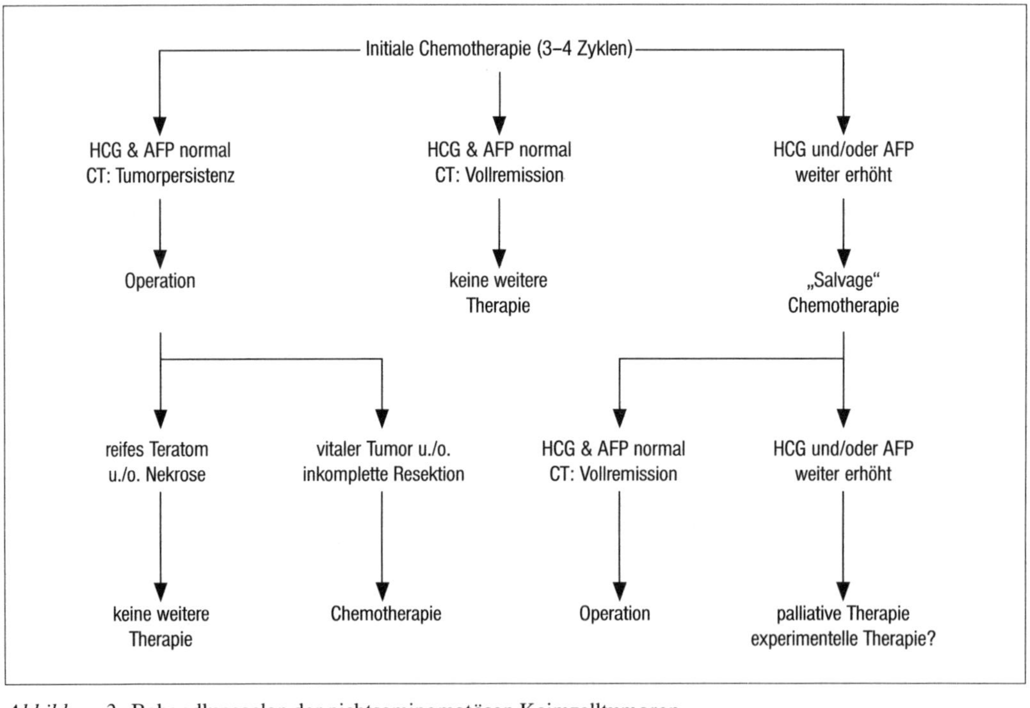

Abbildung 2. Behandlungsplan der nichtseminomatösen Keimzelltumoren.

gabe liegt das Langzeitüberleben nur bei 35 % bzw. 49 % [5, 11].

Das therapeutische Vorgehen bei den nichtseminomatösen Keimzelltumoren des Mediastinums ist in Abbildung 2 schematisch dargestellt. Die komplette R0-Resektion eines nichtseminomatösen KZT kann allenfalls in sehr frühen Stadien angestrebt werden. In der Mehrzahl mit oft sehr ausgedehnten Mediastinaltumoren wird heute primär chemotherapiert. Wegen der Risikosituation dieser mediastinalen KZT wird man ähnlich wie bei Risikopatienten mit nichtseminomatösen KZT des Hodens vorgehen und vier Zyklen PEB (Cisplatin/Etoposid/Bleomycin) oder PEI (Cisplatin/Etoposid/ Ifosfamid) mit einer hohen Chance auf ein Remission anstreben [9, 12].

Nach Erreichen normaler Tumormarker werden alle Tumorreste reseziert. Bei Nachweis von vitalem nichtseminomatösen Tumorgewebe sollten zwei weitere Therapiezyklen angeschlossen werden. Finden sich in den Resektaten nur noch Nekrose und Narbengewebe oder reifes Teratom, kann auf eine weitere Therapie verzichtet werden. Bei primärem Nichtansprechen versucht man, durch eine Salvage-Therapie doch noch eine Remission und wiederum durch eine nachfolgende Operation Tumorfreiheit zu erzielen. Kommt es auch unter einer Salvage-Therapie nicht zu einem ausreichenden Ansprechen, ist die Prognose auch unter Anwendung einer Hochdosis-Therapie extrem schlecht. Bei konsequenter Therapie ensprechend dem hier dargestellten Vorgehen kann ein rezidivfreies Langzeitüberleben heute immerhin in etwa 50–70 % der Fälle erzielt werden [3, 7]. Als Ultima ratio kann nach inkompletter Resektion und geringem Ansprechen auf die systemische Behandlung eine lokale Radiotherapie durchgeführt werden, mit der eine dauerhafte lokale Tumorkontrolle bei einem Teil der Patienten erreicht werden kann.

Zur Durchführung der Chemotherapie bei den primären Keimzelltumoren das Mediastinums sei auf das Kapitel Hodentumoren von *Gerl* et al. im aktuellen TZM-Manual Urogenitale Tumoren hingewiesen [12].

Epitheliale Thymus-Tumoren

Epitheliale Thymus-Tumoren (Thymome, Thymus-Karzinome) sind mit 20 % die häufigsten Geschwülste im vorderen Mediastinum, in 20–30 % der Fälle verbunden mit einer Myasthenia gravis. Seltenere assoziierte Syndrome sind Hypogammaglobulinämie und Erythrozytopenie. Einen wesentlichen Fortschritt in der prognostischen Beurteilung der Thymus-Tumoren stellen die neue Klassifizierung nach *Kirchner* und *Müller-Hermelink* [13] sowie die verbesserte, den klinischen Verläufen sehr gut entsprechende Stadieneinteilung nach *Masaoka* dar [14], die in Tabelle 5 dargestellt ist. Die zytomorphologisch benignen, biologisch sich aber sehr unterschiedlich verhaltenden Thymome werden in folgende Typen mit zunehmendem Malignitätsgrad eingeteilt:

- medulläre Thymome
- gemischte Thymome
- vorwiegend kortikale Thymome
- kortikale Thymome

Dieser Gruppe werden die sehr seltenen Thymus-Karzinome gegenübergestellt mit einer hochdifferenzierten kortikalen Form und einer Gruppe unterschiedlich differenzierter Karzinome. Die klinische Stadieneinteilung nach *Masaoka* ist heute der Standard, zumeist ergänzt durch die WHO-Klassifikation [14, 15]

Die Therapie richtet sich nach dem Stadium des Thymoms und im Falle der primären Operation natürlich auch nach deren Effektivität [16]. Das therapeutische Vorgehen ist schematisch in Tabelle 6 dargestellt. Im Folgenden wird auf den Stellenwert des operativen Vorgehens, der Strahlen- und der Chemotherapie jeweils unter Berücksichtigung des Tumorstadiums eingegangen. Zum Schluss wird noch einmal besonders die Bedeutung des multimodalen Therapieansatzes besprochen.

Operation

Die primäre transsternale oder transpleurale Resektion ist die Therapie der Wahl bei allen resektabel erscheinenden Thymus-Tumoren, wo-

Tabelle 5. Stadieneinteilung der epithelialen Thymustumoren nach *Masaoka* [12].

Stadium	Kriterien
I	Tumor makroskopisch vollständig von einer Kapsel umgeben und mikroskopisch keine Invasion der Kapsel
IIa	makroskopisch Invasion des umgebenden Fettgewebes oder der mediastinalen Pleura
IIb	mikroskopisch Invasion der Tumorkapsel
III	makroskopisch Invasion von benachbarten Organen: Perikard, große Gefäße, Lunge
IVa	pleurale oder perikardiale Ausbreitung
IVb	lymphogene oder hämatogene Metastasen

Tabelle 6. Stadiengerechte Therapie von Thymomen.

Stadium	Chirurgie	Strahlentherapie	Chemotherapie
I	komplette Resektion	nein	nein
II	komplette Resektion komplette Resektion, Risikofälle	nein 45–55 Gy	nein nein
III	komplette Resektion R1-Resektion R2-Resektion sekundäre Op?	45–55 Gy 45–55 Gy > 60 Gy	nein + Cisplatin-Kombination? + Cisplatin-Kombination? nach primärer Strahlen- und Chemotherapie
IVa	Debulking? sekundäre Op?	> 60 Gy	+ Cisplatin-Kombination? nach primärer Strahlen- und Chemotherapie
IVb	Einzelfall sekundäre Op	primäre Chemotherapie +/- Strahlentherapie	

bei die komplette Tumorentfernung auch bei den Thymus-Karzinomen der entscheidende prognostische Faktor ist [16, 17]. Ein wichtiges Kriterium, das bei den verschiedenen Stadieneinteilungen entsprechend berücksichtigt wird, ist der Nachweis einer Invasion oder Penetration der bindegewebigen Tumorkapsel, ein Befund, der manchmal vom Operateur besser zu beurteilen ist als vom Pathologen. Um ein exaktes Staging zu erzielen, sollte nach Möglichkeit eine „Ausräumung“ des vorderen Mediastinums durchgeführt werden unter Mitnahme des Fett-/Bindegewebes, des Restthymus, der erreichbaren mediastinalen Lymphknoten und gegebenenfalls mit Perikardfensterung.

Strahlentherapie

Im Stadium I kann nach einer kurativen Operation auf eine Nachbestrahlung verzichtet werden. Sollte in einem vorherigen Eingriff (z. B. zur histologischen Sicherung) die Kapsel verletzt worden sein, empfiehlt sich auch im Stadium I die postoperative Strahlentherapie. Ab dem Stadium II nach *Masaoka* wurde bisher unabhängig vom Erfolg der Operation die adjuvante Strahlentherapie als Standard angesehen. Bei Betrachtung der aktuelleren retrospektiven Studien zeigt sich jedoch kein Vorteil der adjuvanten Strahlentherapie im Stadium II, sodass die postoperative Strahlentherapie hier auf die Patienten beschränkt werden kann, bei welchen nach Einschätzung von Pathologie und Operateur knappe Resektionsränder in Kauf genommen werden mussten. Auch die histologische Klassifikation sollte dabei in Betracht gezogen werden. Die Indikation zur Strahlentherapie wird bei Thymuskarzinomen früher gestellt als bei Vorliegen eines medullären oder gemischten Typs [18, 19].

Die Rate an pleuraler Metastasierung im Verlauf kann durch die postoperative Strahlentherapie allerdings nicht gesenkt werden. Im Stadium III nach *Masaoka* ist die Indikation zur postoperativen Strahlentherapie besser gesichert, da hier meist keine komplette Resektion möglich ist. Aus diesem Grund wurden in den Stadien III und IV inzwischen Studien zur neoadjuvanten Therapie durchgeführt. In diesen Protokollen wird die Strahlentherapie zum Teil weiterhin postoperativ als adjuvante Therapie, teils aber auch im Rahmen der präoperativen neoadjuvanten Therapie sequenziell, falls nach Platin-haltiger Chemotherapie noch keine Operabilität erreicht wurde, in Ausnahmen auch simultan zu einer Platin-haltigen Chemotherapie in das Behandlungsschema integriert. Das optimale Vorgehen bezüglich der Strahlentherapie im Rahmen der neoadjuvanten Therapie ist zum aktuellen Zeitpunkt jedoch noch unklar.

Prinzipiell sind Thymome strahlensensibel, sodass in der adjuvanten Situation Dosen von 45–55 Gy ausreichend sind [20]. Eine Gesamtdosis von mehr als 60 Gy ist nur bei makroskopischem Resttumor oder bei alleiniger Strahlentherapie im Falle einer Inoperabilität notwendig. In jedem Fall ist es für die Wahl des Zielvolumens hilfreich, wenn Resttumorlokalisationen intraoperativ mittels Clips markiert werden.

Chemotherapie

Eine Chemotherapie des invasiven und/oder metastasierten Thymoms ist dann in Erwägung zu ziehen, wenn lokale Maßnahmen wie Operation und/oder Strahlentherapie wegen der lokalen Ausdehnung oder wegen Fernmetastasen primär nicht möglich sind.

Wegen der Seltenheit der fortgeschrittenen Thymome sind die Studien meist an sehr geringen Fallzahlen (oft weniger als zehn Patienten!) durchgeführt worden. Die Beurteilung wird weiterhin dadurch erschwert, dass praktisch nie der Malignitätsgrad (Subtyp des Thymoms, Thymuskarzinom?) angegeben worden ist. Zudem wurden lediglich Doxorubicin, Cyclophosphamid, Cisplatin und Ifosfamid (die beiden letzteren sogar in einer Phase-II-Studie) als Monotherapeutika untersucht [1, 21]. Versucht man, aus der Vielzahl der kleinen Studien Schlussfolgerungen zu ziehen, kann man von einer Aktivität für Doxorubicin, Cyclophosphamid und besonders für Cisplatin und Ifosfamid (16 Patienten, Remissionsrate 46 %) ausgehen [21, 22, 23]. Steroiden kommt offensichtlich auch eine relevante Wirkung bei den malignen Thymomen zu [1, 23, 24].

Die bereits genannten Substanzen Doxorubicin, Cisplatin und Alkylanzien, zumeist Cyclophosphamid, sind Basis für die Mehrzahl der geprüften Kombinationen [1, 22]. Wegen der geringen Fallzahlen und der sehr unterschiedlichen Patientenauswahl kann nach den verschiedenen Phase-II-Studien zwar prinzipiell eine eindeutige Effektivität für die verschiedenen, meist Cisplatin und/oder Doxorubicin enthaltenden Kombinationen als gesichert gelten, ein allgemein akzeptierter Standard existiert aber weiterhin nicht [22]! Beispielhaft seien hier einige Studien aufgeführt: Obwohl die ECOG, die SWOG und die SECSG ihre Patienten in die gemeinsame Studie einbrachten, konnten insgesamt nur 30 Patienten (Thymom 29, Thymuskarzinom 1) mit lokalem oder systemischem Progress nach einer primären Strahlentherapie mit einer Kombination aus Cyclophosphamid, Doxorubicin und Cisplatin (CAP) behandelt werden: Die Remissionsrate betrug 50 % und weitere 33 % hatten einen Krankheitsstillstand. Die mediane Überlebenszeit der Patienten betrug immerhin 37,7 Monate [25]. Die prinzipielle Effektivität der CAP-Kombination wurde von der gleichen Arbeitsgruppe später an 23 Patienten mit lokal fortgeschrittenem, aber inoperablem Thymom bestätigt. Auf die primäre Chemotherapie, die im Rahmen eines multimodalen Therapieansatzes von der Strahlentherapie gefolgt wurde, sprachen immerhin fünf Patienten mit einer CR und elf mit einer PR an, die Remissionsrate betrug damit 69 % [26].

Fornasiero et al. ergänzten eine CAP-Kombination durch Vincristin und konnten über einen Zeitraum von 11 Jahren 32 Patienten im Stadium III und IV behandeln [27]. Mit dieser Ersttherapie des Thymoms erreichten sie eine Remissionsrate von 91 % und wie in der Studie von *Loehrer* et al. [26] waren Vollremissionen keine Seltenheit.

Eine weitere Cisplatin-Kombination wurde von der EORTC untersucht. In 6 Jahren wurden 16 Patienten mit Cisplatin/Etoposid behandelt [28]. Die Remissionsrate betrug 56 % (5/16 CR, 4/16 PR) und das progressionsfreie und das Gesamtüberleben waren mit 2,2 bzw. 4,3 Jahren relativ hoch.

Nach einer alten Auswertung von *Göldel* et al. können Patienten auch mit Steroid enthaltenden Chemotherapien, wie z. B. mit dem bei den NHL, immer noch zu den Standards zählenden CHOP- oder COP-Protokoll mit einer Remission ansprechen [29]. Vergleichende Studien zum Wert der zusätzlichen Prednisolon-Gabe liegen leider nicht vor. Immerhin weisen auch neuere Einzelfallberichte auf eine mögliche hohe Effektivität einer Monotherapie mit Prednisolon hin, selbst wenn zuvor bereits chemotherapiert worden war [30].

In einer neueren Arbeit zur multimodalen Therapie wurde neoadjuvant Cisplatin/Etoposid mit einem Anthrazyklin, hier aber Epidoxorubicin statt Doxorubicin, kombiniert [31]. Bei Thymomen nur der Stadien III und IVa wurden wiederum hohe Remissionsraten erzielt. 20 Patienten bekamen eine Partial- und zwei von den 30 über einen Zeitraum von 15 Jahren (!) behandelten Patienten bekamen eine Vollremission, entsprechend einer Remissionsrate von 73 % [31]. Diese Ergebnisse werden an leider wieder niedrigen Fallzahlen (zusammen 17 Patienten im Stadium III, IVa und IVb) auch in einer Studie von *Yokoi* von der Größenordnung her mit hier 92 % bestätigt [32].

Welche Chemotherapie?

Ist die Indikation für eine Chemotherapie gegeben, sollte nach Möglichkeit eine Cisplatin-haltige Therapie gewählt werden. Cisplatin muss kombiniert werden, als Partner bieten sich hierfür besonders Anthrazykline (Doxorubicin oder Epidoxorubicin), Cyclophosphamid oder auch Etoposid an. Wenn immunologische Phänomene den klinischen Verlauf mitbestimmen, sollte eine zusätzliche Steroidgabe angestrebt werden. Das früher in Lehrbüchern und auch in diesem Manual angegebene BAPP-Protokoll, also die Kombination aus Bleomycin, Doxorubicin = Adriamycin, Cisplatin und Prednison haben wir gestrichen, da offen ist, ob Bleomycin überhaupt zur Wirkung beiträgt und da dieses Protokoll letztlich nie an ausreichenden Fallzahlen (mehr als 10!!) untersucht worden ist. Mögliche Kombinationen wären z. B. CAP (Cyclophosphamid/Adriamycin/Cisplatin) ± Steroide oder, besonders bei Kontraindikationen gegenüber Cisplatin und/oder Autoimmunphänomenen, die CHOP-Kombination (siehe Manual Maligne Lymphome des TZM). Während die Chancen auf eine Remission nach den obigen Angaben in den günstigeren Stadien III und IVa sehr hoch sind, ist die Chance auf eine Remission gerade bei den Patienten mit metastasierter Erkrankung (Stadium IVb) niedriger einzustufen, Studien nur mit Patienten mit einem Thymom/Thymuskarzinom liegen praktisch nicht vor. Nach eigenen Erfahrungen können aber auch diese Patienten von einer Chemotherapie profitieren, wobei die Wahl der Therapie letztlich individuell erfolgen wird.

Möglicherweise gewinnt in Zukunft eine Therapie mit Somatostatin-Analoga an Bedeutung. *Loehrer* et al. behandelten Patienten, die in der Octreotid-Szintigraphie eine Speicherung in den Tumorherden zeigten, mit Octreotid (3 × täglich 0,5 mg s.c.) [33]. Alle Patienten hatten Extensive disease oder einen Rückfall im bestrahlten Gebiet und 32 Patienten hatten zuvor wenigstens eine Chemotherapie (meist Platin-basiert) erhalten. Octreotid alleine bewirkte in 10,5 % der Fälle eine Remission, die Kombination mit Steroiden führte zu einem Anstieg der Remissionsrate auf 32 % [33]. Remissionen wurden nur bei Patienten mit Thymom, nicht aber mit Thymuskarzinoid oder Thymuskarzinom erzielt.

Multimodale Therapie

Trotz der hohen Effektivität der Strahlentherapie und zumindest in den Stadien III und IVa auch der Chemotherapie wird man heute in diesen Stadien immer den multimodalen Therapieansatz anstreben, um besonders die Langzeitprognose zu verbessern. Auch wenn naturgemäß randomisierte Studien nicht vorliegen können, gilt, dass gerade in den Stadien III mit sehr großem, fraglich R0-operablen Thymustumor und IVa der Patient die Chance erhalten sollte, von allen drei Therapieansätzen zu profitieren.

Gerade neuere Studien mit primärer Chemotherapie, gefolgt von Operation und postoperativer Strahlentherapie weisen auf die hohe Effektivität des multimodalen Therapieansatzes hin: In einer Studie von *Lucchi* et al. wird so eine außerordentlich hohe 10-Jahres-Überlebensrate von 85,7 % im Stadium III und 76,2 % im Stadium IVa erzielt [31]. Auch in der Studie von *Yokoi* et al. mit zumeist primärer Chemotherapie, gefolgt von Operation und/oder Strahlentherapie werden sehr günstige Ergebnisse erzielt: Obwohl sich vier der 17 Patienten bereits im Stadium IVb befanden, überlebten nach 10 Jahren noch 80,7 % aller Patienten, wenn die verschiedenen Therapieansätze konsequent genutzt wurden [32].

Neurogene Mediastinaltumoren

75 % der Tumoren des hinteren Mediastinums sind neurogenen Ursprungs. Entsprechend ihrer ontogenetischen Abstammung von Zellen der embryonalen Ganglienleiste liegen sie überwiegend im Sulcus costovertebralis. Von den Tumoren der Nervenscheide (Schwannom, Neurofibrom) unterscheidet man diejenigen, die von neuralem oder neuroendokrinem Gewebe abstammen (Neuroblastom, Gangliom-Neurom, peripheres Neuroepitheliom, Phäochromozytom). Bei der Differenzierung ist die immunhistochemische Bestimmung von S-100 und NSE hilfreich. Schwannome und Neurofibrome (besonders ihre malignen Varianten) können mit einem Morbus von Recklinghausen oder anderen Phakomatosen assoziiert sein. Die Geschwülste entwickeln sich meist asymptomatisch, können aber gelegentlich zu lokalen Druckerscheinungen (Horner-Syndrom, Plexus-Irritation), bei Einwachsen in den Spinalkanal über das Foramen intervertebrale (Sanduhr-Geschwülste) zu mehr oder weniger ausgeprägter Querschnittssymptomatik führen. Bei diesen Tumoren kommt der präoperativen Diagnostik mittels MRT eine besondere Rolle zu. Der häufigste neurogene Tumor im Kindesalter mit schlechter Prognose ist das Neuroblastom.

Die Behandlung der benignen Formen besteht in der kompletten chirurgischen Entfernung, wobei im Falle von Sanduhr-Geschwülsten gelegentlich ein zweizeitiges Vorgehen (in Kooperation mit Neurochirurgie) empfehlenswert ist. Bei den malignen Formen (malignes Schwannom, Neuroblastom, peripheres Neuroepitheliom = Askin's-Tumor, malignes Phäochromozytom) ist bei lokal operablen Tumoren ebenfalls die möglichst komplette Resektion, bei fortgeschrittenen Tumorstadien ein „Debulking" zu versuchen. Anschließend können multimodale Therapien versucht werden, wobei wegen der meist lokalen Probleme die lokale Strahlentherapie mit Gesamtdosen von 45–54 Gy in konventioneller Fraktionierung ganz im Vordergrund steht.

Intrathorakale Struma

Bei einer Geschwulstbildung im oberen vorderen Mediastinum ist differenzialdiagnostisch auch an einen intrathorakalen, meist substernalen Anteil einer Struma zu denken. Durch Obstruktion der oberen Thoraxapertur kommt es zur Einflussstauung mit Kollateralkreisläufen, Kompression und Verdrängung von Trachea und Ösophagus typischerweise nach links. Selten entwickelt sich ein intrathorakaler Strumaanteil entlang der Trachea auch in das hintere Mediastinum und nimmt dann den Raum zwischen Ösophagus, Trachea, Vena azygos und Vena cava ein. Nahezu immer besteht eine Verbindung zur zervikalen Schilddrüse, von der auch die Blutversorgung stammt (Struma intrathoracalis alliata). Die echte intrathorakale, von einer aberrierenden Schilddrüsenanlage stammende Struma mit eigener mediastinaler Blutversorgung stellt eine absolute Rarität dar. Neben dem obligaten CT ist ein Schilddrüsenszintigramm angezeigt, wobei ein negativer Befund nicht unbedingt gegen eine intrathorakale Struma spricht. Infolge regressiver Veränderungen erweisen sich intrathorakale Strumaanteile gelegentlich als szintigraphisch stumm. Hilfreich ist in diesem Fall die Punktionsbiopsie [34].

Wegen der drohenden mechanischen Probleme ist eine frühzeitige Resektion indiziert. Entsprechend den erwähnten anatomischen Gegebenheiten lässt sich, wie große Statistiken zeigen, die typische retrosternale Struma von einem rein zervikalen Zugang aus meist ohne Schwierigkeiten entwickeln [35]. Nur selten ist eine zusätzliche partielle oder komplette Sternotomie erforderlich. Bei der seltenen intrathorakalen Struma im hinteren Mediastinum ist hingegen eine zusätzliche rechtsseitige Thorakotomie angezeigt. Der Eingriff beginnt immer von zervikal her mit

Versorgung der Blutgefäße und Darstellung der Nn. recurrentes. Nur bei einem rein intrathorakalen Rezidivtumor sollte primär ein thorakaler Zugang gewählt werden. Die Gefahr einer Tracheomalazie wird meist überschätzt, eine Tracheotomie ist nur bei beidseitiger Rekurrensparese erforderlich [36].

Da es sich in der Regel um benigne Strumen handelt und die mechanischen Probleme ganz im Vordergrund stehen, spielen nichtoperative Verfahren eine untergeordnete Rolle. Auch im Falle einer malignen Struma ist für eine effektive Radiojodtherapie eine möglichst komplette Tumorreduktion unabdingbar. Bei Inoperabilität der malignen Struma kann zur Entlastung von Trachea und Ösophagus eine externe Bestrahlung versucht werden, bezüglich einer zusätzlichen Chemotherapie besteht derzeit keine einheitliche Meinung. Die Anlage eines protektiven Tracheostomas oder die Stent-Implantation ist dagegen in dieser Situation angezeigt.

Literatur

1 Cameron RB, Loeher Sr PJ, Thomas Jr CR (2005) Neoplasms of the mediastinum. In: DeVita Jr VT, Hellman S, Rosenberg SA (eds) Cancer – principles and practice of oncology, 7ed. Lippincott, Williams & Wilkins, Philadelphia, pp 845–866
2 Emmerich L (2004) Manual TZM. Empfehlungen zur Diagnostik, Therapie und Nachsorge: Maligne Lymphome, 7. Aufl. Zuckschwerdt, München
3 Roth JA, Ruckdeschel JC, Weisenburger Th H (1989) Thoracic Oncology. Saunders, Philadelphia
4 Kundel Y, Yellin A, Popovtzer A (2007) Adjuvant radiotherapy for thymic epithelial tumor: treatment results and prognostic factors. Am J Clin Oncol 30: 389–394
5 Bokemeyer C, Nichols CR, Droz JP et al (2002) Extragonadal germ cell tumors of the mediastinum and retroperitoneum: results from an international analysis. J Clin Oncol 20: 1864–1873
6 Eng TY, Scarbrough TJ, Thomas CR Jr (2007) Mediastinum and trachea. In: Halperin EC, Perez CA, Brady LW (eds) Principles and Practice of Radiation Oncology, 5.ed. Lippincott, Williams & Wilkins, pp 1263–1265
7 Gerl A, Clemm C, Kohl P et al (1994) Primär extragonadale Keimzelltumoren. Med Klin (Munich) 89: 240–244
8 Bokemeyer C, Droz JP, Horwich A et al (2001) Extragonadal seminoma: an international multicenter analysis of prognostic factors and long term treatment outcome. Cancer 91: 1394–1401
9 Schmoll HJ (2004) Maligne Hodentumoren. In: Hiddemann W, Huber H, Bartram CR (Hrsg.) Onkologie, Vol. II. Springer, Berlin, pp 1267–1309
10 Bush SE, Martinez A, Bagshaw MA (1981) Primary mediastinal seminoma. Cancer 48: 1877–1882
11 Nichols CR (1997) Mediastinal germ cell tumours. In: Jones WG, Appleyard I, Harnden P, Joffe JK (eds) Germ Cell Tumours IV: The Proceedings of the Fourth Germ Cell Tumour Conference. John Libbey, London, pp 197–201
12 Gerl A, Barba M, Weiss M et al (2003) Hodentumoren. In: Liedl B (Hrsg) Manual TZM Empfehlungen zur Diagnostik, Therapie und Nachsorge: Urogenitale Tumoren, 3. Aufl. Zuckschwerdt, München, pp 98–126
13 Kirchner Th, Müller-Hermelink HK (1989) New approaches to the diagnosis of thymic epithelial tumors. Progress in Surgical Pathology 10: 167–184
14 Masaoka A, Monden Y, Nakahara K et al (1981) Follow-up study of thymoma with special reference to their clinical stages. Cancer 48: 2485–2492
15 Stemmel D, Dango S, Thiemann U et al (2007) Thymon – Inzidenz, Klassifikation und Therapie. Dtsch Med Wochenschr 132: 2090–2095
16 Ströbel P, Bauer A, Puppe B (2004) Tumor recurrence and survival in patients treated for thymomas and thymic squamous cell carcinomas: A retrospective analysis. J Clin Oncol 22: 1501–1508
17 Macchiarini P, Chella A, Ducci F et al (1991) Neoadjuvant chemotherapy, surgery and postoperative radiation therapy for invasive thymoma. Cancer 68: 706–713
18 Mangi AA, Wright CD, Allan JS et al (2002) Adjuvant radiation therapy for stage II thymoma. Ann Thorac Surg 74: 1033–1037
19 Singhal S, Shrager JB, Rosenthal DI et al (2003) Comparison of stages: thymoma treated by complete resection with or without adjuvant radiation. Ann Thorac Surg 76: 1635–1642
20 Eng TY, Thomas CR (2005) Radiation therapy in the management of thymic tumors. Sem Thorac Cardiovasc Surg 17: 32–40
21 Highley MS, Underhill CR, Parnis FX (1999) Treatment of invasive thymoma with single agent ifosfamide. J Clin Oncol 17: 2737–2744
22 Thomas Jr CR, Wright CD, Loeher Sr PJ (1999) Thymoma: State of the art. J Clin Oncol 17: 2280–2289
23 Evans TL, Lynch TJ (2005) Role of chemotherapy in the management of advanced thymic tumors. Semin Thorac Cardiovasc Surg 17: 41–50
24 Tiseo M, Monetti F, Ferrarini M (2005) Complete remission to corticosteroids in an octreotide-refractory thymoma. J Clin Oncol 23: 1578–1579
25 Loehrer PJ Sr, Kim K, Aisner SC (1994) Cisplatin plus doxorubicin plus cyclophosphamide in metastatic or recurrent thymoma: final results of an inter-

group trial. The Eastern Cooperative Oncology Group, Southwest Oncology Group, and Southeastern Cancer Study Group. J Clin Oncol 12: 1164–1168
26 Loehrer PJ Sr, Chen M, Kim K (1997) Cisplatin, doxorubicin, and cyclophosphamide plus thoracic radiation therapy for limited stage unresectable thymoma: an intergroup trial. J Clin Oncol 15: 3030–3099
27 Fornasiero A, Daniele O, Ghiotto C et al (1990) Chemotherapy of invasive thymoma. J Clin Oncol 8: 1419–1423
28 Giaccone G, Ardizzoni A, Kirkpatrick A (1996) Cisplatin and etoposide combination chemotherapy for locally advanced or metastatic thymoma. A phase II study of the European Organization for Research and Treatment of Cancer Lung Cancer Cooperative Group. J Clin Oncol 14: 814–820
29 Göldel N, Böning L, Frerik A et al (1989) Chemotherapy of invasive thymoma. A retrospective study of 22 cases. Cancer 63: 1493–1500
30 Koshio J, Tsukada H, Nagasawa Y (2007) Successful corticosteroid therapy of a recurrent thymoma with pure red cell aplasia. Nihon Kokyuki Gakkai Zasshi 45: 879–883
31 Lucchi M, Melfi F, Dini P (2006) Neoadjuvant chemotherapy for stage III and IVA thymomas: a single institution experience with a long follow-up. J Thorac Oncol 1: 308–313
32 Yokoi K, Matsuguma H, Nakahara R (2007) Multidisciplinary treatment for advanced invasive thymoma with cisplatin, doxorubicin, and methylprednisolone (CAMP)
33 Loeherer PJ, Wei W, Johnson DH et al (2005) Octreotide alone or with prednisone in patients with advanced thymoma and thymic carcinoma: an Eastern Cooperative Oncology Group phase II trial. J Clin Oncol 22: 293–299
34 Dienemann H, Sunder-Plassmann L, Cappeller WA et al (1986) Wertigkeit der nicht-invasiven und intraoperativen Artdiagnostik maligner Mediastinaltumoren. Langenbecks Arch Chir 369: 153–155
35 Katlic MR, Chiu-an W, Grillo HC (1985) Substernal goiter. Ann Thorac Surg 39: 391–399
36 De Andrade MA (1977) A review of 128 cases of posterior mediastinal goiter. World J Surg 1: 789–797

Pathologie der Pleuratumoren

A. Morresi-Hauf, W. Wöckel

Primäre Pleuratumoren

Malignes Mesotheliom

Mesotheliome sind primäre Tumoren der Serosa. Das diffuse maligne Mesotheliom (oder einfach malignes Mesotheliom) kommt in der Pleura viel häufiger als im Peritoneum oder in anderen Lokalisationen vor und zeigt ein diffuses Wachstum über die Pleuraoberfläche. Eine Entstehung aus den Mesothelzellen wird angenommen; alternativ wird ein histogenetischer Zusammenhang mit den submesothelialen Zellen erwogen [1].

Das maligne Pleuramesotheliom (MPM) ist ein seltener Tumor. Er kommt üblicherweise nach dem 60. Lebensjahr vor und ist viel häufiger bei Männern als bei Frauen mit einem Verhältnis, das von Land zu Land unterschiedlich ist und von 6 : 1 bis 9 : 1 beträgt. Die Asbestexposition ist der wichtigste ätiologische Faktor für die Entwicklung dieses Tumors. In einzelnen Fällen besteht ein ätiologischer Zusammenhang mit Radiatio, chronischer Entzündung, Plombierung der Pleurahöhle, Thorotrast-Anwendung etc. Eine virale Ätiologie ist aufgrund des Nachweises von Simian-Virus-40 (SV40)-ähnlichen DNA-Sequenzen in malignen Mesotheliomen erörtert worden. Ein in bestimmten Regionen der Türkei natürlich vorkommendes, nicht asbestartiges Mineral (Erionit) gilt als ätiologischer Faktor der dort endemisch vorkommenden malignen Mesotheliome.

Die Latenzperiode zwischen der Asbestexposition und der klinischen Manifestation der Neoplasie ist mit 30–40 Jahren außergewöhnlich lang. Dies erklärt die hohe Inzidenz von malignen Mesotheliomen in den 1990er Jahren aufgrund des ausgedehnten Einsatzes von Asbestfasern in der Industrie in den 1950er und 1960er Jahren. In den westeuropäischen Ländern ist mit einer weiteren Inzidenzzunahme in den ersten zwei Dekaden des 21. Jahrhunderts zu rechnen. Während im Jahre 1999 die Zahl der mesotheliombedingten Todesfälle 5000 betrug, wurde hochgerechnet, dass diese im Jahre 2018 auf 9000 Fälle ansteigen wird [2]. Die Inzidenzraten und deren Entwicklung sind in den verschiedenen europäischen Ländern allerdings eindeutig unterschiedlich [3].

Das MPM ist eine Neoplasie mit schlechter Prognose. Die durchschnittliche Überlebenszeit nach dem Auftreten klinischer Symptome beträgt 12–15 Monate.

Die meisten Fälle sind mit Asbest assoziiert und bei beruflicher Exposition als Berufskrankheit unter der Ziffer 4105 BEKV anerkannt. Der Verdacht auf ein MPM bei einem beruflich exponierten Arbeitnehmer ist meldepflichtig.

Die Diagnose des MPM wird im Regelfall histologisch in thorakoskopisch bzw. videothorakoskopisch gewonnenen Gewebeproben gestellt. Die blinde Pleurabiopsie hat eine eingeschränkte Wertigkeit für die Diagnose, da die so gewonnenen kleinen Gewebeproben falsch negativ sein und Schwierigkeiten für den Nachweis eines invasiven Wachstums bieten können. Unter Umständen kann die Diagnose auch zytologisch im Pleuraerguss gestellt werden.

Die bildgebenden Verfahren werden als Staging-Untersuchungen eingesetzt, standardmäßig die

Computertomographie und für den Nachweis von Fernmetastasen die PET. Für den Nachweis von Lymphknotenmetastasen stellt die Mediastinoskopie eine zuverlässigere Methode dar.

Morphologie

Makroskopische Befunde

In frühen Stadien zeigt sich das MPM in Form multipler Tumorherde bzw. -knoten vor allem in der Pleura parietalis. Später bildet sich durch Konfluenz der Tumorherde eine zum Teil mehrere Zentimeter dicke schwartenartige Tumormasse mit Ummauerung der Lunge und Obliteration des Pleuraspaltes sowie in manchen Fällen auch mit Ummauerung der mediastinalen Strukturen. Klinisch ist häufig eine Schrumpfung des Hemithorax zu beobachten. Ein Durchbruch der Thoraxwand ist selten. Tumorabsiedelungen an den Stellen von früheren Punktionen bzw. Inzisionen kommen aber relativ häufig vor. Fernmetastasen sind ein spätes Phänomen bei dem MPM und prägen selten das klinische Bild. Am häufigsten sind Lunge, Knochen, Leber und Nebennieren betroffen. Lymphogene, zum Teil miliare Absiedelungen in der Lunge sowie thorakale Lymphknotenmetastasen können auftreten. Sie stellen aber nicht das Präsentationsbild des MPM dar. Ferner kommen Absiedelungen in der kontralateralen Pleurahöhle und im Abdomen vor, vor allem in Form eines malignen Ergusses.

Das Staging des MPM wird nach dem TNM-basierten Staging-System vorgenommen, das von der IMIG (International mesothelioma interest group) vorgeschlagen wurde.

Lokalisierte bzw. umschriebene (nicht diffuse) maligne Pleuramesotheliome sind beschrieben worden. Sie stellen aber eine extreme Rarität dar.

In etwa 50 % der Fälle von malignem Mesotheliom können Pleuraplaques als Begleitbefund nachgewiesen werden. Es sind tafelbergartige fibrotische Veränderungen vor allem in den kaudalen Bereichen der Pleura parietalis und in der Pleura diaphragmatica, bedingt durch eine chronische Entzündungsreaktion auf Ablagerungen von Asbestfasern. Sie stellen keine präneoplastischen Veränderungen dar, weisen aber auf eine erhöhte Asbestexposition hin und werden somit als „Brückenbefund“ angesehen.

Mikroskopische Befunde

Das histologische Bild des MPM ist äußerst variabel. Es werden drei Haupttypen unterschieden: epitheloid, sarkomatoid und biphasisch oder gemischt [1]. Innerhalb jedes Typs werden viele Varianten beschrieben, die jedoch im Allgemeinen keine klinische oder prognostische Bedeutung haben.

Der häufigste histologische Typ ist das epitheloide MPM (mehr als 50 % der Fälle) und der zweithäufigste der gemischte Typ. Als morphologische Varianten des epitheloiden MPM sind tubulo-papilläre, azinäre, mikrozystische bzw. adenomatoide, bandförmige, hellzellige, kleinzellige und deziduoide Formen zu erwähnen. Beim sarkomatoiden Typ handelt es im Allgemeinen um spindelzellige Neoplasien unterschiedlicher Zellularität und eventuell mit fokaler Differenzierung im Sinne bestimmter Sarkome (chondromatös, osteosarkomatös, etc.). Manche MPM können maligne Lymphome nachahmen (sogenannte lymphohistiozytoide Variante). Bei dem biphasischen oder gemischtem Typ finden sich sowohl epitheloide als auch sarkomatoide Strukturen.

Manche histologischen Varianten sind auch differenzialdiagnostisch oder aus klinischen Gründen von Bedeutung. So ist z. B. das desmoplastische MPM, das aus reichlich Fibrose und relativ spärlichen Tumorzellen besteht, häufig sowohl klinisch als auch radiologisch und mikroskopisch nicht bzw. nur schwierig von einer chronischen fibrosierenden Pleuritis zu unterscheiden. Das gut differenzierte papilläre Mesotheliom ist eine Variante mit indolentem klinischen Verlauf und besserer Prognose. Es besteht aus reichlich plumpen papillären Strukturen ohne invasives Wachstum. Um diese Definitionskriterien zu erfüllen, sind reichlich thorakoskopisch gewonnene Gewebeproben notwendig.

Für die exakte histologische Typisierung des MPM benötigt man große bzw. reichliche Gewebeproben, um zu gewährleisten, dass eventuell vorhandene unterschiedlich differenzierte Tumorgewebsareale erfasst werden.

Ein histologisches Grading-System für maligne Mesotheliome gibt es nicht. Atypische Proliferationen des Mesothels ohne nachweisbares invasives Wachstum dürften in manchen Fällen eine präneoplastische Läsion im Sinne eines In-situ-Mesothelioms darstellen. Wegen der schwierigen bzw. nicht eindeutigen Abgrenzung gegenüber reaktiven Mesothelproliferationen mit Atypien wird empfohlen, diese Veränderungen als „atypische Mesothelhyperplasien“ zu bezeichnen [1].

Histochemische und immunhistochemische Befunde

Bei der erwähnten morphologischen Vielfalt des MPM ist die Diagnosestellung und insbesondere die Abgrenzung der weitaus häufigeren Absiedelungen in der Pleura von anderen primären Neoplasien nicht selten sehr schwierig und bedarf häufig des Einsatzes zusätzlicher Untersuchungsmethoden.

Der histochemische Nachweis von Hyaluronsäure mit der Alzianblau-Färbung bei pH 2,5 spricht für die mesotheliale Natur der Neoplasie, hingegen der Nachweis von neutralen Muzinen gegen ein malignes Mesotheliom und für eine Metastase eines Adenokarzinoms.

Immunhistochemische Untersuchungen sind äußerst hilfreich und werden heutzutage standardmäßig für die Diagnose des malignen Mesothelioms eingesetzt.

Da es aber keinen spezifischen immunhistochemischen Marker für Mesothelzellen bzw. für Tumorzellen eines malignen Mesothelioms gibt, wird üblicherweise ein „Panel“ von immunhistochemischen Markern eingesetzt, die mit unterschiedlicher Sensivität und Spezifität Mesothel- bzw. Mesotheliomzellen oder Karzinomzellen markieren [4]. Als mesotheliale Marker werden am häufigsten Calretinin, Thrombomodulin und Zytokeratin 5/6 und als epitheliale („Karzinom“) Marker BerEP-4, CEA und LeuM1 eingesetzt. Für die Abgrenzung von malignen Mesotheliomen vom sarkomatoiden Typ gegenüber Sarkomen ist die Markierung mit Antikörpern gegen Zytokeratin (positiv bei malignen Mesotheliomen und negativ bei Sarkomen) am hilfreichsten (Tabelle 1).

Auch nach Zusatzuntersuchungen kann die Diagnose des malignen Mesothelioms unklar bleiben. Um den Schwierigkeiten dieser Diagnose Rechnung zu tragen, wurde vom Europäischen Mesotheliom-Panel im Jahre 1993 eine Klassifikation der Mesotheliome nach diagnostischer Sicherheit etabliert und zwar:

A: sicheres Mesotheliom,

B: wahrscheinliches Mesotheliom,

C: mögliches Mesotheliom,

D: wahrscheinlich kein Mesotheliom und

E: sicher kein Mesotheliom,

wobei die Kategorien A und B als ausreichend für versicherungsmedizinische Fragestellungen angesehen werden [5].

Zytologie

In den Industrienationen sind etwa 1 % der malignen Pleuraergüsse auf ein MPM zurückzuführen. Allerdings finden sich nur bei etwa 30–40 % der Patienten mit einem MPM Tumorzellen im Erguss [6]. Außerdem können nur die malignen Mesotheliome vom epitheloiden Typ im Erguss diagnostiziert werden, da Mesotheliome vom sarkomatoiden Typ im Regelfall keine Tumorzellen in den Erguss abstoßen.

Das zytologische Bild des MPM ist im Erguss sehr variabel. Es gibt einige charakteristische Befunde (z. B. brombeerartige Zellgruppen), die jedoch nur in einem Teil der Fälle vorkommen. Wie bei histologischen Untersuchungen wird häufig differenzialdiagnostisch eine Aussaat eines extrapleuralen Tumors erörtert, vor allem eines Adenokarzinoms. Hier können die gleichen immunhistochemischen Zusatzuntersuchungen wie bei histologischen Präparaten eingesetzt werden, insbesondere bei Schnitten von nach dem Zytoblockverfahren in Paraffin eingebettetem Erguss. Eine weitere sehr schwierige zytologische Differenzialdiagnose ist die Abgrenzung gegenüber atypisch erscheinenden, jedoch in ihrer Natur reaktiven (benignen) Mesothelzellen. Auch hier können immunhistochemische Untersuchungen zur Abklärung beitragen. Es gibt jedoch keinen spezifischen Marker, mit dem maligne von benignen Mesothelzellen zu unterscheiden sind. Eine starke Expression von p53 und EMA spricht eher für maligne Mesothelzel-

Tabelle 1. Charakteristische immunhistochemische Befunde des malignen Pleuramesothelioms zur Differenzialdiagnose mit sekundären malignen Tumoren der Pleura.

	Mesotheliom, epitheloid	Karzinom-metastasen	Mesotheliom, sarkomatoid	Sarkom-metastasen
Zytokeratine (AE1/AE3)	++	++	++	–
Calretinin	+++	(+)	–	–
CK5/6	++	(+)	–	–
EMA	++ (membranös)	++ (zytoplasm.)	(+)	–
Vimentin	++	+	+++	+++
CEA	–	++	–	–
BerEp4/HEA	(+)	++	–	–
TTF-1	(–)	++ (Lunge)	–	–

+++: in der Regel positiv; ++: häufig positiv; +: gelegentlich positiv; (+): gelegentlich fokal positiv; –: in der Regel negativ

len. Die positive Reaktion mit Desmin weist auf eine benigne Natur der Zellen hin. Vor der Zuverlässigkeit dieser Ergebnisse für die Diagnose im Einzelfall ist jedoch gewarnt worden [7]. Auch die Proliferationsmarker MCM2 und Ki67 sowie die Bestimmung der Proliferationsaktivität durch die AgNOR-Analyse sind für diese Abgrenzung eingesetzt worden [8]. Vor kurzem wurde auf Glut-1 als immunhistochemischen Marker maligner Mesothelzellen hingewiesen [9].

Zytogenetik und molekulare Pathologie
Die Analyse von malignen Mesotheliomen mit teils klassischer Zytogenetik, teils neueren Methoden, darunter auch die CGH (komparative genomische Hybridisierung), hat ergeben, dass sie multiple chromosomale Veränderungen aufweisen, wobei keine dieser Veränderungen spezifisch oder diagnostisch für das maligne Mesotheliom ist [1]. Am häufigsten fanden sich Deletionen in 1p21-22, 3p21, 4q, 6q, 9q21, 13q13-14 und 14q. Über chromosomale Zugewinne ist dagegen seltener berichtet worden. Ferner wurde eine Monosomie des Chromosoms 22 wiederholt gefunden.

Molekulargenetisch ist eine Inaktivierung von CDKN2A/ARF in 9p21, das für die Tumorsupressorgene $p16^{INK4a}$ und $p14^{ARF}$ kodiert, häufig beobachtet worden. Mutationen des NF2 (Neurofibromatose-Typ-2)-Tumorsupressorgens (lokalisiert im Chromosom 22q12) sind häufig beschrieben worden und könnten auf eine pathogenetische Rolle dieses Gens beim malignen Mesotheliom deuten.

Prognostische Faktoren
Aus den morphologischen Befunden sind Unterschiede in der Prognose kaum abzuleiten. Lediglich Patienten mit einem rein epitheloiden Typ zeigen eine längere Überlebenszeit als diejenigen mit einem rein sarkomatoiden MPM. Dabei handelt es sich allerdings nur um wenige Monate [1].

Der histologischer Typ dürfte in der Zukunft die therapeutische Entscheidung beeinflussen, da es sich gezeigt hat, dass keine Patienten mit sarkomatoidem MPM nach multimodaler Therapie (Chirurgie + Chemotherapie + Radiatio) 5 Jahre überlebten [10].

Bis heute sind keine zytogenetischen prognostischen Faktoren identifiziert worden.

Solitärer fibröser Pleuratumor

Solitäre (bzw. lokalisierte) fibröse Tumoren (SFT) sind gut begrenzte, im Allgemeinen gutartige Neoplasien, die sowohl in der Pleura, aber auch extrathorakal vorkommen. In der Pleura sollen sie aus dem submesothelialen Bindegewebe entstehen. Ätiologische Faktoren sind nicht bekannt, insbesondere besteht kein Zusammenhang mit Asbestexposition. Sie kommen gleich häufig bei Männern und Frauen vor, vorwiegend in der sechsten Lebensdekade. Der solitäre fibröse Pleuratumor ist selten, allerdings der häufigste gutartige Tumor der Pleura. Es gibt aber auch eine maligne Variante, die rezidivieren und metastasieren kann.

Der SFT kommt typischerweise in der Pleura visceralis vor, häufig als große gestielte Neubildung mit langsamem Wachstum. Er kann auch sesil sein, in der Pleura parietalis oder mediastinalis und sogar im Mediastinum oder intrapulmonal vorkommen. Histologisch besteht er aus fibrotischen und zellulären Bezirken, letztere mit verschachtelten Gruppen von kleinen schlanken Spindelzellen. Immunhistochemisch sind die Tumorzellen CD 34- und bcl-2- positiv und Zytokeratin-negativ.

In etwa einem Drittel der Fälle liegt nach histologischen Kriterien die maligne Variante vor [11]. Dabei handelt es sich im Allgemeinen um größere Neoplasien mit schnellerem Wachstum, häufig in atypischen Lokalisationen, d. h. außerhalb der Pleura visceralis. Makroskopisch weisen sie hämorrhagische oder nekrotische Bezirke auf. Histologisch sieht man in diesen malignen Tumoren eine höhere Zellularität mit erhöhter Mitoserate (mehr als vier Mitosen/10 HPF; high power field: Felder bei starker Vergrößerung) und Zellatypien. Hier kann die Reaktion auf CD 34 negativ ausfallen. Kein einzelner histologischer Befund kann Aufschluss über die Prognose geben.

Auch bei der malignen Variante des SFT hängt die Prognose im Wesentlichen von der Resektion im Gesunden ab [11].

Frühere Bezeichnungen wie „benignes Mesotheliom“, „lokalisiertes Mesotheliom“ etc. sind obsolet und sollten wegen der Verwechslungsgefahr mit dem MPM vermieden werden.

Andere primäre Pleuratumoren

Weitere Tumorarten können primär in der Pleura entstehen. Sie sind aber noch weitaus seltener als das MPM und der solitäre fibröse Pleuratumor und werden hier nur der Vollständigkeit halber erwähnt: Ewing-Sarkom, primitiver neuroektodermaler Tumor (PNET), desmoplastischer Rundzelltumor, kalzifizierender Tumor der Pleura, synoviales Sarkom (monophasisch und biphasisch), epitheloides Hämangiotheliom, Angiosarkom, primäres pleurales Thymom (möglicherweise aus ektopischem Thymusgewebe entstanden) und primäre Lymphome der Pleura.

Sekundäre Pleuratumoren

Pleurametastasen sind weitaus häufiger als primäre Pleuratumoren. Dabei handelt es sich am häufigsten um Tochtergeschwülste von Lungen- und Mammakarzinomen, gefolgt von Primärtumoren des Ovars, des Magens, der Niere und des Pankreas. Solche Sekundärabsiedelungen in der Pleura bzw. Pleurakarzinosen können makroskopisch ein frühes Stadium eines malignen Mesothelioms vortäuschen. Ferner wird in manchen Fällen ein „pseudomesotheliomatöses Wachstumsmuster“ beobachtet mit Bildung konfluierender Tumorauflagerungen auf der Pleuraoberfläche, die sowohl radiologisch als auch makroskopisch ein diffuses MPM nachahmen.

Histologisch zeigen im Allgemeinen die Pleurametastasen ein ähnliches mikroskopisches Bild wie der Primärtumor, wobei der Nachweis von Tumorzellen in Lymph- (d. h. unter dem Bild einer Lymphangiosis carcinomatosa) bzw. Blutgefäßen einen Hinweis auf einen sekundären Pleuratumor darstellt.

Bei der Diagnose von Pleurametastasen bei unbekanntem Primärtumor und bei der Differenzialdiagnose mit einem MPM kommt der Immunhistochemie eine besondere Bedeutung zu, z. B. durch den Einsatz „spezifischer Marker“, wie TTF-1 für Lungen- und Schilddrüsenkarzinome, PSA (prostataspezifisches Antigen) für Prostatakarzinome etc. oder „mesotheliale“ bzw. „Karzinom-Marker“ wie oben erwähnt.

Literatur

1 Travis WD, Brambilla E, Müller-Hermelink HK, Harris CC (2004) Pathology and genetics of tumours of the lung, pleura, thymus and heart. World Health Organization Classification of Tumours. IARC Press, Lyon

2 Peto J, Decarli A, La Vecchia C, Levi F, Negri E (1999) The European mesothelioma epidemic. Br J Cancer 79: 666–672

3 Montanaro F, Bray F, Gennaro V, Merler E, Tyczynski JE, Parkin DM et al; ENCR Working Group (2003) Pleural mesothelioma incidence in Europe: evidence of some deceleration in the increasing trends. Cancer Causes Control 14: 791–803
4 Butnor KJ (2006) My approach to the diagnosis of mesothelial lesions. J Clin Pathol 5564–5574
5 Müller KM (2004) Pleuramesotheliom – Pathologie und Pathogenese. Pneumologie 58: 670–679
6 Wick MR, Moran CA, Mills SE, Suster S (2001) Immunohistochemical differential diagnosis of pleural effusions, with emphasis on malignant mesothelioma. Curr Opin Pulm Med 7: 187–192
7 Churg A, Colby TV, Cagle P, Corson J, Gibbs AR, Gilks B, Grimes M, Hammar S, Roggli V, Travis WD (2000) The separation of benign and malignant mesothelial proliferations. Am J Surg Pathol 24: 1183–1200
8 King J, Thatcher N, Pickering C, Hasleton P (2006) Sensitivity and specificity of immunohistochemical antibodies used to distinguish between benign and malignant pleural disease: a systematic review of published reports. Histopathology 49: 561–568
9 Kato Y, Tsuta K, Seki K, Maeshima AM, Watanabe S, Suzuki K, Asamura H, Tsuchiya R, Matsuno Y (2007) Immunohistochemical detection of GLUT-1 can discriminate between reactive mesothelium and malignant mesothelioma. Mod Pathol 20: 215–220
10 Zellos LS, Sugarbaker DJ (2002) Multimodality treatment of diffuse malignant pleural mesothelioma. Semin Oncol 29: 41–50
11 England DM, Hochholzer L, McCarthy MJ (1989) Localized benign and malignant fibrous tumors of the pleura. A clinicopathologic review of 223 cases. Am J Surg Pathol 13: 640–658

Pleuratumoren und maligne Mesotheliome (einschließlich peritoneale Mesotheliome): Klinik, Diagnostik und Therapie

T. Strauss, R. M. Huber, M. Karthaus, B. Pöllinger, A. Schalhorn

Einführung

Das maligne Pleuramesotheliom (MPM) ist in der Regel ein sehr aggressiver Tumor. In den letzten Jahrzehnten hat das MPM erheblich an Häufigkeit zugenommen, was auf die weitverbreitete Verwendung von Asbest nach 1945 zurückzuführen ist. Das Maximum der Inzidenz wird zwischen 2010 und 2030 erwartet mit ungefähr 250 000 Mesotheliom-assoziierten Todesfällen in Europa [1, 2]. Die publizierte Inzidenz von peritonealen Mesotheliomen liegt bei Männern zwischen 0,08 und 0,24 pro 100 000 und bei Frauen zwischen 0,04 und 0,14 pro 100 000 [66].

Der ursächliche Zusammenhang zwischen Asbest und MPM ist erwiesen, wobei eine mindestens 20-jährige Latenzzeit von der Exposition bis zur Tumormanifestation bemerkenswert ist. Der Asbestkontakt ist in der Regel beruflich bedingt. Im Deutschen Mesotheliomregister Bochum sind bisher über 4455 gesicherte beruflich bedingte Mesotheliomfälle gesammelt. Da jedoch nur zirka 5 % der asbestexponierten Personen ein MPM entwickeln und gleichzeitig Fälle ohne erwiesene Asbestexposition bekannt sind, wird eine virale Infektion vor allem mit SV40 vermehrt diskutiert [3, 4, 5].

Klinik

Das klinische Bild der MPM ist sehr variabel, wobei typische Symptome Dyspnoe, thorakale Schmerzen und Pleuraergüsse sind. Weiterhin klagen die Patienten häufig über Hustenreiz und Müdigkeit und weisen in fortgeschrittenen Krankheitsstadien häufig einen Gewichtsverlust auf.

Differenzialdiagnostisch muss immer an andere Malignome gedacht werden, da die geschilderten Symptome durch zahlreiche maligne Neoplasien, insbesondere das Lungenkarzinom und Metastasen extrathorakaler Tumoren bedingt sein kann. Häufig bestehen Pleuraergüsse, die durch Punktion und serologische und zytologische Analysen in ihrer Dignität nicht zuzuordnen sind. Daher wird meist erst an ein Mesotheliom gedacht, wenn andere Ursachen für einen Pleuraerguss nicht nachgewiesen werden können. Bei Zunahme oder Persistenz des Ergusses führt dann erst die invasive Diagnostik zur richtigen Diagnose. Im Gegensatz zum Lungenkarzinom treten Fernmetastasen spät auf, sodass praktisch immer die Lokalsymptome auf das MPM hinweisen.

Diagnostik

Die meisten MPM werden immer noch in fortgeschrittenen Stadien entdeckt, bei denen sich keine oder nur sehr beschränkte therapeutische Konsequenzen ergeben. Solange keine effektive Frühdiagnostik des MPM bekannt ist, kann die Aufgabe der Diagnostik nur darin bestehen, zunächst den Tumorverdacht histologisch zu sichern und dann durch eigene Stadienuntersuchungen die wenigen kurablen von den vielen inkurablen Fällen zu trennen.

Jeder unklare Pleuraerguss sollte differenzialdiagnostisch immer auch an ein MPM denken lassen, besonders wenn eine positive Asbestanamnese vorliegt. Die klassischen Untersuchungen wie Röntgen und Computertomographie des Thorax sind immer notwendig, führen meist aber nicht zur richtigen Diagnose des MPM, da das mehr flächenhafte Wachstum des MPM oft nicht ausreichend gut erfasst werden kann.

Die Pleurapunktion weist ein Exsudat nach. Bei den oben beschriebenen Schwierigkeiten der Abgrenzung führt auch die zytologische Untersuchung lediglich in 35–50 % der Fälle zu einem definitiven Nachweis des Mesothelioms. Wichtig ist, dass eine negative Zytologie keineswegs ein MPM ausschließen kann. Die Bestimmung der CEA-Werte in Serum und Erguss kann in der Differenzialdiagnose hilfreich sein, da erhöhte Werte eher gegen ein MPM sprechen [6, 7, 8]. Neuere Tumormarker stellen zukünftig eine mögliche positive Erkennung eines Mesothelioms in Aussicht. Hier ist vor allem die Diagnostik des Mesothelins (SMRP, soluble mesothelin related peptide) in Erguss und Serum zu nennen. Ein weiterer, weniger evaluierter Tumormarker ist das Osteopontin, dessen Spezifität jedoch geringer zu bewerten ist und das noch eingehend zu evaluieren ist [9, 10]. Beide neueren Tumormarker sind nicht Mesotheliom-spezifisch und werden auch von nichtkleinzelligen Lungenkarzinomen oder Pankreas- und Ovarialkarzinomen exprimiert.

Zudem sollte die weitere Stadieneinteilung des Mesothelioms mittels moderner Schnittbilddiagnostik durchgeführt werden. Typische Zeichen des MPM in der CT und MRT sind die noduläre Pleuraverdickung unter Beteiligung auch der mediastinalen Pleura, der Tumorbefall der Lappenspalten, der Pleuraerguss, die Kontraktion des befallenen Hemithorax bei häufig noch mittelständigem Mediastinum, seltener der kontralaterale Mediastinalshift sowie die Infiltration der Thoraxwand und die Rippendestruktion. Hierbei ist die CT das diagnostische Mittel der Wahl, um die Tumorausdehnung zu erfassen.

Vorteile der MRT liegen in der Evaluation der Thoraxwand, der Lungenspitzen bei dem Verdacht auf eine Infiltration des Plexus und der supraaortalen Gefäße sowie zur Klärung einer transdiaphragmalen Tumorausdehung. Somit ist die MRT gerade für die Differenzierung zwischen T3- und T4-Tumoren geeignet, während in niedrigeren Tumorstadien die MRT keine offensichtlichen Vorteile bietet. Auch im Hinblick auf die Lymphknotenevaluation haben sich bisher für die MRT gegenüber der CT keine Vorteile ergeben.

Fortschritte in der PET-Diagnostik zeigen eine Sensitivität von 97 % sowie eine Spezifität von 80 % beim MPM. Zudem reichern auch mediastinale und distante Metastasen unabhängig vom histologischen Grad stark an, genauso wie Rezidive gut dargestellt werden können [14, 15]. Bisher werden allerdings weiterhin teilweise ähnliche Diskrepanzen zwischen klinischem und operativem Befund besonders im Bereich der Thoraxwand und des Zwerchfells wie beim Lungenkarzinom gefunden [16]. Neuere Ergebnisse deuten darauf hin, dass in Zusammenschau der Histologie mit dem jeweiligen SUV-Wert eine Prognose für die Patienten abgegeben werden kann. Je geringer der SUV-Wert, desto besser die Prognose, zumindest für epitheloide Tumoren [17, 18].

Bei unklarer Diagnose ist weiterhin eine Thorakoskopie anzustreben, die am sichersten zur richtigen Diagnose führt. Neben dem typischen Aspekt des lokalen, meist weit ausgedehnten Tumorwachstums kann unter Sicht auch genügend repräsentatives Tumorgewebe entnommen werden, sodass die Diagnose auch histologisch abgesichert werden kann. Auf die früher häufig angewandte geschlossene (blinde) Pleurapunktion sollte wegen ihrer wenig zuverlässigen Ergebnisse heute zugunsten der Thorakoskopie vollständig verzichtet werden [11, 12].

Bei gesicherter Diagnose eines MPM sind außerhalb von Studien weitere Untersuchungen zur genauen Stadieneinteilung nur dann sinnvoll, wenn sich daraus für den Patienten therapeutische Konsequenzen ergeben.

Stadieneinteilung

Das TNM-System beruht besonders bezüglich des T-Stadiums auf operativen bzw. pathologischen Befunden. Es baut auf früheren Systemen auf und inkorporiert sehr spezifische TNM-Deskriptoren unter Berücksichtigung neuerer Überlebensdaten. Es geht davon aus, dass frühe

Stadien operativ oder thorakoskopisch beurteilt werden. Eine Kurzbeschreibung dieses TNM-Systems ist in den Tabellen 1 und 2 dargestellt [21].

Therapie

Prognosekriterien

Obwohl das maligne Pleuramesotheliom (MPM) in den letzten Jahren erheblich an Häufigkeit zugenommen hat, ist die absolute Häufigkeit gering. Dies bedeutet, dass auch in großen Zentren vergleichsweise wenige Patienten mit MPM behandelt werden. Die unterschiedlichen Stadien und weitere Unterschiede in den Prognosekriterien erschweren den Vergleich der verschiedenen Therapiemodalitäten. Versucht man daher, Ergebnisse von Therapiestudien zu bewerten und Rückschlüsse für einen Einzelpatienten zu ziehen, muss man sich über die Prognose des betreffenden Patienten klar sein. Gesicherte Prognosekriterien sind das Tumorstadium, hier insbesondere der Lymphknotenstatus, die Histologie (epithelialer Subtyp mit günstigerer Prognose als der gemischtzellige und der sarkomatöse Subtyp), die Radikalität der Operation (R0 versus R1), das Alter des Patienten, der Leistungsindex, der Grad der Asbestexposition und das p21-ras Tumorantigen [17, 22, 23, 24, 25]. Noch nicht eindeutig ist die Datenlage bezüglich des Geschlechts, der Rasse, der Dauer der Symptome, des Gewichtsverlustes und der Thrombozytenzahl [17]. Von den verschiedenen Prognosekriterien haben die histologischen Subtypen und besonders das Stadium die größte klinische Relevanz [22, 25, 26]. Vor jeder Therapieeinleitung sollte daher das Stadium des MPM so exakt wie möglich erfasst werden. Hier gewinnt das TNM-Staging-System zunehmend an Bedeutung [21, 22].

Spontanverlauf

Nach retrospektiven Studien variiert das mittlere Überleben von Patienten mit MPM ohne spezifische Therapie von 10–18 Monaten [27, 26]. Diese Ergebnisse decken sich weitgehend mit denen aus der Klinik Donaustauf: Die mittlere Überlebenszeit von 71 nur symptomatisch behandelten Patienten betrug 12,8 Monate, wobei eine Standardabweichung von 17 Monaten die ganz enorme Streubreite der Einzelverläufe widerspiegelt [22]. Im Einzelfall können also auch ohne Operation, Strahlen- oder Chemotherapie lange und mehrjährige Überlebenszeiten erzielt werden [22, 28, 29].

Daher dürfen Überlebenszeiten von einem Jahr und mehr nicht automatisch als Erfolg einer spezifischen Therapie aufgefasst, sondern müssen immer auch unter den Gesichtspunkten der Prognosekriterien des betreffenden Patienten gewertet werden.

Beim MPM wird der Nutzen der verschiedenen Therapiemaßnahmen immer noch sehr kontrovers beurteilt. Wenn überhaupt, sind die zu erzielenden Gewinne an Lebensqualität und/oder Überlebenszeit gering und fast immer auf Einzelpatienten mit günstigen Prognosekriterien beschränkt. Sowohl für die Chirurgie wie für die Strahlen- und die medikamentöse Therapie gilt, dass die Indikation jeweils nur nach sehr kritischer und sorgfältiger Abwägung gestellt werden darf.

Chirurgie

Wegen der diffusen Ausbreitung des MPM können nur ausgedehnte operative Eingriffe zu einer vollständigen Tumorentfernung und damit potenziell zu einer Kuration führen. Voraussetzung hierfür ist neben der funktionellen Operabilität vor allem ein frühes Stadium I oder II. Insgesamt kommen weniger als 30 % der Patienten für eine Operation in Betracht [22]. Nach einer radikalen extrapleuralen Pneumonektomie mit Perikard- und Zwerchfellresektion erleiden etwa 25 % der Patienten ernsthafte Komplikationen, wie bronchopleurale Fisteln, Empyem, Pneumonie, eine Rekurrensparese, einen Chylothorax oder eine respiratorische Insuffizienz [30]. Die Angaben zur Mortalität dieser Eingriffe schwanken erheblich zwischen 6 % und 30 % [1, 30, 31]. In neueren Studien liegen sie unter 4 % [25]. Bei limitierten Eingriffen wie Pleurektomie und Dekortikation, die unter palliativer Indikation durchgeführt werden, liegt die Mortalität unter 2 % [22], wobei aber natürlich die

Tabelle 1. Internationales Stagingsystem des MPM.

T Primärtumor	
T1A	Tumor auf ipsilaterale Pleura begrenzt, einschließlich meist großem Pleuraerguss, Pleuraraum nicht verklebt bzw. nicht tumorobturiert, kein Befall der viszeralen Pleura (Boutin)
T1B	Befall aller Pleurabereiche einschließlich der Pleura visceralis, viszerale Pleura nur minimal befallen: verstreute Tumorherde
T2	Tumorbefall aller Pleuraanteile (parietal, viszeral, mediastinal, diaphragmal) mit einem der folgenden Merkmale: Befall des Zwerchfellmuskels, konfluierender Tumor der viszeralen Pleura (einschließlich der Septen) oder Ausdehnung des Tumors in das Lungenparenchym
T3	Lokoregionär ausgedehnter, jedoch potenziell noch operabler Tumor Befall aller ipsilateralen Pleuraanteile mit wenigstens einem der folgenden Merkmale: Befall der endothorakalen Faszie, Befall des mediastinalen Fettes, solitärer, völlig resektabler Tumorbefall der Thoraxweichteile, nicht transmuraler Befall des Perikards
T4	Lokal sehr ausgedehnte, technisch inoperable Tumoren: Befall aller Pleuraanteile mit wenigstens einem der folgenden Merkmale: diffuser oder multifokaler Thoraxwandbefall mit oder ohne Rippendestruktion, direkte Ausbreitung durch das Zwerchfell ins Peritoneum, direkte Ausdehnung in die kontralaterale Pleura, direkter Befall eines oder mehrerer Mediastinalorgane, direkter Befall der Wirbelsäule, Tumorausdehnung bis zur Perikardinnenseite mit oder ohne Perikarderguss oder mit Myokardbefall
N Lymphknoten (LK)	
Nx	Keine Beurteilung regionaler LK möglich
N0	Keine regionalen LK-Metastasen
N1	Ipsilaterale bronchopulmonale und hiläre LK-Metastasen
N2	Metastasen der subkarinalen oder ipsilateralen mediastinalen einschließlich der ipsilateralen internen Mammaria-LK
N3	Metastasen der kontralateralen mediastinalen LK, der kontralateralen internen Mammaria-LK oder der ipsi- oder kontralateralen supraklavikulären LK
M Fernmetastasen	
Mx	Keine Beurteilung bezüglich Fernmetastasen möglich
M0	Keine Fernmetastasen
M1	Fernmetastasen vorhanden

Tabelle 2. Stadien des MPM.

IA	T1A	N0	M0	
IB	T1B	N0	M0	
II	T2	N0	M0	
III	T3	N0–2	M0	
	T1–2	N1	M0	
	T1–2	N2	M0	
IV	T4	N0–2	M0	(jedes T4)
	T1A–3	N3	M0	(jedes N3)
	T1A–3	N0–2	M1	(jedes M1)

fehlende onkologische Radikalität in Kauf genommen werden muss.

Die postoperative Überlebenszeit wird entscheidend vom Stadium und offensichtlich weniger von der Intensität der Operation bestimmt [1]. Während im Stadium I oder II die mediane postoperative Überlebenszeit noch bei 389 Tagen liegt, fallen die entsprechenden Werte im Stadium III und IV auf 240 bzw. 79 Tage ab [1].

Nachdem die frühen Stadien auch ohne Operation eine vergleichsweise günstige Prognose haben können, lässt sich derzeit nicht sicher beurteilen, ob und wieviel die selektionierten Patienten von einer Operation profitieren können. Dies bedeutet, dass außerhalb von Studien heute die Operation auf jüngere Patienten in gutem Allgemeinzustand mit frühen Tumorstadien begrenzt werden sollte. In Einzelfällen kann aus palliativer Indikation ein operatives Vorgehen indiziert sein: (partielle) Pleurektomie bei hartnäckigen Pleuraergüssen oder Entfernung größerer Tumormanifestationen z. B. bei Schmerzen und/oder lokalen Komplikationen [18]. Hierzu zählen auch videoassistierte thorakoskopische Eingriffe, bei denen eine palliative Pleurodese mit Tetrazyklinen, Bleomycin oder Talkum versucht werden kann. Diese Substanzen sind bezüglich ihrer Wirksamkeit gleichwertig [32].

Strahlentherapie

Die Strahlentherapie kann in der multimodalen Therapie des Pleuramesothelioms in kurativer wie in palliativer Intention zum Einsatz kommen. In 20–50 % der Fälle kann es nach diagnostischen Eingriffen (Biopsie, Thorakoskopie, etc.) zu einer Tumorinfiltration der Thoraxwand im Bereich der Punktions- bzw. der Drainagestellen kommen. Durch eine zeitnahe postoperative Strahlentherapie der Einstichstellen kann dies zu einem hohen Prozentsatz verhindert werden. Zur Anwendung kommen Elektronen geeigneter Reichweite [33, 35, 36]. Bewährt haben sich Fraktionierungsschemata 3 x 7 Gy oder 10 x 3 Gy.

Bei schmerzhaftem Befall der Thoraxwand oder Kompression mediastinaler Strukturen kann bei 50–70 % der Patienten eine gute Palliation erreicht werden [37, 38]. Bezüglich der Toxizität sind die umgebenden Gewebe zu berücksichtigen. Patienten in sehr gutem Allgemeinzustand und niedrigem Tumorstadium, die nach einer Induktions-Chemotherapie extrapleural pneumonektomiert werden konnten, können bezüglich der lokalen Kontrolle von einer Strahlentherapie des Hemithorax profitieren [25, 34, 38, 39, 40].

Bei der postoperativen Strahlentherapie des gesamten ehemaligen Pleuraraums werden 50–54 Gy á 1,8 Gy appliziert. Die Stichkanäle und der operative Zugang sind in das zu bestrahlende Volumen mit einzubeziehen. In der Arbeit von Allen und Mitarbeitern [41] hatte die Patientengruppe, die im höheren Dosiskonzept (40–54 Gy) und nach CT-gestützter 3D-Planung therapiert wurde, weniger lokale Rezidive (27 % versus 50 %) als Patienten im niedrigeren Dosiskonzept (30 Gy, Mediastinum 40 Gy, R+ Areal 54 Gy).

Bei der Strahlentherapie des ehemaligen Pleuraraumes ist besonders auf die Schonung der kontralateralen Lunge, auf der linken Seite auf die Schonung des Herzens und rechts auf die Schonung der Leber zu achten, bei kompletter Einfassung der Zwerchfellrezessus.

Bei *Miles* und Mitarbeitern [42] kam es bei drei von 13 Patienten, die unter IMRT-Bedingungen mit 45 Gy bestrahlt wurden, zu einer Pneumonitis Grad 2 und höher, wobei der prozentuale Anteil der Lunge, der mit 20 Gy belastet wurde, nur 2,3 % betrug.

Chemotherapie

Monotherapie

Bedingt durch die frühere Seltenheit des malignen Pleuramesothelioms wurden meist nur wenige Patienten mit einer Chemotherapie behandelt. Nimmt man nur Studien mit wenigstens 15 Patienten zur Basis, können wenigstens einige prinzipielle Angaben zur Effektiviät einer Monotherapie gemacht werden, auch wenn die Ergebnisse durch die verschiedene Patientenauswahl oft erheblich schwanken. In einer Übersicht von *Ong* und *Vogelzang* finden sich unter anderem Angaben über die Effektivität älterer Zytostatika (Tabelle 3) [43]. Die Spannbreite der

Tabelle 3. Auswahl älterer [43] und neuerer [45] Zytostatika mit möglichem Ansprechen beim fortgeschrittenen MPM.

Substanz	Studien	Patienten	Remissionsrate	Zitat
Doxorubicin	2	66	0–14 %	[43]
Epirubicin	2	69	5–15 %	[43]
Mitoxantron	2	62	3–7 %	[43]
Cisplatin	2	59	13–14 %	[43]
Cisplatin Phase III	1	222	17 %	[53]
Carboplatin	3	88	7–16 %	[43]
Ifosfamid	3	83	3–24 %	[43]
Methotrexat	1	60	37 %	[43]
Vinorelbin	1	29	24 %	[46]
Edatrexat	2	58	16–25 %	[45]
Gemcitabin	3	61	0–16 %	[45]
Pemetrexed	1	62	14 %	[45]

Die älteren Studien sind nur bedingt mit den neueren Daten vergleichbar.

Remissionen schwankt erheblich. Mit Remissionsraten von über 10 % darf zumindest bei einem Teil der mit Doxorubicin, Epirubicin, Cis- bzw. Carboplatin, Ifosfamid und Methotrexat behandelten Patienten gerechnet werden. Die alten Vinca-Alkaloide Vincristin, Vindesin und Vinblastin waren ebenso ineffektiv wie Cyclophosphamid [43]. Von den neueren Zytostatika, die in Einzelstudien an mehr als 25 Patienten oder bei mehreren Studien mit geringen Fallzahlen zusammen an über 50 Patienten untersucht wurden, ergeben sich für Vinorelbin [44] und die Antimetaboliten Gemcitabin, Edatrexat und Pemetrexed Remissionsraten bis über 10 % [45, 46]. Gerade die Daten zu Gemcitabin weisen aber auf die Bedeutung der Patientenauswahl hin, in den drei Studien mit 16, 27 und 17 Patienten wurden Remissionsraten von 31 %, 7 % und 0 % bestimmt [47, 45]. Zu den sonst so häufig erfolgreich eingesetzten Taxanen liegen noch keine überzeugenden Daten vor [48].

Kombinationen

Nachdem die Ergebnisse älterer Kombinationstherapien enttäuschend waren, hat man sich in den letzten Jahren auf Therapien konzentriert, in denen Substanzen kombiniert wurden, die auch als Monotherapeutika Effektivität gezeigt hatten [45]. Überwiegend wurden Cisplatin-Kombinationen untersucht, die bei immer noch niedrigen Patientenzahlen – in der Mehrzahl der Studien unter 30, oft sogar unter 20 Patienten – stark schwankende Remissionsraten mit sehr großem Konfidenzintervallen und Überlebenszeiten zwischen 6 und 12 Monaten ergaben [45].

Prinzipiell darf davon ausgegangen werden, dass die Remissionsraten unter einer Kombinationstherapie höher als unter einer Monotherapie sind [48]. Da Cisplatin die einzige Substanz ist, die sich auch in größeren und randomisierten Studien als effektiv erwiesen hat, wurde es in den neueren Phase-II-Studien als Basis der Kombination [45, 49, 50, 47, 51] und in den randomisierten Studien zudem auch als Vergleichsarm gewählt [52, 53].

Platin-Gemcitabin-Kombinationen

Cisplatin/Gemcitabin wurde immerhin in drei Studien mit zusammen 95 Patienten untersucht und erwies sich dabei als eindeutig effektiv [45, 47]. *Byrne* et al. führten an 21 Patienten eine monozentrische Phase-II-Studie mit Cisplatin/Gemcitabin durch und erzielten in 47,6 % der Fälle eine Remission und ein medianes Überleben von 41 Wochen [50]. 57 % der Patienten profitierten durch eine klinische Besserung. Diese vergleichsweise günstigen Ergebnisse ließen sich in einer multizentrischen Phase-II-Studie von *Nowak* und *Byrne* an 52 Patienten bestätigen. Eine partielle Remission erreichten 17 Patienten entsprechend einer Remissionsrate von 33 %

Tabelle 4. Therapieprotokolle für das fortgeschrittene Mesotheliom.

Pemetrexed (MTA)/Cisplatin [53]			
Pemetrexed	500 mg/m²	über 10 min i.v.	Tag 1
Cisplatin	75 mg/m²	über 2 h i.v.	Tag 1
Dexamethason	2 x 4 mg	p. o.	Tag -1, 1 und 2
Wiederholung alle 3 Wochen			
Folsäure	350–1000 µg	als Dauertherapie täglich p. o.	
während den 7 Tagen vor der MTA-Infusion müssen mindestens 5 Folsäuregaben erfolgen Ende 21 Tage nach der letzten MTA-Infusion			
Vitamin B12		1 mg alle 9 Wochen i.m.	
Erste Gabe in der Woche vor der ersten MTA-Infusion			
Cisplatin/Gemzar			
Cisplatin	70 mg/m²	i.v.	Tag 1
Gemcitabin	1000 mg/m²	über 30 min i.v.	Tag 1 und 8
Wiederholung alle 3 Wochen			
Gemcitabin/Vinorelbin [61]			
Gemcitabin	1000 mg/m²	über 30 min i.v.	Tag 1 und 8
Vinorelbin	25 mg/m²	i.v.	Tag 1 und 8
Wiederholung alle 3 Wochen			

(KI 20–46 %) und in 60 % der Fälle konnte eine Stabilisierung der Erkrankung erzielt werden. Die Zeit bis zur Krankheitsprogression betrug 6,6 Monate und das mediane Überleben 11,2 Monate [49]. Die Vitalkapazität und die Lebensqualität blieben bei Krankheitsstillstand konstant und verbesserten sich bei den Patienten mit Remission. Da bei den gewählten Dosierungen die hämatologische Toxizität erheblich war, führen wir in Tabelle 4 die Cisplatin-Gemzar-Kombination auf, die auch in der Behandlung des NKBK meist zur Anwendung kommt.

In weiteren Phase-II-Studien mit unterschiedlichen Protokollen und Patientenzahlen zwischen 25 und 50 führte Cisplatin/Gemcitabin in 12–26 % der Fälle zu einer Remission, in 41–50 % der Fälle zu einem Krankheitsstillstand und zu einem medianen Überleben von 9,6–13 Monaten [47, 54, 55, 56]. Damit zählt Cisplatin/Gemcitabin auch ohne randomisierte Phase-III-Studien zu den beim fortgeschrittenen Mesotheliom effektiven Therapien.

Cisplatin in Kombination mit Mitomycin C und Vinblastin (MVP)

In einer großen britischen Phase-II-Studie wurde die Effektivität der MVP-Kombination (Mitomycin/Vinblastin/Cisplatin), einer Therapie, die häufig beim NKLK angewendet wurde, untersucht [51]. Obwohl 43 % der Patienten einen schlechten AZ hatten (Performance-Status ≤ 2), sprachen insgesamt 15,3 % mit einer Remission und 68,6 % mit einem Krankheitsstillstand an. Wichtig sind die palliativen Effekte dieser außerhalb von Großbritannien weniger genutzten Cisplatin-Kombination: Schmerzen bildeten sich in 71 %, Husten in 62 % und die Dyspnoe in 50 % der Fälle zurück. Der Einfluss des Allgemeinzustandes (AZ) auf das Überleben wurde auch in dieser Studie bestätigt: Bei gutem AZ betrug die mediane Überlebenszeit median 10 Monate, bei einem PS von 2 und 3 jedoch nur 6 Monate [51].

Kombinationen aus Cisplatin und Antimetabolit

Cisplatin/Pemetrexed

Antimetabolite, insbesondere die Antifolate Methotrexat, Edatrexat und Trimetrexat zählen zu den Zytostatika mit Effektivität beim fortgeschrittenen Mesotheliom [43, 45]. Nachdem auch das neue Antifolat Pemetrexed (multitargeted antifolate, MTA) bereits in der Phase-I-Studie in Kombination mit Cisplatin bei fünf von elf Patienten eine Remission induzierte und in einer

Phase-II-Studie die Effektivität einer Monotherapie mit einer Ansprechrate von 14,5 % belegt wurde, wurde der Stellenwert von MTA in einer Phase-III-Studie weiter abgeklärt. In dieser Studie von *Vogelzang* et al. [53] wurde Pemetrexed, das über Hemmung der Dihydrofolatreduktase, der Thymidylatsynthase und der GARFT (Glycinamidribonukleotid-Formyltransferase) die Biosynthese von Pyrimidin- und Purinnukleotiden hemmt [57], mit Cisplatin kombiniert und mit einer Cisplatin-Monotherapie verglichen [53]. Die 456 Patienten, eine für fortgeschrittene Mesotheliome sehr hohe Patientenzahl, wurden entweder mit Cispatin (75 mg/m^2 Tag 1) oder Cisplatin in der gleichen Dosis in Kombination mit Pemetrexed (500 mg/m^2 ebenfalls Tag 1 i.v.) behandelt. Die prinzipielle Effektivität von Cisplatin als Monotherapie wurde mit einer Remissionsrate von 17,7 % erneut bestätigt, durch Zugabe von Pemetrexed stieg die Remissionsrate aber hochsignifikant ($p < 0{,}0001$) auf 41,3 % an [53]. Diese höhere Effektivität der Cisplatin-Pemetrexed-Kombination führte auch zu einer Verbesserung der Zeit bis zur Progression (5,7 versus 3,9 Monate) und, was besonders wichtig ist, zu einem signifikanten Anstieg des Überlebens von 9,3 auf 12,1 Monate [53]. Bei den ersten Patienten wurde eine erhebliche KM-Toxizität unter Pemetrexed gesehen. Durch regelmäßige Zugabe von Folsäure und Vitamin B12 konnte die Verträglichkeit der Therapie erheblich gesteigert werden, ohne dass eine Verschlechterung der Effektivität eingetreten wäre [53]. Nach diesen Ergebnissen ist daher heute in allen Fällen eine Supplementierung mit Folsäure und Vitamin B12 zwingend vorgeschrieben, so wie in dem Therapieprotokoll in Tabelle 4 angegeben. Dabei ist wichtig, dass mit der Vitaminzufuhr bereits vor der ersten Pemetrexed-Gabe begonnen wird und dass diese bis über das Ende der Therapie hinaus fortgesetzt wird.

Cisplatin/Raltitrexed
In einer weiteren randomisierten Studie mit 250 Patienten mit inoperablem Mesotheliom überwiegend der Stadien III und IV wurde geprüft, ob die Zugabe des Antimetaboliten Raltitrexed die Wirksamkeit einer Cisplatin-Therapie verstärkt [52]. Prinzipiell wurde erneut die Effektivität der Cisplatin-Monotherapie bestätigt, die Remissionsrate stieg aber unter der Kombination von 13,6 % auf 23,6 % ($p = 0{,}056$) und das Überleben von 8,8 auf 11,4 Monate an ($p = 0{,}048$). Beide Therapien führten durch Besserung der Dyspnoe zu einem klinisch relevanten Gewinn, die Lebensqualität wurde durch die Zugabe von Raltitrexed nicht wesentlich beeinflusst [52, 58].

Cisplatin oder Carboplatin?
Wegen der möglichen Nebenwirkungen und der größeren Belastung durch Cisplatin stellt sich die Frage, ob Carboplatin Cisplatin in den Kombinationen ersetzen kann. Bei einer Ziel-AUC von 5 mg/ml x min in Kombination mit Gemcitabin erwies sich auch diese Kombination mit einer Remissionsrate von 20 % bei *Aversa* et al. und 26 % bei *Favaretto* et al. als effektiv [54, 59]. Da bei Gabe von Gemcitabin an den Tagen 1, 8 und 15 mit Wiederholung der Therapie alle 4 Wochen wegen KM-Toxizitäten sehr häufig auf die dritte Gemcitabin-Gabe verzichtet werden musste, wählen wir in Analogie zum Cisplatin/Gemzar ein Protokoll mit Gabe des Antimetaboliten nur an den Tagen 1 und 8 und Wiederbeginn der Therapie ab Tag 22. Statt mit Cisplatin wurde Pemetrexed (500 mg/m^2 mit Vitamin-Supplementierung) in einer randomisierten Phase-II-Studie mit Carboplatin (AUC 6 mg/ml x min) oder Oxaliplatin (120 mg/m^2) kombiniert und alle 3 Wochen gegeben [60]. Vorläufige Ergebnisse an 80 Patienten mit Remissionsraten von 33 % bzw. 27 % weisen auf eine Effektivität auch dieser Platin-Pemetrexed-Kombinationen hin [60].

Ergebnisse der Zweittherapie
Wurden früher nur sehr selten Patienten mit einer Zweitlinien-Therapie behandelt, stellt sich die Frage heute nach primär relativ günstigen Ergebnissen der Cisplatin-Pemetrexed-Therapie häufiger. Nach Versagen einer primären Chemotherapie mit Pemetrexed ± Cis- oder Carboplatin behandelten *Zucale* et al. konsekutive Patienten mit Gemcitabin und Vinorelbin [61]. Eine Remission wurde bei diesen Patienten zwar nur in 10 % der Fälle erzielt, bei einem Drittel der Patienten konnte aber noch ein Krankheitsstillstand erzielt werden und die mediane Überlebenszeit betrug noch 10,9 Monate [61].

Jänne et al. untersuchten die Bedeutung der Cisplatin-Pemetrexed-Kombination an 187 vorbehandelten Patienten [62]. Immerhin können unter der Kombination noch einmal 32,5 % von einer Remission und weitere 36,3 % von einem Krankheitsstillstand profitieren. Pemetrexed als Zweittherapie alleine führt selten zu einer Remission [5,5 %], aber es kann eine Krankheitskontrolle in 46,6 % der Fälle erzielt werden [62]. Im Expanded-access-Programm für Pemetrexed zeigte sich bei 396 vorbehandelten Patienten ein Ansprechen von 12,1 %, die mediane Zeit bis zur Progression betrug 4,9 Monate, die 1-Jahres-Überlebensrate betrug 54,7 % (95 % KI 42,6–66,8), die Toxizität war gering ausgeprägt [63]. Nach den Ergebnissen dieser beiden Studien wird man bei sehr günstigen Patientenkriterien, besonders bei Patienten in sehr gutem AZ, heute im Einzelfall sehr wohl an eine Zweitlinientherapie denken dürfen.

Stellung der Chemotherapie im Therapiekonzept

Nachdem auch in den großen randomisierten Studien Patienten von einer Remission oder einem Krankheitsstillstand, Überlebensverlängerung, besonders aber von einer oft guten Palliation mit z. B. Besserung von Dyspnoe und Schmerzen profitieren, bestehen an der prinzipiellen Effektivität der Chemotherapie zumindest für Patienten in gutem AZ keine Zweifel mehr [45, 53, 52, 64, 48].

In einer wichtigen randomisierten Studie mit allerdings sehr wenigen Patienten über den Zeitpunkt des Therapiebeginns konnte gezeigt werden, dass Zuwarten selbst bei konstanten Befunden nicht sinnvoll ist [65]. Patienten mit sofortiger MP-Therapie (Mitomycin C, Vinblastin, Cisplatin) hatten erst nach median 25 Wochen einen symptomatischen Progress, Patienten mit verzögerter Chemotherapie schon nach 11 Wochen. Auch das mediane Überleben und die 1-Jahres-Überlebensrate waren mit 14 Monaten bzw. 66 % besser als bei späterem Therapiebeginn mit 10 Monaten bzw. 36 % (64).

Eine schlechtere Prognose haben in den fortgeschrittenen Stadien in der Univariatanalyse Patienten mit schlechtem AZ, Gewichtsverlust, gemischter oder sarkomatoider Histologie, Anämie, Leukozytose und Appetitverlust [51, 58]. In der Multivariatanalyse wurde die besondere Bedeutung eines schlechten Allgemeinzustandes und eines Gewichtsverlustes noch einmal bestätigt [58]. Die frühere grundsätzliche Zurückhaltung gegenüber einer systemischen Chemotherapie ist nach den oben aufgeführten Studienergebnissen heute nicht mehr gerechtfertigt. In Einzelfällen steht allerdings die Ergussproblematik im Vordergrund, die über lokale internistische oder chirurgische Pleurodese-Verfahren oft gut zu behandeln ist.

Eine Chemotherapie kommt beim Pleuramesotheliom in Betracht, wenn bei fortgeschrittener lokoregionaler Tumorausbreitung keine anderen sinnvollen Therapiemöglichkeiten mehr zur Verfügung stehen oder wenn die Erkrankung metastasiert ist. Bei der Entscheidung über eine Chemotherapie müssen der Allgemeinzustand, die Organfunktionen und die Motivation des Patienten zwingend bedacht werden. Eine klare Indikation ist bei Patienten mit einem Karnofsky-Index von mindestens 70 (WHO PS 0 und 1) gegeben. Besonders bei einem Karnofsky-Index unter 70, wie er bei Patienten mit fortgeschrittenem Mesotheliom leider nicht selten ist, wird man aber weiterhin oft auf eine Chemotherapie verzichten müssen.

Kombinationstherapie

Für Patienten in gutem AZ und mit normaler Nierenfunktion ist heute sicher die Cisplatin-Pemetrexed-Kombination der Standard und dafür zugelassen, da diese Therapie neben vergleichsweise günstigen Remissionsraten den Patienten auch einen klinischen Benefit bringen kann. Die regelmäßige Vitamin B12- und Folsäure-Supplementierung sind aber zwingende Voraussetzungen für diesen Antimetaboliten, und eine Einschränkung der Nierenfunktion (Kreatininclearance < 45 ml/min) ist derzeit aufgrund des Zulassungstextes (bei fehlenden Daten) eine Kontraindikation gegen Pemetrexed. Die Dosis muss der Toxizität im Intervall angepasst werden [57]. Auch Cisplatin/Gemcitabin erwies sich als effektiv und kann bei Kontraindikationen gegen Pemetrexed eingesetzt werden. Da gerade Cisplatin bei eingeschränkter Nierenfunktion kontraindiziert ist und zudem zur Vermeidung nephrotoxischer Nebenwirkungen eine forcierte Diurese erforderlich macht, stellt sich bei einem Teil der Patienten die Frage, statt Cisplatin Carboplatin zu geben, das ja nach der Calvert-

Formel bis zu einer Kreatininclearance von 30 ml/min sicher dosiert werden kann. Auch wenn die Ergebnisse der Pemetrexed-Carboplatin- bzw. Gemcitabin-Carboplatin-Kombination an geringeren Patientenzahlen gewonnen wurden, bestehen jedoch an der Effektivität dieser beiden Kombinationen keine Zweifel, sodass in Grenzsituationen Cisplatin durch Carboplatin ersetzt werden kann.

Monotherapie
Zumindest nach den Ergebnissen von *Vogelzang* ist das Überleben unter einer im Prinzip effektiven Monotherapie kürzer als unter der Pemetrexed-Cisplatin-Kombination. Vergleichende aussagekräftige Daten zu den anderen Zytostatika liegen nicht vor. Im Einzelfall mit Verzicht auf die oft doch belastenden Platin-haltigen Kombinationen wird man eine Monotherapie wählen dürfen. Hier bieten sich dann Pemetrexed (mit B12- und Folat-Supplementierung), Gemcitabin, Doxorubicin/Epirubicin oder Vinorelbin an. Pemetrexed wird bei guter Verträglichkeit oft über längere Zeit im Sinne einer Erhaltungstherapie mit günstigen Ergebnissen eingesetzt.

Vorgehen bei erneutem Progress
Bei Patienten in sehr gutem AZ und mit hoher Motivation soll eine Zweittherapie erwogen werden. Eine optimale Therapie hat sich noch nicht herauskristallisiert. Nach längerem therapiefreien Intervall kann die primäre Therapie wieder zum Einsatz kommen. Im Allgemeinen wird man bei kürzerem therapiefreien Intervall versuchen, Substanzen mit erwiesener Effektivität zu wählen, die der Patient in der Ersttherapie noch nicht erhalten hat. Nach primärer Pemetrexed-Platin-Therapie wäre z. B. eine immerhin in einer Phase-II-Studie untersuchte Kombination aus Gemcitabin/Vinorelbin möglich, wie sie nach *Zucali* auch in Tabelle 4 angegeben ist. Wurde in der Primärtherapie weder Cisplatin noch Pemetrexed gegeben, sollte nach *Jänne* et al. ein Versuch mit Cisplatin/Pemetrexed gemacht werden, da ein relativ hoher Prozentsatz der Patienten von einer erneuten Remission oder einem Krankheitsstillstand profitiert [62]. Bei Kontraindikationen gegen Platin kann an Pemetrexed alleine als Zweittherapie gedacht werden, da etwa noch einmal 50 % von einer Krankheitskontrolle profitieren [62].

Neoadjuvante Chemotherapie?
Gerade in lokal fortgeschrittenen, aber nicht metastasierten Stadien erscheint es attraktiv, primär mit einer Chemotherapie zu behandeln und erst sekundär zu operieren. In einer zahlenmäßig größeren Phase-II-Studie mit primärer Therapie mit Cisplatin und Gemcitabin und sekundärer Operation von Patienten mit einem Mesotheliom im Stadium T1–T3 N0–2 M0 konnten etwa drei Viertel sekundär mit einer EPP operiert und in 61 % eine R0-Resektion erzielt werden [40]. Die mediane Überlebenszeit für alle Patienten und diejenigen mit einer EPP sind mit 19,8 und 23 Monaten vielversprechend. Bevor aber der Stellenwert der neoadjuvanten Chemotherapie nicht durch weitere, besonders durch randomisierte Studien endgültig abgesichert worden ist, bleibt dieser Ansatz weiterhin Studien vorbehalten.

Biologische Ansätze
Das Mesotheliom als primär lokaler Tumor wurde auch bezüglich genetischer und biologischer Therapieansätze untersucht. Größere Hoffnung wurde auch auf die Hemmung der Angiogenese gesetzt. Es handelt sich aber bis jetzt meist nur um kleinere Machbarkeitsstudien, die randomisierte Studie zum Einsatz des VEGF-Inhibitors Bevacizumab erbrachte keinen Vorteil.

Peritoneale Mesotheliome

Ein isolierter peritonealer Befall wird bei etwa 10 % der Mesotheliome nachgewiesen. Auch bei peritonealen Mesotheliomen findet sich häufig ein Bezug zu einer vorausgegangenen Asbestexposition. Die Asbestexposition des Peritoneums wird sowohl über den intestinalen Weg (Aufnahme über Nahrung und Wasser) als auch über die Inhalation und den transdiaphragmalen Weg beobachtet. Gegenwärtig gibt es keine Standardtherapie für peritoneale Mesotheliome [67]. Eine Reihe von therapeutischen Optionen wird gegenwärtig eingesetzt: unter anderem zytoreduktive Chirurgie makroskopisch nachweisbarer Tumoranteile allein oder in Kombination mit einer intraperitonealen hyperthermen Chemotherapie. Da es derzeit kein einheitliches Vorgehen gibt, ist eine enge interdisziplinäre Betreuung dieser Patienten mit peritonealen Mesotheliomen an erfahrenen Zentren von Bedeutung [68].

Bei abgeschlossener zytoreduktiver Chirurgie und/oder vorhandener Klinik (Aszites, GI-Obstruktion) besteht prinzipiell eine Indikation zur Chemotherapie. Kontrollierte randomisierte Studien zur Therapie liegen nicht vor. Die vorhandenen Fallserien entstammen zumeist Phase-II-Studien oder stellen Kohortenstudien dar. Pemetrexed gilt auch bei peritonealen Mesotheliomen als wirksam und wurde in Kombination mit Cisplatin, Carboplatin, Gemcitabin oder als Monotherapie eingesetzt [69, 70, 71]. Die publizierten Daten lassen einen insgesamt günstigeren Verlauf vermuten als bei ausschließlich pleuraler Form des Mesothelioms mit einer Zeit bis zur Tumorprogression zwischen 10,7 und 13,4 Monaten und einem Überleben von 13,7 bis 26,8 Monaten. Ob eine adjuvante Chemotherapie bei makroskopisch kompletter Resektion erfolgen soll, ist ungeklärt. Ebenso ist die Therapiedauer (fixe Zykluszahl oder bis maximalem Ansprechen) und die Frage einer Erhaltungstherapie bei peritonealen Mesotheliomen ungeklärt.

Es finden sich bei abdominellen Mesotheliomen einzelne Langzeitverläufe mit 5–10 Jahren stabiler Krankheitsphase, dies ist im Unterschied dazu bei pleuralen Manifestationen des Mesothelioms eher selten [70].

Therapieplan

Eine operative Therapie wird im Allgemeinen nur im Stadium I, allenfalls Stadium II (hier nur in Studien) und bei gleichzeitig gutem Allgemeinzustand möglich sein. Eine adjuvante Strahlentherapie und/oder Chemotherapie kann bei Patienten im Stadium I und II, gutem Allgemeinzustand und nach kompletter Tumorresektion und mit tumorfreien mediastinalen Lymphknoten erwogen werden, da hier in Phase-II-Studien eine Verbesserung des Überlebens erreichbar scheint. Neoadjuvante Therapiekonzepte sind erfolgversprechend, jedoch noch nicht ausreichend evaluiert. Diese Patienten sollten zwingend interdisziplinär vorgestellt und diskutiert werden.

Für den überwiegenden Teil der Patienten mit Stadien I und höher und/oder schlechtem Allgemeinzustand ist eine Operation nicht indiziert. Individuell ist über den Einsatz einer Strahlen- oder Chemotherapie zu entscheiden. Der Strahlentherapie kommt vor allem in palliativer, vor allem analgetischer Indikation eine größere Bedeutung zu.

Bei der Entscheidung über eine palliative Chemotherapie müssen mögliche geringe Vorteile und mögliche Nebenwirkungen der verschiedenen Zytostatika sehr sorgfältig abgewogen werden. Bei der insgesamt immer noch beschränkten Effektivität der Chemotherapie sollten stärkere Toxizitäten unbedingt vermieden werden. Die notwendigen und oft sehr erfolgreichen palliativen Maßnahmen, die sich nach den jeweiligen Beschwerden richten müssen, ähneln denen der Lungenkarzinome und sind dort ausführlich dargestellt.

Die Behandlung von potenziell kurativ therapierbaren Patienten sollte immer an Zentren und in Studienform erfolgen. Dies bitten wir jeden Kollegen zu bedenken, der mit einem Mesotheliom-Patienten konfrontiert wird.

Literatur

1 Neumeister W, Gillissen A, Rasche K, Müller KM, Schultze-Werninghaus G (2001) Pleural mesothelioma. Med Klein 96: 722–729
2 Pelucci C, Malvezzi M, La Veccia C, Levi F, Decarli A, Negri E (2004) The mesothelioma epidemic in Western Europe. Br J Cancer 90: 1022–1024
3 Chahinian AP (1993) Malignant mesothelioma. In: Holland JF, Frei E, Bast RC et al (eds) Cancer medicine, Lea and Febiger, Philadelphia, pp 1337–1355
4 Suzuki M, Toyooka S, Shivapurkar N et al (2004) Aberrant methylation profile of human malignant mesotheliomas and its relationship to SV40 infection. Oncogene 1–7
5 Neumann V, Rütten A, Scharmach M, Müller KM, Fischer M (2004) Factors influencing long-term survival in mesothelioma patients – results of the German mesothelioma register. Int Arch Occup Environ Health 77: 191–199
6 Renshaw AA, Dean BR, Antmann KH et al (1997) The role of cytologic evaluation of pleural fluid in the diagnosis of malignant mesothelioma. Chest 111: 106–109
7 Mezger J, Lamerz R, Bresgen M et al (1991) CEA in Serum und Pleuraerguss zur Unterscheidung von Bronchialkarzinom und Pleuramesotheliom. Dtsch Med Wschr 116: 207
8 Atalas F, Alatasm O, Metintas M, Colak O, Harmanci E, Demir R (2001) Diagnostic value of CEA,

CA 15-3, CA 19-9, Cyfra 21-1, NSE und TSA assay in pleural effusionos. Lung Cancer 31 (1): 9–16
9 Pass HI, Wali A, Tang N, Ivanova A, Ivanov S, Harbut M, Carbone M, Allard J (2008) Soluble Mesothelin-Related Peptide Level Elevation in Mesothelioma Serum and Pleural Effusions. Ann Thor Surg 85: 265–272
10 Creaney J, Yeoman D, Naumoff LK, Hof M, Segal A, Musk AW, DeKlerk N, Horick N, Skates SJ, Robinson BWS (2007) Soluble mesothelin in effusions: a useful tool for the diagnosis of malignant mesothelioma. Thorax 62: 569–576
11 Beauchamp KD, Kundra NK, Aranson R et al (1992) The role of closed needle biopsy in the diagnosis of malignant mesothelioma in the pleura. Chest 102: 1110–1112
12 Pass HI, Vogelzang N, Hahn S, Carbone M (2004) Malignant pleural mesothelioma. Curr Probl Cancer 28: 93–174
13 Ho L, Sugarbaker DJ, Skarin AT (2001) Malignant pleura mesothelioma. Cancer Treat Res 105: 327–373
14 Gerbaudo VH, Sugarbaker DJ et al (2002) Assessment of malignant pleural mesothelioma with 18F-FDG Dual-head gamma-camera coincidence imaging: comparison with histopathology. J Nuc Med 43: 1144–1149
15 Gerbaudo VH, Britz-Cunningham S, Sugarbaker DJ, Treves ST (2003) Metabolic significance of the pattern, intensity and kinetics of 18F-FDG uptake in malignant pleural mesothelioma. Thorax 58: 1077–1082
16 Schneider DB, Clary-Macy C, Challa S et al (2000) Positron emission tomography with F18-fluorodeoxyglucose in the staging and preoperative evaluation of malignant pleural mesothelioma. J Thorac Cardiovasc Surg 120: 128–133
17 Krüger S, Pauls S, Mottaghy FM, Buck AK, Schelzig H, Hombach V, Reske SN (2007) Integrated FDG PET-CT imaging improves staging in malignant pleural mesothelioma. Nuklearmedizin 46: 239–243
18 Flores RM, Akhurst T, Gonen M, Zakowski M, Dycoco J, Larson SM, Rusch VW (2006) Positron emission tomography predicts survival in malignant pleural mesothelioma. J Thorac Cardiovasc Surg 132 (4): 763–768
19 Huncharek M, Muscat T (1987) Metastases in diffuse pleural mesothelioma: Influence of histological type. Thorax 42: 897–898
20 Roberts GH (1976) Distant visceral metastases in pleural mesothelioma. Br J Dis Chest 70: 246–250
21 Rusch VW (1996) A proposed new international TNM staging system for malignant pleural mesothelioma from the International Mesothelioma Interest Group. Lung Cancer 14: 1–12
22 von Bültzingslöwen F (1996) Die Therapie des malignen Pleuramesothelioms. Atemw Lungenkr 22: 644–653
23 Sugarbaker DJ, Strauss GM, Lynch TJ et al (1993) Node status has prognostic significance in the multimodality therapy of diffuse malignant mesothelioma. J Clin Oncol 11: 1172–1178
24 Sugarbaker D, Harpole D, Healey E et al (1995) Multimodality treatment of malignant pleural mesothelioma (MPM): results in 94 consecutive patients. Proc ASCO 14: A1083
25 Sugarbaker DJ, Flores R, Jacklitsch M et al (1999) Resection margins, extrapleural nodal status, and cell type determine postoperative long-term survival in trimodality therapy of malignant pleural mesothelioma. J Thorac Cardiovasc Surg 117: 54–65
26 Treasure T (2004) Radical surgery for mesothelioma. BMJ 328: 237–238
27 Krarup-Hansen A (1994) Phase II trials of malignant mesothelioma: a commentary and update. Lung Cancer 11: 305–308
28 Butchart EG,Ashcroft T, Barnsley WC et al (1976) Pleuropneumonectomy in the management of diffuse malignant mesothelioma of the pleura. Experience with 29 patients.Thorax 31: 15–24
29 Chahinian AP, Antman K, Goutsou M et al (1993) Randomized phase II trial of cisplatin with mitomycin or doxorubicin for malignant mesothelioma by the Cancer and Leukemia Group B. J Clin Oncol 11: 1559–1565
30 Mezger J (2000) Benigne und maligne Mesotheliome. In: Wilmanns W, Huhn D, Wilms K (eds) Internistische Onkologie, 2. Auflage, Thieme, Stuttgart, pp 738–742
31 Vogelzang NJ (1992) Malignant mesothelioma: Diagnostic and management strategies for 1992. Semin Oncol 19: 64–71
32 Patz EF jr, McAdams HP, Erasmus JJ et al (1998) Sclerotherapy for malignant pleural effusions: A prospective randomized trial of bleomycin vs doxycycline with small-bore catheter drainage. Chest 113: 1305–1311
33 Boutin C, Rey F, Viallant JR (1995) Prevention of malignant seeding after invasive diagnostic procedures in patients with pleural mesothelioma: A randomized trial of local radiotherapy. Chest 108: 754–758
34 Rusch VW, Rosenzweig K, Venkatraman E et al (2001) A phase II trial of surgical resection and adjuvant high-dose hemithoracic radiation for malignant pleural mesothelioma. J Thorac Cardiovasc Surg 122: 788–795
35 West SD, Foord T, Davies R (2006) Needle-track metastases and prophylactic radiotherapy for mesothelioma. Respiratory Medicine 100(6): 1037–1040
36 De Ruyscher D, Slotman B (2003) Treatment of intervention sites of malignant pleural mesothelioma with radiotherapy: a Dutch-Belgian survey. Radiother Oncol 68: 299–302

37 Baldini EH (2004) External beam radiation therapy for the trestment of pleural mesothelioma. Thorac Surg Clin 14 (4): 543–548
38 Senan S (2003) Indications and limitations of radiotherapy in malignant pleural mesothelioma. Curr Opin Oncol 15 (2): 144–147
39 Rice DC, Stevens CW, Correa AM, Vaporciyan AA et al (2007) Outcomes after extrapleural pneumonectomy and intensity-modulated radiation therapy for malignant pleural mesothelioma. Ann Thorac Surg 84 (5): 1685–1693
40 Weder W, Stahel RA, Bernhard J et al (2007) Multicenter trial of neo-adjuvant chemotherapy followed by extrapleural pneumonectomy in malignant pleural mesothelioma. Ann Oncol 18: 1196–1202
41 Allen AM, Den R, Wong JS, Zurakowski D, Soto R, Jänne PA, Zellos L, Bueno R, Sugarbaker DJ, Baldini EH (2007) Influence of radiotherapy technique and dose on patterns of failure for mesothelioma patients after extrapleural pneumonectomie. Int J Radiat Oncol Biol Phys 68 (5): 1366–1374
42 Miles EF, Larrier NA, Kelsey CR, Hubbs JL, Ma J, Yoo S, Marks LB (2008) Intensity-Modulated Radiotherapy for Resected Mesothelioma: The Duke Experience. Int J Radiat Biol Phys 70 (2)
43 Ong ST, Vogelzang NJ (1996) Chemotherapy in malignant pleural mesothelioma: a review. J Clin Oncol 14: 1007–1017
44 Steele JPC, Shamash J, Evans MT et al (2000) Phase II study of vinorelbine in patients with malignant pleural mesothelioma. J Clin Oncol 18: 3912–3917
45 Tomek S, Emri S, Krejcy K, Manegold C (2003) Chemotherapy for malignant pleural mesothelioma: past results and recent developements. Br J Cancer 88: 167–174
46 Steele JPC, Klabasta A (2005) Chemotherapy options and new advances in malignant pleural mesothelioma. Ann Oncol 16: 345–351
47 Kindler HL, van Meerbeeck JP (2002) The role of gemcitabine in the treatment of malignant mesothelioma. Semin Oncol 29: 70–76
48 Ellis P, Davies AM, Evans WK et al (2006) The use of chemotherapy in patients with advanced malignant pleural mesothelioma: A systematic review and practice guideline. J Thorac Oncol 1: 591–601
49 Nowak AK, Byrne MJ, Williamson R et al (2002) A multicenter phase II study of cisplatin and gemcitabine for malignant mesothelioma. Br J Cancer 87: 491–496
50 Byrne MJ, Davidson JA, Musk AW et al (1999) Cisplatin and gemcitabine treatment for malignant mesothelioma: a phase II study. J Clin Oncol 17: 25–30
51 Andreopoulou E, Ross PJ, O'Brien MER et al (2004) The palliative benefits of MVP (mitomycin C, vinblastine and cisplatin) chemotherapy in patients with malignant mesothelioma. Ann Oncol 15: 1406–1412
52 van Meerbeeck JP, Gaafar R, Manegold C et al (2005) Randomized phase III study of cisplatin with or without raltitrexed in patients with malignant pleural mesothelioma: An Intergroup Study of the European Organsation for Research and Treatment of Cancer Lung Cancer Group and the National Cancer Institute of Canada. J Clin Oncol 23: 6881–6889
53 Vogelzang NJ, Rusthoven JJ, Symanowski J et al (2003) Phase III study of pemetrexed in combination with cisplatin versus cisplatin alone in patients with malignant pleural mesothelioma. J Clin Oncol 21: 2636–2644
54 van Haarst JM, Baas P, Manegold C et al (2002) Multicentre phase II study of gemcitabine and cisplatin in malignant pleural mesothelioma. Br J Cancer 86: 342–345
55 Kalmadi SR, Rankin C, Kraut MJ et al (2008) Gemcitabine and cisplatin in unresectable malignant mesothelioma of the pleura: A phase II study of the Southwest Oncology Group (SWOG 9810). Lung Cancer 60(2): 259–263
56 Castagneto B, Zai S, Dongiovanni D et al (2005) Cisplatin and Gemcitabine in malignant pleural mesothelioma: A phase II study. Am J Clin Oncol 28: 223–226
57 Peters HD, Hanauske A (2004) Pemetrexed. Onkologe 10: 1234–1243
58 Bottomley A, Gaafar R, Manegold C et al (2006) Short-term treatment-related symptoms and quality of life: Results from an international randomized phase III study of cisplatin with or without raltitrexed in patients with malignant pleural mesothelioma: An EORTC Lung Cancer Group and National Cancer Institute, Canada, intergroup study. J Clin Oncol 24: 1435–1442
59 Favaretto AG, Aversa SM, Paccagnella A et al (2003) Gemcitabine combined with carboplatin in patients with malignant pleural mesothelioma: a multicentric phase II study. Cancer 97: 2791–2797
60 Adjei AA (2004) Pemetrexed (Alimta) a novel multitargeted antineoplastic agent. Clin Cancer Res 10, Suppl: 4276–4280
61 Zucali PA, Ceresoli GL, Garassino I et al (2008) Gemcitabine and vinorelbine in pemetrexed-pretreated patients with malignant pleural mesothelioma. Cancer 102: Epub ahead of print
62 Jänne PA, Wozniak AJ, Belani CP et al (2006) Pemetrexed alone or in combination with cisplatin in previously treated malignant pleural mesothelioma: Outcomes from a phase IIIB expanded access program. J Thorac Oncol 1: 506–512
63 Taylor P, Castagneto B, Dark G et al (2008) Single-Agent Pemetrexed for Chemonaıve and Pretreated Patients with Malignant Pleural Mesothelioma. J Thorac Oncol 3: 764–771
64 Metintas M, Ak G, Erginel S et al (2007) A retrospective analysis of malignant pleural mesothelioma patients treated either with chemotherapy or

best supportive care between 1990 and 2005. A single institution experience. Lung Cancer 55: 379–387
65 O'Brien MER, Watkins D, Ryan C et al (2006) A randomised trial in malignant mesothelioma (M) of early (E) versus delayed (D) chemotherapy in symptomatically stable patients: the MED trial. Ann Oncol 17: 270–275
66 Boffetta P (2007) Ann Oncol 18: 985–990
67 Sugarbaker PH, Yan TD, Stuart OA, Yoo D (2006) Comprehensive management of diffuse malignant peritoneal mesothelioma. Eur J Surg Oncol 32(6): 686–691
68 Hassan R, Alexander R, Antman K, Boffetta P, Churg A, Coit D, Hausner P, Kennedy R, Kindler H, Metintas M, Mutti L, Onda M, Pass H, Premkumar A, Roggli V, Sterman D, Sugarbaker P, Taub R, Verschraegen C (2006) Current treatment options and biology of peritoneal mesothelioma: meeting summary of the first NIH peritoneal mesothelioma conference. Ann Oncol 17(11): 1615–1619
69 Simon GR, Verschraegen CF, Jänne PA, Langer CJ, Dowlati A et al (2008) Pemetrexed plus gemcitabine as first-line chemotherapy for patients with peritoneal mesothelioma: Final report of a Phase II trial. J Clin Oncol 26: 3567–3572
70 Karthaus M, Frieler F, Vasquez N, Plahl A, Pfeil N, Tagizadeh K (2006) Pemetrexed (A)+/ platinum for patients with malignant peritoneal mesothelioma (AbM): The Bielefeld experience. J Clin Oncol 24: 251 (Suppl; abstr 4151)
71 Jänne PA, Wozniak AJ, Belani CP, Keohan ML, Ross HJ, Polikoff JA, Mintzer DM, Taylor L, Ashland J, Ye Z, Monberg MJ, Obasaju CK (2005) Open-label study of pemetrexed alone or in combination with cisplatin for the treatment of patients with peritoneal mesothelioma: outcomes of an expanded access program. Clin Lung Cancer 7(1): 40–46

Palliative Therapie

H. Hautmann, S. T. Astner, T. Beinert, C. Dudel, R. Fischer, R. Hauck, R. M. Huber, M. Lindner, B. Pöllinger, O. Thetter, C. Uhde

Einleitung

Das vordringliche Ziel palliativer Maßnahmen bei der Behandlung des Lungenkarzinoms ist die Wiederherstellung bzw. die Aufrechterhaltung der Durchgängigkeit zentraler Atemwege. Dies dient vor allem dazu, schwerwiegende und mitunter akut lebensbedrohliche Komplikationen wie Asphyxie, Atelektasen und Retentionspneumonien zu verhindern. Aufgrund der vielfältigen therapeutischen Möglichkeiten sind zentrale Stenosen bzw. Verschlüsse mit den daraus resultierenden, oft letalen Folgen für den Patienten heute vermeidbar. Im Vordergrund stehen hierbei interventionelle bronchologische und radiotherapeutische Maßnahmen. Voraussetzung dabei ist jedoch die Beherrschung aller Methoden, um der jeweiligen Situation bezüglich eines für den Patienten optimalen Vorgehens gerecht zu werden. Palliative Therapieansätze ergeben sich darüber hinaus auch bei der Manifestation von Metastasen sowie bei Auftreten eines Pleuraergusses. Nicht minder bedeutend bedarf es der Erwähnung einer Vielzahl supportiver Maßnahmen. Dabei handelt es sich sowohl um eine adäquate Ernährung bis hin zu einer patientenorientierten psychologischen Betreuung. Das für den Patienten optimale Vorgehen sollte grundsätzlich möglichst frühzeitig in einem interdisziplinären Tumorkonsil mit Pneumologen, internistischen Onkologen, Strahlentherapeuten und Chirurgen, gegebenenfalls auch Orthopäden und Neurochirurgen diskutiert werden. In der Regel steht eine lokale Symptomatik im Vordergrund, welche zu lokalen Therapiemaßnahmen zwingt. Bei einer rasch zunehmenden viszeralen Metastasierung kann durchaus auch eine systemische Therapie Linderung bringen. Prinzipiell müssen jedoch alle mit einer lokalen oder systemischen Therapie verbundenen Belastungen in einem vernünftigen Verhältnis zum erwarteten Erfolg stehen. Im Folgenden werden die Indikationen und Vorzüge der einzelnen Maßnahmen nochmals einzeln aufgeführt.

Lokalrezidiv/lokoregionäre Rezidive

Lokale endobronchiale Probleme führen vor allem im Falle des Rezidivs häufig zu einer subjektiv schwerwiegenden Symptomatik, welche in nicht seltenen Fällen mit einer lebensbedrohlichen Komplikation vergesellschaftet ist. Andererseits gab es in den letzten Jahren insbesondere auf dem Sektor der interventionellen Bronchologie erhebliche Fortschritte, welche in der Regel zu einem lokal zufriedenstellenden Ergebnis führen, ohne den Patienten wesentlich zu belasten.

Grundsätzlich ist zu beachten, dass ein lokales Tumorrezidiv – vor allem im Bereich des Bronchusstumpfes nach Resektion – durchaus erneut mit langfristigem Erfolg behandelt werden kann. Mit kumulativen Strahlendosen oberhalb von 60 Gy lassen sich ein medianes Überleben von über 12 Monaten und ein 5-Jahres-Überleben bis über 25 % erzielen [1]. Daher sollten in einem solchen Fall die Optionen interdisziplinär diskutiert werden. Tabelle 1 gibt einen Überblick darüber, welche Maßnahmen zur Behandlung welcher Läsion indiziert sind. Die Methoden sind nachstehend im Einzelnen näher erläutert.

Tabelle 1. Indikation zu interventionellen Maßnahmen, abhängig von Lokalisation und Ausprägung des Tumors.

Lokales Problem		Laser (Zangen-abtragung)	Dilatation	Stent	Brachy-therapie (Afterloading)
Wirkungseintritt		sofort			verzögert
Exophyt	zentral[1]	+++	–	+	++
	peripher	+	–	(+)	+
Kompression[2]	zentral	–	++	++	++
	peripher	–	+	+	++
bronchiale Instabilität		–	–	+++	–
narbige Stenose		+	+++	+	–

–: nicht geeignet, +: manchmal geeignet, ++: in der Regel geeignet, +++: gut geeignet
[1] Trachea und Hauptbronchien, [2] und/oder murales Wachstum

Lasertherapie

Der Neodym-YAG-Laser mit einer Wellenlänge von 1,06 nm ist ein etabliertes Verfahren zur Abtragung tumoröser, endoluminaler Gewebeanteile [2, 3]. Hierbei wird das Tumorgewebe zunächst ohne direkten Gewebekontakt denaturiert oder verdampft und anschließend das nekrotische Gewebe mechanisch abgetragen. Die Tiefenwirkung des Lasers beträgt bis zu 5 mm, sodass auch eine Koagulation tiefer gelegener kleiner Blutgefäße des Tumors möglich ist. Der Laserstrahl wird über eine flexible Quarzfaser geleitet, die durch den Instrumentierkanal eines Bronchoskops (flexibel oder starr) eingeführt wird [6, 7]. In jüngster Zeit hat sich neben der kontaktfreien Laseranwendung auch die Tumorabtragung mit dem Fibertomlaser bewährt. Hierbei lassen sich durch Kontakt mit der Laserfaser kleine Stücke aus dem Tumor herausschneiden, ohne dass größere Blutungen entstehen [4, 5].

Indikationen

Hauptindikation der endobronchialen Laserabtragung ist die Resektion endobronchial wachsender Tumoren, vorwiegend im Bereich der zentralen Atemwege. In den meisten Fällen handelt es sich um inoperable Patienten mit beginnender respiratorischer Insuffizienz oder den einleitend dargestellten Problemen. Daneben findet die Methode auch Anwendung bei benignen Tumoren, kurzstreckigen narbigen Stenosen mit stabiler Bronchialwand, Fremdkörpergranulomen und kleineren Blutungsherden.

Gelegentlich ist auch eine Laser-Rekanalisation sinnvoll, um die Inspektion distaler Bronchusabschnitte zur Operabilitätsbeurteilung zu ermöglichen. In den meisten Fällen ist die Laserbehandlung jedoch eine Methode mit palliativem Ansatz.

Komplikationen

Bei erfahrenen Anwendern muss in etwa 1 % der Fälle mit einem Pneumothorax oder einem Mediastinalemphysem gerechnet werden. In weniger als 1 % der Fälle können schwere Blutungen auftreten. Die Mortalität im Rahmen einer endobronchialen Laserbehandlung liegt unter Einschluss von Hochrisikopatienten nicht über 1 %. Während oder nach einer endobronchialen Lasertherapie kann es durch die Rauchentwicklung sowie durch die thermische Wandirritation zu obstruktiven Ventilationsstörungen kommen, weshalb eine Prämedikation mit Steroiden erfolgen sollte.

Bei großflächiger Koagulation kann sekundär Fibrin- oder Granulationsbildung raumfordernd wirken und eine erneute Stenose bedingen. Falls sich bei der bronchoskopischen Kontrolluntersuchung zeigt, dass sich diese Ersatzgewebe nicht spontan abgestoßen haben, müssen diese abgetragen werden (z. B. mit der Biopsiezange).

Voraussetzungen

Der Patient sollte nach Möglichkeit vor einem vollständigen Lumenverschluss (Atelektasenbildung) der Lasertherapie zugeführt werden, um möglichst übersichtliche anatomische Verhältnisse und Leitstrukturen zu haben. Neben der reinen Rekanalisation kann die Lasertherapie als Stenose-reduzierendes Verfahren auch vorbereitend für eine erfolgreiche Stentimplantation oder endoluminale Afterloadingtherapie indiziert sein. Vor rekanalisierenden Maßnahmen kann die Durchgängigkeit der Pulmonalarterie fakultativ angiographisch oder computertomographisch geprüft werden, da fehlende Perfusion in diesem Strombahngebiet gegebenenfalls zu einer Verschlechterung des Gasaustausches durch Totraumventilation führen kann.

In manchen Fällen (poststenotische, nicht beherrschbare Pneumonie) kann jedoch auch die alleinige Sekretdrainage Ziel der Behandlung sein. Bei langstreckigen oder zirkulären Stenosen ist die Lasertherapie häufiger technisch schwierig und somit schlecht geeignet. Bei extraluminal gelegenen, stenosierenden Prozessen ist sie kontraindiziert.

In allen Fällen ist darauf zu achten, dass nach einer erfolgreichen Lasertherapie stabilisierende Maßnahmen (Chemotherapie, Bestrahlung) angeschlossen werden, um so den Akuteffekt für längere Zeit zu erhalten.

Dilatation, Stentimplantation

Die älteste und vor allem im Notfall immer noch angewendete Methode zur Rekanalisation okkludierter Atemwege ist die endoskopische Zangenabtragung von Tumorgewebe und die mechanische Eröffnung. Dies sollte allerdings Notfallsituationen vorbehalten bleiben, zumal heute bessere und risikoärmere Verfahren zur Verfügung stehen.

Ballondilatation

Die Dilatation stenosierter Atemwege mittels Ballonkatheter [8] kann die Ventilation akut und mittelfristig verbessern. Während bei der Dehnung von Tumorstenosen aufgrund extra- oder intramuraler Kompression der Erfolg oft nur kurz anhält, lassen sich bei den Narbenstenosen, wie sie gelegentlich nach Bestrahlung auftreten, häufig gute Langzeitergebnisse erzielen. Bei Verlegung durch exophytisches Tumorgewebe ist die Dilatation ungeeignet.

Sinnvoll kann ihr Einsatz vor geplanter Stentimplantation sein, um damit eine Präformierung oder Lumenerweiterung des zu schienenden Atemweges zu erreichen, was sowohl die Wahl des Stentdurchmessers als auch das Einbringen des Stents erleichtert. Vor allem bei entzündlichen poststenotischen Komplikationen, wie einer Retentionspneumonie oder eines Abszesses, kann die Dilatation auch bei nur kurzfristigem Rekanalisationserfolg wesentlich zur Abheilung beitragen.

Stentimplantation

Bei extrabronchialer Kompression durch größere Tumormassen ist eine Rekanalisation oft nur durch die Einlage eines Stents möglich [9, 10]. Aber auch exophytische Tumorstenosen lassen sich mit dieser Methode erfolgreich behandeln. Für diesen Zweck sind verschiedene Stentmodelle verfügbar. Dies sind entweder Silikonstents oder Metallmaschenstents (z. B. Ultraflex-Stent), die sowohl ohne als auch mit Kunststoffbeschichtung (gecoverter Stent) erhältlich sind. Die Auswahl des Modells richtet sich nach den im Einzelfall erforderlichen Eigenschaften. Diese sind vor allem Durchmesser, Länge, radiale Flexibilität und Widerstandsfähigkeit sowie gegebenenfalls Explantierbarkeit.

Man unterscheidet zwischen selbstexpandierenden und Ballon-expandierbaren Modellen. Die starre Bronchoskopie ist dabei nur noch bei denjenigen Stenttypen erforderlich, welche aus technischen Gründen nicht flexibel implantiert werden können. Die Mehrzahl der Stents ist jedoch mit dem flexiblen Bronchoskop ohne erhöhtes Risiko platzierbar [11, 12]. Damit ist die Behandlung von Stenosen im Bereich der Trachea bis hin zu Lappenbronchien möglich. Distal der Hauptbronchien sind die Möglichkeiten einer sinnvollen Applikation aufgrund der anatomischen Gegebenheiten jedoch erheblich eingeschränkt. Ernsthafte Komplikationen sind bei adäquater Auswahl des Stentmodells äußerst selten.

Die Toleranz von Seiten des Patienten ist erstaunlich gut. Die Bildung von Granulationsgewebe, Sekretverhalt und Penetration von vitalem oder nekrotischem Tumorgewebe erfordert bisweilen ergänzende endoskopische Maßnahmen, in jedem Falle jedoch eine regelmäßige bronchoskopische Nachsorge. Dislokationen sind bei zu klein bemessenem Stentdurchmesser möglich und können einen Austausch erforderlich machen.

Durch die Stentimplantation kann die Zeit bis zum Wirkungseintritt anderer Maßnahmen (endoluminale Kleinraumbestrahlung, perkutane Radiatio, Chemotherapie) überbrückt werden. In einigen Fällen kann der Stent nach Tumorregression auch wieder entfernt werden.

Endoluminale Kleinraumbestrahlung (Afterloading- bzw. Brachytherapie)

Mittels Lasertherapie, Dilatation und Stentimplantation lassen sich Stenosierungen und gravierende Beschwerden, wie Atemnot, Hämoptoe und Husten, meist günstig und rasch beeinflussen.

Um aber einen möglichst lang andauernden Effekt dieser Akuttherapie zu erzielen, eignet sich neben der perkutanen Strahlentherapie, deren Möglichkeiten aufgrund bereits vorausgegangener Bestrahlungsserien oft eingeschränkt sind, die lokale Strahlenbehandlung mittels Afterloadingtechnik (^{192}Iridium) [15]. Sie kann auch als alleinige palliative Therapie in der Nicht-Notfallsituation durchgeführt werden, wenn die Patienten aus klinischen Gründen für eine externe Strahlentherapie nicht infrage kommen [13]. Beim Vergleich von externer zu endoluminaler Strahlentherapie schneidet die lokale Therapie zwar im Überleben und der lokalen Kontrolle etwas schlechter ab, die Nebenwirkungsrate liegt jedoch deutlich niedriger [17]. Bei sorgfältiger Planung kann mittels lokaler Therapie eine lang anhaltende Palliation erreicht werden [16].

Bei der Brachytherapie wird meist in Seldinger-Technik eine Führungssonde mit Abstandshaltern (z. B. eine Magensonde) in den Tumorbereich endobronchial eingelegt und anschließend die Strahlenquelle computergesteuert nachgeführt (Bestrahlungsdauer wenige Minuten). Die Therapie ist für den Patienten nicht belastender als eine diagnostische Bronchoskopie.

Üblicherweise erhalten die Patienten in jeweils ein- bis dreiwöchigen Abständen zwei bis vier Bestrahlungen mit Einzeldosen von 4–8 Gy, bezogen auf 10 mm Abstand von der Quellenachse [14, 16, 19]. Relevante Komplikationen sind nicht zu erwarten [17]. Allerdings sind späte (oft erst nach vielen Monaten) und dann häufig letale Blutungen nach Afterloadingtherapie in etwa 10 % (0–35 %) der Fälle beschrieben worden [18].

Indikation für die Afterloadingtherapie sind alle malignen stenosierenden Tumoren des Bronchialsystems (inklusive adenoidzystischer Karzinome), die entweder extramural oder intramural, aber exophytisch wachsen. Dabei ist ein aufdehnbares Mindestlumen von 3,2 mm notwendig, um die Bestrahlungssonde platzieren zu können (siehe Dilatation/Laser). Vorbehandlungen, wie eine externe Radiotherapie, stellen keine Kontraindikation dar. Auch eine bereits stattgehabte Afterloadingtherapie an gleicher Stelle ist in Abhängigkeit von der bereits applizierten Dosis keine absolute Kontraindikation.

Langfristige Erfolge sind in der Regel nur bei kleineren Tumoren bis zu einem Querdurchmesser von etwa 3 cm zu erwarten. Jenseits dieser Grenze wird durch die Brachytherapie aufgrund des steilen Dosisabfalls mit zunehmendem Abstand von der Quelle nur noch eine geringe Strahlendosis mit entsprechend geringer Wirkung erreicht. In diesen Fällen sollte dann eine zusätzliche bzw. alternative perkutane Bestrahlung erwogen werden.

Zusammenfassend erreicht die endobronchiale Brachytherapie als alleinige lokale Maßnahme eine lang anhaltende lokale Kontrolle des Tumorwachstums. Eine Verlängerung der Überlebenszeit in der palliativen Situation konnte bisher nicht eindeutig gezeigt werden. In zentral gelegenen Tumoren kann die endoluminale Brachytherapie in Kombination mit der externen Strahlentherapie die Gesamtdosis bei gleichzeitiger Schonung des umgebenden Lungenparenchyms erhöhen und damit zu einer verbesserten lokalen Tumorkontrolle führen [19, 20].

Metastasen und Syndrome

Knochenmetastasen

Bei 30–50 % der Patienten mit Lungenkarzinomen werden im Krankheitsverlauf Knochenmetastasen diagnostiziert. Sie entstehen durch hämatogene Tumorzelldissemination in das Knochenmark und sind eigentlich Metastasen des Knochenmarks [21]. Der Zeitraum zwischen hämatogener Tumorzelleinschwemmung in das Knochenmark und dem Auftreten klinischer Symptome liegt zwischen Wochen und Jahren (durchschnittlich etwa 12 Monate). Knochenmetastasen imponieren als solitäre Herde oder als diffuse Karzinose des Knochenmarks. Beim Lungenkarzinom überwiegen osteolytische Metastasen, wobei insbesondere beim kleinzelligen Lungenkarzinom auch osteoblastische Knochenmetastasen auftreten können. Die Folge der tumorinduzierten Knochenumbau- und Zerstörungsprozesse sind Schmerzen, gegebenenfalls pathologische Frakturen. Die Indikation zur perkutanen Strahlentherapie sind Schmerzen, Frakturgefahr (Häufigkeit zirka 10 %) [22] sowie Kompression durch Tumormassen (z. B. Hirnnervenausfälle durch ossäre Veränderungen im Bereich der Austrittsstellen an der Schädelbasis). Die Radiotherapie ist auch nach operativen Interventionen zur Vermeidung eines Lokalrezidivs indiziert. Schmerzende Knochenmetastasen sprechen auf eine Strahlentherapie in der Regel sehr gut an (70–90 % Schmerzreduktion bis Schmerzfreiheit) [23]. Vor einer Strahlentherapie, insbesondere mit wenigen Fraktionen, muss eine präzise Ausbreitungsdiagnostik durchgeführt werden, damit das zu bestrahlende Volumen mit der Ursache der Symptomatik übereinstimmt. Die Behandlungsziele sind Verbesserung und Erhaltung der Lebensqualität durch Schmerzlinderung, Mobilitätsgewinn, Funktionsverbesserung und lokaler Tumorwachstumsstillstand. Dosierung und Fraktionierung müssen je nach Lokalisation, Allgemeinzustand und Prognose des Patienten sorgfältig abgewogen werden. Im Allgemeinen ist bei konventioneller Fraktionierung (5 × 2,0–3,0 Gy pro Woche) eine Gesamtdosis von etwa 30–40 Gy erforderlich [24].

Randomisierte Studien (Tabelle 2) zeigten bezüglich der Schmerzreduktion identische Erfolge mit hypofraktionierten und damit kürzeren Behandlungsschemata (1 × 8 oder 5 × 5 Gy), wobei bei dieser Indikation nahezu jede Radiotherapie bei entsprechendem Abstand zur Vorbehandlung (in der Regel mehr als 12 Monate) wiederholt werden kann [25, 26, 27, 28, 29]. Akzelerierte Fraktionierungen sollten vor allem bei kurzer Lebenserwartung und immobilen Patienten eingesetzt werden. Wichtigste Zielsetzung sind eine lang andauernde Analgesie sowie eine Stabilisierung befallener Knochenpartien, die jedoch bei Vorliegen von Osteolysen erst nach 2–3 Monaten zu erwarten ist. Die schmerzlindernde Wirkung setzt dagegen in der Regel bereits nach wenigen Sitzungen ein. Fraktionierte Schemata zeigen bezüglich der Remineralisation bessere Ergebnisse, sodass diese bei solitären Skelettmetastasen mit insgesamt günstigerer Prognose des betroffenen Patienten und gleichzeitiger Frakturgefahr indiziert sind.

Bei osteolytischen wie osteoblastischen ossären Metastasen sind Bisphosphonate indiziert, deren Gabe unmittelbar bei Diagnosestellung erfolgen sollte. Bisphosphonate wirken der Osteoklastenaktivierung durch den Tumor entgegen, stabilisieren das Hydroxylapatit, senken einen gegebenenfalls erhöhten Kalzium-Spiegel (führen aber *per se* nicht zu einer Hypokalziämie) und tragen zu einer Rekalzifizierung von Tumorosteolysen bei [33, 34]. Hierdurch kommt es in über 60 % der Fälle nach etwa 6 Wochen auch zu einer deutlichen analgetischen Wirkung.

Bisphosphonate und Strahlentherapie wirken an der Knochenmetastase synergistisch, sodass mit der Gabe von Bisphosphonaten nicht bis zum Abschluss der Radiatio gewartet werden sollte.

Bei ausgedehnten Metastasen ist auch eine Halbkörperbestrahlung möglich. Sie kann einmalig mit 6 Gy (oberer Halbkörper), 8 Gy (unterer Halbkörper) oder mit 2 × 3 Gy an zwei aufeinanderfolgenden Tagen durchgeführt werden. Eine Linderung der Schmerzen ist ähnlich gut wie bei rein lokalen Bestrahlungen (75,5 % Linderung und 19,5 % komplette Schmerzfreiheit) [30, 31]. Eine Stabilisierung der Knochen ist da-

Tabelle 2. Randomisierter Vergleich fraktionierter Dosiskonzepte mit Einzeitbestrahlung.

Autor	Referenz	Patienten (n)	Gesamtdosis/ Fraktionierung	Gesamtansprechraten (%)
Price et al. (1986)	[35]	288	30 Gy/10 × 3 1 × 8 Gy	85 73
Gaze et al. (1997)	[36]	265	22,5 Gy/5 × 4,5 Gy 1 × 10 Gy	89 84
Nielsen et al. (1998)	[28]	241	20 Gy/5 × 4 Gy 1 × 8 Gy	82 72
Koswig/Budach (1999)	[37]	107	30 Gy/10 × 3 Gy 1 × 8 Gy	81 78
Steenland et al. (1999)	[38]	1171	24 Gy/6 × 4 Gy 1 × 8 Gy	69 72
Bone Pain Trail Working Party (1999)	[39]	761	20 Gy/5 × 4 Gy 1 × 8 Gy	78 78
Kaasa et al. (2006)	[40]	376	30 Gy/10 × 3 1 × 8 Gy	idem

gegen nicht zu erwarten. Um die Gefahr von Begleitreaktionen niedrig zu halten, ist eine antiemetische und antiödematöse Therapie sinnvoll, eventuell auch eine parenterale Flüssigkeitssubstitution. Eine Alternative stellt die Behandlung mit Radionukliden dar. Im Einsatz sind verschiedene Nuklide, wie Rhenium, Strontium und Phosphor. Mittels Skelettszintigraphie wird zuvor überprüft, ob eine Aufnahme der Radionuklide in die ossären Filiae zu erwarten ist.

Indikationen für ein operatives Vorgehen sind [32]:

- pathologische Fraktur tragender Partien
- drohende Lähmung
- Besserung oder Beseitigung von Immobilität
- Besserung von Schmerzen, die mit anderen Methoden (z. B. Bestrahlung) nicht behoben werden können
- inkomplette Querschnittslähmung bzw. auftretende neurologische Symptomatik
- Eine umgehende operative Entlastung des Myelons und Knochenstabilisierung ist anzustreben. Nach dem operativen Eingriff muss in der Regel noch nachbestrahlt werden.
- solitäre Metastase bei vergleichsweise guter Lebenserwartung des Patienten (mehr als 12 Monate)

Weichteilmetastasen

Sofern eine operative Intervention nicht möglich oder zu risikoreich erscheint, kann eine Strahlentherapie zum Einsatz kommen. Diese führt häufig nicht zur vollständigen Rückbildung des Weichteilinfiltrates. Durch eine Änderung des Mikromilieus im Tumor und seiner Umgebung bilden sich die Schmerzen meist zurück. Die verwendeten Strahlendosen werden vor allem durch die benachbarten Gewebe limitiert. Die verwendeten Gesamtdosen liegen bei konventioneller Fraktionierung zumeist zwischen 40 Gy und 50 Gy. Bei kurzer Lebenserwartung können hypofraktionierte Schemata zum Einsatz kommen (Verkürzung der Behandlungszeit, z. B. 12 × 3,0 Gy oder 7 × 4 Gy).

Thoraxwandmetastasen

Thoraxwandmetastasen sind im Allgemeinen einer Strahlentherapie zugänglich. Hier steht die Behandlung von medikamentös unzureichend behandelbaren Schmerzen im Vordergrund. Durch den Einsatz moderner Techniken in der

Bestrahlungsplanung und -ausführung ist meist eine gute Lungenschonung erreichbar. Die Gefahr einer radiogenen Pneumonitis ist damit gering. Isolierte Thoraxwandtumoren im Sinne eines Lokalrezidivs sollten bei klinischer und technischer Operabilität einer chirurgischen Resektion unterzogen werden. Um eine dauerhafte lokale Tumorkontrolle zu erreichen, sollte eine postoperative Strahlentherapie erwogen werden. Bei Inoperabilität ist eine definitive Radiotherapie indiziert. Zur Schonung von Lungengewebe (z. B. Vorbestrahlung oder bei dorsal gelegenen Metastasen auch zur Schonung von benachbartem Rückenmark) kann daher die Anwendung einer stereotaktischen Technik notwendig sein.

Solitäre Lungenmetastase/neuer Rundherd nach kurativer Resektion

Tritt nach kurativer Resektion wegen eines Lungenkarzinoms ein isolierter pulmonaler Rundherd auf, so kommt differenzialdiagnostisch eine isolierte Lungenmetastase oder auch ein zweites primäres Lungenkarzinom infrage. Mit einem zweiten Primärtumor muss in mehr als 10 % der Fälle nach kurativer Resektion gerechnet werden, insbesondere wenn die Patienten länger als drei oder mehr Jahre überlebt haben [41]. 75 % der Patienten einer Studie von *Battaferano* befanden sich bei der Erstoperation im Stadium I und erwarten nach der Zweitoperation eine Überlebenszeit von 4,1 Jahren. Wird die Resektion im Rahmen einer neuerlichen Operation im kurativen Ansatz nicht durchgeführt, erwartet die Patienten eine durchschnittliche Lebenserwartung von 1,4 Jahren [45, 46]. Die operative Mortalität nach der zweiten Resektion betrug 5,8 %.

Wenn funktionell keine wesentlichen Einschränkungen vorliegen, besteht im Allgemeinen bei R0-resezierten primären Tumoren und fehlenden Fernmetastasen die Indikation zur Operation [42]. Bei langsam wachsenden solitären Metastasen und fehlenden pleuralen postoperativen Veränderungen kann der Versuch einer videothorakoskopischen Resektion durchgeführt werden. Der Eingriff erscheint insbesondere dann sinnvoll, wenn die in der Lungenmetastasenchirurgie als günstig geltenden Prognosefaktoren gegeben sind (periphere Lage, langes krankheitsfreies Intervall, vollständige Resektabilität der Metastase/n) [43].

Bei Inoperabilität kann dann eine kleinvolumige externe Strahlentherapie durchgeführt werden. Wünschenswert wäre hierbei ein stereotaktischer Ansatz. Dabei werden hohe Einzeldosen innerhalb einer Woche appliziert (z. B. 3 × 20 Gy). Dabei kann in einem hohen Prozentsatz der Fälle eine dauerhafte lokale Tumorkontrolle erreicht werden [47]. Aufgrund der geringen Belastung des umliegenden Lungengewebes ist diese Behandlung in Einzelfällen auch in bereits vorbestrahlten Regionen möglich.

Sollte die funktionelle Überprüfung eine chirurgische oder radioonkologische Intervention ausschließen und liegen pulmonale Rundherde vor, die nicht größer als 3 cm sind, besteht die Möglichkeit einer Radiofrequenz-Ablation (RFA) oder der Laser-induzierten Thermotherapie. Nach CT-gesteuerter Punktion und histologischer Sicherung werden die Herde koaguliert. Als Frühkomplikationen sind in 15 % der Fälle ein Pneumothorax und in 8 % intrapulmonale Blutungen und als Spätkomplikationen Entzündungen zu erwarten, die durch Tumornekrosen bedingt sind. Diese Verfahren stehen derzeit nur in Zentren unter Studienbedingungen zur Verfügung [48].

Hirnmetastasen

Bis zu 50 % der Patienten mit Lungenkarzinomen entwickeln im Krankheitsverlauf Hirnmetastasen und mit zunehmendem Lebensalter nimmt die Inzidenz zu [49]. Bei der Diagnosefindung und Therapieplanung ist die kontrastmittelverstärkte kraniale Magnetresonanztomographie (MRT) das Verfahren der Wahl und ist gegenüber der kranialen Computertomographie (cCT) um bis zu 50 % sensitiver. Ziel der Behandlung kann neben der Palliation (Verbesserung der neurologischen Symptomatik) je nach Größe und Anzahl der Filiae auch eine Überlebensverlängerung sein. Nur 25–50 % dieser Patienten versterben letztlich am zerebralen Tumorgeschehen. Die Therapieoptionen sind abhängig von Größe und Anzahl der Metastasen, vom Alter bzw. funktionellem Status des Patienten sowie von der Kontrolle der extrakraniellen Tumormanifestation. Ein isolierter Herd eines nichtkleinzelligen Lungenkarzinoms kann bei günstiger Lage und guter mittelfristiger Gesamtprognose operativ entfernt oder unabhängig von der Lokalisation radiochirurgisch behandelt werden [50, 51, 52, 58]. Die Erfolgsraten beider Methoden sind gleich [53, 54, 55].

Häufig ist eine komplette Resektion der Metastase nicht möglich und sie rezidiviert rasch. In vielen Fällen liegen weitere, klinisch zunächst noch nicht fassbare Hirnmetastasen vor. Diese werden im weiteren Verlauf klinisch manifest, wenn außer der Operation der vermeintlich solitären Metastase keine weitere Behandlung erfolgt. Eine Nachbestrahlung des kompletten Schädels wird daher empfohlen (30–40 Gy Gesamtdosis, 5 × 2–3 Gy pro Woche, eventuell Boost auf das ehemalige Tumorgebiet), um die lokale Kontrolle zu erhöhen. Eine Verlängerung des Überlebens kann dadurch nicht erreicht werden [52]. Patienten ohne weitere extrazerebrale Manifestation der Erkrankung profitieren wohl eher von einer adjuvanten oder additiven Ganzhirnbestrahlung bezüglich des Überlebens. Durch moderne chirurgische Verfahren kann die operative Resektion heute eine hohe Sicherheit erreichen. Auch die stereotaktische Einzeitbestrahlung führt zu sehr guter lokaler Tumorkontrolle. *Aoyama* et al. fanden bei 132 Patienten bezüglich des Überlebens keinen Vorteil, wenn eine zur Stereotaxie additive Ganzhirnbestrahlung durchgeführt wurde. Bei den zusätzlich Ganzhirn-bestrahlten Patienten traten aber weniger intrazerebrale Rezidive auf [56]. Um die Fragestellung der Notwendigkeit einer zusätzlichen Ganzhirnbestrahlung nach operativer oder stereotaktischer Behandlung solitärer Metastasen (bis zu drei) zu untersuchen, laufen derzeit drei große prospektive randomisierte Studien (EORTC 22952-26001, Intergroup N0574).

Finden sich primär bereits multiple Hirnmetastasen (mehr als drei) oder handelt es sich um Metastasen eines kleinzelligen Lungenkarzinoms, hängt die Entscheidung zu einer Behandlung vom neurologischen Bild ab, das der Patient bietet. Liegen bereits neurologische Defizite (Hemiparese, Verwirrtheit, Koma) und ein in der Bildgebung auffälliges Hirnödem vor, muss parallel zur Einleitung weiterer Maßnahmen umgehend symptomatisch mit Kortikosteroiden (z. B. 12–24 mg pro Tag Dexamethason) behandelt werden. Eine Strahlenbehandlung des gesamten Hirnschädels wird für gewöhnlich eingeleitet. Dabei können aufgrund der ungünstigen Prognose hypofraktionierte Behandlungsschemata verwendet werden, die Tumorkontrollen (8–12 Wochen Progressionsfreiheit), Symptomlinderung (56–75 %) und medianes Überleben (15–21 Wochen) wie bei konventionell fraktionierten, aber zeitaufwendigeren Schemata erreichen (z. B. 10 × 3 Gy oder 5 × 4 Gy). Größere Metastasen erhalten eventuell eine lokale Aufsättigung, die auch stereotaktisch gegeben werden kann, um einen längerfristigen Wachstumsstopp zu erreichen. Eine Besserung der neurologischen Funktion ist mit der Bestrahlung in 60–70 % der Fälle möglich, eine komplette Remission tritt bei Kopfschmerzen in 50–70 %, bei Paresen in 30–40 % und bei generalisiertem Krampfanfall in 65–90 % der Fälle auf [55, 56, 57].

Die Rolle der Chemotherapie ist noch nicht klar definiert. Eine systemische Chemotherapie hat in der Behandlung von Hirnmetastasen im Vergleich zu den lokoregionären Therapieoptionen den Vorteil einer gleichzeitigen Mitbehandlung der teilweise prognostisch entscheidenden systemischen Metastasierung. Insbesondere bei Hirnmetastasen Chemotherapie-empfindlicher Tumoren, wie dem kleinzelligen Lungenkarzinom, konnten in einigen bisher durchgeführten Studien mit Chemotherapie zumindest vergleichbare Resultate wie mit der Strahlentherapie erreicht werden. Es kann vermutet werden, dass mit einer Chemotherapie, die eine gute spezifische Antitumoraktivität mit Liquorgängigkeit vereinigt, eine Verbesserung der Behandlungsergebnisse zu erzielen ist [60]. Prinzipiell gilt jedoch, dass die Strahlentherapie eine deutlich höhere Potenz zur Kontrolle von Hirnmetastasen besitzt und ihr Einsatz daher nicht lange aufgeschoben werden sollte [61].

Neben der Einzeitbestrahlung kann bei großen Metastasen auch eine stereotaktisch fraktionierte Strahlentherapie durchgeführt werden. Die stereotaktisch fraktionierte Strahlentherapie kombiniert die biologischen Vorteile der kleinen Einzeldosen mit der Präzision der stereotaktischen Bestrahlung. Die Lage und Größe der Metastase ist entscheidend für die Wahl der Fraktionierung: Kleinere Metastasen in unkritischer Lage werden radiochirurgisch behandelt. Die lokalen Tumorkontrollen sind bei der fraktionierten Therapie vergleichbar mit der Radiochirurgie [62, 63].

Gegebenenfalls kann auch nach Ganzhirnbestrahlung ein stereotaktischer Boost appliziert werden. Hiermit sind lange Tumorkontrollraten erzielbar (bis zu 100 % nach 12 Monaten) und auch eine Verbesserung des Überlebens [64, 65, 66]. Diese kombinierte Radiotherapie sollte Patienten mit gutem Allgemeinzustand, nichtkleinzelliger Histologie und wenigen Hirnfiliae angeboten werden.

Meningeosis carcinomatosa

Meningeosis carcinomatosa ist definiert als metastatische Absiedelung von Tumorzellen in den Subarachnoidalraum. Ihr Verteilungsmuster kann „solide" oder „nicht adhärent" oder gemischt sein. Sie tritt bei bis zu 10 % aller Patienten mit malignen Erkrankungen, meist in einem fortgeschrittenen Tumorstadium, auf und geht häufig mit einer systemischen Progression (≈ 66 %) und soliden Hirnmetastasen (≈ 50 %) einher. Die medianen Überlebenszeiten für rein parenchymatöse und leptomeningeale ZNS-Metastasen ähneln sich, wobei eine leptomeningeale Metastasierung mit einer schlechteren Prognose assoziiert ist, da sie eine disseminierte Erkrankung mit üblicherweise multiplen Läsionen anzeigt. Mediane Überlebenszeit ohne Therapie ist bei soliden Tumoren 6–8 Wochen, unter Therapie 2–8 Monate.

Klinisch typisch ist z. B. das Auftreten von Hirnnerven-, radikulären oder Hirndruckzeichen. Die Diagnose steht bei Nachweis maligner Zellen in eventuell mehrfachen (!) Liquorpunktionen oder bei der Konstellation: Malignom + anderweitig nicht zu erklärender Fokalneurologie + erhöhtem Liquoreiweiß, gegebenenfalls meningeales Enhancement in der MRT mit Kontrastmittel.

Die Therapie erfolgt entsprechend dem Verteilungstyp der Meningeosis carcinomatosa und zusätzlicher Metastasierung (Tabelle 3). Eine intrathekale (i.th.) Therapie sollte, wenn irgend möglich, über ein intraventrikuläres Reservoirsystem (z. B. Ommaya, Rickham) erfolgen, dadurch ist eine gleichmäßige Verteilung des Zytostatikums im Liquorraum und reduzierte lokale Toxizität zu erreichen. Typischerweise erhalten die Patienten 12–15 mg Methotrexat i.th. (weniger verbreitet: 10 mg Thiothepa) 2 × wöchentlich für 2–3 Wochen bzw. bis zur Liquorsanierung oder zusätzlicher Radiatio. Danach erfolgt die weitere intrathekale Therapie in Abhängigkeit vom neurologischen bzw. Liquorbefund. Nach intrathekaler Gabe von Methotrexat sollte ein systemischer Folinsäure-Rescue mit 15 mg p. o. alle 6 Stunden für 48 Stunden durchgeführt werden.

Eine Strahlenbehandlung des gesamten Liquorraumes in spezieller Technik kann durch eine vorangegangene Strahlenbehandlung des Mediastinums eingeschränkt sein. Wobei Zweitbestrahlungen vor allem mit großem Intervall durchaus möglich sind. Sie ist nur dann möglich, wenn die Rückenmarktoleranz der Brustwirbelsäule nicht schon durch eine vorangegangene mediastinale Bestrahlung ausgeschöpft wurde. Bei der Strahlentherapie des gesamten Liquorraumes (Neuroachse) sind myelosuppressive Nebenwirkungen zu beachten. Bei gleichzeitiger intrathekaler Gabe von Methotrexat und Strahlentherapie kann es zu erhöhter Neurotoxizität kommen. Alternativ zur Behandlung des gesamten Liquorraumes kann im Falle der soliden Variante eine fokale Strahlentherapie des betroffenen Areals durchgeführt werden. Die Strahlentherapie bewirkt bei leptomeningealer Metastasierung häufig eine rasche und gute Symptompalliation.

Palliative systemische Therapie

Eine systemische Therapie kann auch zur reinen Palliation eingesetzt werden, wenn lokale Maßnahmen nicht vorzuziehen sind. Aufgrund der 1995 publizierten Meta-Analysen [72, 74] ist von einem geringen [73], aber signifikanten Vorteil der palliativen Chemotherapie auf Überleben und Lebensqualität auszugehen. In der Rezidivtherapie hat Erlotinib einen Überlebensvorteil gegenüber Best supportive care gezeigt. Auch hier kam es zu einer relevanten Besserung von

Tabelle 3. Therapie der Meningeosis carcinomatosa.

Meningeosis carcinomatosa	+ solide Hirnmetastase	+ systemische Metastasen	Therapie
solider Typ	nein	nein	fokale Radiatio (+ systemische Chemotherapie)
	ja	nein	Helmfeldbestrahlung + fokale spinale Radiatio (+ systemische Chemotherapie)
	nein	ja	systemische Chemotherapie (+ fokale spinale Radiatio)
	ja	ja	systemische Chemotherapie + Helmfeldbestrahlung + fokale spinale Radiatio
nichtadhärenter Typ	nein	nein	intrathekale Chemotherapie
	ja	nein	intrathekale Chemotherapie + Helmfeldbestrahlung
	nein	ja	systemische Chemotherapie (+ intrathekale Chemotherapie)
	ja	ja	systemische Chemotherapie + Helmfeldbestrahlung (+ intrathekale Chemotherapie)

Symptomen und Lebensqualität. Der genaue Stellenwert der verschiedenen Optionen im Gesamtkonzept ist derzeit noch nicht festzulegen. Einzelheiten sind in den Kapiteln über die systemische Therapie nachzulesen.

Obere Einflussstauung

Verursacht wird die obere Einflussstauung durch eine Kompression der V. cava superior von außen oder/und durch intravasale Thrombenbildung. Letztere wird bei etwa 40–50 % der Patienten mit oberer Einflussstauung gefunden. 90 % der Vena-cava-superior-Syndrome haben eine maligne Ursache [75]. Klassische Symptome sind Dyspnoe (63 %), Druckgefühl im Bereich des Kopfes sowie Gesichtsschwellungen (50 %). Eine vitale Komplikation ist das kongestionsbedingte Glottisödem. Obwohl prinzipiell von einer schlechten Prognose auszugehen ist, werden 2-Jahres-Überlebensraten von mehr als 10 % bei adäquater Therapie beobachtet [76].

Zunächst sollte eine Abklärung der Genese der Einflussstauung erfolgen. Hierzu zählen vor allem die genaue Erfassung der Ausdehnung der Raumforderung (Röntgen-Thorax, CT-Thorax) sowie die Histologiegewinnung. Im Falle des kleinzelligen Lungenkarzinoms kann erfolgreich mittels Chemotherapie und/oder Strahlentherapie behandelt werden [77]. Bei nichtkleinzelligen Lungenkarzinomen hingegen ist die lokale Bestrahlung die Therapie der Wahl [78, 79, 80]. Diese kann mit höheren Einzeldosen (3–4 Gy jeweils an den ersten 2–3 Behandlungstagen) beginnen, um eine rasche Rückbildung des Tumors zu erreichen [81]. Von *Mose* et al. [82] wurde eine Besserung der Symptome bei 30 von 35 Patienten innerhalb von 5–9 Behandlungstagen berichtet. Als antiödematöse Therapie sollte parallel eine Kortikosteroidtherapie eingeleitet werden (z. B. Dexamethason 12–24 mg/pro Tag).

Aufgrund der Veränderung des Blutflusses ist prinzipiell eine Heparinisierung indiziert, um eine Thrombosierung möglichst zu verhindern. Wie lange die Einflussstauung vor Einsatz der Therapie bestand, ist wichtig für das Ansprechen des Tumors auf die Behandlung. Mit zunehmender Dauer und konsekutiver Thrombosierung der venösen Gefäße wird eine Desobliteration unwahrscheinlicher. Bei tumorbedingter Kompression ohne Thrombenbildung ergibt sich die Option der perkutanen Ballonangioplastie mit nachfolgender Venoplastie mittels Stentimplantation [83, 84, 85, 86, 87]. Damit lässt sich eine sofortige Rekanalisation erreichen, sodass eine Stentimplantation gegebenenfalls als erste therapeutische Maßnahme zur Anwendung kommen sollte. Die dann zum Einsatz kommenden bereits erwähnten Maßnahmen führen zu einer Stabilisierung des Rekanalisationsergebnisses. Stent-Dislokationen werden in der Regel dabei nicht beobachtet. Mit den in der Behandlung des Lungenkarzinoms üblichen Therapeutika bzw. Strahlendosen kann bei bis zu 90 % der Patienten eine gute klinische Besserung erreicht werden. Eine Rückbildung der Symptomatik nach alleiniger Strahlentherapie kann innerhalb von 14 Tagen nach Beginn der Therapie erwartet werden [79]. Sollte ein Patient mit kleinzelligem Lungenkarzinom zu keiner Besserung der Beschwerdesymptomatik auf die Chemotherapie kommen, sollte eine lokale Radiotherapie indiziert werden.

Pulmonale Blutungen, Hämoptysen

In vielen Fällen treten im Rahmen eines Lungenkarzinoms pulmonale Blutungen auf. Dabei handelt es sich in der Regel aber um geringgradige Schleimhautblutungen bzw. Blutungen aus der Tumoroberfläche, die sich klinisch in Form von intermittierend auftretenden Hämoptysen geringen Ausmaßes bemerkbar machen. Eine Therapie ist dabei nur selten notwendig. Häufiger auftretende oder über das geringe Maß hinausgehende Blutungen bedürfen einer endoskopischen Klärung [88]. Das weitere Vorgehen hängt in hohem Maße vom individuellen Befund ab [89]. Grundsätzlich lässt sich aber durch Laserkoagulation ein hoher Prozentsatz an lokalisierten Blutungen erfolgreich behandeln. Falls keine Möglichkeit einer endoskopischen Blutstillung besteht, kann in Einzelfällen die blutende Arterie mit einem Angiographiekatheter aufgesucht und embolisiert werden [90]. Durch eine endoluminale oder perkutane Strahlentherapie können bei 60–80 % der Patienten Hämoptysen gebessert, in bis zu 50 % dauerhaft behandelt werden [91]. Akute Massenblutungen aus einem großen arrodierten Gefäß (Hämoptoe, „Blutsturz“) sind mit einer hohen Mortalität verbunden. Nur in Ausnahmefällen sind sie einer raschen bronchoskopischen Intervention (Tamponade, Ballon-Okklusion) zugänglich. Häufig verstirbt der Patient rasch an den Folgen des akuten respiratorischen Versagens durch Blutaspiration, bevor überhaupt wirksame Maßnahmen eingeleitet werden können.

Maligner Pleuraerguss

Diagnostik und Entlastungspunktion

Der maligne Pleuraerguss stellt vor allem beim fortgeschrittenen Lungenkarzinom häufig dann ein therapeutisches Problem dar, wenn die dadurch verursachten Beschwerden in den Vordergrund treten. Dies sind in erster Linie Dyspnoe durch Kompression vitalen Lungengewebes sowie Husten und Thoraxschmerzen. 10–24 % aller Patienten mit Lungenkarzinom entwickeln im Laufe der Erkrankung einen malignen Erguss [92].

Die Diagnose kann bei größeren Ergüssen klinisch gestellt werden. Die Methode der Wahl ist jedoch die Sonographie. Damit lassen sich sowohl kleine Ergussmengen ab 10 ml erfassen als auch die optimale Punktionsstelle sicher lokalisieren. Darüber hinaus bietet sie weitere Informationen über Septierungen und Kammerungen. Differenzialdiagnostisch ist immer auch an einen parapneumonischen oder paraneoplastischen Erguss, eine Tbc, ein Empyem oder einen kardialen Erguss zu denken. Dies gilt insbesondere dann, wenn der Erguss kontralateral der tumorbefallenen Seite auftritt. Die Differenzierung erfolgt durch eine diagnostische Punktion oder in Einzelfällen anhand einer Pleurabiopsie. Die Ergussflüssigkeit wird zytologisch, bakteriologisch und laborchemisch untersucht.

Typisch für den malignen Erguss ist das sterile Exsudat mit erhöhtem Pleura-Serum-LDH- (> 0,6) und -Eiweiß-Quotienten (> 0,5). Ist der Erguss bei Vorliegen oben genannter Beschwerden klinisch relevant, so ist eine Entlastung angezeigt [93]. Dies geschieht in der Regel durch eine Punktion mit Entleerung der Pleurahöhle.

Je nach Konstitution des Patienten sollten zu Beginn pro Sitzung nicht mehr als 1000–1500 ml abgelassen werden. Nach erstmaliger Pleurapunktion kommt es praktisch immer zu einem Rezidiv von Erguss und dazugehörigen Symptomen. Dann sollte über den Versuch einer Pleurodese nachgedacht werden.

Pleurodese

Hinsichtlich der Durchführung einer medikamentösen Pleurodese sind zunächst folgende Punkte zu beachten: Ein Erfolg kann sich nur einstellen, wenn die komprimierte Lunge noch entfaltbar ist. Bei einer Fesselung der Lunge, beispielsweise durch ausgedehnten tumorösen Befall der Pleura visceralis, ist dies nicht mehr möglich. Zudem sollte sowohl die Belüftung als auch die Perfusion der befallenen Lungenseite Beachtung finden, da die Induktion eines funktionellen AV-Shunts oder einer Totraumventilation durch die Pleurodese nachteilig sein kann.

Insgesamt kommen verschiedene Pleurodeseverfahren zur Anwendung. Diese unterscheiden sich vor allem in der Anwendung und in der Erfolgsrate. Durch die alleinige Punktion wird lediglich in 0–4 % der Fälle eine Pleurodese erreicht. Günstiger sind die Zahlen bei Durchführung einer Pleuradrainage (Erfolgsquote 20–50 %). Am geeignetsten ist jedoch die Anwendung einer Pleuradrainage, kombiniert mit der anschließenden Instillation lokal sklerosierender Substanzen. Dabei werden Erfolgsquoten von bis zu 80 % erreicht, die aber in Abhängigkeit von der Patientenauswahl, der Art des Primärtumors und der verwendeten Substanz ganz erheblich schwanken können [94, 95]. Wird Talkum verwendet, so sind die Erfolgsquoten mit über 90 % noch günstiger [96, 99].

Aus der Vielzahl der sonstigen Substanzen werden Tetrazykline und die Zytostatika Bleomycin und Mitoxantron am häufigsten eingesetzt. In der Mehrzahl der Fälle beginnen wir mit Tetrazyklinen. Anstelle von Tetracyclin-HCl kann auch Doxycyclin oder Rolitetracyclin verwendet werden. Nach Instillation kommt es zur Induktion einer sterilen Pleuritis mit nachfolgender Verklebung der Pleurablätter. Während das Zytostatikum Bleomycin keine Nebenwirkungen auf das Knochenmark hat (Auftreten von Fieber aber möglich), kann es im Einzelfall unter einer Mitoxantron-Therapie trotz der geringen pleuralen Clearance zu hämatologischen Toxizitäten kommen. Es ist noch nicht endgültig klar, inwieweit bei der Anwendung von Zytostatika die eigentlichen zytotoxischen Effekte das Therapieergebnis beeinflussen oder ob die chemisch induzierte Pleuritits überwiegt. Die Erfolgsquote beim malignen Erguss liegt mit den hier genannten Substanzen bei 50–80 %. Eine verbindliche Empfehlung für ein bestimmtes Tetrazyklin oder Zytostatikum liegt derzeit nicht vor, sodass die Wahl des verwendeten Pharmakons stark von der persönlichen Erfahrung des Therapeuten beeinflusst wird.

Ein sehr wirksames und anderen medikamentösen Pleurodesen überlegenes Verfahren ist die Einbringung von Talkum. Diese Maßnahme wurde früher nur im Rahmen einer Thorakoskopie durchgeführt, weswegen sie selten erfolgte. Neuere Untersuchungen zeigen jedoch, dass eine Talkumsuspension alternativ auch mittels Drainageschlauch erfolgreich eingebracht werden kann, ohne dass die Erfolgsquote abnimmt. Somit ist diese preisgünstige Methode auch dort einsetzbar, wo keine Thorakoskopie möglich ist, bzw. eine solche als nicht indiziert angesehen wird. Andere Verfahren, wie die Einbringung von Fibrin- oder Gewebekleber, spielen beim malignen Erguss keine Rolle. In Einzelfällen ist auch die chirurgische Intervention, gegebenenfalls mit Pleurektomie, zu erwägen, insbesondere dann, wenn bei gutem Allgemeinzustand eine persistierende bronchopleurale Fistel die Ausdehnung der Lunge verhindert oder konservative Versuche wiederholt fehlschlagen. Dabei tritt die chirurgische videoassistierte Thorakoskopie (VATS) als, im Vergleich zur Thorakotomie, weniger invasives Verfahren mehr und mehr in den Vordergrund.

Zunächst sollte ein Drainagekatheter (Ch 16–20) platziert und der Erguss vollständig abgelassen werden. Bei gekammerten Ergüssen ist die Anwendung von Fibrinolytika (Streptokinase, Urokinase) gelegentlich hilfreich. Bei ausgedehnter Kammerung kann aber nur noch eine Thorakoskopie oder Thorakotomie Abhilfe schaffen. Deshalb sollte eine absehbare Pleurodese möglichst früh erfolgen, da es im Verlauf häufig zu Kammerungen kommt. Der Erfolg hängt zudem von der täglich produzierten Ergussmenge ab. Nur wenn diese unter 100–200 ml liegt, ist ein anhaltender Effekt möglich.

Durchführung der Pleurodese

Die sklerosierende Substanz wird über den Drainagekatheter eingebracht (Tetrazykline 500–1000 mg, Bleomycin 60–120 Einheiten, Mitoxantron 30 mg), jeweils gelöst in 30–50 ml körperwarmer physiologischer Kochsalzlösung. Zur Talkum-Pleurodese über den Drainagekatheter wird z. B. 5–8 g Talkum, gelöst in 50–80 ml physiologischer Kochsalzlösung, angewendet. Wird Tetrazyklin oder Talkum verwendet, so empfiehlt es sich, wegen der möglichen Schmerzinduktion vorweg ein Lokalanästhetikum zu instillieren (z. B. 20–30 ml Lidocain oder Xylocain 1 %). Gegebenenfalls kann auch eine systemische Analgesie mit einem Opiat erforderlich sein. Danach wird die Drainage für 2 Stunden abgeklemmt. Bei Verwendung von Zytostatika werden längere Intervalle bis zum Ablassen des Instillats und der nachproduzierten Ergussmenge eingehalten. Darauf folgend wird die Drainage wieder geöffnet und gegebenenfalls mit Sog für mehrere Tage drainiert, bis die Ergussproduktion sistiert oder zumindest signifikant abnimmt. Im Falle der Erfolglosigkeit kann das Verfahren wiederholt werden.

Eine Rotation des Patienten zur besseren Verteilung des sklerosierenden Agens ist in der Regel nicht erforderlich. Mehrere Untersuchungen haben gezeigt, dass damit kein zusätzlicher Effekt zu erzielen ist [97]. Grundsätzlich ist noch anzumerken, dass ein unbefriedigendes Ergebnis auch auf ein zu frühes Ziehen des Drainageschlauches zurückzuführen sein kann. Insbesondere bei Talkum-Pleurodesen kann oft erst nach Ablauf von einigen Tagen eine endgültige Aussage über den Therapieerfolg gemacht werden. Mittlerweile wurden neue Protokolle erarbeitet, mit denen die Krankenhausverweilzeit etwas abgekürzt werden kann [98]. Bei sehr großer Ergussproduktion kann auch über einen Pleuraverweilkatheter und eine weitere ambulante Versorgung nachgedacht werden [100].

Hyperkalzämie

Das Hyperkalzämiesyndrom kann bei lytischer Knochenmetastasierung und als paraneoplastisches Syndrom, ausgelöst durch Parathormonähnliche Substanzen, auftreten. Wichtigstes Therapieprinzip ist die Behandlung der Grundkrankheit. Die Einführung der Bisphosphonate, die über Hemmung der Osteoklasten zum Abfall des Serumkalziums führen, stellte einen entscheidenden Fortschritt in der Therapie der Hyperkalzämie dar. Mit Substanzen wie Clodronsäure, Pamidronsäure, Ibandronat und anderen neueren Präparaten können die erhöhten Kalziumspiegel bei der überwiegenden Mehrzahl der Patienten rasch in den Normbereich gesenkt werden. Dabei werden, abhängig vom Kalziumspiegel, zum Beispiel einmal 60–90 mg Pamidronsäure in 4–5 Stunden infundiert. Wegen der langen Wirkdauer von Pamidronat und Ibandronat reicht es meist aus, diese Behandlung alle 3–4 Wochen zu wiederholen. Forcierte Diurese und Kortikosteroide zählen immer noch zur Basistherapie der Hyperkalzämie, während Kalzitonin außer in der akuten Hyperkalzämie an Bedeutung verloren hat. Clodronsäure steht auch in Tablettenform zur Verfügung, sodass nach initial immer intravenöser Bisphosphonat-Therapie eine orale Erhaltungstherapie erfolgen kann. In der Mehrzahl der Fälle wird heute aber im Abstand von 3–4 Wochen die intravenöse Einmalgabe eines der modernen Bisphosphonate vorgezogen.

Hustenreiz

Bei quälendem Husten bzw. Hustenreiz ist zunächst nach der Ursache zu suchen. Häufig liegt eine lokale bronchiale Schleimhautinfiltration durch das Karzinom zugrunde, was zu einer erheblichen und schwer zu beeinflussenden Hyperreagibilität führt. Oft besteht zusätzlich eine obstruktive Ventilationsstörung im Sinne einer COPD. Auch (totale oder subtotale) Bronchusverschlüsse können durch die dadurch bedingte Retention von Sekret ständigen Hustenreiz auslösen. Dies lässt sich jeweils bronchoskopisch klären. Daneben sollten eine pleurale Tumorinfiltration und eine tracheobronchiale Fistel ausgeschlossen werden, die ebenfalls Ursache des

Hustens sein können. Ist die Ursache nicht zu beheben, gestaltet sich die Therapie erfahrungsgemäß schwierig. Die Grundlage bilden kodeinhaltige, antitussive Substanzen und entsprechend hoch dosierte Kortikosteroide in systemischer oder topischer Form. Unspezifische Maßnahmen im Sinne von Inhalation oder Lagerungsdrainagen (physikalische Therapie) sollten versucht werden.

Atemnot

Dyspnoe ist neben chronischen Schmerzen ein häufiges Problem in der Palliativsituation. Sie tritt bei lokal fortgeschrittenen Lungenkarzinomen, pulmonal metastasierten Tumoren mit malignem Pleuraerguss, aber auch bei nichtmalignen Erkrankungen, wie der chronisch-obstruktiven Lungenerkrankung, oder bei höhergradiger Herzinsuffizienz, insbesondere auch bei pulmonalen Infektionen, auf. Die palliative Therapie versteht sich als primär bedürfnisorientiert. Bei der Atemnot gehört hierzu vorrangig die Frage, welcher Genese die Dyspnoe ist. Hierzu gehört die Behandlung einer (hypoxischen) Linksherzinsuffizienz, ebenso wie die antiobstruktive Therapie nach den üblichen Kriterien. Auch die Anhebung des Hämoglobins durch Erythrozytenkonzentrate ist bisweilen erforderlich. Frühzeitiger Einsatz zunächst empirischer und dann gegebenenfalls testgerechter Antibiotika bei (Retentions-)Pneumonie sind von entscheidender Bedeutung und sollten als „kausale" lebensverlängernde Therapie mit dem Patienten wie mit den Angehörigen besprochen werden. Das wesentliche Argument für den Einsatz einer Antibiose in der Palliativsituation ist hierbei die Verbesserung der Luftnot. Bisweilen ist eine (rechtzeitige) endoskopische Bronchialtoilette bei Hypersekretion und Sekretostase indiziert. Dies gilt vor allem für Patienten mit verminderter Atemmuskelfunktion. Durch die Applikation von Sauerstoff via Nasensonde oder Maske lässt sich bei bestehender Hypoxämie zumeist eine symptomatische Besserung erzielen. Eine schwere Hyperkapnie ist dabei nur bei parallel bestehender chronisch-obstruktiver Lungenerkrankung mit respiratorischer Globalinsuffizienz zu befürchten. Kontrollen der arteriellen bzw. kapillären Blutgase erscheinen deshalb ratsam.

In diesem Zusammenhang sei nochmals darauf hingewiesen, dass insbesondere Angst das Symptom „Dyspnoe" aggravieren kann. Das subjektive Empfinden, mehr Luft zu bekommen, kann eine solche existentielle Angst wesentlich mildern. Dies sollte auch durch unspezifische Maßnahmen und mitmenschliche Betreuung unterstützt werden.

Medikamentös können neben den üblichen inhalativen antiobstruktiven Medikamenten auch Theophylline mit ihren vielfältigen Wirkansätzen eingebunden werden, wenn nicht insbesondere eine Rhythmusstörung den Einsatz dieser Substanz verbietet. Theophylline wirken zentral durch ihre Modulation von Afferenzen und Efferenzen im Stammhirn dem Gefühl der Dyspnoe entgegen.

Stufe-III-Opiate sind ein wichtiges Medikament bei dyspnoeischen Patienten und werden aus falscher Angst vor einer Atemdepression den Patienten oft fälschlich vorenthalten. Bei richtiger Dosierung tritt unter (Stufe-III-)Opioiden keine klinisch relevante Atemdepression auf! Vielmehr wird unter Opioiden die respiratorische Situation verbessert: Atemfrequenz und Atemarbeit nehmen bei gleichzeitiger Erhöhung des Atemzugvolumens ab, die $PaCO_2$-Antwortkurve wird nach rechts verschoben. Eine übliche Dosierung (bei nicht wesentlich eingeschränkter Metabolisierung) sind 4 × 5 mg Morphin s.c.

Bisweilen kann eine zusätzliche Sedierung erforderlich sein, wobei neben den kurz wirksamen Benzodiazepinen (Cave: Atemdepression) Promethazin (Atosil) und Levomepromazin (Neurocil) eine wichtige Rolle zukommt. Hier führt Levomepromazin zu einer besseren Anxiolyse, führt jedoch stärker zur Hypotonie als Promethazin. Die üblichen Kautelen der Sedierung für Patienten mit respiratorischer Globalinsuffizienz sind zu beachten.

Kortikosteroide in mittlerer bis hoher Dosierung (initial etwa 50–100 mg Hydrokortison bzw. Prednisolonäquivalent unterstützen in späten Stadien die übrigen Therapiemaßnahmen oft sehr günstig (entzündungshemmend, appetitsteigernd). Die Kontraindikationen (z. B. Magenulkus, Diabetes, Pneumonie) sind dabei zu beachten. Bei Palliativpatienten ist die Lebenserwartung zumeist kurz. Das Ausschleichen der

Dosis auf eine für die Dauermedikation sinnvolle Dosis ist daher in den meisten Fällen nicht nötig.

Bei schwerer respiratorischer Insuffizienz muss auch für zuhause ein Sauerstoffkonzentrator zur Verfügung gestellt werden. Sollte ein Nikotinabusus persistieren, muss mit dem Patienten eindringlich besprochen werden, dass während der Sauerstoffgabe keinesfalls geraucht werden darf, ansonsten die Gefahr schwerer Verbrennungen besteht. Die Geräte bleiben Eigentum der Kostenträger und werden später an die Krankenkasse zurückgegeben. Auch im Handel bzw. den Sanitätshäusern erhältliche kleine Sauerstoffdruckflaschen, im Einzelfall eventuell auch ein Gerät mit flüssigem Sauerstoff zum Betanken zuhause, fördern die Mobilität der Patienten und können zur Überbrückung (kürzerer) Wegstrecken verordnet werden.

Schmerztherapie

Opioidpflichtige Tumorschmerzen treten bei bis zu 80 % der fortgeschrittenen Lungenkarzinompatienten auf und werden auch heute noch zumeist ungenügend behandelt. Dies bestätigte auch eine bundesweite Feldstudie bei über 600 Patienten mit starken Tumorschmerzen, die zeigte, dass die Patienten trotz starker Schmerzen eine ungenügende Dosis, ein Drittel gar kein Opioid erhielten.

Bei der Frage, ob ein Patient Schmerzen habe, unterscheiden wir die Schmerzen, die nachts zum Aufwachen führen, die Schmerzen in Ruhe und die Schmerzen bei Belastung. Abgefragt wird der Schmerz zumeist in einer Skala von 0 bis 10 (also 11 Schritte!), wobei 0 Schmerzfreiheit und 10 unerträglichen Schmerzen entspricht. Auf einer Palliativstation haben alle Patienten einen Schmerzbogen und das Personal fragt mindestens 5 × täglich nach der Schmerzintensität. Die Schmerzmittelindustrie stellt auf Anfrage auch kleine Schieber, etwa mit breiter werdendem roten Keil, zur Verfügung, auf der man die eigene Schmerzintensität durch beim Herausziehen breiter werdendem roten Feld einschätzen und dann die Zahl zwischen 0 und 10 ablesen kann. Hiervon leitet sich die übliche Einheit der Schmerztherapie ab: VAS (visuelle Analogskala).

Schmerzbedingte Schlafstörungen sind immer ein Behandlungsfehler und das erste Ziel einer Schmerztherapie. Schmerzen in Ruhe gelten dann als ausreichend therapiert, wenn sie gleich oder kleiner 3/11 VAS sind. Bei Belastungsschmerz tolerieren wir eine Schmerzintensität bis zu 4,5 VAS.

Die moderne Schmerztherapie folgt gerne dem Prinzip „keep it easy and simple“. Bei fortgeschrittenem Tumorleiden haben wir zumeist ein dynamisches, kein chronisches Schmerzproblem vor uns, sodass rasche Dosisanpassungen nötig sein können. Sinnvoll ist die Kombination eines Stufe-I-Analgetikums nach WHO (Tabelle 4) mit einem höherpotenten Mittel. Bei Schmerzen durch ein fortgeschrittenes Tumorleiden ist es in der Regel nötig, das Stufe-I-Analgetikum mit einem Stufe-III-Opioid zu kombinieren.

Hier bildet die Basis ein retardiertes orales Präparat oder ein Präparat mit kontinuierlicher Freigabe (Pflaster). Konventionelle retardierte Präparate werden 2-mal oder 3-mal täglich gegeben, eine neuere Applikationsform kommt mit einer einmaligen Gabe pro Tag aus. Die Dosis ergibt sich aus der bisherigen Medikation und der Schmerzintensität, auch aus der erwarteten Dynamik der Schmerzursache. Als Testdosis können die Gabe von 5 mg oder 10 mg Morphin s.c. sinnvoll sein. Die Dosis der hochpotenten Opioide wird als Morphin-Äquivalenzdosis berechnet. Hierzu stellt wiederum die Industrie Tabellen für die Kitteltasche zur Verfügung. Ein häufiger Fehler in der Behandlung starker Tumorschmerzen ist die Zögerlichkeit bei der Dosierung. So sind Morphin-äquivalente Dosierungen von 500 mg pro Tag in Einzelfällen nötig und, unter entsprechender Supportivtherapie und Überwachung, auch möglich.

Opioide sind die nebenwirkungsärmsten Schmerzmittel, die wir derzeit zur Verfügung haben. In der ersten Woche kommt es jedoch häufig zu Nausea/Emesis, dem z. B. mit Haloperidol in niedriger (noch nicht antipsychotisch wirksamer Dosierung, etwa 3 x 5 gtt) entgegengewirkt werden kann. Nach einer Woche ist diese Maßnahme zumeist nicht mehr nötig. Eine weitere regelhafte Nebenwirkung ist die Obstipation,

Tabelle 4. Stufenschema Schmerztherapie (je nach Ansprechen auf die Schmerzmedikation wird gemäß den Empfehlungen der WHO dem folgenden Stufenplan entsprechend vorgegangen).

Stufe 0	leichte intermittierende Schmerzen	bei Bedarf Analgetika der Nicht-Opioidgruppe
Stufe 1	chronischer Schmerz	regelmäßige Gabe eines peripher wirkenden Analgetikums (z. B. Diclofenac, Ibuprofen, Coxibe); eventuell zusätzliche Ko-Medikation
Stufe 2	zunehmende, weiter bestehende, bisher unzureichend therapierbare Schmerzen	Medikamente der Stufe 1 plus niederpotente Opioide (z. B. Tilidin, Kodein, Tramadol), ergänzt durch Ko-Medikation
Stufe 3	zunehmende, weiter bestehende, nach Stufe 2 unzureichend therapierbare Schmerzen	Medikamente der Stufe 1 plus hochpotente Opioide (z. B. Buprenorphin, Morphin, Fentanyl), ergänzt durch Ko-Medikation

welche die Gabe von Laxanzien erforderlich macht. Hier kommt es zu keinem Gewöhnungseffekt, sodass Laxanzien und diätetische Maßnahmen die Opioidtherapie begleiten. Eine klinisch relevante Verminderung des Atemantriebs wird bei regelrechter Dosierung unter Opioiden nahezu nie gesehen.

Die oft befürchtete Abhängigkeit tritt bei exakter Dosierung und damit der Beherrschung des Schmerzes nicht auf. Nochmals muss konstatiert werden, dass Morphine die nebenwirkungsärmsten Schmerzmedikamente sind, die zur Verfügung stehen, und deren Effektivität bei richtiger Anwendung unerreicht ist. Wenn im Tagesverlauf keine Schmerzen mehr angegeben werden, wird die Dosierung reduziert, die Medikation aber grundsätzlich beibehalten, sofern die Ursache für die Schmerzzustände weiterhin besteht. Das Schmerzmittel muss „vor dem Schmerz da sein“. Die häufig geübte Verordnungspraxis „nach Bedarf“ ist nur bei leichten, intermittierenden Schmerzzuständen zu akzeptieren, sicher nicht bei einem tumorbedingten Schmerzsyndrom.

Kommt es trotz guter Basiseinstellung zu Schmerzspitzen, tritt ein sogenannter Durchbruchschmerz auf. Für diesen Durchbruchschmerz muss grundsätzlich eine Bedarfsmedikation verschrieben werden. Dieses Medikament muss möglichst rasch wirken, darf also nicht retardiert sein. Neben der oralen Applikation sind derzeit neue Formulierungen wie etwa ein Nasenspray in klinischen Studien in Erprobung.

Treten täglich mehrfach Durchbruchschmerzen auf oder liegt der Ruheschmerz über 3 VAS oder kommt es gar zu nächtlichen schmerzbedingten Schlafstörungen, muss die Dosis angepasst werden. Hierbei muss die Opioid-Dosis um 50 % erhöht werden (z. B. von 100 mg Morphin pro Tag auf 150 mg pro Tag.). Mit einer zögerlichen und/oder niedrigstufigen Steigerung der therapeutischen Dosis der Opioide bei ungenügend eingestellten Schmerzzuständen treibt man gleichsam den Schmerz vor sich her. Gelingt es, ihn durch die Dosissteigerung sozusagen zu überspringen, kann man später die Dosis wieder vorsichtig reduzieren.

Bei Neueinstellung eines starken Schmerzes ist zu beachten, dass der Wirkungseintritt bei retardierten Präparaten und insbesondere bei Schmerzpflastern entsprechend verzögert ist. Bei akuten Schmerzen sind deshalb nichtretardierte Tabletten, Tropfen oder (zusätzliche) Injektionen angebracht.

Bei schlechter Verträglichkeit eines Opioids muss auf eine andere orale oder eine transdermale Darreichungsform gewechselt werden (sogenannte Opioidrotation). Hier sollte ein Schmerztherapeut hinzugezogen werden.

Analgetika wirken mit zahlreichen Medikamenten synergistisch. Bewährt hat sich die Ko-Medikation (je nach klinischer Situation) mit Antidepressiva, Anxiolytika, Spasmolytika, Kortikoiden etc.

Bei den häufig auftretenden neuropathischen Schmerzen im Verlaufe einer Tumorerkrankung, etwa bei Dysästhesien im Rahmen einer Chemotherapie oder paraneoplastisch verursacht, haben sich heute Antikonvulsiva (z. B. Carbamazepin, Gabapentin) bewährt. Da Nebenwirkungen und eventuell nötige Spiegelbestimmungen beim Carbamazepin eine gewisse Einschränkung darstellen, haben sich das Gabapentin und ähnliche Substanzen bei neuropathischen Schmerzen in den Vordergrund geschoben. Hier sind unerwünschte Nebenwirkungen deutlich geringer ausgeprägt und die Medikamente bieten hinsichtlich ihrer Verträglichkeit Vorteile.

Vor allem bei hohem Dosisbedarf oder auch, wenn der Patient nicht mehr schlucken kann, hat sich auch die Dauerapplikation über eine tragbare, stromunabhängige Schmerzpumpe bewährt. Patienten profitieren insbesondere dann von ihr, wenn sie in der Lage sind, sich selbst einen Bolus zu geben. Zur Umrechnung von oralem/transdermalem Morphin-Äquivalent auf die intravenöse Dosierung sollte ein Schmerztherapeut hinzugezogen werden. Zur Verfügung stehen neben Morphin auch Fentanyl, das eine deutlich kürzere Halbwertszeit hat und sich damit besser steuern lässt.

Ferner können lokale Analgesieformen, wie Infiltrationen, Peri- und Intraduralkatheter, Elektro-Akupunktur oder auch neurochirurgische Verfahren (Chordotomie, Neurolyse), im Einzelfall sinnvoll sein. Für einzelne, besonders gravierende Fälle stehen schmerztherapeutische Konsile und Spezialambulanzen zur Verfügung.

Inappetenz und Kachexie

Inappetenz und Kachexie bei ausgeprägtem Fatigue-Syndrom finden sich regelhaft bei den Patienten mit fortgeschrittenem Lungenkarzinom. Rasch wirksam ist hier zumeist die Gabe von 4 mg pro Tag Dexamethason p. o. und Metoclopramid.

Diese Maßnahmen können durch Zugabe von „Astronautenkost“, d. h. flüssiger, hoch kalorischer Ergänzungsernährung (gekühlt meist besser verträglich und angenommen) noch unterstützt werden. Patienten mit hoch kalorischer, süßer Trinknahrung haben jedoch häufig keinen Appetit mehr auf ihr Mittag- und Abendessen. Liegt die täglich aufgenommene Kalorienmenge unter dem Tagesumsatz, ist bei nicht präfinalen Patienten die zusätzliche intravenöse Ernährung, z. B. über die Nacht, sinnvoll.

Kombinierte Konzepte der Ernährungs- und Bewegungstherapie, auch mit psychoonkologischer Unterstützung, bringen zumeist wesentliche Verbesserungen für die Patienten. Über die Hälfte von ihnen berichten von einer Besserung des Appetits und viele von ihnen erleben eine reale Gewichtszunahme, die vor allem auch für die psychische Situation von nicht unerheblicher Bedeutung ist.

Helfen Dexamethason und Metoclopramid nicht, kann ein Therapieversuch mit z. B. 160 mg Megestrolacetat oder 500 mg Medroxyprogesteronacetat täglich als anabol wirksames Medikament unternommen werden. Die Ergebnisse sind jedoch meist enttäuschend.

Literatur

1 Jeremic B, Bamberg M (2005) Radiation Therapy for Recurrent Lung Cancer. In: Jeremic B (ed) Advances in Radiation Oncology in Lung Cancer. Springer, Heidelberg, pp 297–308
2 Häußinger K, Huber RM (1985) Möglichkeiten der Lasertherapie endobronchialer Obturationen. Internist 26: 221–227
3 Laforet EG, Berger RL, Vaughan CW (1976) Carcinoma obstructing the trachea. Treatment by laser resection. N Engl J Med 294: 941
4 Cavaliere S, Venuta F, Foccoli P et al (1996) Endoscopic treatment of malignant airway obstructions in 2,008 patients. Chest 110: 1536–1542
5 Diaz-Jimenez JP, Canela-Cardona M, Maestre-Alcacer J (1990) Nd:YAG Laser photoresection of low-grade malignant tumors of the tracheobronchial tree. Chest 97: 920–922
6 Ramser ER, Beamis JF (1995) Laser Bronchoscopy. Clin Chest Med 16: 415–426
7 Daddi G, Puma F, Avenia N et al (1998) Resection with curative intent after endoscopic treatment of airway obstruction. Ann Thorac Surg 65: 203–207
8 Hautmann H, Gamarra F, Pfeifer KJ et al (2001) Fiberoptic bronchoscopic balloon dilatation in malignant tracheobronchial disease: indications and results. Chest 120: 43–49
9 Stephens KE, Wood DE (2000) Bronchoscopic management of central airway obstruction. J Thorac Cardiovasc Surg 119: 289–296

10 Bolliger CT, Mathur PN (2002) ERS/ATS statement on interventional pulmonology. Eur Respir J 19: 356–373
11 Hautmann H, Bauer M, Pfeifer KJ et al (2000) Flexible bronchoscopy: a safe method for metal stent implantation in bronchial disease. Ann Thorac Surg 69: 398–401
12 Hauck R, Lembeck RM, Emslander HP et al (1997) Implantation of Accuflex and Strecker stents in malignant bronchial stenoses by flexible bronchoscopy. Chest 112: 134–144
13 Marsiglia H, Baldeyrou P, Lartigau E et al (2000) High-dose rate brachytherapy as sole modality for early-stage endobronchial carcinoma. Int J Radiat Oncol Biol Phys 47: 665–672
14 Huber RM, Fischer R, Hautmann H et al (1995) Palliative endobronchial brachytherapy for central lung tumors. A prospective, randomized comparison of two fractionation schedules. Chest 107: 463–470
15 Nag S, Kelly JF, Horton JL et al (2000) The American Brachytherapy Society recommendations for brachytherapy of carcinoma of the lung. Int J Radat Oncol Biol Phys 48 (suppl): 328–329
16 Kelly JF, Delclos ME, Morice RC et al (2000) High-dose-rate brachytherapy effectively palliates symptoms due to airway tumors: the 10-year M. D. Anderson Cancer Center Experience. Int J Radiat Oncol Biol Phys 48: 697–702
17 Speiser BL, Spratling L (1993) Radiation bronchitis and stenosis secondary to high dose rate endobronchial radiation. Int J Radiat Oncol Biol Phys 25: 589–597
18 Hara R, Itami J, Aruga T et al (2001) Risk factors for massive hemoptysis after endobronchial brachytherapy in patients with tracheobronchial malignancies. Cancer 92: 2623–2627
19 Huber RM, Fischer R, Hautmann H et al (1997) Does additional brachytherapy improve the effect of external irradiation? A prospective, randomized study in central lung tumors. Int J Radiat Oncol Biol Phys 38: 533–540
20 Cardona A, Reveiz L, Ospina E et al (2008) Palliative endobronchial brachytherapy for non-small cell lung cancer. Cochrane Database Syst Rev. 16(2): CD004284
21 Krempien B (1995) Pathogenese der Knochenmetastasen und Tumorosteopathien. Radiologe 35: 1–7
22 Mirels H (1989) Metastatic disease in long bones. A proposed scoring system for diagnosing impending pathologic fractures. Clin Orthop 256–264
23 Blitzer PH (1985) Reanalysis of the RTOG study of the palliation of symptomatic osseous metastasis. Cancer 55: 1468
24 Eble MJ, Eckert W, Wannenmacher M (1995) Stellenwert der lokalen Strahlentherapie in der Behandlung ossärer Metastasen, pathologischer Frakturen und Myelonkompressionen. Radiologe 35: 47–54
25 Ben-Josef E, Shamsa F, Williams AO et al (1998) Radiotherapeutic Management of osseous Metastases: A Survey of current Patterns of Care. Int J Radiat Oncol Biol Phys 40(4): 915–921
26 Arcanegli G, Giovinazzo G, Saracino B et al (1998) Radiation Therapy in the Management of symptomatic Bone Metastases: the Effect of total Dose and Histology on Pain Relief and Response Duration. Int J Radiat Oncol Biol Phys (42)5: 1119–1126
27 Roos DE, O'Brien PC, Smith FG et al (2000) A Role for Radiotherapy in Neuropathic Bone Pain: Preliminary Response Rates from a Prospective Trial (Trans-Tasman Radiation Oncology Group, TROG 96,05) Int J Radiat Oncol Biol Phys (46)4: 975–981
28 Nielson OS, Bentzen SM, Sandberg E et al (1998) Randomized trial of single dose versus fractionated palliative radiotherapy of bone metastases. Radiother Oncol 47: 233–240
29 Niewald M, Tkocz H-J, Abel U et al (1996) Rapid Course Radiation Therapy vs more Standard Treatment: a Randomized Trial fore Bone Metastases. Int J Radiat Oncol Biol Phys (36)5: 1085–1089
30 Skolyszewski J, Sas-Korczynska B, Korzeniowski S et al (2001) The Efficiency and Tolerance of Half Body Irradiation (HBI) in Patients with Multiple Metastases. Strahlenther Onkol 177: 482–486
31 Anderson PR, Coia LR (2000) Fractionation and Outcomes with palliative Radiation Therapy. Sem Radiat Oncol 10: 191–199
32 Sundaresan N, Digiacinto GV, Hughes JEO (1991) Treatment of neoplastic spinal cord compression: Results of a prospective study. Neurosurgery 29: 645
33 Body JJ, Bartl R, Burckhardt P et al. (1998) Current use of bisphosphonates in oncology. International Bone and Cancer Study Group. J Clin Oncol 16: 3890–3899
34 Fleisch H (1997) Bisphosphonates in bone disease. 3rd ed. Parthenon, New York
35 Price P, Hoskin PJ, Waston D et al (1986) Prospective randomised trial of single and multifraction radiotherapy schedules in the treatment of painful bony metastases. Radiation Oncol 6: 247–255
36 Gaze MN, Kelly CG, Kerr GR et al (1997) Pain relief and quality of life following radiotherapy for bone metastases: a randomised trial of two fractionation schedules. Radiother Oncol 45 (2): 109–116
37 Koswig S, Budach V (1999) Remineralisation und Schmerzlinderung von Knochenmetastasen nach unterschiedlich fraktionierter Strahlentherapie

(10-mal 3 Gy vs. 1-mal 8 Gy). Strahlenther Onkol 175: 500–508
38 Steenland E, Leer JW, van Huowelingen H et al (1999) The effect of single fraction compared to multiple fractions on painful bone metastases: a global analysis of the Dutch Bone Metastasis Study. Radiother Oncol 52 (2): 101–109
39 Bone Trial Working Party (1999) 8 Gy single fraction radiotherapy for the treatment of metastatic skeletal pain: randomised comparison with a multifraction schedule over 12 months of patient follow-up. Bone Pain Trial Working Party. Radiother Oncol 52: 111–121
40 Kaasa S, Brenne E, Lunf Ja et al (2006) Prospective randomised multicenter trial on single fraction radiotherapy (8 Gy x 1) versus multiple fractions (3 Gy x 10) in the treatment of painful bone metastases. Radiother Oncol 79(3): 278–284
41 Bodegom van PC, Wagenaar SS, Corrin B et al (1989) Second primary lung cancer: importance of long term follow up. Thorax 44: 788–793
42 Murakami S, Watanabe Y, Saitoh H et al (1995) Treatment of multiple primary squamous cell carcinomas of the lung. Ann Thorac Surg 60: 964–969
43 Girard P, Baldeyrou P, Le Chevalier T et al (1994) Surgery for pulmonary metastases. Who are the 10-year survivors? Cancer 74: 2791–2797
44 Uematsu M, Ahioda A, Tahara K et al (1998) Focal, high dose and fractionated modified stereotactic radiation therapy for lung carcinoma patients. Cancer 82: 1062–1070
45 Battafarano RJ, Force SD, Meyers BF et al (2004) Benefits of resection for metachronous lung cancer. J Thorac Cardiovasc Surg 127 (3): 836–842
46 Rice D et al (2003) The risk of second primary tumors after resection of stage I non small cell lung cancer. Ann Thorac Surg 76(4): 1001–1007
47 Zimmermann FB, Geinitz H, Schill S et al (2006) Stereotactic hypofractionated radiation therapy for stage I (T1–2 N0 M0) non-small-cell lung cancer. Acta Oncol 45(7): 796–801
48 Hoffmann RT, Jacobs TF, Reiser MF et al (2004) Radiofrequenzablation of lung tumors and metastases. Radiologe 44(4): 364–369
49 Schackert G, Bamberg M (2008) Hirnmetastasen. Onkologe 14: 231–245
50 Hanbali F, Sawaya R (2002) Management of Brain Metastases. Neurosurgery Quarterly 12: 79–85
51 Schackert G, Steinmetz A, Meier U, Sobottka SB (2001) Surgical Management of Single and Multiple Brain Metastases: Results of a Retrospective Study. Onkologie 24: 246–255
52 Patchell RA, Tibbs PA, Regine WF et al (1998) Postoperative radiotherapy in the treatment of single metastases of the brain: A randomized trial. JAMA 280: 1485–1489
53 Rades D, Bohlen G, Pluemer A et al (2007) Stereotactic radiosurgery alone versus resection plus whole-brain radiotherapy for 1 or 2 brain metastases in recursive partitioning analysis class 1 and 2 patients. Cancer 109: 2515–2521
54 O'Neill BP, Iturria NJ, Link MJ et al (2003) A comparison of surgical resection and stereotactic radiosurgery in the treatment of solitary brain metastases. Int J Radiat Oncol Biol Phys 55: 1169–1176
55 Schöggl A, Kitz K, Reddy M et al (2000) Defining the role of stereotactic radiosurgery versus microsurgery in the treatment of single brain metastases. Acta Neurochir 142: 621–626
56 Aoyama H, Shirato H, Tago M et al (2006) Stereotactic Radiosurgery Plus Whole-Brain Radiation Therapy vs Stereotactic Radiosurgery Alone for Treatment of Brain Metastases. JAMA 295: 2483–2491
57 Diener-West M, Dobbins TW, Phillips TL et al (1991) Identification of an optimal subgroup for treatment evaluation of patients with brain metastases using RTOG study 7916. Int J Radiat Oncol Biol Phys 16: 669–673
58 Nieder C, Niewald M, Schnabel K (1994) Strahlentherapie von Hirnmetastasen des Bronchialkarzinoms. Strahlenther Onkol 170: 335–341
59 Chatani M, Matayoshi Y, Masaki N et al (1994) Radiation therapy for brain metastases from lung carcinoma. Strahlenther Onkol 170: 155–161
60 Korfel A, Höcht S, Thiel E (2008) Kombinierte und sequentielle systemische Chemotherapie und Strahlentherapie bei Hirnmetastasen. Onkologe 14: 255–259
61 Astner ST, Nieder C, Grosu AL, Molls M (2008) Strahlentherapie intrazerebraler Metastasen. Onkologe 14: 246–254
62 Fahrig A, Ganslandt O, Lambrecht U et al (2007) Hypofractionated Stereotactic Radiotherapy for Brain Metastases: Results from Three Different Dose Concepts. Strahlenther Onkol 183: 625–630
63 Narayana A, Chang J, Yenice K et al (2007) Hypofractionated stereotactic radiotherapy using intensity-modulated radiotherapy in patients with one or two brain metastases. Stereotact Funct Neurosurg 85: 82–87
64 Grosu AL, Feldmann HJ, Stärk S et al (2001) Stereotaktische Strahlentherapie am adaptierten Linearbeschleuniger bei Patienten mit Hirnmetastasen. Nervenarzt 72: 770–781
65 Sanghavi SN, Miranpuri SS, Chappell R et al (2001) Radiosurgery for patients with brain metastases: a multiinstitutional analysis stratified by the RTOG recursive partitioning analysis method. Int J Radiat Oncol Biol Phys 51: 426–434
66 Konziolka D, Patel A, Lunsford LD et al (1999) Stereotactic radiosurgery plus whole brain radiotherapy versus radiotherapy alone for patients with multiple brain metastases. Int J Radiat Oncol Biol Phys 45: 427–434

67 Leitlinien für Diagnostik und Therapie in der Neurologie. 3. überarbeitete Auflage (2005) ISBN3-13-132413-9. Thieme, Stuttgart

68 Grisold W, Krauseneck P, Müller B (2000) Praktische Neuroonkologie. Springer, Wien, New York

69 Posner JB (1995) Metabolic and nutritional complications of cancer. Davies, Philadelphia

70 Kagan AR (1997) Palliation of Brain and Spinal Cord Metastases. In: Perez CA, Brady LW (eds) Principles and Practice of Radiation Oncology. Lippincott, Philadelphia, pp 2187–2196

71 Gaspar L, Scott C, Rotman M et al (1997) Recursive partitioning analysis (RPA) of prognostic factors in three Radiation Therapy Oncology Group (RTOG) brain metastases trials. Int J Radiat Oncol Biol Phys 37: 745–751

72 Alberti W, Anderson G, Bartolucci A et al (1995) Chemotherapy in non-small cell lung cancer: A meta analysis using updated data on individual patients from 52 randomised clinical trials. Br Med J 311: 899–909

73 Carbone DP, Minna JD (1995) Chemotherapy for non-small cell lung cancer – A meta analysis suggests that the benefits are small. Br Med J 311: 889–890

74 Souquet PJ, Chauvin F, Boissel JP, Bernard JP (1995) Meta-analysis of randomised trials of systemic chemotherapy versus supportive treatment in non-resectable non-small cell lung cancer. Lung Cancer 12 Suppl 1: S147–S154

75 Rowell NP, Gleeson FV (2002) Steroids, radiotherapy, chemotherapy and stents for superior Vena cava obstruction in carcinoma of the bronchus: a systemic review. Clin Oncol 14: 338–351

76 Baker G, Barnes HJ (1992) Superior vena cava syndrome. Etiology, diagnosis and treatment. Am J Crit Care 1: 54–64

77 Thierry U, Lebeau B, Chastang C et al (1993) Superior Vena cava Syndrom in small-cell-lung cancer. Arch Intern Med 153(3): 384–387

78 Donato V, Bonfili P, Bulzonetti N (2001) Radiation therapy for oncological emergencies. Anticancer Res 21: 2219–2224

79 Egelmeers A, Goor C, Van-Meerbeeck J et al (1996) Palliative effectiveness of radiation therapy in the treatment of superior Vena cava syndrome. Bull Cancer Radiother 83(3): 153–157

80 Kvale PA, Selecky PA, Prakass U (2007) Palliative Care in Lung Cancer: ACCP Evidence-Based Clinical Practice Guidelines (2nd edition). Chest 132: 368–403

81 Christian E, Adamietz IA, Willich N et al (2007) Radiotherapy in oncological emergencies – final results of a pattern of care study in Germany, Austria and Switzerland. Acta Oncol Aug 29: 1–9

82 Mose S, Stabik C, Eberlein K et al (2006) Retrospective analysis of the superior vena cava syndrome in irradiatied cancer patients. Anticancer Res 26 (6C): 4933–4936

83 Nagata T, Makutani S, Uchida H et al (2007) Follow-up results of 71 patients undergoing metallic stent placement for treatment of a malignant obstruction of the superior vena cava. Cardiovasc Intervent Radiol 30 (5): 959–967

84 Witt Ch, Romaniuk P, Ewert R et al (1996) Interventionelle Pneumologie: Maßnahmen bei pulmonaler Blutung und tumorbedingtem Vena-cava-superior-Syndrom. Pneumologie 50: 202–208

85 Greillier L, Barlesi F, Doddoli C et al (2004) Vascular stenting for palliation of superior Vena cava obstruction in non small cell lung cancer patients: A future “standard“ procedure? Respiration 71: 178–183

86 Chatziioanou A, Alexopoulos Th, Mourikis D et al (2003) Stent therapy for malignant superior Vena cava syndrome: Should be first line therapy or simple adjunct to radiotherapy. Eur J Radiol 47(3): 347–350

87 Uberoi R (2006) Quality Assurance Guidelines for Superior Vena Cava Stenting in Malignant Disease Cardiovasc Intervent Radiol 29: 319–322

88 O’Neil KM, Lazarus AA (1991) Hemoptysis. Indications for bronchoscopy. Arch Intern Med 151: 171–174

89 Witt Ch, Romaniuk P, Ewert R et al (1996) Interventionelle Pneumologie: Maßnahmen bei pulmonaler Blutung und tumorbedingtem Vena-cava-superior-Syndrom. Pneumologie 50: 202–208

90 Stoll JF, Bettmann MA (1988) Bronchial artery embolisation to control hemoptysis: a review. Cardiovasc Intervent Radiol 11: 263–269

91 Plataniotis GA, Kouvaris JR, Dardoufas V et al (2002) A short radiotherapy course for locally advanced non-small cell lung cancer (NSCLC). Effective palliation and patients' convenience. Lung Cancer 35: 203–207

92 Loddenkemper R, Fabel H, Konietzko N et al (1994) Diagnostisches Vorgehen beim Pleuraerguss. Pneumologie 48: 278–280

93 Antony VB, Loddenkemper R, Astoul P et al (2001) Management of malignant pleural effusions. Eur Respir J 18: 402–419

94 Ruckdeschel JC, Moores D, Lee JY et al (1991) Intrapleural therapy for malignant pleural effusions. A randomized comparison of bleomycin and tetracycline. Chest 100: 1528–1535

95 Walker-Renard P, Vaughan LM, Sahn SA (1994) Chemical pleurodesis for malignant pleural effusions. Ann Intern Med 120: 56–64

96 Zimmer PW, Hill M, Casey K, Harvey E et al (1997) Prospective randomized trial of talc slurry vs bleomycin in pleurodesis for symptomatic malignant pleural effusions. Chest 112: 430–434

97 Mager HJ, Maesen B, Verzijlbergen F, Schramel F (2002) Distribution of talc suspension during treatment of malignant pleural effusion with talc pleurodesis. Lung Cancer 36: 77–81

98 Yildirim E, Dural K, Yazkan R et al (2005) Rapid pleurodesis in symptomatic malignant pleural effusion. Eur J Cardiothorac Surg 27: 19–22
99 Heffner JE (2008) Diagnosis and management of malignant pleural effusions. Respirology 13: 5–20
100 Haas AR, Sterman DH, Musani AI (2007) Malignant pleural effusions: management options with consideration of coding, billing, and a decision approach. Chest 132: 1036–1041
101 Coleman RE, Purohit OP (1993) Osteoclast inhibition for the treatment of bone metastases. Cancer Treat Rev 19: 79–103
102 Simoff MJ, Kvale PA (2005) Advances in Supportive and Palliative Care for Lung Cancer Patients. In: Jeremic B (ed) Advances in Radiation Oncology in Lung Cancer. Springer, Heidelberg, 321–336

Berufliche Risikofaktoren, Berufskrankheit, arbeitsmedizinische Begutachtung

D. Nowak, R. M. Huber

Einführung, Zielsetzung

Das Lungenkarzinom stellt den Prototyp eines durch exogene Noxen verursachten Tumors dar. Die wesentlichen Risikofaktoren wurden bereits im Kapitel Ätiologie des Lungenkarzinoms und im Kapitel Epidemiologie des Lungenkarzinoms genannt.

Das vorliegende Kapitel zielt darauf ab,

- Hintergrund und Sinnhaftigkeit einer arbeitsbedingten Verursachung bei Patienten mit Lungenkarzinom zu verdeutlichen,
- dem betreuenden Arzt eine praxistaugliche Orientierungshilfe zu geben, bei welchen konkreten Tätigkeiten und Expositionen eine Berufskrankheiten-Verdachtsanzeige erstattet werden soll, wobei eine Checkliste angefügt wird, die vom Patienten selbst verwendet werden kann,
- kurz und lediglich orientierend die Grundzüge der arbeits- und sozialmedizinischen Begutachtung von Lungenkarzinomen darzustellen.

Arbeitsbedingte Faktoren beim Lungenkarzinom: Attributabler Anteil

Der attributable Anteil beruflicher Faktoren an der Gesamt-Kausalität (hier: eines Lungenkarzinoms) bezeichnet denjenigen Kausalanteil, um den das Risiko vermindert würde, wenn die Noxe wegfiele bzw. weggefallen wäre. Mit unterschiedlichen methodischen Zugangswegen wurden die in Tabelle 1 dargestellten Anteile für berufliche Einflüsse errechnet.

Bei konservativer Betrachtung ist es daher realistisch, für die in den letzten etwa 15 Jahren bis heute diagnostizierten Lungenkarzinome zu etwa 10 % berufliche Einflüsse anzunehmen. Es handelt sich dabei naturgemäß weitestgehend um Folgen arbeitshygienischer Altlasten.

Interaktionen karzinogener Noxen

Mit dem Begriff der Interaktion, der meist falsch verwendet wird, ist nicht gemeint, dass beispielsweise Raucher mit beruflicher Exposition gegenüber inhalativen Karzinogenen ein höheres Lungenkarzinomrisiko haben als Nichtraucher mit vergleichbarer beruflicher Exposition. Wenn die Einflussgrößen „Rauchen" und „karzinogene Noxen am Arbeitsplatz" voneinander unabhängige Effekte aufweisen, verhalten sich die einzelnen Risiken multiplikativ. Eine Interaktion zwischen dem Faktor „karzinogene Arbeitsstoffe" und dem Faktor „Rauchen" errechnet sich im multiplikativen Modell, indem folgende Risiken zueinander in Beziehung gesetzt werden:

$$\frac{\text{Krebsrisiko Raucher (arbeitsstoffexponiert)}}{\text{Krebsrisiko Raucher (nicht arbeitsstoffexponiert)}}$$

im Verhältnis zum

$$\frac{\text{Krebsrisiko Nichtraucher (arbeitsstoffexponiert)}}{\text{Krebsrisiko Nichtraucher (nicht arbeitsstoffexponiert)}}$$

Tabelle 1. Attributaler Anteil beruflicher Einflüsse an der Gesamt-Kausalität eines Lungenkarzinoms.

Region/Land	Methodik	Attributabler Anteil	Literatur
Italien	Zusammenfassung von Studien unter Verwendung von Job exposure Matrices	meist 17–33 %	*Barone-Adesi* et al. (2005)
Norddeutschland	Fall-Kontroll-Studie	– bei ≥ halbjähriger Exposition gegenüber erwiesenem Humankanzerogen 16 % (Männer) – bei ≥ halbjähriger Exposition gegenüber vermutetem Humankanzerogen 10 % (Männer)	*Jöckel* et al. (1997)
Turin	Fall-Kontroll-Studie	10–15 % (Männer) 2–5 % (Frauen)	*Merletti* et al. (1999)
USA, mehrere Zentren	Fall-Kontroll-Studie	9,2 %	*Morabia* et al. (1992)

Der einfachste Fall liegt dann vor, wenn das relative Risiko unter den Rauchern identisch dem relativen Risiko bei Nichtrauchern ist, somit keine Interaktion vorliegt und die Risiken sich multiplizieren. Wenn das relative Krebsrisiko der Raucher über dem relativen Risiko bei Nichtrauchern liegt, verhalten sich die Risiken beider Einflussgrößen übermultiplikativ. Ein übermultiplikatives Risiko bedeutet in diesem Zusammenhang somit, dass der Faktor „Berufsnoxe" bei Rauchern schwerer wiegt als bei Nichtrauchern. Für die Noxe „Asbest" ergibt sich in der Mehrzahl der Studien ein multiplikatives, teilweise ein übermultiplikatives Risiko. Radon und Rauchen wirken in der Mehrzahl der Studien unabhängig voneinander, somit multiplikativ.

Ein hoher Interaktionsanteil geht mit einem hohen Präventionspotenzial einher, da die Krebswahrscheinlichkeit überproportional sinkt, wenn eine der beiden Noxen eliminiert wird. Mit anderen Worten: Wenn weniger geraucht wird, nimmt die Zahl der Berufskrebsfälle der Lunge ab. Wenn heute das Lungenkarzinom der häufigste Berufskrebs ist, so können durch die Aufgabe des Rauchens wesentlich mehr Berufskrebsfälle der Lunge verhindert werden als durch die Eliminierung sämtlicher inhalativer Karzinogene am Arbeitsplatz [16].

Klassifikation beruflicher Karzinogene allgemein

Zum besseren Verständnis scheint es sinnvoll, die Klassifikation von Arbeitsstoffen nach ihrer kanzerogenen Potenz kurz generell zu erläutern: Chemische Stoffe oder Stoffgruppen, welche mit der Entstehung maligner Erkrankungen assoziiert sind, werden unter anderem von der International Agency for Research on Cancer (IARC) und der Senatskommission zur Prüfung gesundheitsschädlicher Arbeitsstoffe der Deutschen Forschungsgemeinschaft (DFG MAK- und BAT-Werte-Listen) veröffentlicht. Die wissenschaftliche Bewertung, welche die IARC und die Senatskommission vornehmen, erfolgt im Hinblick auf eine Prävention. Die zugrunde liegenden Kriterien sind deshalb aus grundsätzlichen Erwägungen nicht identisch mit den Kriterien einer versicherungsrechtlich-individualmedizinisch wesentlichen Ursache im Sinne des deutschen Berufskrankheitenrechts. Eine genaue Definition der gültigen Kategorien mit entsprechenden Beispielen ist in der Tabelle 2 wiedergegeben.

Tabelle 2. Klassifikation beruflicher Karzinogene.

Kategorie	Definition	Beispiele
1	Stoffe, die beim Menschen Krebs erzeugen und bei denen davon auszugehen ist, dass sie einen nennenswerten Beitrag zum Krebsrisiko leisten. Epidemiologische Untersuchungen geben hinreichende Anhaltspunkte für einen Zusammenhang zwischen einer Exposition des Menschen und dem Auftreten von Krebs. Andernfalls können epidemiologische Daten durch Informationen zum Wirkungsmechanismus beim Menschen gestützt werden.	Asbest Benzol Nickel
2	Stoffe, die als krebserzeugend für den Menschen anzusehen sind, weil durch hinreichende Ergebnisse aus Langzeit-Tierversuchen oder Hinweise aus Tierversuchen und epidemiologischen Untersuchungen davon auszugehen ist, dass sie einen nennenswerten Beitrag zum Krebsrisiko leisten. Andernfalls können Daten aus Tierversuchen durch Informationen zum Wirkungsmechanismus und aus In-vitro-und Kurzzeit-Tierversuchen gestützt werden.	Cobalt Ethylenoxid Glasfasern (Faserstaub)
3	Stoffe, die wegen erwiesener oder möglicher krebserzeugender Wirkung Anlass zur Besorgnis geben, aber aufgrund unzureichender Informationen nicht endgültig beurteilt werden können. Die Einstufung ist vorläufig.	siehe 3A, 3B
3A	Stoffe, bei denen die Vorraussetzung erfüllt wären, sie der Kategorie 4 oder 5 zuzuordnen. Für die Stoffe liegen jedoch keine hinreichenden Informationen vor, um einen MAK- oder BAT-Wert abzuleiten.	Dichlormethan, Ölsaure, Toluylendiisocyante
3 B	Aus In-vitro- oder aus Tierversuchen liegen Anhaltspunkte für krebserzeugende Wirkung vor, die jedoch zur Einordnung in eine andere Kategorie nicht ausreichen. Zur endgültigen Entscheidung sind weitere Untersuchungen erforderlich. Sofern der Stoff oder seine Metaboliten keine gentoxische Wirkung aufweisen, kann ein MAK- oder BAT- Wert festgelegt werden.	Quecksilber Schlackenwolle (Faserstaub) Talk (asbestfaserfrei)
4	Stoffe mit krebserzeugender Wirkung, bei denen ein nicht-genotoxischer Wirkungsmechanismus im Vordergrund steht und genotoxische Effekte bei Einhaltung des MAK- und BAT-Wertes keine oder nur eine untergeordnete Rolle spielen. Unter diesen Bedingungen ist kein nennenswerter Beitrag zum Krebsrisiko für den Menschen zu erwarten. Die Einstufung wird insbesondere durch Befunde zum Wirkungsmechanismus gestützt, die beispielsweise darauf hinweisen, dass eine Steigerung der Zellproliferation, Hemmung der Apoptose oder Störung der Differenzierung im Vordergrund stehen. Zur Charakterisierung eines Risikos werden die vielfältigen Mechanismen, die zur Kanzerogenese beitragen können, sowie ihre charakteristischen Dosis-Zeit-Wirkungsbeziehungen berücksichtigt	Anilin, Formaldehyd 1,4-Dioxan Lindan
5	Stoffe mit krebserzeugender und genotoxischer Wirkung, deren Wirkungsstärke jedoch als so gering erachtet wird, dass unter Einhaltung des MAK-Wertes kein nennenswerter Beitrag zum Krebsrisiko für den Menschen zu erwarten ist. Die Einstufung wird gestützt durch Informationen zum Wirkungsmechanismus, zur Dosisabhängigkeit und durch toxikokinetische Daten zum Spezies-Vergleich.	Ethanol Styrol

Lungenkarzinome als Berufskrankheiten – welche Nummern der BK-Liste kommen infrage?

Entsprechend dem in Deutschland gültigen „Listenprinzip" sind Berufskrankheiten „Krankheiten, die die Bundesregierung durch Rechtsverordnung ... als Berufskrankheiten bezeichnet und die Versicherte infolge einer den Versicherungsschutz ... begründenden Tätigkeit erleiden" (§ 9 (1) SGB VII).

Über diese sogenannten Listentatbestände hinausgehend regelt der umgangssprachlich „Öffnungsklausel" genannte § 9 (2) SGB VII das Vorgehen, sofern neue wissenschaftliche Erkenntnisse vorliegen, die sich in der wissenschaftlichen Literatur in Richtung BK-Reife verdichten, aber der Verordnungsgeber (noch) keine neue BK geschaffen hat:

„Die Unfallversicherungsträger haben eine Krankheit, die nicht in der Rechtsverordnung bezeichnet ist oder bei der die dort bestimmten Voraussetzungen nicht vorliegen, wie eine Berufskrankheit als Versicherungsfall anzuerkennen, sofern im Zeitpunkt der Entscheidung nach neuen Erkenntnissen der medizinischen Wissenschaft die Voraussetzungen für eine Bezeichnung nach Absatz 1 Satz 2 erfüllt sind."

In der Tabelle 3 sind diejenigen Stoffe aufgelistet, die beim Menschen erwiesenermaßen Lungenkarzinome erzeugen können. Synoptisch sind diejenigen Berufskrankheiten (mit Nummer und exaktem Wortlaut) aufgeführt, die bereits in der BK-Definition Lungenkrebs enthalten oder unter denen die Erkrankungen durch die jeweiligen karzinogenen Noxen gemeldet, anerkannt und gegebenenfalls entschädigt werden können.

Lungenkarzinome als Berufskrankheiten: Das BK-Geschehen in Zahlen

Geht man in den letzten etwa 15 Jahren von etwa 35 000 bis 40 000 tödlich verlaufenden Lungenkarzinomen pro Jahr in Deutschland aus, so ist es aufgrund der vorstehend genannten Definition des attributablen Anteils nicht direkt legitim, gewissermaßen die „Forderung" nach 3500 bis 4000 Berufskrankheiten-Fällen „herzuleiten". Die Tatsache, dass jährlich etwa 1000 Lungenkarzinome als Berufskrankheit in Deutschland anerkannt werden, lässt gleichwohl eine gewisse Dunkelziffer von Fällen vermuten, die den Trägern der gesetzlichen Unfallversicherung niemals gemeldet werden.

Die Abbildung 1 veranschaulicht, dass asbestbedingte Krebserkrankungen (vorrangig Lungenkarzinome und Pleuramesotheliome, geringer Larynxkarzinome) damit nach wie vor etwa 70 % des gesamten Berufskrebsgeschehens ausmachen, gefolgt von ionisierenden Strahlen (unter anderem Uran und Uranfolgeprodukten), deren Anteil am gesamten Berufskrebsgeschehen bei etwa 15 % liegt.

Arbeitsanamnese bei Karzinompatienten – wozu?

Bei Patienten mit malignen Tumoren stehen naturgemäß stets diagnostische, therapeutische, prognostische und psychische Fragen im Vordergrund aller ärztlichen Überlegungen. Gleichwohl ist es eine ethisch wichtige originäre und damit nicht delegierbare ärztliche Aufgabe, mit dem Patienten gemeinsam zu erörtern, ob berufliche Einflüsse eine Rolle spielen. Der begründete Verdacht auf eine Berufskrankheit ist in Deutschland gesetzlich meldepflichtig.

Folgende Gründe machen es bei definitiv jedem Patienten mit einem Lungenkarzinom ratsam und erforderlich, gezielt nach lungenkrebserzeugenden Arbeitsstoffen zu fragen:

- Die Nichtmeldung eines BK-Verdachts ist ethisch zu beanstanden, da dem Patienten und gegebenenfalls seinen Angehörigen eventuell eine zustehende Rente/Hinterbliebenenrente vorenthalten wird und der behandelnde Arzt, nicht der Patient, derjenige ist, der dieses Wissen haben sollte.
- Die Nichtmeldung eines BK-Verdachts ist formal eine Ordnungswidrigkeit, somit ist die Strafbewehrtheit vordergründig gering. Sie kann jedoch empfindliche zivilrechtliche Konsequenzen haben – beispielsweise in Form der Klage einer Witwe gegen einen Arzt auf Zahlung einer (entgangenen) Lebzeitrente, da der

Tabelle 3. Gegenüberstellung der beim Menschen epidemiologisch erwiesenen pulmonalen Karzinogene (K1 entsprechend Tabelle 2) und der entsprechenden Berufskrankheit (BK) mit Nummer und Wortlaut. Gliederung im Wesentlichen nach Häufigkeit.

Erwiesene pulmonal karzinogene Noxe (sofern von Senatskommission eingestuft, entsprechend K1)	Berufskrankheit	
	Listen-Nummer oder § 9 Abs. 2 SGB VII	Wortlaut
Asbest	4104	Lungenkrebs oder Kehlkopfkrebs – in Verbindung mit Asbeststaublungenerkrankung (Asbestose) – in Verbindung mit durch Asbeststaub verursachter Erkrankung der Pleura oder – bei Nachweis der Einwirkung einer kumulativen Asbestfaserstaub-Dosis am Arbeitsplatz von mindestens 25 Faserjahren (25 x 10^6 [(Fasern/m^3) x Jahre])
	4105	durch Asbest verursachtes Mesotheliom des Rippenfells, des Bauchfells oder des Perikards
„Silikotisches Narbenkarzinom"	4101	Quarzstaublungenerkrankung (Silikose)
Kristallines Siliziumdioxid	4112	Lungenkrebs durch die Einwirkung von kristallinem Siliziumdioxid (SiO_2) bei nachgewiesener Quarzstaublungenerkrankung (Silikose oder Siliko-Tuberkulose)
Ionisierende Strahlung	2402	Erkrankungen durch ionisierende Strahlen
Arsen, -verbindungen	1108	Erkrankungen durch Arsen oder seine Verbindungen
Dichlordimethylether	1310	Erkrankungen durch halogenierte Alkyl-, Aryl- oder Alkylaryloxide
Chrom, -verbindungen	1103	Erkrankungen durch Chrom oder seine Verbindungen
Dichlordiethylsulfid (LOST)	1311	Erkrankungen durch halogenierte Alkyl-, Aryl- oder Alkylarylsulfide
Nickel, -verbindungen	4109	Bösartige Neubildungen der Atemwege und der Lungen durch Nickel oder seine Verbindungen
Kokereirohgase	4110	Bösartige Neubildungen der Atemwege und der Lungen durch Kokereirohgase
Pyrolyseprodukte aus organischem Material	§ 9 Abs. 2 SGB VII	Lungenkrebs durch polyzyklische aromatische Kohlenwasserstoffe bei Nachweis der Einwirkung einer kumulativen Dosis von mindestens 100 Benzo[a]pyren-Jahren [(µg/m^3) x Jahre] (bislang nur Empfehlung des Ärztlichen Sachverständigenbeirats, die vom Verordnungsgeber noch nicht umgesetzt wurde)
Passivrauchen am Arbeitsplatz	§ 9 Abs. 2 SGB VII	keine BK, aber § 9 (2) SGB VII denkbar
Beryllium, -verbindungen	1110 i. V.m. § 9 Abs.2	Erkrankungen durch Beryllium oder seine Verbindungen (noch nicht ins amtliche Merkblatt aufgenommen)
Cadmium, -verbindungen	1104 i. V.m. § 9 Abs.2	Erkrankungen durch Cadmium oder seine Verbindungen (noch nicht ins amtliche Merkblatt aufgenommen)

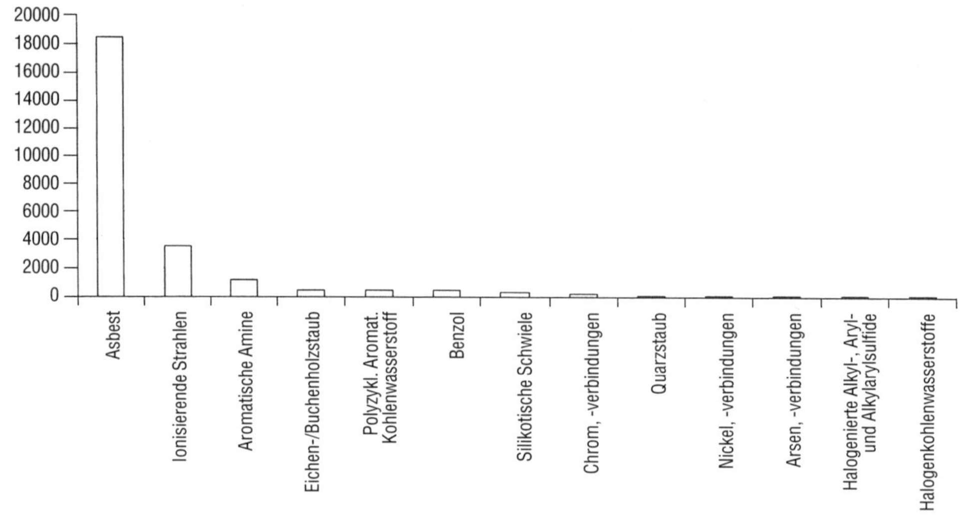

Abbildung 1. Beruflich verursachte Krebserkrankungen (1978 bis 2003) nach dem verursachenden Arbeitsstoff (Quelle: Hauptverband der gewerblichen Berufsgenossenschaften, 2005).
Anmerkung: Da es bislang in Deutschland bedauerlicherweise keine übergeordnete Berufskrebs-Statistik gibt, sind hier nur Zahlen aus der gewerblichen Wirtschaft und nicht aus dem Bereich der Eigenunfallversicherungsträger/Gemeindeunfallversicherungsverbände sowie der Landwirtschaftlichen Berufsgenossenschaften wiedergegeben.
Von den 43 Millionen Versicherten der gewerblichen Berufsgenossenschaften starben im Jahr 2000 insgesamt 1547 Personen durch Arbeits- und Wegeunfälle, sowie 1785 infolge einer Berufskrankheit. Bei den insgesamt 3332 Verstorbenen war in 35,1% (1169 Fällen) die Todesursache Krebs. Bei den beruflich verursachten Krebserkrankungen dominiert eindeutig der Lungenkrebs mit 53,9% der entschädigten BK-Fälle von 1978–2000.

Arzt den BK-Verdacht erst nach dem Ableben des Patienten gestellt hatte.

- Bestimmte Expositionskonstellationen werden den Unfallversicherungsträgern nur dann bekannt, wenn die Ärzteschaft ihrer Meldepflicht nachkommt. Nur hierdurch können die BG-liche Früherkennung und gegebenenfalls sogar Primärprävention zielgerichtet zum Nutzen weiterer Menschen weiterentwickelt werden.
- Weiterhin ist zu bedenken, dass die Meldung des BK-Verdachts durch die qualifizierte Ärzteschaft oft einen wesentlich höheren prädiktiven Wert (eine höhere „Trefferquote") aufweist als spätere Meldungen von Angehörigen, Anzeigen der Krankenkassen („Rasterfahndung") oder der Arbeitgeber.

Ein ohne Verstand überzogenes Meldeverhalten bei augenscheinlich nicht erfüllten Voraussetzungen zur Anerkennung einer Berufskrankheit ist auf der anderen Seite ebenfalls kritikwürdig, denn

- es führt zu kostspieligen Verwaltungsverfahren zu Lasten der Unfallversicherungsträger, die von den Arbeitgebern und letztlich von der Allgemeinheit bezahlt werden müssen

und

- solcherart absehbare Enttäuschung von Patienten führt zu vermeidbar negativen Einstellungen gegenüber der Ärzteschaft und dem deutschen Sozialversicherungssystem insgesamt.

Der Arzt kann sich in arbeitsmedizinischen, internistischen und onkologischen Lehrbüchern überschlägig informieren [1, 10, 15, 17, 22, 23] und Einzelstoff-Monographien der DFG konsultieren (Deutsche Forschungsgemeinschaft, 2008). Qualifizierte Online-Information bietet eine Stoffdatenbank (www.gestis.de). Arbeitsmedizinische Hochschulinstitute (www.dgaum.de) oder die zuständigen Staatlichen Gewerbeärzte/Landesgewerbeärzte und die UV-Träger können weiteren Rat geben.

> Im Zweifel empfiehlt sich ein eher großzügiges Meldeverhalten. Es ist ratsam, den Patienten darauf hinzuweisen, dass vom anzeigenden Arzt lediglich der begründete Verdacht gemeldet werden muss, und dass gegebenenfalls umfangreiche technische und juristische Prüfschritte zwischen der Meldung und einer etwaigen BK-Anerkennung stehen.

Was ist bei einer BK-Verdachtsmeldung zu beachten? Was ist „begründeter Verdacht"?

§ 202 SGB VII legt fest:

„Haben Ärzte oder Zahnärzte den begründeten Verdacht, dass bei Versicherten eine Berufskrankheit besteht, haben sie dies dem Unfallversicherungsträger oder der für den medizinischen Arbeitsschutz zuständigen Stelle in der für die Anzeige von Berufskrankheiten vorgeschriebenen Form (§ 193 Abs. 8) unverzüglich anzuzeigen. Die Ärzte oder Zahnärzte haben die Versicherten über den Inhalt der Anzeige zu unterrichten und ihnen den Unfallversicherungsträger und die Stelle zu nennen, denen sie die Anzeige übersenden."

Eine solche ärztliche Anzeige über den Verdacht auf eine Berufskrankheit ist in Abbildung 2 wiedergegeben.

Die Pflicht, den Verdacht auf eine Berufskrankheit anzuzeigen, trifft jeden Arzt und Zahnarzt, den niedergelassenen ebenso wie den Krankenhausarzt, den Facharzt (Pneumologe, Thoraxchirurg, internistischer Onkologe, auch konsiliarisch hinzugezogener Radiologe und Pathologe) ebenso wie den Allgemeinpraktiker und auch den Betriebsarzt.

Die vom Bundesministerium für Gesundheit und Soziale Sicherung herausgegebenen Merkblätter für Berufskrankheiten geben Hinweise auf Vorkommen, Gefahrenquellen, Entstehungsweise und Verlauf sowie für die ärztliche Beurteilung der einzelnen Berufskrankheiten. Sie sind im Internet unter anderem unter www.dgaum.de zu laden, ansonsten kommentiert bei *Mehrtens* und *Perlebach* [12] oder z. B. bei *Blome* [4]. Sie enthalten die Kriterien, an denen sich der anzeigende Arzt zu orientieren hat.

Im Anhang des vorliegenden Kapitels wurden die für das Berufskrebsgeschehen der Lunge relevanten Abschnitte der Merkblätter in tabellarischer Form zusammengetragen, gestrafft und durch aktuelle Erkenntnisse (Stand: Oktober 2008) ergänzt. Diese Listen können zweckmäßigerweise vom Patienten selbst durchgesehen werden, um das Gespräch mit dem Arzt vorzubereiten. Sie sind auch auf der Homepage des Tumorzentrums München zusammengestellt und können ausgedruckt werden: http://tzm.web.med.uni-muenchen.de. Weiterhin sind sie auf der Homepage des Instituts und der Poliklinik für Arbeits- und Umweltmedizin der Universität München zusammengestellt (www.klinikum.uni-muenchen.de/arbmed), Rubrik „Für Patienten".

Beim malignen Mesotheliom ist stets der Verdacht auf eine BK gegeben. Jedes Mesotheliom soll somit als BK-Verdacht angezeigt werden.

> Die Erhebung der exakten Arbeitsanamnese ist gesetzlich definierte Aufgabe in dem überwiegend durch eine ärztliche Verdachtsanzeige ausgelösten Feststellungsverfahren von Amts wegen.

Begutachtung: Welche Sparte?

Der medizinische Gutachter ist sachverständiger Berater der Träger der gesetzlichen Sozialversicherungen, gegebenenfalls auch privater Versicherungen. Außerdem kann ein Gutachter durch Aufforderung eines Gerichts verpflichtet werden, als medizinischer Sachverständiger zu wirken. Grundsätzliche Ausführungen zur pneumologischen Begutachtung in sämtlichen Sparten der Sozialversicherung finden sich bei *Huber* [7]

ÄRZTLICHE ANZEIGE BEI VERDACHT AUF EINE BERUFSKRANKHEIT

1 Name und Anschrift des Arztes

2 Empfänger

3 Name, Vorname des Versicherten			4 Geburtsdatum	Tag	Monat	Jahr
5 Straße, Hausnummer	Postleitzahl		Ort		

6 Geschlecht ☐ männlich ☐ weiblich	7 Staatsangehörigkeit	8 Ist der Versicherte verstorben? ☐ nein ☐ ja, am	Tag	Monat	Jahr

9 Fand eine Leichenöffnung statt? Wenn ja, wann und durch wen?

10 Welche Berufskrankheit, Berufskrankheiten kommen in Betracht? (ggf. BK-Nummer)

11 Krankheitserscheinungen, Beschwerden des Versicherten, Ergebnis der Untersuchung mit Diagnose (Befundunterlagen bitte beifügen), Angaben zur Behandlungsbedürftigkeit

12 Wann traten die Beschwerden erstmals auf?

13 Erkrankungen oder Bereiche von Erkrankungen, die mit dem Untersuchungsergebnis in einem ursächlichen Zusammenhang stehen können

14 Welche gefährdenden Einwirkungen und Stoffe am Arbeitsplatz bzw. welche Tätigkeiten werden für die Entstehung der Erkrankung als ursächlich angesehen? Welche Tätigkeit übt/übte der Versicherte wie lange aus?

15 Besteht Arbeitsunfähigkeit? Wenn ja, voraussichtlich wie lange?

16 In welchem Unternehmen ist der Versicherte oder war er zuletzt tätig? In welchem Unternehmen war er den unter Nummer 14 genannten Einwirkungen und Stoffen zuletzt ausgesetzt?

17 Krankenkasse des versicherten (Name, PLZ, Ort)

18 Name und Anschrift des behandelnden Arztes/Krankenhauses (soweit bekannt auch Telefon- und Faxnummer)

19 Der Unterzeichner bestätigt den Versicherten über den Inhalt der Anzeige und den Empfänger (Unfallversicherungsträger oder für den medizinischen Arbeitsschutz zuständige Landesbehörde) informiert zu haben

20 Datum	Arzt	Telefon-Nr. für Rückfragen (Ansprechpartner)
Bank/Postbank	Kontonummer	Bankleitzahl

Abbildung 2. Ärztliche Anzeige über den begründeten Verdacht auf eine Berufskrankheit.

und *Lorenz* [11]. Stets ist zunächst zu prüfen, in welche Sparte die gutachterliche Fragestellung gehört, da für einige Sparten die Kausalitätsbeurteilung erforderlich ist, für andere nicht:

> Klärung der Kausalität eines Körperschadens:
>
> - erforderlich für
>   Unfallrecht ((Berufskrankheitenrecht)
>   Soziales Entschädigungsrecht
> - nicht erforderlich für
>   Recht der gesetzlichen Krankenversicherung
>   Rentenrecht
>   Schwerbehindertenrecht

Begutachtung von Lungenkarzinomen im Recht der Gesetzlichen Krankenversicherung

- Abhängig vom gegebenenfalls erfolgenden operativen Eingriff werden größere Lob- oder Bilobektomien und regelhaft Pneumonektomien dazu führen, dass körperliche Arbeiten nur eingeschränkt möglich sind.
- Damit kann für bestimmte Tätigkeiten Arbeitsunfähigkeit auf Dauer vorliegen, berufsfördernde Maßnahmen oder eine Erwerbsunfähigkeitsrente können in Betracht kommen.

Begutachtung von Lungenkarzinomen im Berufskrankheitenrecht

Die „Listenkrankheiten" sind vorstehend benannt worden. Die „Öffnungsklausel" kann entsprechend dem aktuellen wissenschaftlichen Kenntnisstand angewendet werden. Generell gilt:

- Der Krebs der Atmungsorgane muss histologisch oder zytologisch gesichert sein. Ausnahme: Bei Anerkennung ohne diese Sicherung z. B. durch Verlaufsmerkmale bei nicht mehr zumutbarer Diagnostik kann gegebenenfalls im Einzelfall der „Vollbeweis" auch anders gesichert werden.
- Lungenmetastasen von einem anderen Primärtumor müssen mit zumutbaren Maßnahmen ausgeschlossen sein.

Nach dem „Alles-oder-Nichts-Prinzip" erfolgt eine einheitliche, ungeteilte Beurteilung der Kausalität für die infrage stehende Erkrankung. Entweder eine Teilursache ist rechtlich wesentlich (und die BK-Anerkennung kann sich hierauf stützen) oder sie ist es nicht (weit untergeordnet, und eine BK wird abzulehnen sein). Nach dem deutschen BK-Recht wird nicht ein naturwissenschaftlich attributabler Anteil, sondern der gesamte Schaden als BK anerkannt. Entscheidend ist die Frage, ob die berufliche Einwirkung als rechtlich wesentliche Teilursache angesehen werden kann. Eine rechtlich wesentliche Teilursache ist diejenige ursächliche Bedingung, die wegen ihrer besonderen qualitativen Beziehung zum Erfolg (Gesundheitsschaden) wesentlich beigetragen hat. Soweit im Einzelfall mehrere (berufliche und außerberufliche) Faktoren zu dem Gesundheitsschaden oder dessen Verschlimmerung beigetragen haben, sind berufliche Faktoren schon dann als rechtlich wesentliche Mitursache anzusehen (BK ist also zu bejahen), wenn sie in ihrer Bedeutung und Tragweite für den eingetretenen Schaden gegenüber den außerberuflichen Faktoren als annähernd gleichwertig anzusehen sind.

Für einige ausgewählte Noxen seien hier Details genannt, weiterführend sei auf *Nowak* und *Kroidl* [19] verwiesen.

Lungenkrebs bei Asbeststaubexposition (BK 4104)

Die drei BK-Kriterien gelten alternativ, d. h. nur eines muss erfüllt sein:

- Asbestose.
- Durch Asbeststaub verursachte Erkrankung der Pleura.
- Kumulative Asbestfaserstaub-Dosis am Arbeitsplatz von mindestens 25 Faserjahren.
- Nativ-radiologischer Nachweis der Asbestose: Verbindliche Definition der radiologischen Mindestmerkmale der Asbestose, die zu einer Anerkennung des Asbestkrebses qualifizie-

ren, ist vom Verordnungsgeber nicht festgelegt. Orientierung erfolgt daher an den Eingangskriterien über die BK-Verdachtsmeldung der Asbestose (ILO 1/0 s,t,u mit Knisterrasseln und/oder inspiratorischer Vitalkapazität < 90 % des alten EGKS-Mindestsollwertes oder ≥ 1/1 s,t,u auch wenn klinisch und funktionsanalytischer Normalbefund vorliegt).

- Computertomographische Kriterien der Asbestose sind gut definiert und machen bei etwas fortgeschritteneren Fibrosestadien eine histomorphologische Absicherung der Fibrose nicht erforderlich. Pleura- und alveolarseptaler Befund ist im HRCT allerdings erst dann fassbar, wenn er mindestens auf das 5- bis 10-fache der Norm verändert ist.
- Minimalasbestose (in aller Regel radiologisch invisibel): Entspricht Grad I der Asbestose entsprechend der Definition des Pneumokoniose-Komitees des Kollegs Nordamerikanischer Pathologen. Die Minimalasbestose definiert sich als der lichtmikroskopische Nachweis minimaler Fibrosierungsherde im Bereich der Bronchioli respiratorii und der begleitenden Gefäße mit Einstrahlung maximal in die direkt angrenzenden Alveolarsepten, mit in diesen Fibrosierungsarealen eingelagerten Asbestkörpern. Für die lichtmikroskopische Diagnose muss der gleichzeitige Nachweis von Asbestkörpern und einer fibrosierenden Lungenreaktion herangezogen werden. (Bei solcher Minimalasbestose findet man nach der Kaltveraschung eines Lungenwürfels von 1 cm Kantenlänge stets mehr als 1000 Asbestkörperchen – dies ist aber kein staubanalytischer Grenzwert für die Minimalasbestose.) Anmerkung: Eine Überarbeitung dieses Konzepts findet 2008/2009 unter Federführung der Deutschen Gesellschaft für Arbeitsmedizin und Umweltmedizin (DGAUM) und der Deutschen Gesellschaft für Pneumologie und Beatmungsmedizin (DGP) in Abstimmung mit der Deutschen Gesetzlichen Unfallversicherung (DGUV) statt, das Ergebnis soll in Form des Falkensteiner Merkblatts publiziert werden.
- Die raschere Eliminationskinetik von Chrysotil (Halbwertszeit zirka 1 Jahr) im Vergleich zu Amphibolasbesten, speziell Krokydolith (Halbwertszeit 10–20 Jahre) ist zu bedenken. Der Kurzbegriff „Faserfluchtphänomen" des Chrysotil besagt, dass Chrysotil vorhanden und karzinogen wirksam gewesen sein kann, ohne bei späterer histopathologischer Beurteilung noch sichtbar zu sein.
- Negative licht- und elektronenmikroskopische Lungenstaubanalyse stößt qualifizierte Arbeitsanamnese (25 Faserjahre! – siehe Faserjahr-Report des HVBG) nicht um. Ermittlung der 25 Faserjahre ist Aufgabe des Unfallversicherungsträgers und nicht des gutachterlich tätigen Arztes, aber kritische Aufmerksamkeit des Gutachters (vor allem hinsichtlich zunächst nicht berücksichtigter Zeiträume!) führt mitunter zur Neuberechnung der Faserdosis und Überschreitung der kritischen Schwelle.
- Indikation elektronenmikroskopischer Zusatzuntersuchungen: In Fällen mit ausgeprägten entzündlichen oder tumorbedingten Veränderungen bzw. bei bereits im Lungengewebe abgelaufenen autolytischen Prozessen können die eiweißhaltigen Hüllstrukturen der Asbestkörper abgebaut sein. Asbestfasern können sich dann der lichtmikroskopischen Analyse entziehen (Diagnosestellung einer Minimalasbestose kann unter diesen Umständen mit ausschließlich lichtoptischen Methoden erschwert sein.

Pleuramesotheliom, Peritonealmesotheliom, Perikardmesotheliom (BK 4105)

- Überwiegend asbestinduziert, vielfach auch nur vergleichsweise geringe kurzzeitige Expositionen. Kriminalistische Anamnese! Expositionen deutlich unter einem Faserjahr können ausreichend sein. Validierte positive Arbeitsanamnese und histologischer Nachweis reichen für die Anerkennung aus.
- Die Arbeitsanamnese ist bei den meist älteren Patienten, oft multimorbide, vielfach schwierig. Es kann sehr hilfreich sein, einen Katalog mit Fotos ehemaliger Asbest-belasteter Arbeitsplätze vorzulegen, um die Erinnerung an solche Expositionen aufzufrischen. Solche Fo-

tos sind beim Autor auf Anfrage gern verfügbar (dennis.nowak@med.lmu.de).

- Histologische Sicherung gehört zu den schwierigsten morphologischen Differenzialdiagnosen überhaupt. Immunhistochemie erforderlich. Stets ratsam: Beurteilung durch Deutsches Mesotheliomregister, Frau Prof. Dr. Andrea Tannapfel, Institut für Pathologie, BG-Kliniken Bergmannsheil, Bürkle-de-la-Camp-Platz 1, 44789 Bochum, und/oder durch Frau PD Dr. Iris Bittmann, Diakoniekrankenhaus Rotenburg, Elise-Averdieck-Str. 17, 27356 Rotenburg /Wümme.

Lungenkrebs bei Quarzstaubexposition

- BK 4101 (silikotisches „Narbenkarzinom"): Zusammenhang eines Lungenkrebses mit der Silikose im Sinne des Narbenkarzinoms ist mit Wahrscheinlichkeit dann gegeben, wenn als Ausgangspunkt des Tumors bei der Autopsie oder im Resektionspräparat
  - eine silikotische Schwiele,
  - eine silikotisch verursachte Kaverne oder
  - ein Lungenbezirk mit besonders zahlreichen silikotischen Knötchen

  festgestellt werden kann.
- BK 4112 (Lungenkrebs durch Siliziumdioxid): Berufskrankheit liegt vor, wenn ein Versicherter nach Tätigkeiten mit einer Exposition gegenüber alveolengängigem Staub mit kristallinem Siliziumdioxid an Silikose (radiologisch festgestellte Silikose der ILO-Kategorie ≥ 1/1 bzw. Silikotuberkulose und außerdem an Lungenkrebs erkrankt ist.
- Zur Exposition: Erzbergbau, Gewinnung und Umschlag von Diatomeenprodukten, Steinbrucharbeiter, Keramikarbeiter, Gießereiindustrie. Lungenkrebs in Verbindung mit Silikose bei Steinkohlenbergleuten ist beim gegenwärtigen Wissensstand von dieser Empfehlung ausgenommen!
- Hohe kumulative Dosis von eingeatmetem Siliziumdioxid allein ohne Zeichen einer Lungenfibrose ist nicht als ursächlich für Lungenkrebs anzusehen.

Lungenkrebs bei ionisierender Strahlung (unter BK 2402)

- Maß der kumulativen Exposition = WLM = Working level month (bezogen auf 170 Stunden pro Monat). Ein Working level entspricht 1,3 x 10^5 MeV potenzieller Alphaenergie durch Radonzerfallprodukte pro Liter Luft. Multipliziert mit der Anzahl der Expositionsmonate ergibt sich die kumulative WLM.
- Empfehlung für die Bearbeitung von Berufskrankheiten infolge von Tätigkeiten bei der SDAG Wismut:
  - Strahlenexposition > 200 WLM → Anerkennung kann nach fachärztlicher Stellungnahme ohne Einzelfallbegutachtung erfolgen.
  - Strahlenexpositionen < 200 WLM → aufwendigere Risikoabschätzung, Einzelbegutachtung.
  - Maßgeblich: Jacobi-Dosismodell.

Lungenkrebs bei Exposition gegenüber Dichlordimethylether (BK 1310)

- Exposition (Altfälle) meist bei Chlormethylierungen (Reaktion von Paraformaldehyd und Schwefelsäure).
- Außerdem: Konvention zur Einzelfallentschädigung bei Lungenkrebs nach Exposition gegenüber 2,3,7,8-TCDD sieht Anerkennung vor, wenn:
- hohe Exposition, belegt durch Chlorakne, Schadstoffanalyse im Blut oder Betriebskataster,
- Latenzzeit von nicht wesentlich unter 20 Jahren und
- fehlende oder im Verhältnis zur Höhe der Exposition unwesentliche konkurrierende Faktoren.

Lungenkrebs bei Exposition gegenüber Passivrauch

- Meldung bei beruflich Hochexponierten (Gaststättengewerbe, z. B. Schankkellner) empfehlenswert, sofern selbst lebenslang Nie-Raucher und privat nur unwesentlich Passivrauch-exponiert. Gutachterliche Bewertung anhand kumulativer Dosis und aktueller wissenschaftlicher Literatur [18, 20, 21].

Synkanzerogenese

Unter einem synkanzerogenen Effekt wird die Verstärkung der krebserzeugenden Wirkung durch gleichzeitige oder aufeinanderfolgende Exposition gegenüber zweien (oder mehreren) kanzerogenen Stoffen verstanden. Synkanzerogene Wirkungen lassen sich im Allgemeinen nur durch Analyse der jeweiligen Expositionskonstellationen unter Berücksichtigung der Expositionshöhe und -dauer sowie der Wirkungsmechanismen der beteiligten Chemikalien beurteilen [6]. Das Bundessozialgericht (B2 U 71/04) bestätigte kürzlich ein Urteil des Hessischen Landessozialgerichts (L11/3U 740/02), in welchem das Lungenkarzinom eines Dachdeckers („nur" 14,6 Asbest-Faserjahre und „nur" 39 Benzo(a)pyren-Jahre) über §9 (2) SGB VII wie eine Berufskrankheit anerkannt und entschädigt wurde, da unter Berücksichtigung der zumindest additiven Kombinationswirkung beider Gefahrstoffbelastungen („Synkanzerogenese") eine Risikoverdopplung eingetreten sei. Die entscheidenden Probleme bei solchen Fallkonstellationen liegen bei den wissenschaftlichen Tatsachenfestellungen, d. h. bei der Verfügbarkeit und Belastbarkeit der epidemiologischen Datengrundlage [3].

Der Ärztliche Sachverständigenbeirat „Berufskrankheiten" beim Bundesministerium für Arbeit und Sozialordnung hat beschlossen, eine neue Berufskrankheit zur Aufnahme in die Liste der Berufskrankheiten zu empfehlen:

„Lungenkrebs durch das Zusammenwirken von Asbestfaserstaub und polyzyklischen aromatischen Kohlenwasserstoffen" (Ausführliche Wissenschaftliche Begründung und Quelle: Gemeinsames Ministerialblatt 58, 13.4.2007, S. 473ff.).

Bemessung der Minderung der Erwerbsfähigkeit bei Lungenkrebs im BK-Recht

- Krebserkrankung der Lunge begründet zunächst eine MdE von 100 %. Bei Patienten mit kurativ therapiertem Karzinom kann nach (2–)5 Jahren die MdE herabgesetzt werden. Sie wird nach den Auswirkungen des tatsächlich objektivierbaren Schadens (Funktionseinbuße) angepasst.
- Neuere, kritisch beurteilte Vorschläge differenzieren bereits initial zwischen nicht operabel/metastasierend (MdE 100 %) und operiert (5 Jahre Basis-MdE 50 %).
- Heilungsbewährung ist kein Begriff des Unfallrechts, daher hier unpassend. Neben reinem Lungenfunktionsschaden und objektivierbaren, quantifizierbaren somatischen Auswirkungen kann allerdings psychische Beeinträchtigung/reaktive Depression gleichwohl erheblich MdE-erhöhend angesetzt werden.
- Das Bundessozialgericht hat in einer neuen Entscheidung im Jahr 2004 einen neuen Begriff „Genesungszeit" geprägt. Danach begründet das allgemeine Rezidivrisiko keine pauschale MdE-Erhöhung. Bei der MdE sind besondere Aspekte der Genesungszeit, die Auswirkungen auf die Erwerbstätigkeit haben, zu berücksichtigen (z. B. Dauertherapie, Schmerzsyndrom mit Schmerzmittelabhängigkeit, psychische Beeinträchtigungen etc.). Der reine Ablauf einer bestimmten rezidivfreien Zeit genügt nicht für einen Besserungsnachweis. Es bedarf einer Besserung der zuvor der MdE-Bemessung zugrunde gelegten Funktionsbeeinträchtigungen bzw. besonderer Aspekte der Genesungszeit. Für die schematische Übertragung der Grundsätze der Heilungsbewährung nach dem Schwerbehindertenrecht ist kein Raum. Es ist rechtlich nicht zwingend, die Genesungszeit in der gesetzlichen Unfallversicherung ähnlich wie bei der Heilungsbewährung auf einen bestimmten Zeitraum von z. B. 5 Jahren zu beschränken. Die besonderen Aspekte der Genesungszeit lassen vielmehr mehrere Abstufungen über einen längeren Zeitraum hinweg als denkbar erscheinen.

Begutachtung von Lungenkarzinomen im Gesetzlichen Rentenrecht

- Patienten mit kurativ therapiertem Lungenkarzinom können bei gutem Allgemeinzustand arbeitsfähig bleiben.
- Insbesondere bei jüngeren Versicherten sollte unter Ausnutzung aller Reha-Maßnahmen, auch gegebenenfalls unter Gewährung einer Zeitrente, die alsbaldige Wiedereingliederung in das berufliche Umfeld angestrebt werden.

Begutachtung von Lungenkarzinomen im Sozialen Entschädigungsrecht

- Im SER entspricht die Kausalitätsbeurteilung der des Unfallrechts, wenn vergleichbare Exposition bestand.
- Darüber hinaus kann Anerkennung erfolgen, wenn ein Malignom auftritt
- am Ort jahrelanger entzündlicher Prozesse (z. B. im Bereich einer tuberkulösen Kaverne)
- am Ort einer starken Gewalteinwirkung (Kriegsverletzung)
- bei vermehrter Exposition karzinogener Substanzen (z. B. Kampfstoffbeseitigung)
- bei besonderer Strahlenbelastung (z. B. Uranbergbau).

Begutachtung von Lungenkarzinomen im Schwerbehindertenrecht

- Nach Entfernung eines malignen Lungentumors oder eines nichtkleinzelligen Bronchialtumors ist in den ersten 5 Jahren eine Heilungsbewährung abzuwarten. GdB während dieser Zeit wenigstens 80

  bei Einschränkung der Lungenfunktion mittleren bis schweren Grades 90–100
- Kleinzelliges Bronchialkarzinom und Mesotheliom 100

Literatur

1 Angerer P, Nowak D (2004) Berufsbedingte Krebskrankheiten. In: Berdel, Böhm, Classen, Diehl, Kochsiek, Schmiegel (Hrsg.) Klinische Arbeitsmedizin. Innere Medizin. ISBN 3-437-42830-6, Elsevier Urban & Fischer Verlag, 5. Auflage S: 1920–1923

2 Barone-Adesi F, Richiardi L, Merletti F (2005) Population attributable risk for occupational lung cancer in Italy. Int J Occup Environ Health 11: 23–31

3 Becker P (2005) Synkanzerognese aus sozialjuristischer Sicht. Med Sach 101: 115–119

4 Blome O (2005) Berufskrankheiten-Merkblätter, Textausgabe-Rechtsgrundlagen-Hinweise-Unfallversicherungsanzeigen-Verordnung-Berufskrankheiten in Europa, 4. Auflage. Düringshofen, Berlin

5 Deutsche Forschungsgemeinschaft (2008). Gesundheitsschädliche Arbeitsstoffe – Toxikologisch-arbeitsmedizinische Begründungen von MAK-Werten. Laufende Ergänzungslieferungen. Wiley-VCH, Weinheim

6 Hallier E (2004) Synkanzerogenese – Wechselwirkungen zwischen krebserzeugenden Noxen am Arbeitsplatz. Arbeitsmed Sozialmed Umweltmed 39: 492–494

7 Huber RM (2003) Lunge. In: Dörfler H, Eisenmenger W, Lippert H-D (Hrsg.) Das medizinische Gutachten. Springer, Heidelberg: 1–60

8 Jöckel KH, Ahrens W, Bolm-Audorff U, Jahn I, Pohlabeln H (1997) Occupationally induced lung cancer – a quantitative evaluation for the North German area. Gesundheitswesen 59: 275–278

9 Häußinger K, Gesierich W (2005) Ätiologie des Lungenkarzinoms. Tumorzentrum München: Manual – Empfehlungen zur Diagnostik, Therapie und Nachsorge – Tumoren der Lunge und des Mediastinums. 6. Auflage

10 Konietzko J, Dupuis H, Letzel S (2005) Handbuch der Arbeitsmedizin. Loseblattsammlung, 39. ergänzende Lieferung. Ecomed, Landsberg

11 Lorenz J, mit einem Beitrag von Nowak D (2004) Checkliste Pneumologie. Thieme, Stuttgart

12 Mehrtens G, Perlebach E (2005) Die Berufskrankheitenverordnung. Kommentar. Loseblattsammlung, 47. ergänzende Lieferung. Schmidt, Berlin

13 Merletti F, Richiardi L, Boffetta P (1999) Proportion of lung rumors attributable to occupation. Epidemiol Prev 23: 327–332

14 Morabia A, Markowitz S, Garibaldi K, Wynder EL (1992) Lung cancer and occupation: results of a multicentre case-control study. Br J Ind Med 49: 721–727

15 Norpoth K, Woitowitz HJ (1994) Beruflich verursachte Tumoren: Grundlagen der Entscheidung zur BK-Verdachtsanzeige. Deutscher Ärzte-Verlag, Köln

16 Nowak D (1998) Berufskrebs – Überlegungen zur arbeitsmedizinischen Risikoabschätzung. Arbeitsmed Sozialmed Umweltmed 33: 334–343
17 Nowak D (2006) Arbeitsmedizin. Elsevier, München
18 Nowak D, Raupach T, Radon K, Andreas S (2008) Passivrauchen als Gesundheitsrisiko. Der Pneumologe, im Druck
19 Nowak D, Kroidl R (2009) Bewertung und Begutachtung in der Pneumologie. Empfehlungen der Deutschen Atemwegsliga und der Deutschen Gesellschaft für Pneumologie. Thieme, Stuttgart
20 Radon K, Nowak D (2004) Passivrauchen – aktueller Stand des Wissens. Dtsch Med Wochenschr 129: 157–162
21 Raupach T, Radon K, Nowak D, Andreas S (2008) Passivrauchen: Gesundheitliche Folgen, Effekte einer Expositionskarenz und Präventionsaspekte. Pneumologie 62: 44–50
22 Pethran A, Nowak D (2000) Berufskrebs. In: Wilmanns W., Huhn D, Wilms K (Hrsg.) Internistische Onkologie, ISBN 3-13-127702-5, 2. Auflage Thieme, Stuttgart. pp 62–70
23 Triebig G, Kentner M, Schiele R (2003) Arbeitsmedizin – Theorie und Praxis. ISBN 3-87247-598-3, Gentner, Stuttgart

ANHANG: Fragebogen nach beruflichen Ursachen bei Patienten mit Lungentumoren

Download unter http://tzm.web.med.uni-muenchen.de, „Für Patienten und Angehörige“ oder http://www.arbmed.klinikum.uni-muenchen.de, „Für Patienten“

Sehr geehrter, lieber Patient,

bei vielen Erkrankungen kann man trotz intensiver Forschung heute die Frage noch nicht beantworten, warum der eine Mensch erkrankt, der andere nicht, obwohl beide ähnliche Schadstoffe eingeatmet haben. Bei einigen Patienten können Einflüsse vom Arbeitsplatz eine Rolle gespielt haben. Oftmals gibt es auch eine Kombination von „privaten“ Risikofaktoren (z. B. Rauchen) und Arbeitsplatzeinflüssen (z. B. Asbest).

In einigen Fällen kann sich aus dem Gespräch mit Ihrem Arzt der begründete Verdacht auf eine Berufskrankheit ergeben. In diesem Falle würde Ihr Arzt eine „Ärztliche Anzeige über den Verdacht auf eine Berufskrankheit“ erstatten und an den zuständigen Träger der gesetzlichen Unfallversicherung bzw. an den Landesgewerbearzt schicken. Ob in Ihrem Fall ein begründeter Verdacht vorliegt und es sinnvoll erscheint, wird der Arzt prüfen. Sprechen Sie Ihren Arzt darauf an.

Zur Vorbereitung dieses Gesprächs ist es hilfreich, wenn Sie versuchen, Hinweise über Lungentumorerzeugende Arbeitsstoffe in Ihrem Arbeitsleben zu geben. Wir haben Ihnen hierfür beispielhaft eine solche Tabelle vorbereitet. Wichtig ist, dass wir eine möglichst lückenlose Aufstellung erhalten, denn mitunter können schon kurze Zeiträume von Bedeutung sein. Um Ihnen diese Aufgabe zu erleichtern, haben wir für die wichtigsten schädlichen Arbeitsstoffe eine Art Checkliste vorbereitet. Gehen Sie sie bitte durch und streichen an, welche Tätigkeiten auf Sie zugetroffen haben. Nicht die Berufsbezeichnung, sondern die konkrete Tätigkeit und die konkreten Stoffe sind wichtig, mit denen sie Umgang hatten. Auf diese Weise bekommt Ihr Arzt ein Bild von möglichen beruflichen Schadstoffen und kann prüfen, ob der begründete Verdacht auf eine Berufskrankheit vorliegt. Unsere Liste kann dabei nicht vollständig sein, sondern nur eine Orientierung bieten. Sprechen Sie Ihren Arzt auf weitere Einwirkungen an, die Ihnen nicht klar sind.

Jahr-Jahr		Tätigkeitsbezeichnung	Art der Tätigkeit	Umgang mit bestimmten Arbeitsstoffen	Bemerkungen/ Besonderheiten
BEISPIEL	1958	(Schulabgang)		–	–
	1958–1961	Schlosserlehrling HDW-Werft Hamburg	Schlosserarbeiten, Montage	Eisen, Spritzguß	Öfters wurden Asbestplatten in der Nachbarschaft geflext
	1961–1962	Schlossergeselle	Wie oben, plus Schweißarbeiten	Eisen, Hitzeisolierung aus Asbest verwendet	

Schädlicher Arbeitsstoff (Berufskrankheiten-Nummer)	Typisches Vorkommen/Anmerkungen
Asbest (4104)	– Asbestaufbereitung. Hierbei wird in Kollergängen, Prall- oder Schlagmühlen entweder asbesthaltiges Muttergestein zerkleinert und/oder Rohasbest zu stärker aufgeschlossenen Fasern aufgelockert – Herstellung und Verarbeitung von Asbesttextilprodukten wie Garne, Zwirne, Bänder, Schnüre, Seile, Schläuche, Tücher, Packungen, Kleidung usw. Dabei kommen Tätigkeiten wie Abfüllen, Einwiegen, Mischen, Krempeln, Spinnen, Zwirnen, Flechten, Weben und Zuschneiden vor. Auch das Tragen unbeschichteter Asbestarbeitsschutzkleidung ist ggf. zu berücksichtigen – industrielle Herstellung und Bearbeitung von Asbestzementprodukten, speziell witterungsbeständiger Platten und Baumaterialien einschließlich vorgefertigter Formelemente, z. B. für Dacheindeckungen, Fassadenkonstruktionen, baulichen Brandschutz usw. – Bearbeitung und Reparatur der vorgenannten Asbestzementprodukte, z. B. Tätigkeiten wie Sägen, Bohren, Schleifen usw. im Baustoffhandel oder Bauhandwerk – industrielle Herstellung und Bearbeitung von asbesthaltigen Reibbelägen, speziell Kupplungs- und Bremsbelägen – Ersatz von solchen Reibbelägen, z. B. Tätigkeiten wie Überdrehen, Schleifen, Bohren, Fräsen von Bremsbelägen in Kfz-Reparaturwerkstätten usw. – Herstellung, Anwendung, Ausbesserung und Entsorgung von asbesthaltigen Spritzmassen zur Wärme-, Schall- und Feuerdämmung (Isolierung) – Herstellung, Verarbeitung und Reparatur von säure- und hitzebeständigen Dichtungen, Packungen usw., z. B. im Leitungsbau der chemischen Industrie – Herstellung, Be- und Verarbeitung von Gummi-Asbest(IT)-Produkten – Herstellung, Be- und Verarbeitung asbesthaltiger Papiere, Pappen und Filzmaterialien – Verwendung von Asbest als Zusatz in der Herstellung von Anstrichstoffen, Fußbodenbelägen, Dichtungsmassen, Gummireifen, Thermoplasten, Kunststoffharzpreßmassen usw. – Entfernen, z. B. durch Abbrucharbeiten, Reparaturen usw. sowie Beseitigung der vorgenannten asbesthaltigen Produkte Außerdem enthalten verschiedene Minerale, z. B. Speckstein (Talkum), Gabbro, Diabas usw. geringe Asbestanteile, u. a. als Tremolit und Aktinolith. Sie können infolgedessen über eine Mischstaubexposition zu Asbestrisiken führen.

Schädlicher Arbeitsstoff (Berufskrankheiten-Nummer)	Typisches Vorkommen/Anmerkungen
„Silikotisches Narbenkarzinom (4101)“	Ein solcher Tumor steht nur dann zur Diskussion, wenn eine Silikose, also eine Quarzstaublungenerkrankung vorliegt. Dies erkennt der Arzt auf dem Röntgenbild oder im Computertomogramm, evtl. in der feingeweblichen Untersuchung. Hierbei handelt es sich um eine ohnehin meldepflichtige Berufskrankheit. Die Quarzstaublungenerkrankung (Silikose) entsteht durch Einatmung von Staubpartikeln, die Quarz, Cristobalit oder Tridymit enthalten. – Gewinnung, Bearbeitung oder Verarbeitung von Sandstein, Quarzit, Grauwacke, Kieselerde (Kieselkreide), Kieselschiefer, Quarzitschiefer, Granit, Porphyr, Bimsstein, Kieselgur, Steinkohle und keramischen Massen. – Auch silikatisches Material kann, wenn freie kristalline Kieselsäure darin enthalten ist, eine Gefahrenquelle sein, z. B. Talkum. – Gefährdet: Erz- (einschließlich Uranerz-) und Steinkohlebergleute, Tunnelbauer, Gußputzer, Sandstrahler, Ofenmaurer, Former in der Metallindustrie – Personen, die bei der Steingewinnung, -bearbeitung und -verarbeitung oder in grob- und feinkeramischen Betrieben sowie in Dentallabors beschäftigt sind.

Kristallines Siliziumdioxid (4112)	Siliziumdioxid: Quarz, Cristobalit und Tridymit. Quarzhaltige Stäube in Kohlengruben sind nicht Gegenstand dieser Berufskrankheit.
	– Staubentwicklung bei der Gewinnung, Be- oder Verarbeitung insbesondere von Sandstein, Quarzit, Grauwacke, Kieselerde (Kieselkreide), Kieselschiefer, Quarzitschiefer, Granit, Gneis, Porphyr, Bimsstein, Kieselgur und keramischen Massen.
	– Natursteinindustrie bei der Gewinnung, Verarbeitung und Anwendung von Festgesteinen, Schotter, Splitten, Kiesen, Sanden,
	– Gießereiwesen – insbesondere beim Aufbereiten von Formsanden und Gußputzen, die Glasindustrie (Glasschmelzsande)
	– Emaille- und keramische Industrie (Glasuren und Fritten, Feinkeramik)
	– Herstellung feuerfester Steine sowie die Schmucksteinverarbeitung
	– Quarzsand bzw. Quarzmehl als Füllstoff (Gießharze, Gummi, Farben, Dekorputz, Waschpasten), als Filtermaterial (Wasseraufbereitung) und als Rohstoff, z. B. für die Herstellung von Schwingquarzen, Siliziumcarbid, Silikagel, Silikonen und bei der Kristallzüchtung
	– Verwendung als Schleif- und Abrasivmittel (Polier- und Scheuerpasten) oder als Strahlmittel
	– Cristobalit und Tridymit: wenn Diatomeenerden, Sande oder Tone einer hohen Temperatur ausgesetzt wurden, so z. B. in feuerfesten Steinen und gebrannter Kieselgur. Solche Cristobalitsande und -mehle werden als Füllstoffe in Farben, Lacken und Kunststoffputz, in keramischen Fliesenmassen, in Scheuermitteln sowie als Bestandteil von Einbettmassen für den Dental-, Schmuck- und anderen Präzisionsguß verwendet.
	  – Erz- (einschließlich Uranerz-) bergleute, Schachthauer sowie Gesteinshauer (auch im Steinkohlenbergbau), Tunnelbauer, Gußputzer, Sandstrahler, Ofenmaurer, Former in der Metallindustrie
	  – Personen, die bei der Steingewinnung, -bearbeitung und -verarbeitung oder in grob- und feinkeramischen Betrieben sowie in Dentallabors beschäftigt sind.

Schädlicher Arbeitsstoff (Berufskrankheiten-Nummer)	Typisches Vorkommen/Anmerkungen
Ionisierende Strahlung (2402)	– Erzgewinnung und -verarbeitung insbesondere in Sachsen-Anhalt, Thüringen, Sachsen (v. a. SDAG Wismut) – Arbeiten mit Uran und Thorium – Zu Heilzwecken betriebene Radonbäder
Arsen, -verbindungen (1108)	– Verhüttung und Rösten arsenhaltiger Mineralien – Herstellung von Arsenik, arsenhaltigen Farben und Anstrichmitteln (Schiffsbodenanstrich) – Verwendung arsenhaltiger Ausgangsstoffe in der Pharmazie, in der chemischen, keramischen und Glasindustrie – Gerbereien, Kürschnereien (Beizmittel), zoologische Handlungen – Herstellung und Verwendung arsenhaltiger Schädlingsbekämpfungsmittel. – Beizen von Metallen mit arsenhaltiger Schwefel- oder Salzsäure und Naßbearbeitung von Erzen, Schlacken oder Metallspeisen – Einwirken von Feuchtigkeit auf Ferrosilicium, das mit As und Phosphiden verunreinigt ist – Arsentrichlorid zum Beizen und Brünieren von Metallen
Dichlordimethylether (1310)	– als Zwischenprodukte in der chemischen Industrie, z. B. für Expoxidharze (Epichlorhydrin), – als Chloralkylierungsmittel (Monochlordimethyläther, Dichlordiäthyläther), – für Pflanzenschutzmittel (Chlorphenole, Chlorkresole), – als Holzkonservierungsmittel (z. B. Pentachlorphenol), – zur Herstellung von Desinfizientien (Chlorphenole). – Entstehung als unerwünschtes Nebenprodukt, z. B. Tetrachlordibenzo-p-dioxin bei der Herstellung von Trichlorphenol, Dichlordimethyläther bei der Herstellung von Monochlordimethyläther.
Chrom, -verbindungen (1103)	– Aufschluss von Chromerzen und Herstellung von 6wertigen Chromverbindungen – Glanz- und Hartverchromung in der Galvanotechnik – Anstricharbeiten mit chromhaltigen Korrosionsschutzmitteln in Spritzverfahren – Brennschneiden, Schweißen und Schleifen von Blechen mit chromhaltigen Anstrichstoffen – Herstellung und Verwendung von Chrom(VI)-Pigmenten, insbesondere Zink- und Bleichromat, in der Lack-, Farben- und Kunststoffindustrie – Verwendung von Chrom(V1)-Oxid und Alkalichromaten, z. B. in der Lithographie, der fotografischen Industrie, der Textil- und Teppichindustrie, der Glas- und keramischen Industrie, bei der Herstellung von Feuerwerkskörpern und Zündhölzern sowie von Pflanzenleimen – Holzimprägnierung – Herstellung und Verwendung von Schneidölen – Gerben von Leder – Beizen und Reinigen von Metallen – Glasfabrikation (Chromschwefelsäure) – Herstellung und Verwendung von gefärbten Natronlaugen zum Bleichen von Ölen, Fetten und Wachsen – Oxidationsmittel – In Zement und Bauxit sind kleine Mengen von Verbindungen des 6wertigen Chroms vorhanden.

Schädlicher Arbeitsstoff (Berufskrankheiten-Nummer)	Typisches Vorkommen/Anmerkungen
Dichlordiethylsulfid (LOST) (1311)	– Kampfstoff: Schwefellost. 2,2 Dichlordiäthylsulfid wird auch heute noch gelegentlich als Fundmunition aus vergrabenen oder versenkten Beständen geborgen und vernichtet. – Gefährdung: in erster Linie Angehörige von Munitionsbergungs- und -beseitigungstrupps. – Gelegentlich Pilzbekämpfungsmittel, Milbenbekämpfungsmittel (halogenierte Aryl- und Alkylarylsulfide)
Nickel, -verbindungen (4109)	– Aufbereitung und Verarbeitung von Nickelerzen zu Nickel oder Nickelverbindungen (auch Arbeiten an nachgeschalteten Staubfiltern) im Bereich der Raffination – Elektrolytische Abscheidung von Nickel unter Verwendung unlöslicher Anoden – Herstellen und Verarbeiten von Nickel und Nickelverbindungen in Pulverform – Herstellen nickelhaltiger Akkumulatoren und Magnete – Lichtbogenschweißen mit nickelhaltigen Zusatzwerkstoff en in engen Räumen oder ohne örtliche Absaugung in ungenügend belüfteten Bereichen – Plasmaschneiden von nickelhaltigen Werkstoffen – Thermisches Spritzen (Flamm-, Lichtbogen-, Plasmaspritzen) mit nickelhaltigen Spritzzusätzen – Schleifen von Nickel und Legierungen mit erheblichem Nickelgehalt – Elektrogalvanisation (elektrolytisches Vernickeln von z. B. Eisenoberflächen) – Fabrikation von nickelhaltigen Spezialstählen (z. B. Ferronickel) – Plattieren (mechanisches Vernickeln) – Verwendung von feinverteiltem Nickel als großtechnischer Katalysator in der organischen Chemie (z. B. bei der Fetthärtung). – Nickeltetracarbonyl: Herstellung von Nickel nach dem MOND-Verfahren
Kokereirohgase (4110)	Schwelung (450 bis 700° C) und Verkokung (über 700° C) von Kohle. Gefährdung: am Ofenblock und in unmittelbaren Umgebung eingesetztes Personal, insbesondere: – Füllwagenfahrer – Einfeger (Decken-mann) – Steigrohrreiniger – Teerschieber – Druckmaschinenfahrer – Kokskuchenführungswagenfahrer bzw. Koksüberleitungsmaschinist – Löschwagenfahrer – Türmann – Rampenmann – Regelmäßige Wartung von Rohgasleitungen, wenn die Möglichkeit des Freiwerdens von Gasen besteht.

Schädlicher Arbeitsstoff (Berufskrankheiten-Nummer)	Typisches Vorkommen/Anmerkungen
Pyrolyseprodukte aus organischem Material	– Kokereien und Generatorgasherstellung – Teerraffinerien – Elektrographitindustrie – Aluminiumherstellung – Eisen- und Stahlerzeugung – Gießereien – Straßenbau – Dachdecker – Schornsteinfeger
Passivrauchen am Arbeitsplatz	Praktisch nur bei lebenslangen Nichtrauchern relevant. Gefährdung vor allem im Gaststättengewerbe, z. B. als Schankkellner
Beryllium, -verbindungen (1110)	– Herstellung hoch-feuerfester Geräte und Materialien sowie keramischer Farben – Herstellung von Aluminium-Schweißpulver – Herstellung von Spezialporzellan – Herstellung von Glühkörpern und Leuchtstoffen – Kernreaktor- und Raketentechnik – Verarbeiten trockener, staubender Berylliumverbindungen, hauptsächlich das Mahlen und Abpacken, in etwas geringerem Maße das Gewinnen des Berylliums aus seinen Erzen und Zwischenprodukten – Gefährdung auch an Arbeitsplätzen, an denen Beryllium oder seine Verbindungen in Dampfform auftreten.
Cadmium, -verbindungen (1104)	– Zinkgewinnung als Nebenprodukt – Zusatz von Legierungen beim galvanischen Metallisieren und in der Akkumulatorenfabrikation – Herstellung von Kontrollstäben in Atomreaktoren. – Herstellen von Kadmiumlegierungen – Herstellen von Nickel-Kadmium-Akkumulatoren (Stahlakkumulatoren) – Herstellung von Kadmiumüberzügen mittels Elektrolyse – Herstellung Kadmiumfarbstoffen (Kadmiumgelb, Kadmiumrot) – Schweißen, Schmelzen und Schneiden von mit Kadmium überzogenen, legierten sowie verunreinigten Metallen – Goldschmieden.
Lungennarben	– nach Tuberkulose als Berufskrankheit (BK 3101) – nach thorakalen Perforationstraumen (ggfs. als Arbeitsunfall-Folge)

Nachsorge bei malignen Lungentumoren

L. Lutz, R. M. Huber, P. Stieber

Die Tumornachsorge umfasst folgende Bereiche:

- Früherkennung und Behandlung von Lokalrezidiven
- Erkennung und palliative Therapie von Metastasen
- Behandlung von Folgeschäden der Therapie
- medizinische Rehabilitation
- berufliche Rehabilitation
- psychosoziale Beratung und Betreuung
- Dokumentation (Tumorregister)

Früherkennung und Behandlung von Lokalrezidiven und Metastasen sowie von Folgeschäden der Therapie

Die Nachsorge beinhaltet in erster Linie die ärztlich-klinische und psychosoziale Betreuung. Apparativ-diagnostische Maßnahmen sind nur dann zu rechtfertigen, wenn sich aus dem Ergebnis für den Patienten ein therapeutischer Nutzen ableiten lässt. Für das Lungenkarzinom ist deshalb ein programmiertes Nachsorgeprogramm nur sinnvoll, wenn die Primärtherapie unter kurativem Ansatz erfolgt ist, mögliche Langzeittoxizitäten zu erwarten sind oder bei Nachweis eines Rezidivs oder bei Metastasen eine frühzeitig einsetzende Therapie sinnvoll erscheinen könnte. In allen anderen Fällen ist die Nachsorge ausschließlich beschwerde- und symptomadaptiert zu gestalten.

Im Nachsorgeplan (Tabelle 1) des Tumorzentrums München stehen klinische Inhalte, wie Anamneseerhebung, klinische Untersuchung und Aufklärungsgespräch, im Vordergrund. In Tabelle 2 und Tabelle 3 werden die Inhalte der Anamnese und der körperlichen Untersuchung im Einzelnen aufgeführt. Zur Nachsorge gehört auch ein problemorientiertes Beratungsgespräch mit den in Tabelle 4 exemplarisch aufgeführten Inhalten.

Der Einsatz von technischen Untersuchungen ist sehr kritisch zu sehen. Die möglichst frühe Entdeckung z. B. von Lebermetastasen durch Sonographie oder durch die wesentlich teureren Schnittbildverfahren bedingt nicht automatisch einen Überlebensvorteil für die Patienten. Auf der anderen Seite kann beispielsweise bei nicht vorbestrahlten Patienten ein Lokalrezidiv noch einer potenziell kurativen Bestrahlung oder zum Teil endobronchialen Verfahren zugeführt werden, sodass hier der Einsatz von Röntgenuntersuchungen des Thorax oder eine Bronchoskopie sinnvoll sein kann. Beim kleinzelligen Lungenkarzinom besteht Einigkeit darüber, dass bei einem frühzeitigen Erkennen eines Lokalrezidivs in der Regel eine erneute effektive Therapie angeboten werden kann.

Eine PET-CT kann beim nichtkleinzelligen Lungenkarzinom sinnvoll sein, wenn es um die Frage geht, ob ein Befund solitär ist oder nicht, weil bei solitären Befunden im Einzelfall über lokale Maßnahmen in der Tumorkonferenz zu diskutieren ist.

Tabelle 1. Nachsorgeplan nach Lungenkarzinom.

Jahre nach Primärtherapie	1 2	3 4 5	>5
Anamnese	vierteljählich	halbjährlich	jährlich
Körperliche Untersuchung	vierteljählich	halbjährlich	jährlich
Aufklärung/Information	vierteljählich	halbjährlich	jährlich
Röntgen-Thorax p.a. + seitlich	vierteljählich	halbjährlich	jährlich
Thorax-CT	halbjährlich	fakultativ	
Bronchoskopie	halbjährlich	fakultativ	
Leber-Sono und/oder Abdomen-CT[1]	halbjährlich	fakultativ	
Klinisch-chemische Untersuchungen: BKS, BB, Gamma-GT, LDH, AP, CEA[2], CYFRA 21-1[2], NSE[2], ProGRP[2]	vierteljährlich	halbjährlich	fakultativ
Spezielle Untersuchungen je nach Beschwerdebild (z. B. Skelettszintigramm, Röntgen-Skelett, MRT, CT- bzw. MRT-Schädel)	bei klinischem Verdacht auf Rezidiv/Metastasen		

[1] Bei nichtkleinzelligem LK nur auf Anweisung des Operateurs oder des für die lokal definitive Therapie Zuständigen

[2] Tumormarker: kleinzellig: NSE/ProGRP und/oder CYFRA 21-1; Plattenepithel: CYFRA 21-1; großzellig, Adeno: CYFRA 21-1 und/oder CEA

Tabelle 2. Wichtigste anamnestische Fragen in der Nachsorge bei Lungenkarzinom.

Änderung von Befunden/Leistungsfähigkeit?
Änderung von Essensgewohnheiten, Appetit, Gewicht?
Neigung zu Husten, Atemnot, Auswurf, Heiserkeit, Herzbeschwerden, Pulsunregelmäßigkeiten?
Änderung der Schlafhaltung?
Neue Schmerzen? Veränderter Schmerzcharakter?
Beschwerden in Knochen/Muskulatur?
Kopfschmerzen, Schwindel, Gefühlsstörungen, Schwächegefühl in Armen, Beinen oder anderen Körperregionen?
Zunehmende Müdigkeit, Schwäche, Antriebsarmut?
Seit letztem NS-Termin schwer krank gewesen?

Tabelle 3. Wichtigste Untersuchungsinhalte in der Nachsorge bei Lungenkarzinom.

Gewicht, Puls, Blutdruck
Inspektion des entblößten Körpers
Palpation Lymphabflussgebiete, Narben, Abdomen (Leber!)
Perkussion, Auskultation der Lunge
Klopfschmerzhaftigkeit des Skeletts
Beweglichkeit Wirbelsäule und Extremitäten
Venensystem: Einflussstauung?
Thrombophlebitis?
Orientierende neurologische Untersuchung

Bei der Wahl eines geeigneten Tumormarkers für die Nachsorge sind die Histologie des Primärtumors und gegebenenfalls ein prätherapeutisch erhöhter Marker zu berücksichtigen. Bei den Haupttypen des LK wird man sich auf die für den jeweiligen Tumortyp relevanten Marker beschränken und dabei in der Regel mit einem bis maximal zwei Tumormarkern auskommen. Diese sind in Tabelle 1 mit aufgeführt.

Wichtig: Grundvoraussetzung für die Bestimmung von Tumormarkern im Verlauf wie in diesem Fall in der Nachsorge ist die Beibehaltung der identischen Tests während der gesamten Verlaufsbeobachtung (keine Garantie hierfür ist die Beibehaltung des gleichen Labors!). Hierfür ist die Angabe der verwendeten Tests (Hersteller und Testverfahren, z. B. Abbott, MEIA) zusätzlich zu jedem Wert und im Arztbrief erforderlich. Muss dennoch das Testbesteck gewechselt werden, dann sollte über ein bis zwei Untersuchungsintervalle mit beiden Methoden parallel gemessen werden. Für die Interpretation der Tumormarker-Befunde ist darüber hinaus wichtig

Tabelle 4. Mit jedem Nachsorgetermin verbundene Aufklärungsinhalte.

Bei Änderung des körperlichen und subjektiven Befindens ohne sichere bekannte Ursache: Arzt umgehend aufsuchen
Bei Husten, Auswurf, Heiserkeit, Gewichtsabnahme, unklarem Fieber: Arzt umgehend aufsuchen
Bei Auftreten (unklarer) Schmerzen: Arzt umgehend Aufsuchen
Verhaltensmaßnahmen in Familie, Beruf, Freizeit besprechen
Psychosoziale Situation erörtern
Mögliche Therapieansätze diskutieren (Selbsthilfegruppen und Sozialstation eventuell einbinden)

zu beachten, dass jeder Patient nach R0-Resektion seine „individuellen Basiswerte" aufweist, wobei verständlicherweise in den meisten Fällen dieser individuelle „Normal"wert zum Zeitpunkt vor der Tumorerkrankung nicht bekannt ist. Somit kommt insbesondere im Fall einer R0-Resektion der postoperativen Kontrolluntersuchung (zirka 2–3 Wochen nach Operation) zum Auffinden der individuellen Basiswerte eine große Bedeutung zu, sie gilt als Startpunkt für die weitere Verlaufsbeobachtung. Für die weitere Verlaufsbeobachtung dient dieser Wert als Grundlage, wobei dann die Referenzbereichsgrenze aller gesunden Kontrollpersonen keine Bedeutung mehr hat und vielmehr die kinetische Entwicklung bei jedem individuellen Patienten ausschlaggebend ist. Wie stark das Ausmaß des Tumormarker-Anstiegs sein sollte, um mit großer Sicherheit Rezidiv bzw. Progression anzeigen zu können, ist nur für CEA mit hinreichender Sicherheit bekannt: Hier reicht ein reproduzierbarer (!) Anstieg über 100 % ausgehend von den postoperativ erreichten Basiswerten aus. Da sich sowohl CYFRA 21-1, als auch NSE und ProGRP in niedrigen Wertlagen sowohl durch eine analytische und präanalytische Instabilität auszeichnen, als auch eine größere intraindividuelle Schwankungsbreite bekannt ist, muss hier zumindest bei der ersten Progression mindestens eine Zunahme um 200 % erfolgen.

Treten Symptome oder Beschwerden auf, so sind die entsprechenden diagnostischen Untersuchungen ohne zeitlichen Verzug indiziert, um die notwendigen therapeutischen Konsequenzen ziehen zu können.

Rehabilitation

Unter Rehabilitation versteht man allgemein die Verbesserung von körperlichen, beruflichen und psychosozialen Einschränkungen durch Krankheit und/oder Therapie. Ziel muss sein, dass der Patient trotz seiner Krankheits- bzw. Therapiefolgen ein weitgehend normales berufliches, familiäres und soziales Leben mit möglichst geringen körperlichen Defiziten führen kann.

Die Rehabilitation hat sich folgenden Aufgaben zu stellen:

- Behandlung von therapiebedingten Beschwerden
- Trainingsprogramme zur physischen und psychischen Stabilisierung
- Aufklärung über Wesen, Ursachen, Folgen und natürlichen Verlauf der Erkrankung
- Anleitung zur Krankheitsbewältigung
- Hinweise zur Bewältigung des Alltags, gegebenenfalls Einleitung einer beruflichen Rehabilitation
- Angebot psychosozialer Unterstützung

Behandlung von therapiebedingten Beschwerden

Im Vordergrund stehen thorakale Schmerzen nach Operation und/oder Bestrahlung, häufig verbunden mit Fehlhaltungen nach Lob- oder Pneumektomie sowie Funktionsminderung im Bereich der Muskulatur und angrenzender Gelenke. Als Folge der Radio(chemo)therapie kann es zu Ösophagus- und Bronchusstrikturen sowie zu fibrotischem Umbau einer Strahlenpneumonitis kommen.

Zur Linderung sind gezielte krankengymnastische und balneo-physikalische Maßnahmen wirksam, insbesondere eine individuell abgestimmte krankengymnastische Einzelbehandlung einschließlich Atemtherapie. Gefährdungen durch diese Therapiemaßnahmen müssen rechtzeitig erkannt werden, sodass die Anforderungen an die Qualifikation des Personals in der Krebsrehabilitation besonders hoch anzusetzen sind.

Als Spätfolgen der Zytostatikatherapie können Neurotoxizität (z. B. Polyneuropathien nach Vinca-Alkaloiden, Cisplatin und Taxanen), Kardiotoxizität (nach Anthrazyklinen) und Nephrotoxizität (nach Cisplatin und Ifosfamid) eine symptomatische Therapie erforderlich machen, wobei insbesondere für die Behandlung der chronischen Neuro- und Nephrotoxizität derzeit kein überzeugendes Therapiekonzept besteht.

Trainingsprogramme

Darunter versteht man Behandlungsformen, die therapie- und krankheitsbedingte Funktionsstörungen beheben, lindern oder bessern können. Im Vordergrund steht dabei das aktive Üben unter krankengymnastischer und physiotherapeutischer Anleitung. Durch ergotherapeutische Maßnahmen können zusätzlich kreative Kräfte geweckt werden, die die körperliche Leistungsfähigkeit und das seelische Wohlbefinden steigern können.

Besonders wichtig sind vor allem:

- spezielle Atemgymnastik (z. B. Erlernen einer neuen Atemtechnik)
- falls noch nicht erfolgt oder noch nicht erfolgreich: Raucherentwöhnung
- Krankengymnastik (z. B. Schultergürtel-, Rücken- und Atemhilfsmuskulatur)
- kompensierendes Geschicklichkeitstraining (z. B. nach Nervenplexusschäden)
- neurophysiologisches Training (z. B. bei Konzentrations- und Koordinationsstörungen)
- Selbsthilfetraining für den Alltag (z. B. Umgang mit Dyspnoe)
- Anleitungen zu Übungen im Alltag (eventuell auch unter Sauerstoffgabe)

Allgemeine Information zur Krebserkrankung

Durch die Diagnose „Krebs“ wird der Betroffene nicht nur physisch, sondern auch psychisch belastet. Diese Tatsache muss in Aufklärungsgesprächen und bei der ärztlichen Beratung berücksichtigt werden. In Tabelle 5 sind die wichtigsten und am häufigsten genannten allgemeinen Fragenkomplexe zusammengestellt. Es ist dabei zu bedenken, dass neben den von Angst und Sorge geprägten eigenen Überlegungen zahlreiche Ratschläge und Meinungen von nicht betroffenen Freunden und selbsternannten Therapeuten auf die Betroffenen einstürmen. Die Patienten sind deshalb auf einfühlende und umfassende ärztliche Beratung angewiesen. Fundierte Kenntnisse der medizinischen Zusammenhänge können die Patienten am wirkungsvollsten vor sinnlosen Aktionismen und vor unbewiesenen Heilmethoden schützen.

Spezielle Information zu krankheitsspezifischen Fragen

Hierbei soll dem Einzelnen geholfen werden, seine ganz individuellen Probleme besser meistern zu können. Häufige Fragenkomplexe sind in Tabelle 6 zusammengestellt. Es darf nicht vergessen werden, dass eine behutsame, gezielte und wahrhaftige Information durch die behandelnden Ärzte ein wesentlicher Bestandteil im Hilfsangebot zur Krankheitsbewältigung des Betroffenen darstellen kann. Unsicherheit, Unwissen, Fehlinformation und das Schweigen von Therapeuten verstärken Angst sowie Hilf- und Mutlosigkeit. So kommt es unter Umständen zu einem depressiv geprägten Rückzug, der die Suche nach Außenseitermethoden provozieren kann.

Psychosoziale Betreuung

Psychische Betreuung und Hilfe bei der Krankheitsverarbeitung

Neben der primären Traumatisierung durch die Diagnose „Krebs“ stehen eine über Jahre anhaltende Angst vor Rezidiven und/oder Metastasen sowie die Auseinandersetzung mit der reduzier-

Tabelle 5. Häufigste allgemeine, im Falle einer Krebserkrankung gestellte Fragen.

Umgang mit der Angst
Krebsdiät – Diät bei Krebs
Krebsursachen
Außenseitermethoden
Risikofaktoren
Vererbbarkeit der Tumorerkrankung
Stimulation der Abwehrkräfte – Immunsystem
Strahlenbelastungen
Anleitung zu gesünderer Arbeitsweise
Stressbewältigung
Umgang mit Medikamenten
Bedeutung von Genussmitteln

Tabelle 6. Spezielle Fragen zur eigenen Tumorerkrankung.

Prognose der Erkrankung
Therapeutische Möglichkeiten bei Rezidiv/ Metastasierung
Art und Umfang der Nachsorge
Ursache von Schmerzen
Schmerztherapie
Bedeutung von Tumormarkern
Art und Durchführung einer Chemotherapie (wann, wie, warum, wie lange?)
Verhaltensregeln in Beruf, Haushalt, bei Hobbys, in der Freitzeit
Arbeits-, Berufs- und Erwerbsfähigkeit

ten körperlichen Leistungsfähigkeit und zusätzlich immer wieder ein verändertes Körperbild als besonders belastende Faktoren im Vordergrund. Die ärztliche ebenso wie die psychologische Betreuung muss sich an den individuellen Belastungen orientieren und die wesentlichen Probleme konkret ansprechen (Tabelle 7). Gesprächsgruppen unter fachkundiger Leitung durch Ärzte und/oder Psychologen bzw. speziell fortgebildete Therapeuten anderer Professionen können einen wesentlichen Beitrag zur Krankheitsbewältigung liefern. Das „Expertentum der Betroffenen" im Rahmen von Selbsthilfegruppen kann eine wesentliche Hilfe sein und zur seelischen Stabilisierung beitragen. Es erscheint sehr wichtig, mit den Patienten positive Verhaltensweisen zu erarbeiten, die zur Krankheitsverarbeitung beitragen können. Gleichzeitig müssen Vermeidungsstrategien negativer Verhaltensweisen entwickelt werden. (Tabelle 8) [4].

Sozialmedizinische und berufliche Rehabilitation

Die häufigsten Beratungsinhalte sozialmedizinischer Gespräche sind in Tabelle 9 zusammengefasst. Die Belastbarkeit am Arbeitsplatz, Einschränkungen der Alltagsfähigkeit und körperliche Behinderungen müssen Gegenstand der Beratung sein. Die Fragen im Zusammenhang mit der Arbeitsunfähigkeit und Berentung sind nur von gut informierten Fachkräften kompetent zu beantworten. Einerseits bieten die Kliniken entsprechend ihrem Gesetzesauftrag eine solche Beratung an, andererseits gibt es psychosoziale Beratungsstellen (z. B. der Bayerischen Krebsgesellschaft).

Für aufwendige Umschulungen ist wesentlich, dass der Patient tumorfrei bzw. rezidivfrei ist und eine relativ gute Prognose aufweist. Bei Wiederaufnahme der Tätigkeit am alten Arbeitsplatz müssen durch die Operation oder begleitende Therapiemaßnahmen aufgetretene Einschränkungen Berücksichtigung finden. Hier sind besonders die Möglichkeit einer Umgestaltung des Arbeitsplatzes, eine Versetzung innerhalb des Arbeitsteams oder auch eine Entlastung bei besonders ungünstigen Tätigkeiten in Betracht zu ziehen. Es ist wichtig, mit den Sozialarbeitern der Rentenversicherung, dem Arbeitgeber und vor allem mit dem Betriebsarzt Kontakt aufzunehmen. Prinzipiell gilt der Grundsatz: Rehabilitation geht vor Rente.

Rehabilitationsmaßnahmen

Stationäre onkologische Rehabilitation

In vielen Fällen ist es sinnvoll, Patienten nach Abschluss der Primärtherapie, insbesondere wenn es sich um eine multimodale Therapie handelt, vom Akutkrankenhaus aus direkt zur stationären Anschlussheilbehandlung (AHB) in eine geeignete Rehabilitationseinrichtung (idealerweise auch mit pneumologischem Wissen) zu überweisen. Der zeitliche Abstand zwischen

Tabelle 7. Häufig geäußerte psychische Belastungsfaktoren nach einer Tumordiagnose.

Angst vor Schmerzen und Hilflosigkeit
Angst vor Wiederauftreten der Tumorkrankheit
Angst, nicht mehr ausreichend für die Familie sorgen zu können
Angst vor gravierenden Störungen in Partner- und Freundschaftsbeziehungen
Minderwertigkeitsgefühle
Angst vor Arbeitsplatzverlust und sozialem Abstieg
Arbeitsunfähigkeit
Schlafstörungen

Tabelle 8. Häufigste „geeignete" und „ungeeignete" Bewältigungsformen (Zusammenfassung aus 15 Evaluationsstudien, modifiziert nach [4]).

„Geeignet" Zupacken Zuwendung Problemanalyse Dissimulieren (je nach Krankheitsphase) (Stoisches) Akzeptieren Auflehnung Emotionale Entlastung Mehrere ausgewogene Strategien
„Ungeeignet" Resignierendes Akzeptieren Passive Kooperation Resignation, Depression Selbstbeschuldigung Dissimulieren (je nach Krankheitsphase) Isolieren, Unterdrücken Eingeschränkte Strategien

Entlassung aus dem Akutkrankenhaus und der Aufnahme in der Reha-Klinik sollte nicht mehr als 3 Wochen betragen (siehe Kataloge der BfA/LVA für das Indikationsgebiet „Bösartige Geschwulsterkrankungen und maligne Systemerkrankungen"). Jede neuerliche Operation oder strahlentherapeutische Tumorbehandlung stellt die Indikation für eine erneute AHB dar. Jeder Patient nach Krebserkrankung hat ferner bei entsprechender ärztlicher Begründung die Möglichkeit, ein bis zwei stationäre Heilverfahren (HV) innerhalb der ersten 3 Jahre nach der Primärbehandlung zu erhalten. Die Anträge sind

Tabelle 9. Häufigste sozialmedizinische Beratungsinhalte bei Tumorerkrankung.

Information über sozialrechtliche Möglichkeiten
Praktische Hilfe im Umgang mit Behörden (Erstellung von Schwerbehindertenausweis, Anerkennung zusätzlicher Behinderungen usw.)
Beratung zum Schwerbehindertenrecht (Kündigungsschutz, steuerliche Vergünstigungen)
Fragen zur Sozialversicherung (Krankenkassenleistungen, Krankengeld, Rentengeld, Leistungen der Arbeitsverwaltung)
Pflege und Haushaltsfragen (Wohngeld, Sozialhilfe)
Probleme am Arbeitsplatz

dazu vom behandelnden Arzt und dem Patienten auszufüllen und bei der zuständigen Krankenkasse oder der Rentenversicherung einzureichen.

Ambulante Rehabilitation

Die Möglichkeiten der ambulanten Rehabilitation, die zunehmend vor allem in Ballungsräumen angeboten wird, liegen im Bereich der physikalischen Therapie, einschließlich der Atemtherapie, der Diätberatung, der Krebssportgruppen, in psychoonkologischen Beratungsstellen und bei betreuten oder freien Selbsthilfegruppen, z. B. der Bayerischen Krebsgesellschaft.

Selbsthilfe

Wichtig für viele Krebspatienten ist nach erfolgter Rehabilitation die Weiterbetreuung durch Selbsthilfegruppen in heimischer Umgebung. Hierbei sollen der Informationsaustausch und die Unterstützung im täglichen Leben erfolgen (Expertentum der Betroffenen). Schon in der Klinik sollte eine entsprechende Beratung stattfinden. Die Kontaktaufnahme kann ferner anhand von Broschüren der „Nationalen Kontakt- und Informationsstelle zur Anregung und Unterstützung von Selbsthilfegruppen (NAKOS)" erfolgen. Dafür liegen örtliche/regionale und thematisch sortierte Verzeichnisse vor. Auch der

Internetzugang www.nakos.de und derjenige der ärztlichen Zentralstelle für Qualitätssicherung (www.patienten-information.de) stehen zur Verfügung. In Bayern primärer und direkter Ansprechpartner, auch in Bezug auf Selbsthilfegruppen, ist die:

Psychosoziale Beratungsstelle der Bayerischen Krebsgesellschaft e.V.
Nymphenburger Straße 21a
80335 München
Tel.: 089 548840-21/-22/-23
E-Mail: brs-münchen@bayerische-krebsgesellschaft.de

Palliative Maßnahmen

Auch nach primär potenziell kurativer Therapie erleiden immer noch zu viele Patienten einen Rückfall ihrer Erkrankung. Für die Mehrzahl von ihnen und für die Patienten mit primär bereits fortgeschrittener, metastasierter Erkrankung werden palliative Maßnahmen im Vordergrund stehen müssen, die im entsprechenden Kapitel dieses Manuals dargestellt werden. Die Einleitung palliativer Therapiemaßnahmen ist ein wichtiger Bestandteil der Tumornachsorge.

Dokumentation

Zu einer adäquaten Tumorbehandlung gehört auch eine vollständige Dokumentation der Behandlungsvorgänge. Alle an der kassenärztlichen Versorgung Beteiligten sind angehalten, den Nachsorgekalender zu führen und eine spezielle minimale Dokumentation vorzunehmen. Anzugeben sind nur die Nummer des Kalenders, die KV-Nummer des Arztes, das Untersuchungsdatum und einige wenige Angaben zum aktuellen Befund. Die neueste Auflage dieses Kalenders enthält auch Hinweise auf die Krebsregistrierung in Bayern.

Führung des Nachsorgekalenders

Der Nachsorgekalender sollte eine Erinnerungshilfe für den Patienten darstellen, die wichtigsten Nachsorgetermine wahrzunehmen. Er dient der Kommunikationsverbesserung zwischen allen beteiligten Ärzten und dem Patienten. Die Kalendernummer ermöglicht anonymisierte Verlaufsdokumentationen, sodass alle Folgeerhebungen des Patienten zusammengeführt und von den an der Therapie und der Nachsorge beteiligten Ärzten abgerufen werden können.

- Jeder Arzt, der sich an der Betreuung eines Patienten beteiligt, sollte sich einmal auf Seite 3 einstempeln (bei Kliniken die informierte Nebenstelle).
- Der Patient muss angehalten werden, bei jedem Arztbesuch seinen Kalender mitzubringen und gegebenenfalls seine Fragen und Beobachtungen einzutragen.
- Der Kalender verbleibt beim Patienten und nicht in den Arztunterlagen.
- Der Kalender sollte auch nach 5 Jahren für die längerfristige Planung und die kombinierte Nachsorge und Früherkennungsuntersuchung weiter benutzt werden.

Literatur

1 Delbrück H (1993) Lungenkrebs. Kohlhammer, Stuttgart
2 Delbrück H (2003) Krebsnachbetreuung, Springer, Heidelberg
3 Zellmann K, Rauthe G (1995) Bösartige Geschwulsterkrankungen einschließlich maligner Systemerkrankungen. In: Verband Deutscher Rentenversicherungsträger (Hrsg.) Sozialmedizinische Begutachtung in der gesetzlichen Rentenversicherung, 5. Auflage. Fischer, Stuttgart, pp 543–564
4 Heim E (1988) Coping und Adaptivität: Gibt es geignetes oder ungeeignetes Coping? Psychother Med Psychol 38: 8–18
5 Lübbe AS, Riesenberg H, Baysal B, Deppermann K, Lang SM (2008) Rehabilitation bei Patienten mit Lungenkarzinom. Pneumologie 62: 502–506

Autorenverzeichnis

Dr. med. S. Astner
Klinik für Strahlentherapie und Radioonkologie
Klinikum rechts der Isar der TUM
Ismaningerstraße 22, 81675 München

Prof. Dr. med. J. Behr
Medizinische Klinik I, Schwerpunkt Pneumologie
Klinikum der Universität München – Großhadern
Marchioninistraße 15, 81377 München

PD Dr. med. T. Beinert
Klinik Wartenberg
Prof. Dr. Selmair GmbH und Co. KG
Badstraße 43, 85456 Wartenberg

PD Dr. med. I. Bittmann
Pathologisches Institut der LMU
Thalkirchner Straße 36, 80337 München

Dr. med. A. Buck
Nuklearmedizinische Klinik und Poliklinik
Ismaninger Straße 22, 81675 München

Dr. med. C. Dudel
Neurologische Klinik
Klinikum der Universität München – Großhadern
Marchioninistraße 15, 81377 München

Dr. med. T. Duell, M.P.H.
Asklepios Fachkliniken München-Gauting
Robert-Koch-Allee 2, 82131 Gauting

Prof. Dr. med. F. Fend
Institut für Allgemeine Pathologie
Klinikum rechts der Isar der TUM
Ismaninger Straße 22, 81675 München

Dr. med. R. Fischer
Pneumologie, Medizinische Klinik
Klinikum der Universität München – Innenstadt
Ziemssenstraße 1, 80336 München

Dr. med. S. Gallenberger
Klinik für Pneumologie und
Pneumologische Onkologie
Klinikum Bogenhausen
I. Medizinische Klinik
Englschalkinger Straße 77, 81925 München

Dr. F. Gamarra
Pneumologie, Medizinische Klinik
Klinikum der Universität München – Innenstadt
Ziemssenstraße 1, 80336 München

Dr. W. Gesierich
Asklepios Fachkliniken München-Gauting
Robert-Koch-Allee 2, 82131 Gauting

Dr. med. U. Hasholzner
Laboratoriumsmedizin
Sonnenstraße 19/V, 80331 München

Prof. Dr. med. R. Hatz
Chirurgische Klinik
Klinikum der Universität München – Großhadern
Marchioninistraße 15, 81377 München

Prof. Dr. med. R. Hauck
Kreiskrankenhaus Bad Reichenhall
Riedelstraße 5, 83435 Bad Reichenhall

Prof. Dr. med. K. E. Häußinger
Asklepios Fachkliniken München-Gauting
Robert-Koch-Allee 2, 82131 Gauting

Prof Dr. med. H. Hautmann
Pneumologie, 1. Med. Klinik
Klinikum rechts der Isar der TUM
Ismaninger Straße 22, 81675 München

PD Dr. med. S. Holdenrieder
Institut für Klinische Chemie
Klinikum der Universität München – Großhadern
Marchioninistraße 15, 81377 München

Prof. Dr. D. Hölzel
Tumorregister/IBE
Klinikum der Universität München – Großhadern
Marchioninistraße 15, 81377 München

Prof. Dr. med. R. M. Huber
Pneumologie, Medizinische Klinik
Klinikum der Universität München – Innenstadt
Ziemssenstraße 1, 80336 München

Prof. Dr. med. M. Karthaus
Klinik für Hämatologie und Onkologie
Klinikum Neuperlach
Oscar-Maria-Graf-Ring 51, 81737 München

Dr. med. R. Kopp
Klinik für Allgemein-, Viszeral- und Gefäßchirurgie
Städtisches Klinikum München GmbH
Klinikum Harlaching
Sanatoriumsplatz 2, 81545 München

PD Dr. Marcus Kremer
Institut für Pathologie
Technische Universität München
Ismaninger Straße 22, 81675 München

Prof. Dr. med. R. Lamerz
Praxisgemeinschaft
Richard-Strauss-Straße 55, 81677 München

Prof. Dr. med. H. Lindner
Abteilung für Strahlentherapie
Klinikum Ingolstadt
Krumenauer Straße 25, 85049 Ingolstadt

Dr. med. M. Lindner
Klinik für Thoraxchirurgie
Asklepios Fachkliniken München-Gauting
Robert-Koch-Allee 2, 82131 Gauting

Dr. med. L. Lutz
4. Medizinische Abteilung
Städt. Krankenhaus München-Harlaching
Sanatoriumsplatz 2, 81545 München

Dr. med. A. Morresi-Hauf
Pathologisches Institut
Asklepios Fachkliniken München-Gauting
Robert-Koch-Allee 2, 82131 Gauting

PD. Dr. U. Mueller-Lisse
Institut für Klinische Radiologie
Klinikum der Universität München – Innenstadt
Ziemssenstraße 1, 80336 München

Prof. Dr. med. D. Nowak
Institut für Arbeits-, Sozial- und Umweltmedizin
Klinikum der Universität München – Innenstadt
Ziemssenstraße 1, 80336 München

Dr. med. J. von Pawel
Asklepios Fachkliniken München-Gauting
Robert-Koch-Allee 2, 82131 Gauting

Dr. med. B. Pöllinger
Klinik für Strahlentherapie und Radioonkologie
Klinikum der Universität München – Innenstadt
Ziemssenstraße 1, 80396 München

PD Dr. med. D. Rüttinger
Chirurgische Klinik und Poliklinik
Klinikum der Universität München – Großhadern
Marchioninistraße 15, 81377 München

Prof. Dr. med. A. Schalhorn
Münchner Onkologische Praxis Elisenhof
Prielmayerstraße 1, 80335 München

Dr. med. M. Schlemmer
Medizinische Klinik III
Klinikum der Universität München – Großhadern
Marchioninistraße 15, 81377 München

M. Schmidt
Tumorregister Muenchen/IBE
Marchioninistraße 15, 81377 München

Dr. med. F. Schneller
III. Medizinische Klinik
Klinikum rechts der Isar der TUM
Ismaninger Straße 22, 81675 München

Dr. med. P. Stieber
Institut für Klinische Chemie
Klinikum der Universität München – Großhadern
Marchioninistraße 15, 81377 München

Dr. med. T. Strauss
Klinik für Thoraxchirurgie
Universitätsspital Basel
Spitalstraße 21, CH – 4031 Basel

Prof. Dr. med. O. Thetter
Klinik für Thoraxchirurgie
Alklepios Fachkliniken München-Gauting
Robert-Koch-Allee 2, 82131 Gauting

Dr. med. C. Uhde
Facharzt für Lungenkrankheiten
Odeonsplatz 2, 80539 München

Dr. med. Kai Wagner
Pathologisches Institut der Universität München
Thalkirchnerstrasse 36, 80337 München

Dr. med. H. Winter
Chirurgische Klinik und Poliklinik
Klinikum der Universität München – Großhadern
Marchioninistraße 15, 81377 München

Prof. Dr. med. W. Wöckel
Hans-Fitz-Weg 30, 81476 München

Mitglieder der Projektgruppe

Prof. Dr. med. J. Behr
Medizinische Klinik I, Schwerpunkt Pneumologie
Klinikum der Universität München-Großhadern
Marchioninistraße 15, 81377 München

PD Dr. med. T. Beinert
Klinik Wartenberg
Prof. Dr. Selmair GmbH und Co. KG
Badstraße 43, 85456 Wartenberg

Dr. med. J. Benedikter
Klinik für Pneumologie und
Pneumologische Onkologie
Klinikum Bogenhausen, I. Medizinische Klinik
Englschalkinger Straße 77, 81925 München

Dr. med. G. Berna
IV. Medizinische Klinik
Städt. Krankenhaus München-Harlaching
Sanatoriumsplatz 1, 81545 München

Dr. med. I. Bittmann
Pathologisches Institut der LMU
Thalkirchner Straße 36, 80337 München

Dr. med. H. Bödecker
Thoraxchirurgie, Kreiskrankenhaus Erding
Bajuwarenstraße 5, 85435 Erding

Dr. med. V. von Bültzingsloewen
Fachklinik für Lungenerkrankungen der LVA
Ludwigstraße 68, 93093 Donaustauf

Dr. med. T. Duell, M.P.H.
Asklepios Fachkliniken München-Gauting
Robert-Koch-Allee 2, 82131 Gauting

Prof. Dr. med. E. Dühmke
Klinik für Strahlentherapie
Klinikum der Universität München-Großhadern
Marchioninistraße 15, 81377 München

Dr. med. R. Eibel
Institut für Klinische Radiologie
Klinikum der Universität München-Innenstadt
Ziemssenstraße 1, 80336 München

Prof. Dr. H. P. Emslander
Innere Abteilung, Kreiskrankenhaus Erding
Bajuwarenstraße 5, 85435 Erding

Dr. med. G. van den Engel
I. Medizinische Klinik, Klinikum Ingolstadt
Krumenauer Straße 25, 85049 Ingolstadt

Dr. med. C. Engelke
Institut für Radiologie
Klinikum rechts der Isar der TUM
Ismaninger Straße 22, 81675 München

Dr. med. D. Englsberger
IV. Medizinische Klinik
Städt. Krankenhaus München-Harlaching
Sanatoriumsplatz 2, 81545 Harlaching

Prof. Dr. med. F. Fend
Institut für Allgemeine Pathologie
Klinikum rechts der Isar der TUM
Ismaninger Straße 22, 81675 München

Dr. med. R. Fischer
Pneumologie, Medizinische Klinik
Klinikum der Universität München-Innenstadt
Ziemssenstraße 1, 80336 München

Dr. med. M. Franek
Bristol-Myers Squibb
Schyrenstraße 5, 81543 München

PD Dr. med. H. Fürst
Chirurgische Abteilung
Krankenhaus Martha Maria
Wolfratshauser Straße 109, 81479 München

Dr. med. vet. B. Gaggermeier
Rechnerstraße 6c, 85540 Haar

Dr. med. S. Gallenberger
Klinik für Pneumologie und
Pneumologische Onkologie
Klinikum Bogenhausen
Englschalkinger Straße 77, 81925 München

Dr. F. Gamarra
Pneumologie, Medizinische Klinik
Klinikum der Universität München-Innenstadt
Ziemssenstraße 1, 80336 München

Prof. Dr. med. A. Gebauer
Strahlenabteilung
Krankenhaus München-Harlaching
Sanatoriumsplatz 2, 81545 München

Dr. med. J. Geiseler
Asklepios Fachkliniken München-Gauting
Robert-Koch-Allee 2, 82131 Gauting

Dr. W. Gesierich
Asklepios Fachkliniken München-Gauting
Robert-Koch-Allee 2, 82131 Gauting

Dr. U. Grützner
Asklepios Fachkliniken München-Gauting
Robert-Koch-Allee 2, 82131 Gauting

Prof. Dr. med. R. Hartenstein
Onkologische Praxis Elisenhof
Prielmayerstraße 1, 80335 München

Dr. med. U. Hasholzner
Laboratoriumsmedizin
Sonnenstraße 19/V, 80331 München

Prof. Dr. med. R. Hatz
Chirurgische Klinik
Klinikum der Universität München-Großhadern
Marchioninistraße 15, 81377 München

Prof. Dr. med. R. Hauck
Kreiskrankenhaus Bad Reichenhall
Riedelstraße 5, 82435 Bad Reichenhall

Prof. Dr. med. K. E. Häußinger
Asklepios Fachkliniken München-Gauting
Robert-Koch-Allee 2, 82131 Gauting

Prof. Dr. med. H. Hautmann
Pneumologie, 1. Med. Klinik
Klinikum rechts der Isar der TUM
Ismaninger Straße 22, 81675 München

Prof. Dr. med. H. Höfler
Pathologisches Institut
Klinikum rechts der Isar der TUM
Ismaninger Straße 22, 81675 München

Dr. med. S. Holdenrieder
Institut für Klinische Chemie
Klinikum der Universität München-Großhadern
Marchioninistraße 15, 81377 München

Prof. Dr. med. R. M. Huber
Pneumologie, Medizinische Klinik
Klinikum der Universität München-Innenstadt
Ziemssenstraße 1, 80336 München

Dr. med. S. Huber
Bristol-Myers Squibb GmbH
Arnulfstraße 29, 80636 München

PD Dr. med. M. Kohlhäufl
Asklepios Fachkliniken München-Gauting
Robert-Koch-Allee 2, 82131 Gauting

Dr. med. H. Kremser
Chirurgische Abteilung
Städt. Krankenhaus München-Harlaching
Sanatoriumsplatz 2, 81545 München

Dr. med. M. Kühl
Krankenhaus Kaufbeuren
Dr.-Gutermann-Straße 2, 87600 Kaufbeuren

Prof. Dr. med. R. J. M. Lamerz
Praxisgemeinschaft
Richard-Strauss-Straße 55, 81677 München

Dr. med. S. Lang
Klinik Bad Reichenhall
Salzburger Straße 8-11, 83435 Bad Reichenhall

Dr. med. H. Leuchte
Abteilung für Pneumologie
Medizinische Klinik und Poliklinik 1
Klinikum der Universität München-Großhadern
Marchioninistraße 15, 81377 München

Prof. Dr. med. M. M. Linder
Chirurgische Klinik
Klinikum Ingolstadt
Krumenauer Straße 25, 85049 Ingolstadt

Prof. Dr. med. H. Lindner
Abteilung für Strahlentherapie
Klinikum Ingolstadt
Krumenauer Straße 25, 85049 Ingolstadt

Dr. med. M. Lindner
Klinik für Thoraxchirurgie
Asklepios Fachkliniken München-Gauting
Robert-Koch-Allee 2, 82131 Gauting

Dr. med. T. Lipp
Medizinische Abteilung
Städt. Krankenhaus München-Schwabing
Kölner Platz 1, 80804 München

Prof. Dr. med. U. Löhrs
Pathologisches Institut der LMU
Thalkirchner Straße 36, 80337 München

Dr. med. L. Lutz
4. Medizinische Abteilung
Stüdt. Krankenhaus München-Harlaching
Sanatoriumsplatz 2, 81545 München

PD Dr. med. J. Mittermüller
Internistische Gemeinschaftspraxis
Schillerstraße 15, 82110 Germering

Prof. Dr. med. M. Molls
Klinik für Strahlentherapie
Klinikum rechts der Isar der TUM
Ismaninger Straße 22, 81675 München

Dr. med. A. Morresi-Hauf
Pathologisches Institut
Asklepios Fachkliniken München-Gauting
Robert-Koch-Allee 2, 82131 Gauting

Prof. Dr. med. J. Müller-Höcker
Pathologisches Institut der LMU
Thalkirchner Straße 36, 80337 München

PD Dr. med. U. Müller-Lisse
Institut für Klinische Radiologie
Klinikum der Universität München-Innenstadt
Ziemssenstraße 1, 80336 München

Dr. med. W. Nagel
Gefäß-, Thorax- u. Transplantationschirurgie
Kantonspital St. Gallen
CH-9007 St. Gallen

Prof. Dr. med. W. Nathrath
Institut für Pathologie
Städt. Krankenhaus München-Harlaching
Sanatoriumsplatz 2, 81545 München

Prof. Dr. med. V. Nüssler
Tumorzentrum München
Pettenkoferstraße 8a, 80336 München

Dr. med. M. Panzer
Praxis für Strahlentherapie
Röntgenstraße 4, 82362 Weilheim

PD Dr. med. B. Passlick
Asklepios Fachkliniken München-Gauting
Robert-Koch-Allee 2, 82131 Gauting

Dr. med. J. von Pawel
Asklepios Fachkliniken München-Gauting
Robert-Koch-Allee 2, 82131 Gauting

Dr. med. H. Pohlmann
4. Medizinische Abteilung
Städt. Krankenhaus München-Harlaching
Sanatoriumsplatz 2, 81545 München

Dr. med. B. Pöllinger
Klinik für Strahlentherapie und Radioonkologie
Klinikum der Universität München-Großhadern
Marchioninistraße 15, 81377 München

Dr. med. P. Rexrodt
Radiologie Mühleninsel
Mühlenstraße 4, 84028 Landshut

Prof. Dr. med. M. Richter-Turtur
Kreiskrankenhaus Wolfratshausen
82515 Wolfratshausen

Prof. Dr. med. E. J. Rummeny
Institut für Radiologie
Klinikum rechts der Isar der TUM
Ismaninger Straße 22, 81675 München

Dr. med. D. Rüttinger
Chirurgische Klinik und Poliklinik
Klinikum der Universität München-Großhadern
Marchioninistraße 15, 81377 München

Dr. med. P. Sauer
Klinikum Ingolstadt
Krumenauer Straße 25, 85049 Ingolstadt

Prof. Dr. med. A. Schalhorn
Münchner Onkologische Praxis Elisenhof
Prielmayerstraße 1, 80335 München

Prof. Dr. med. U. Schenck
Institut für Allgemeine Pathologie
Klinikum rechts der Isar der TUM
Ismaninger Staße 22, 81675 München

Dr. med. M. Schlemmer
Medizinische Klinik III
Klinikum der Universität München-Großhadern
Marchioninistraße 15, 81377 München

Dr. med. R. Schmid
Institut für Nuklearmedizin
Klinikum der Universität München-Innenstadt
Ziemssenstraße 1, 80336 München

Dr. med. P. Schmidkonz
Internist/Onkologe
Thomas-Wimmer-Straße 23b, 85435 Erding

Dr. med. F. Schneller
III. Medizinische Klinik
Klinikum rechts der Isar der TUM
Ismaninger Straße 22, 81675 München

Dr. med. E.-M. Schottdorf
Klinik für Strahlenther. und Radioonkologie
Klinikum rechts der Isar der TUM
Ismaninger Straße 22, 81675 München

Prof. Dr. med. M. Siebeck
Chirurgische Klinik und Poliklinik
Klinikum der Universität München-Innenstadt
Nußbaumstraße 20, 80336 München

Dr. med. A. Siebert
2. Medizinische Abteilung
Städt. Krankenhaus München-Schwabing
Kölner Platz 1, 80804 München

J. Stamp
Sanofi-Aventis Deutschland GmbH
Anton-Heinle-Straße 23, 86316 Friedberg

S. Stawarz
Roche Pharma AG
Rotkäppchenweg 32, 82110 Germering

Dr. med. P. Stieber
Institut für Klinische Chemie
Klinikum der Universität München-Großhadern
Marchioninistraße 15, 81377 München

Dr. med. P. Stol
Radiologie Mühleninsel
Mühlenstraße 4, 84028 Landshut

Dr. med. M. Strätz
HUMAINE Schloßbergklinik Oberstaufen
87534 Oberstaufen

Dr. med. T. Strauss
Klinik für Thoraxchirurgie
Universitätsspital Basel
Spitalstraße 21, CH – 4031 Basel

Prof. Dr. med. O. Thetter
Klinik für Thoraxchirurgie
Alklepios Fachkliniken München-Gauting
Robert-Koch-Allee 2, 82131 Gauting

Dr. med. M. Trautnitz
Medizinische Klinik und Poliklinik I
Klinikum der Universität München-Großhadern
Marchioninistraße 15, 81377 München

Dr. med. C. Uhde
Facharzt für Lungenkrankheiten
Odeonsplatz 2, 80539 München

Dr. med. J. Ulmer
Chirurgische Abteilung
Städt. Krankenhaus München-Harlaching
Sanatoriumsplatz 2, 81545 München

Dr. med. H. Wagner
Asklepios Fachkliniken München-Gauting
Robert-Koch-Allee 2, 82131 Gauting

Dr. med. E. Wieshammer
2. Medizinische Abteilung
Städt. Krankenhaus München-Schwabing
Kölner Platz 1, 80804 München

Dr. med. H. Winter
Chirurgische Klinik und Poliklinik
Klinikum der Universität München-Großhadern
Marchioninistraße 15, 81377 München

Prof. Dr. med. W. Wöckel
Hans-Fitz-Weg 30, 81476 München

Dr. med. K. Zellmann
HUMAINE Schlossbergklinik Oberstaufen
87534 Oberstaufen

Prof. Dr. med. F. Zimmermann
Strahlentherapie
Universitätsspital Basel
Spitalstraße 26
CH – 4031 Basel